J.-B. GOMBAULT

EX-VÉTÉRINAIRE DES HARAS DE FRANCE

LE
VÉTÉRINAIRE POPULAIRE

TRAITÉ PRATIQUE

DES

Principales Maladies des Animaux domestiques

Cet ouvrage a reçu de l'ACADÉMIE NATIONALE
sa plus haute récompense
LE DIPLÔME D'HONNEUR

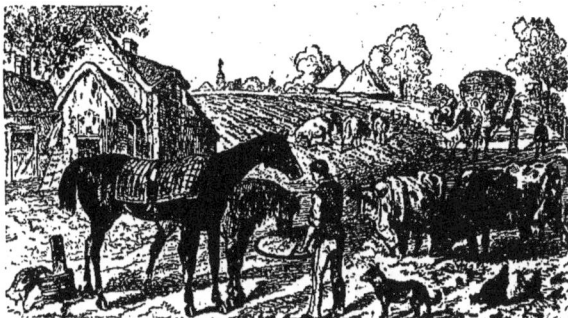

PARIS
LIBRAIRIE DE J.-B. BAILLIÈRE & FILS

Rue Hautefeuille, 19, près du Boulevard Saint-Germain

—

1887

LE

VÉTÉRINAIRE POPULAIRE

Un exemplaire de cet ouvrage a été déposé conformément à la loi.

Tous droits de reproduction de tout ou partie des articles de ce Traité et tous droits de traduction sont expressément réservés.

Tout Exemplaire non revêtu de la signature de l'Éditeur, à l'encre bleue, sera réputé contrefait et poursuivi conformément à la loi.

LE
VÉTÉRINAIRE POPULAIRE

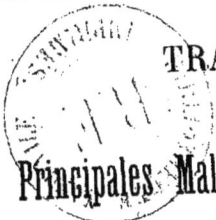

TRAITÉ PRATIQUE

DES

Principales Maladies des Animaux domestiques

SUIVI

D'UN APPENDICE SUR LES CAS RÉDHIBITOIRES

AVEC CONSEILS AUX ACHETEURS

LA CONNAISSANCE DE L'AGE
LA FERRURE & LA PHARMACIE USUELLE VÉTÉRINAIRE

PAR

J.-E. Gombault

 EX-VÉTÉRINAIRE DES HARAS DE FRANCE

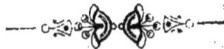

———— ⁂ ————

Eugène Gombault

Négociant à NOGENT-SUR-MARNE (Seine)

ÉDITEUR ET SEUL PROPRIÉTAIRE

—

1887

AVANT-PROPOS

Notre but, en présentant cet ouvrage, a été d'initier les agriculteurs à la connaissance des premiers éléments de la médecine vétérinaire usuelle.

Nous avons cherché à combler une lacune en rédigeant, dans un style aussi simple et aussi clair que possible, un traité des différentes maladies qui surviennent aux chevaux et au bétail.

Dans ce modeste travail, dont l'intention n'est pas d'être classique, nous nous sommes principalement basé sur notre longue expérience, nous bornant à indiquer les maladies dans l'ordre alphabétique, en n'insistant que sur les causes ordinaires qui les font naître, les symptômes essentiels qui les caractérisent, et le traitement le plus propre à les combattre.

Ensuite nous avons exposé la loi sur les cas rédhibitoires, avec observations et conseils aux acheteurs; la connaissance de l'âge des animaux; les divers systèmes de ferrure en rapport avec la conformation des sujets; et enfin nous avons indiqué les formules des divers médicaments faciles à composer et d'un usage journalier.

Tout ce que nous désirons, c'est que ce traité

puisse répondre à notre bonne intention, car nous l'avons écrit de bonne foi et dans des vues d'intérêt général.

L'agriculteur y trouvera décrites les maladies avec tous les dangers qu'elles présentent, toutes les lenteurs qu'elles comportent. Dans les cas simples, il profitera des traitements indiqués; dans les cas sérieux, il verra de quelle importance sera pour lui la présence du vétérinaire, qu'il ne faut jamais hésiter à appeler.

Nous aurons souvent l'occasion, dans le cours de cet ouvrage, de parler du Baume Caustique Gombault *et du* Fondant Gombault : *qu'on ne nous en fasse pas un reproche! Ces préparations remplaçant avantageusement les vésicatoires, les sinapismes, le feu, nous avons cru devoir les indiquer partout où ces agents sont le mieux recommandés.*

Et nous pensons qu'on nous saura gré d'avoir précisé, d'après notre propre expérience, les nombreux cas dans lesquels on a la bonne fortune de les employer.

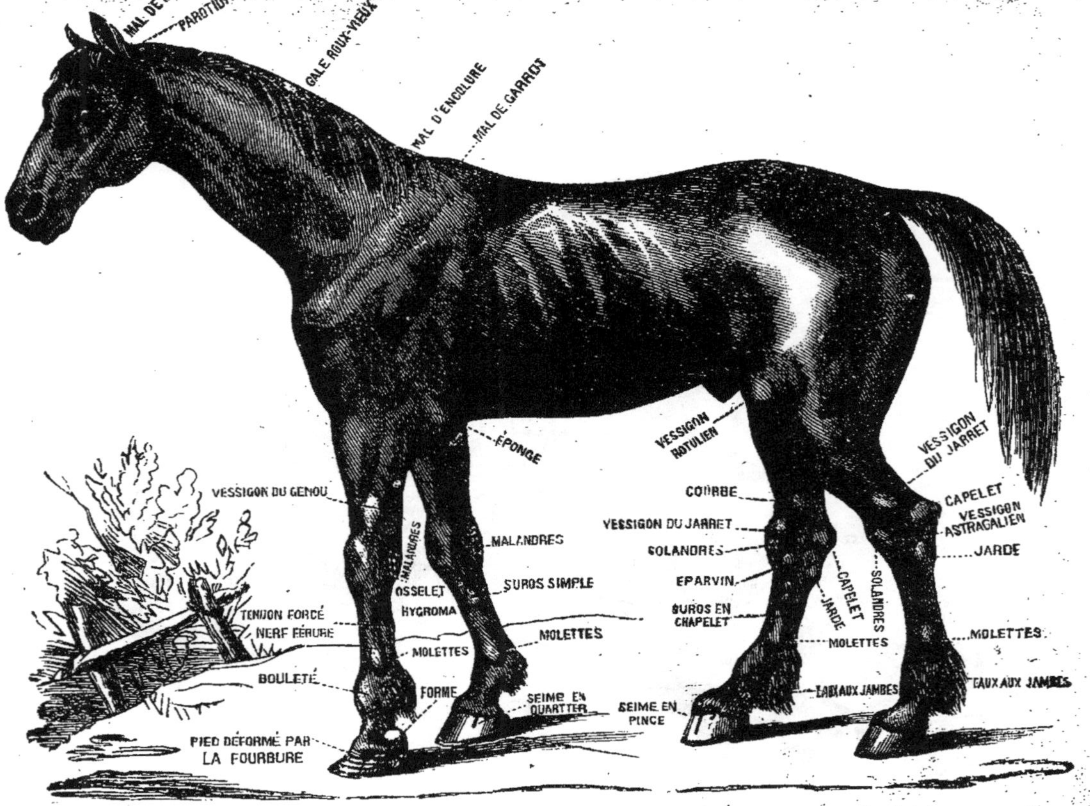

TARES PRINCIPALES DES CHEVAUX

Planche I

Labels on the figure: VESSIGON DU JARRET, CAPELET, VESSIGON ASTRAGALIEN, JARDE, MOLETTES, EAUX AUX JAMBES, SOLANDRES, CAPELET, JARDE, MOLETTES, CABAUX JAMBES, COURBE, VESSIGON DU JARRET, VESSIGON ROTULIEN, SOLANDRES, EPARVIN, SUROS EN CHAPELET, SEIME EN PINCE, SEIME EN QUARTIER, MOLETTES, MALANDRES, SUROS SIMPLE, EPONGE, MOLETTES, FORME, MALANDRES, OSSELET, HYGROMA, VESSIGON DU GENOU, TENDON FORCÉ, NERF FÉRURE, BOULETTÉ, PIED DÉFORMÉ PAR LA FOURBURE, MAL D'ENCOLURE, MAL DE GARROT, GALE ROUX-MEUX, MAL DÉTAUPE, PAROTIDITE

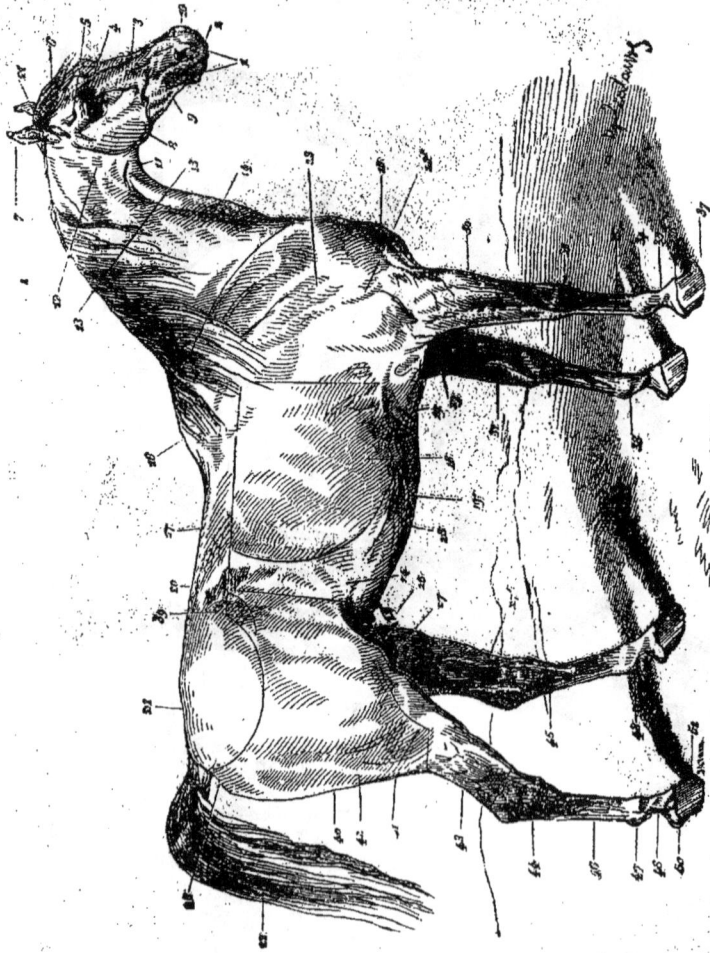

Planche II

BREHM, *les Merveilles de la Nature* (Mammifères)

FORMES EXTÉRIEURES DU CHEVAL

1 Lèvres.
2 Bout du nez.
3 Chanfrein.
4 Front.
5 Salière.
6 Toupet.
7 Oreilles.
8 Ganache et auge.
9 Joue.
10 Naseau.
11 Nuque.
11' Gorge.
12 Parotides.
13 Encolure.
13' Crinière.
14 Gouttière de la ju-
gulaire.
15 Poitrail.
16 Garrot.
17 Dos.
18 Côtes.
19 Passage des san-
gles.
19' Veine de l'éperon.
20 Rein.
21 Croupe.
22 Queue.
23 Anus.
24 Flanc.
25 Ventre.

26 Fourreau.
27 Testicules.
27' Veine saphène.
28 Épaule et Bras.
28' Pointe de l'épaule.
29 Coude.
30 Avant-bras.
31 Châtaigne.
32 Genou.
33 Canon.
34 Boulet.
35 Paturon.
36 Couronne.
37 Pied antérieur.
38 Ergot et Fanon.
39 Hanche.
40 Cuisse.
41 Grasset.
42 Fesse.
43 Jambe.
44 Jarret.
45 Châtaigne.
46 Canon.
47 Boulet.
48 Ergot et Fanon.
49 Paturon.
50 Couronne.
51 Pied postérieur.

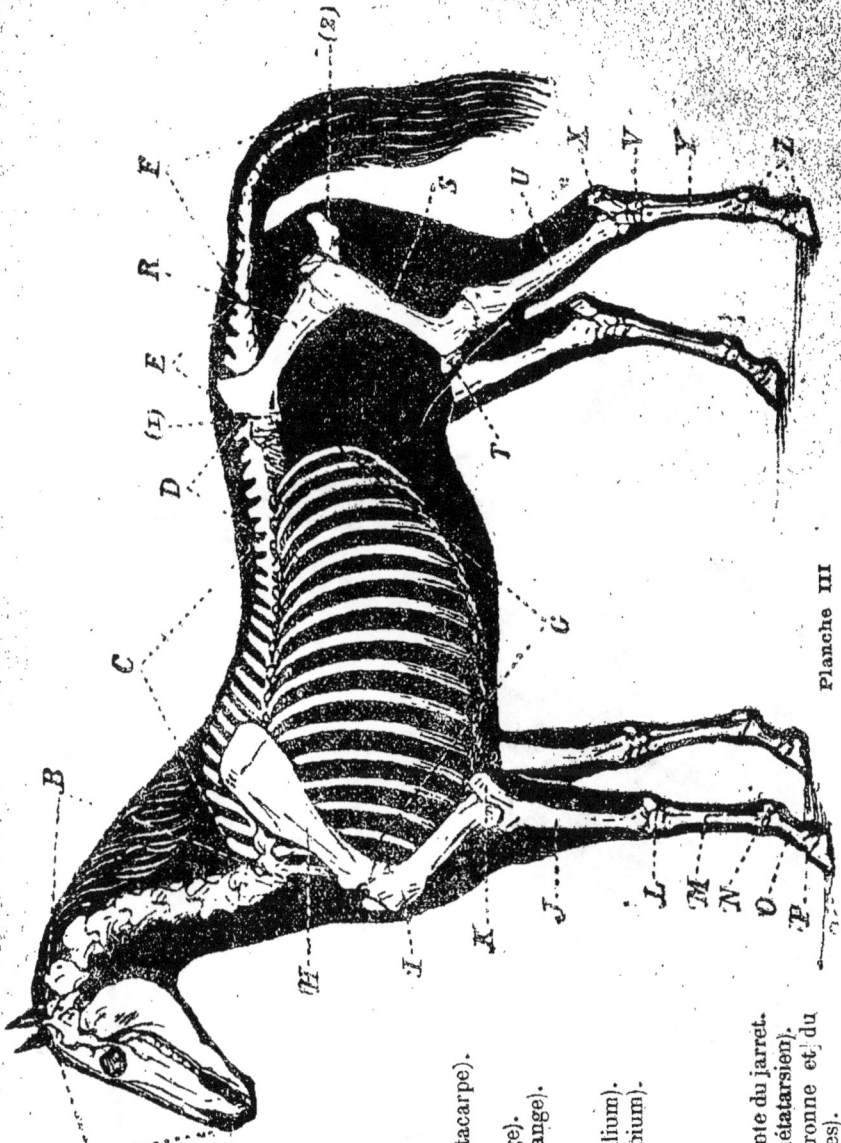

Planche III

LE SQUELETTE

A. Os de la tête.
B. Os du cou, ou vertèbres cervicales, au nombre de 7.
C. Os du dos, ou vertèbres dorsales, au nombre de 18.
D. Os des reins, ou vertèbres lombaires, au nombre de 6.
E. Os de la croupe (sacrum)
F. Os de la queue (coccygien).
G. Côtes (18).
H. Os de l'épaule (scapulum).
I. Os du bras (humerus).
J. Os de l'avant-bras (radius).
K. Os du coude (olécrane).
L. Os du genou (carpe).
M. Os du canon antérieur (métacarpe).
N. Grands sésamoïdes.
O. Os du paturon (1re phalange).
P. Os de la couronne (2e phalange).
Q. Os du pied (3e phalange).
R. Os de la croupe (coxal).
   (1) Pointe de la hanche (ilium).
   (2) Pointe de la fesse (ischium).
S. Os de la cuisse (fémur).
T. Os du grasset (rotule).
U. Os de la jambe (tibia).
V. Os du jarret (métatarsien).
X. Calcaneum, formant la pointe du jarret.
Y. Os du canon postérieur (métatarsien).
Z. Os du paturon, de la couronne et du pied (1re, 2e et 3e phalanges).

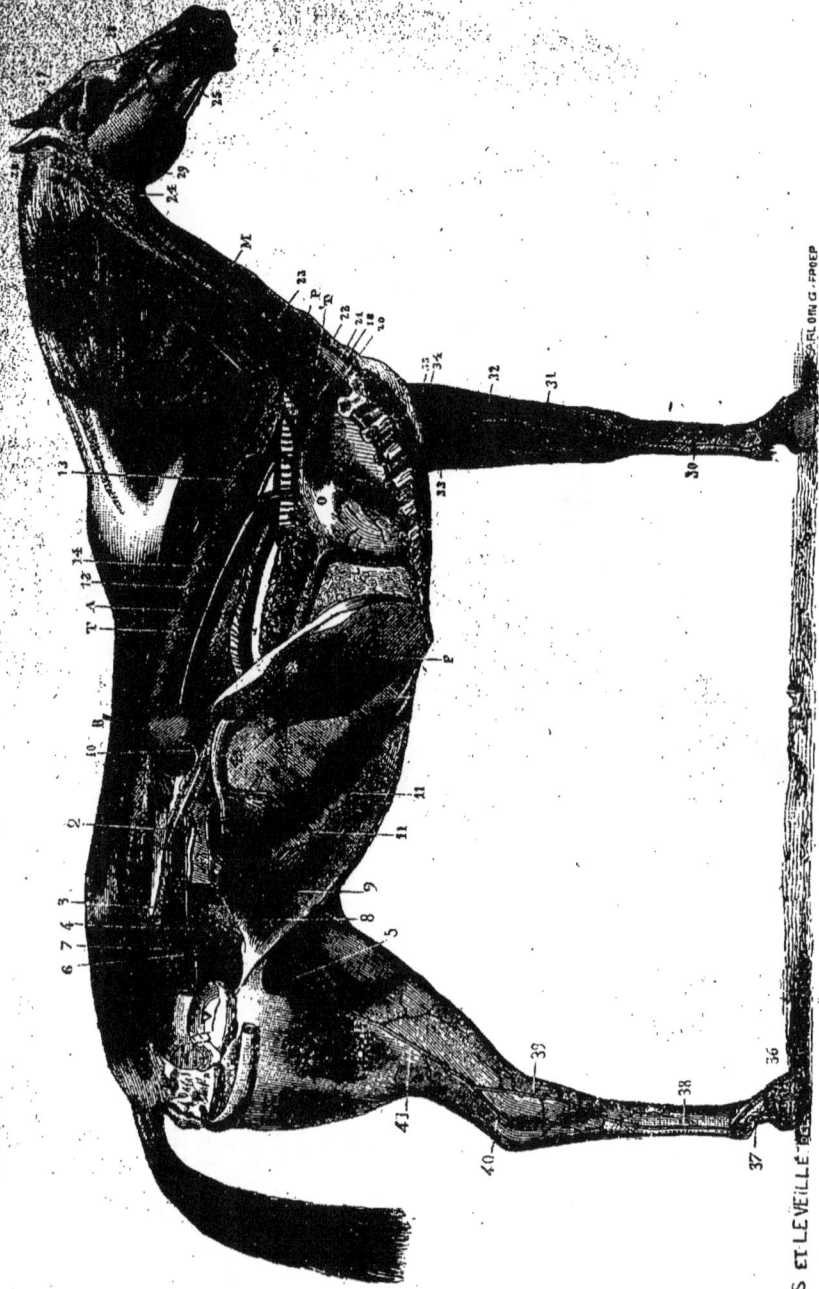

Planche IV

A. CHAUVEAU et S. ARLOING, *Traité d'anat. comp. des animaux domestiques.*

ARPAREIL DE LA CIRCULATION

VUE GÉNÉRALE DES VEINES DU CHEVAL

1   Veine cave antérieure.
2, 2   Veines cave postérieure.
3   Tronc veineux pelvi-crural droit, coupé au niveau de l'articulation sacro-iliaque.
4   Tronc pelvi-crural gauche.
5   Veine fémorale.
6   Veine obturatrice.
7   Veine sous-sacrée.
8   Veine testiculaire gauche.
9   Veine abdominale postérieure.
10   Veine rénale.
11   Branches ascendantes de la veine asternale.
12   Veine azigos, avec ses branches inter-costales et en avant.
13   Le rameau veineux sous-dorsal.
14   Veine œsophagienne.
15   Veine dorsale ou dorso-musculaire.
16   Veine cervicale ou cervico-musculaire.
17   Veine vertébrale.
18   Veine axillaire droite, coupée au niveau du bord antérieur de la première côte.
19   Veine sus-sternale ou mammaire interne.

20   Veine axillaire gauche.
21   Terminaison de la céphalique gauche.
22   Jugulaire gauche.
23   Jugulaire droite.
24   Veine maxillaire externe ou glosso-faciale.
25   Veine coronaire.
26   Veine angulaire de l'œil.
27   Veine sous-zygomatique.
28   Veine auriculaire postérieure.
29   Veine maxillo-musculaire.
30   Veine métacarpienne interne.
31   Veine sous-cutanée médiane.
32   Veine sous-cutanée radiale.
33   Veine radiale postérieure.
34   Tronc basilique.
35   Veine de l'ars ou céphalique.
36   Plexus veineux coronaire.
37   Veine digitale.
38   Veine métatarsienne interne.
39   Racine antérieure de la veine saphène interne.
40   Racine postérieure de la saphène.
41   Saphène interne.
42   Grande veine coronaire.

43   Petite veine mésaraïque.
44   Différentes branches de la veine grande-mésaraïque.
45   Tronc de la veine-porte dans sa portion sous-lombaire, logée dans l'épaisseur du pancréas.
46   Veine-porte, dans la scissure postérieure du foie ; en bas on la voit plonger dans l'épaisseur de l'organe.
M.   Muscle omoplat-hyoïdien, coupant obliquement la direction de la trachée.
P.   Peaucier cervical, rabattu pour mettre à nu la gouttière jugulaire.
O.   Oreillette droite du cœur.
A.   Aorte postérieure.
C.   Coupe du poumon droit.
F.   Lobe gauche du foie, situé en arrière de la coupe du diaphragme.
R.   Rein droit porté en avant et en haut.
L.   Œsophage.
V.   Vessie.
S.   Rectum.
T.   Canal thoracique.
T.   Terminaison de ce canal sur le confluent des jugulaires.

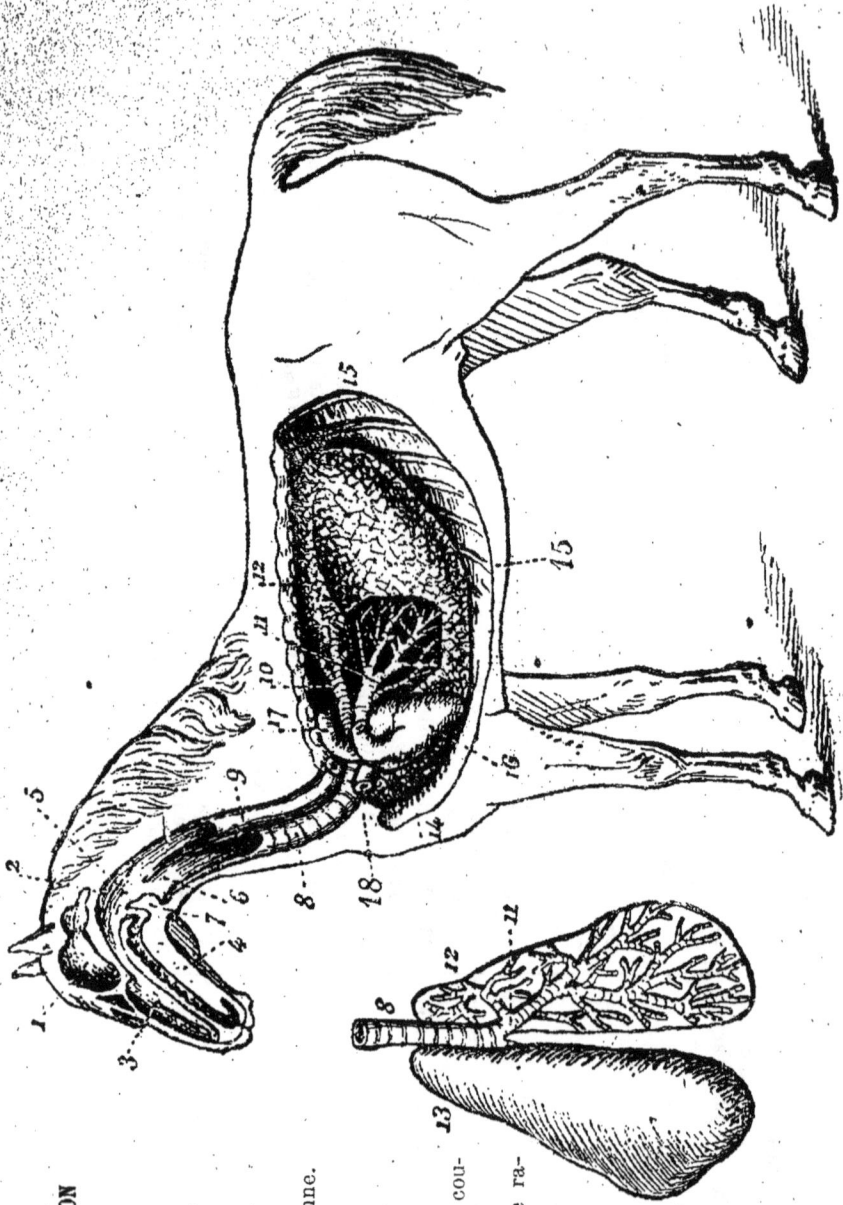

APPAREIL DE LA RESPIRATION

Planche V

APPAREIL

DE LA RESPIRATION

1. Cavité crânienne.
2. Poche gutturale.
3. Cavité nasale.
4. Langue.
5. Cavité pharyngienne.
6. Cavité du larynx.
7. Épiglotte.
8. Trachée.
9. Œsophage.
10. Bronche gauche coupée.
11. Bronche droite se ramifiant.
12. Poumon droit.
13. Poumon gauche vu en dessus.
14. Sternum.
15. Côtes ; — section de côtes gauches.
16. Cœur.
17. Aorte postérieure.
18. Aorte antérieure.

APPAREIL DIGESTIF

1. Bouche.
2. Pharynx.
3. Œsophage.
4. Diaphragme.
5. Rate.
6. Estomac (sac gauche).
7. Duodénum.
8. Foie (extrémité supérieure).
9. Gros Côlon.
10. Cœcum.
11. Intestin grêle.
12. Côlon flottant.
13. Rectum.
14. Anus.
15. Rein gauche et son uretère.
16. Vessie.
17. Urèthre.

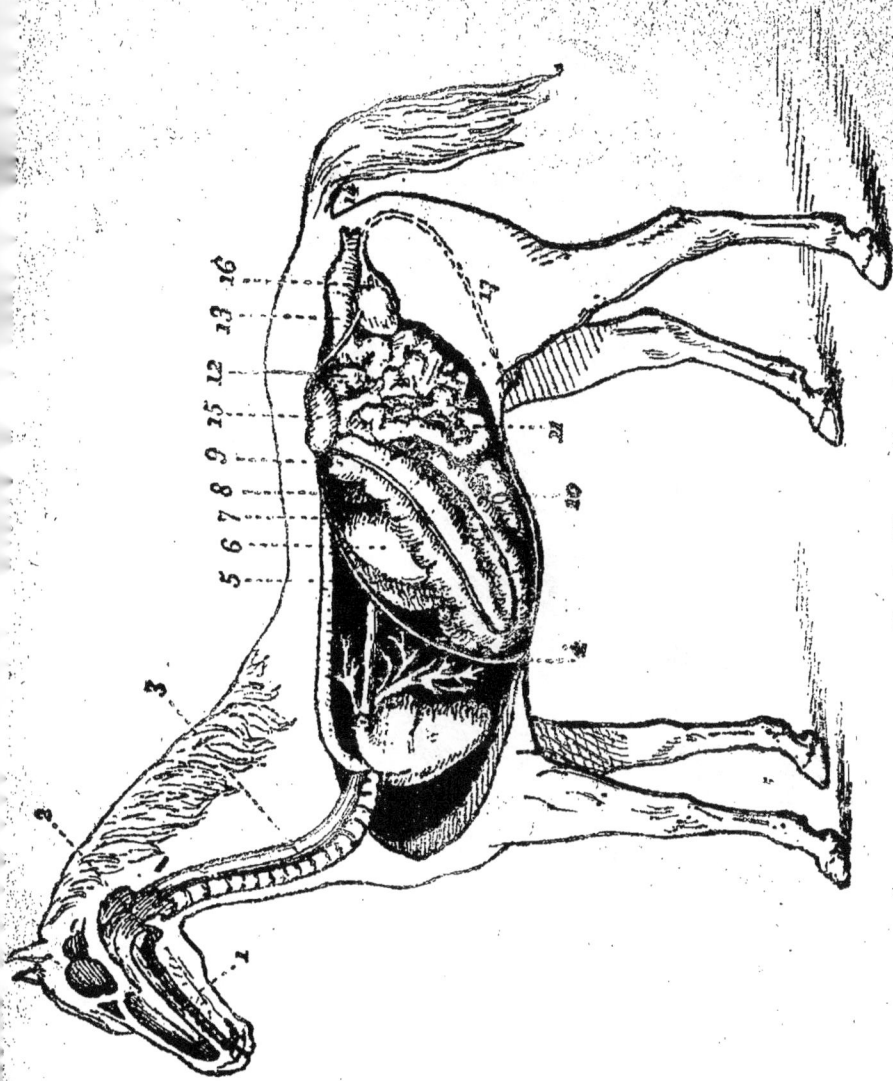

Planche VI

APPAREIL DIGESTIF

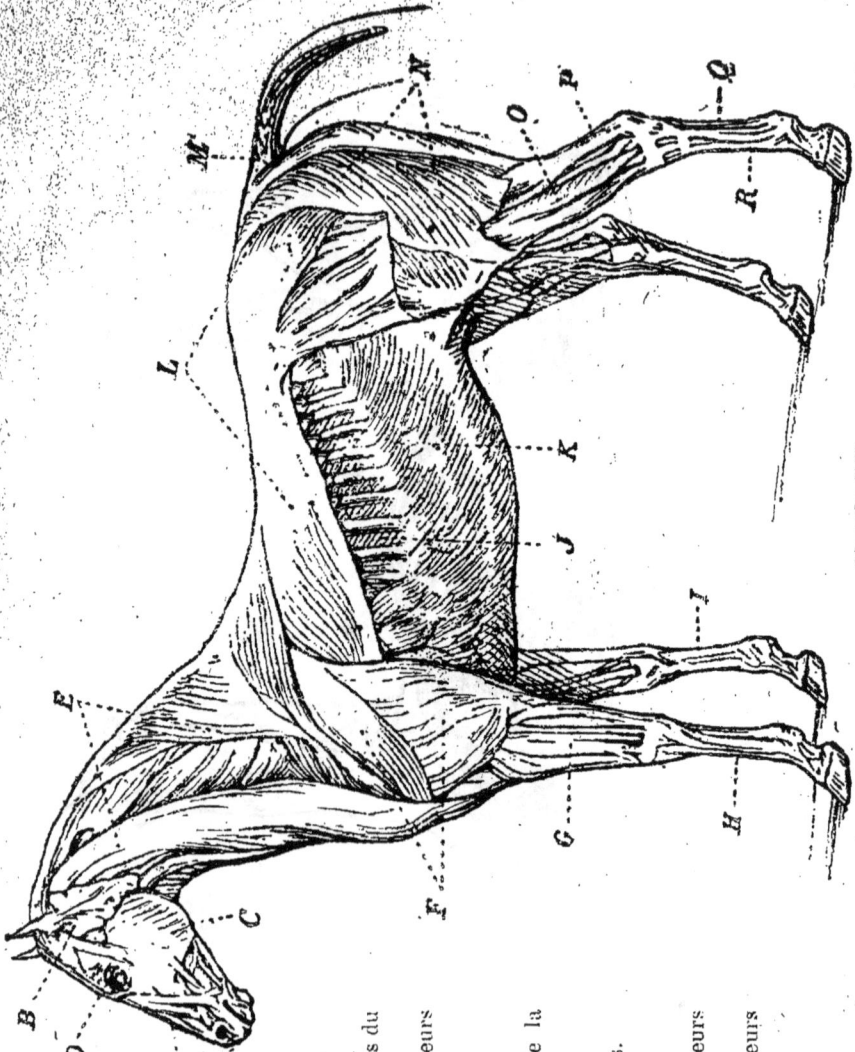

— MUSCLES.

A. Muscles du nez et des lèvres.
B. Muscles de l'oreille.
C. Masséter (muscle rapprochant les mâchoires).
D. Muscles des paupières.
E. Muscles de l'encolure.
F. Muscles de l'épaule et du bras.
G. Muscles de l'avant-bras.
H. Tendons des muscles extenseurs du pied.
I. Tendons des muscles fléchisseurs du pied.
J. Muscles intercostaux.
K. Muscles de l'abdomen.
L. Muscles du dos, des reins et de la croupe.
M. Muscles de la queue.
N. Muscles de la cuisse et des fesses.
O. Muscles de la jambe.
P. Cordon tendineux du jarret.
Q. Tendons des membres fléchisseurs du pied.
R. Tendons des membres extenseurs du pied.

Planche VII

MUSCLES

VÉTÉRINAIRE POPULAIRE

Abcès

On appelle *abcès* tout amas de pus ou humeur dans une cavité naturelle ou accidentelle, et qui peut avoir son siège dans n'importe quelle partie du corps : peau, tissu cellulaire, muscles, poumon, foie, etc.

Que la cause qui fait naître un abcès soit accidentelle ou constitutionnelle, l'inflammation éliminatrice préside toujours à son développement, son évolution et sa maturité.

On distingue plusieurs sortes d'abcès : *abcès aigus, froids, par congestion* et *métastatiques.*

1° Les *abcès aigus* se développent rapidement sous l'influence d'une action intense, avec tous les symptômes de l'inflammation aiguë, chaleur, douleur, etc., retentissant quelquefois sur l'économie tout entière et donnant lieu à de la fièvre.

On reconnaît qu'un abcès est aigu ou chaud à la chaleur, à la tension de la peau, qui forme une saillie arrondie, puis conique, très sensible au toucher, et qui donne à la pression des doigts la sensation d'un flot, *la fluctuation* ; la tumeur est est toujours entourée d'un *œdème.*

2° Les *abcès froids* ou *chroniques* se développent lentement ; la tumeur est accompagnée de peu de chaleur et de peu de sensibilité ; la pression des doigts fait aussi flotter la matière dans l'intérieur. Quelquefois l'abcès froid s'ouvre au

moment où l'on y pense le moins. Il se remarque fréquemment chez le cheval; c'est presque le seul qui survienne
au bœuf.

3° Les *abcès par congestion* sont ainsi appelés parce que la
la tumeur se manifeste loin de l'endroit primitivement malade, le pus ayant subi une sorte de déplacement. C'est ainsi,
par exemple, qu'un mal de garrot fusant entre les épaules
peut donner lieu à un abcès au poitrail.

4° Les *abcès métastatiques* sont l'expression d'une crise
naturelle, la conséquence d'une altération du sang, etc.,
souvent funestes et se développant dans le sein des organes
intérieurs. Nous ne nous en occupons ici que pour mémoire.

Nous conseillons de ne pas laisser l'abcès s'ouvrir de lui-
même. Les téguments des animaux étant en général épais
et durs, il faut lui procurer issue. C'est le moyen de borner
son extension, d'empêcher que le liquide, en fusant, passe
d'un endroit à un autre, et d'abréger la durée du mal.

Il faut s'abstenir des préparations émollientes, des cataplasmes, qui ne font que perdre du temps. Une friction de
Baume Caustique sur toute l'étendue de l'engorgement a pour
résultat une irritation locale, qui ranime la vitalité de la
partie et y provoque un travail inflammatoire favorable à la
guérison. Ponctionner avec le bistouri, débrider pour drainer la plaie s'il est possible.

Vingt-quatre heures après la ponction, on peut faire une
ou deux applications de Baume, dans le but d'activer le travail de la suppuration. Pointe de feu, si l'abcès est froid.

Il reste ensuite à employer les soins de propreté : lotions
d'eau alcoolisée, d'eau phéniquée tiède. La plaie doit rester
béante, et l'on doit bien se garder de la remplir d'étoupes, ou
d'y introduire aucun corps étranger.

Anasarque

Épanchement de sérosité dans le tissu cellulaire général,
qui s'étend sous la peau ; espèce d'hydropisie, qui diffère de
l'œdème en ce que ce dernier n'occupe qu'un membre ou
une portion de membre, ou une région très bornée du corps,
tandis que l'anasarque s'étend à une partie souvent considérable, le plus ordinairement à la région abdominale et aux
membres postérieurs.

Cette affection redoutable et très fréquente se produit particulièrement chez le cheval, sous l'influence d'un arrêt de
transpiration, d'un air froid et humide, d'une pluie abondante
ou d'une immersion quand le cheval est en sueur.

Nous avons vu cette maladie attaquer indistinctement les
chevaux doués du tempérament le plus opposé. Nous ne nous
chargerons pas d'expliquer ici l'essence des phénomènes qui
donnent naissance à l'anasarque : nous savons qu'ils sont
encore l'objet de discussions scientifiques dans le corps médical. Nous relaterons ses symptômes et son traitement.

Il n'arrive que trop souvent, malheureusement, que le
cheval affecté d'anasarque vous est présenté tardivement, le
deuxième ou le troisième jour de la maladie ; et alors les
quatre membres sont engorgés jusqu'au tronc ; déjà même le
fourreau, le dessous du ventre, sont envahis par l'enflure.

L'engorgement n'est pas très douloureux à la pression des
mains ; le doigt, appuyé isolément, fait une dépression : c'est
comme si on avait affaire à un vaste œdème. Le cheval a peine
à marcher, tant ses membres sont raidis. On aperçoit un suintement aux plis du pâturon ; l'épiderme est brunâtre, crevassé
et on croirait à des brûlures. Puis on distingue pareilles élevures, le long des membres, de distance en distance. A l'examen des conjonctives, de la muqueuse du nez, de la bouche,
on constate la présence de taches rouge-foncé, noirâtres, de
pointillements qui s'élargissent. Cependant l'animal mange

2

encore, n'a pas encore de glandes à la ganache, etc.; mais il est affecté d'anasarque à son début.

Deux jours après, la maladie suivant une marche envahissante, l'extérieur de la tête enflera, les fonctions respiratoires et digestives commenceront à s'altérer, le cheval deviendra difficile à guérir. Alors apparaîtront un jetage verdâtre, accompagné de difficultés d'avaler, un œdème considérable sous le ventre et au poitrail, un amaigrissement rapide, des battements du cœur, l'asphyxie, la mort.

Voilà une maladie grave, et que l'on doit redouter, même à son début.

TRAITEMENT. — Si le pouls est encore plein, l'animal jeune et fort, pratiquer une moyenne saignée (3 ou 4 litres), et immédiatement faire des frictions de Baume Caustique sur tous les engorgements, et poursuivre l'infiltration partout où elle se produit. Mais, surtout, gardez vous bien d'employer les astringents ou les réfrigérants, qui occasionneraient de graves complications en refoulant la sérosité épanchée sous la peau. Administrez des boissons tièdes, donnez du vert s'il y en a; couvertures chaudes.

Nous recommandons d'employer le Baume Caustique mélangé à un tiers d'huile ordinaire, et additionné de goudron de Norwège en quantité suffisante, de manière à ce que le mélange reste liquide.

Le lendemain, si les engorgements, où qu'ils soient, sont stationnaires, faire une nouvelle friction du mélange ci-dessus indiqué. S'ils ont des tendances à augmenter, que leur limite forme un rebord saillant, il ne faut pas hésiter un instant à y semer des pointes de feu, aux membres, au nez, partout où ces engorgements existent. Il faut soutenir les forces de l'animal par de bonnes boissons farineuses, et administrer à l'intérieur des stimulants à la dose de un à deux litres par jour, tels que café en infusion légère, vin tiède étendu d'infusion aromatique de thé de foin, avec dix à vingt grammes d'acétate d'ammoniaque par litre. S'il y a constipation, administrer des lavements émollients.

Mais voici la tête qui se prend, les narines qui se bouchent:

on favorise la respiration en dilatant les naseaux avec des cornets de plomb ; il faut relever les ailes internes du nez, injecter de l'eau avec alun, dix à quinze grammes par litre, et même, en dépit de cause, pratiquer une ouverture à la trachée (trachéotomie). Si la digestion ne s'opère plus bien, joignez des laxatifs aux toniques, tartrate-borico-potassique et quinquina ; poudre de gentiane et sous-carbonate de fer par parties égales, quinze grammes de chaque, deux fois par jour ; faites des fumigations chaudes aromatiques générales, pour lutter jusqu'au bout ; mais il est à craindre que l'économie ne tarde pas à se vicier et que le dénouement soit fatal.

Le traitement est toujours long : quinze jours dans les cas heureux ; un mois, six semaines, dans les cas plus graves.

Anémie

L'anémie est la diminution de la quantité normale du sang. On dit vulgairement d'un animal anémique qu'il n'a plus de sang.

Physiologiquement parlant, le nombre des globules du sang d'un anémique est au-dessous de la moyenne : il est de 80 pour 1000 au lieu de 127, qui est la proportion normale. (ANDRAL et GAVARRET)

La véritable anémie se voit rarement chez le cheval. Quand elle est le symptôme d'une affection chronique, c'est contre cette dernière que doit s'exercer la médication ; mais alors elle est excessivement grave, et le plus souvent incurable si elle est avancée.

L'anémie essentielle est plus fréquente chez le chien, la chèvre, le lapin, les oiseaux de basse-cour, les couveuses mal soignées, etc.

La pâleur des muqueuses, la faiblesse du pouls, les batte-ments de cœur au moindre exercice, le manque de force, dénotent l'anémie.

Le traitement consiste à donner avec mesure une bonne alimentation, l'usage du fer sous toutes les formes solubles, les toniques amers, vins de quinquina, extrait de gentiane, le sel, le vin étendu d'eau et d'infusions aromatiques, le café à petites doses ; chez les carnivores, la viande crue ou cuite, le bouillon, le lait, etc.

Un tonique facile à préparer est le suivant :

Poudre de gentiane	250 grammes	
Sel de cuisine	125	—
Peroxyde de fer	125	—

Bien pulvériser et diviser en paquets de 15 grammes. Donner par jour au cheval 1 paquet ; au bœuf, 2 paquets ; au mouton et au chien, 1/4 de paquet.

On peut faire prendre ce tonique dans l'avoine, le barbot-tage, en boulettes ou en boissons.

Ne pas négliger les soins hygiéniques, le repos, le grand air, l'action des excitants naturels, la chaleur, etc.

Angine

Mal de gorge, Esquinancie, Ètranguillon, — telles sont les expressions dont on se sert vulgairement pour désigner l'angine. Dans le langage médical on est plus précis : tout en désignant sous le nom générique d'angine l'inflammation des premières voies digestives ou respiratoires vers la gorge, on en spécifie mieux le siège et la nature par les mots suivants :

Angine laryngée, si l'inflammation aiguë, franche, réside dans le larynx ;

Angine pharyngée, si elle se passe dans le pharynx;

Angine diphthérique, si elle s'accompagne de fausses membranes (angine couenneuse);

Angine jangréneuse, lorsqu'il y a gangrène et viciation du sang.

Quelle que soit l'angine qui se présente, toutes ont des symptômes primitifs communs, qui consistent dans l'engorgement extérieur et apparent de la gorge vers la région parotidienne, la chaleur et la douleur vives, la toux, la difficulté de boire et de manger, la gêne de la respiration, puis le trouble général et consécutif des autres fonctions. Or, il n'y a qu'à indiquer les différences dans le mode d'expression de chaque angine pour les reconnaître séparément.

S'il y a *laryngite*, *angine laryngée*, c'est donc la respiration qui se trouvera beaucoup gênée aux premiers anneaux de la trachée, et déterminera une douleur violente en même temps qu'une toux avortée, sèche et pénible; au-dessus il n'y aura qu'une sensibilité obscure.

S'il y a *pharyngite* ou *angine pharyngée*, ce sera le contraire : la douleur à la pression aura son siège au milieu de la région parotidienne au-dessus du larynx, et la pression donnera lieu à une contraction forcée des muscles pharyngiens dans le but de la déglutition.

Dans les deux cas, il y a jetage par les narines; mais il diffère : dans la laryngite, il est muqueux, blanchâtre, presque nul au début; dans la pharyngite, il est accompagné de parcelles alimentaires qui le colorent diversement.

Dans la laryngite, l'animal boit encore, cherche à boire ; dans la pharyngite, il ne le peut, et il fuit le liquide.

Pour peu que l'une ou l'autre de ces affections soit de nature gourmeuse, il est possible qu'il survienne des abcès sous-glossiens ou gutturaux.

Ce sont les deux formes les plus fréquentes de l'angine chez le cheval, et qui ont généralement une terminaison heureuse.

— L'angine *diphthérique* ou *couenneuse* est très rare, et s'exprime par le rejet de fausses membranes par le nez et la bouche.

— L'angine *gangréneuse* est spéciale au porc, et s'accompagne presque toujours de l'altération du sang; elle s'annonce par des frissons généraux, du larmoiement, un engorgement considérable de la gorge, l'écoulement par le nez de matières jaunes, brunâtres, roussâtres, l'excoriation de la muqueuse nasale, etc. Sa durée est de quatre jours; elle est de nature charbonneuse.

— Les causes de l'angine résident dans les variations de la température, les arrêts de transpiration, l'usage de boissons froides quand l'animal est en sueur, l'influence des saisons (automne, printemps), le jeune âge, la gourme, etc.

Aux angines *laryngées* et *pharyngées* opposez le traitement suivant :

Une bonne friction de Baume Caustique tout autour de la gorge, depuis la base de l'oreille jusqu'à la ganache; attachez le cheval tout court au râtelier, jusqu'au lendemain matin; présentez-lui à boire à hauteur, de l'eau tiède blanchie légèrement, si peu qu'il pourra en boire; mettez des couvertures chaudes; faites prendre des fumigations émollientes par le nez; fumigations de vapeur d'eau, dans laquelle on aura mis préalablement des feuilles de belladone, ou des têtes de pavot, pour calmer la sécheresse et l'irritabilité de la muqueuse.

Diète absolue, surtout s'il y a pharyngite.

Pendant quarante-huit heures, le Baume Caustique fait à lui seul les frais du traitement; après quoi, généralement, le cheval est mieux, et commence à avaler ce qu'on lui donne. C'est le moment d'administrer les électuaires suivants :

1° Poudre de guimauve	60	grammes
Poudre de réglisse	60	—
Miel	250	—
2° Poudre de guimauve	30	grammes
Gomme en poudre	30	—
Extrait thébaïque	4	—
Miel	250	—

On administre ces électuaires deux ou trois fois dans la journée, à l'aide d'une spatule, morceau de bois aplati à l'une de ses extrémités et bien arrondi au bout. Comme régime, on donne à l'animal ce qu'il peut manger, navets, verdure en petite quantité, barbottage. Donnez fréquemment à boire, mais n'administrez jamais de breuvages. Disons, une fois pour toutes, que chez le cheval il est très dangereux de faire prendre des breuvages, que bien des gens administrent avec une bouteille dont ils versent le contenu précipitamment dans la gorge. L'animal se défend, fait des mouvements violents; souvent, le liquide fait fausse route, entre dans la trachée, et on risque de voir le cheval périr entre les mains de l'opérateur imprudent.

Dans le cas où il y aurait constipation, mettre les salins, l'oxymel, le sel ammoniac même dans les boissons ou dans les électuaires.

S'il y a complication d'abcès, ponctionnez prématurément. S'il y a plénitude des poches gutturales, faites au besoin une application de Baume Caustique, malgré la friction déjà faite, pour activer la maturation.

Nous ne conseillons pas l'emploi des sétons au poitrail : ils débiliteraient l'animal, sans produire la dérivation du mal, comme on l'a cru fort longtemps.

— Si l'angine est *diphthérique*, faites faire des injections au chlorate de potasse (30 grammes par litre d'eau), que l'animal pourra déglutir sans inconvénient ; faites une friction étendue et pénétrante avec le Baume Caustique, et, si l'asphyxie est imminente, appliquez un tube à la trachée.

Il peut être utile de faire des fumigations excitantes. On jette sur un brasier, ou sur une pelle rougie au feu, des baies de genièvre et du goudron de bois. Cela permet d'exciter l'expectoration, de provoquer la sécrétion muqueuse et l'éternuement qui fait détacher les fausses membranes qu'un jetage plus abondant vient entraîner.

— Chez les volailles, écartez le bec, écouvillonnez avec du jus de citron ou de l'acide phénique étendu d'eau en petite quantité, donnez du lait coupé d'eau pour boisson, du petit lait si vous en avez.

— Si le porc est atteint d'*angine gangréneuse*, coupez la queue et un bout de l'oreille, ou fendez et incisez celle-ci ;

frictionnez énergiquement le pourtour de la gorge avec essence de térébenthine ou Baume Caustique. Au besoin, si on désire aller jusqu'au bout, scarifier profondément les côtés de la gorge, et bassiner avec le Baume Caustique, qui pénétrera dans les incisions. Administrer l'acétate d'ammoniaque à haute dose. On peut aussi faire prendre des bains de vapeur bien chauds, et les faire suivre d'un bon bouchonnement, pour provoquer une crise vers la peau.

Arthrite

Sous ce nom on désigne l'inflammation des séreuses articulaires, *l'inflammation des jointures*. C'est une affection souvent grave, et qui peut être le résultat de causes très variées : choc, contusion, effort, refroidissement, crise de gourme, suite de pleuro-pneumonies pas franches, blessures pénétrantes, rhumatisme, morve, mauvaises suites de vélage, etc., etc.

L'arthrite est *aiguë, chronique* ou *traumatique*.

Aiguë. — Elle s'annonce par l'ensemble des symptômes propres à l'inflammation en général, mais est alors localisée à l'articulation malade ; il en résulte une boiterie très forte, une grande difficulté de mouvement et une douleur insupportable au moindre attouchement.

Chronique. — L'articulation est gonflée, douloureuse obscurément, et la séreuse qui la revêt renferme généralement une quantité de synovie plus abondante qui distend les parois articulaires, et donne lieu presque à elle seule au développement extérieur anormal de l'articulation.

Traumatique. — Il y a plaie, écoulement synovial pur d'abord, se coagulant ensuite ; puis séreux, odorant, puis altéré et grisâtre : c'est alors la période de décortication, et l'arthrite à cette phase est terrible.

TRAITEMENT. — L'*arthrite aiguë* réclame impérieusement le repos, la diète, la saignée et les dérivatifs sur l'intestin, les purgatifs salins, sulfa'e de soude ou tartro-borate de potasse à doses proportionnèes à la taille et à l'âge. Localement, on emploie les adoucissants, pommade de populeum pur ou additionné d'extrait de belladone.

Cependant, si l'affection est toute récente, les douches froides continuelles sont préférables.

Lorsque l'inflammation paraît se résoudre et que quinze jours, trois semaines, se sont passés avec amélioration notable, il est quelquefois avantageux de faire une friction légère de Baume Caustique, pour déterminer une résolution complète et mettre obstacle à son retour.

L'*arthrite chronique* se traite d'emblée par le Baume Caustique : deux frictions à vingt-quatre heures d'intervalle, répétées huit jours après la dernière, assurent un succès constant dans ce genre d'affection.

L'*arthrite traumatique* est la plus grave de toutes. Nous indiquons deux modes de traitement : 1° par l'irrigation continue ; 2° par les vésicants.

L'irrigation continue a pour effet d'empêcher la coagulation de la synovie : elle est quelquefois difficile à réaliser. Le tout est d'installer commodément, à une certaine hauteur, un récipient que l'on remplit d'eau ; on le munit d'un robinet auquel on adapte un tube en caoutchouc d'un centimètre de diamètre, fournissant un mince filet d'eau, qu'on atténue au moyen d'une plume et que l'on dirige sur l'articulation malade. On peut fixer ce tuyau, à l'aise, sur la partie qui est la plus rapprochée du mal. Mais ce système n'est efficace qu'à la condition expresse que l'action du réfrigérant soit continuée, *sans interruption*, pendant tout le temps nécessaire. C'est là un point essentiel et sur lequel nous appelons toute l'attention de nos lecteurs. Disons que l'irrigation doit se continuer pendant dix, douze, quinze jours consécutifs ; et peut-être la surveillance qu'elle nécessite fera hésiter à l'employer.

Alors, avons-nous dit, on peut recourir aux vésicants. Ces

agents ont pour effet de combattre la forte sécrétion de synovie, de produire une espèce de dérivation, de provoquer
une tuméfaction des tissus qui, tout en immobilisant l'articulation, exerce une compression salutaire qui contribue à fermer la plaie.

Ce second mode de traitement est plus commode que le
précédent et aussi plus expéditif ; il nous paraît même devoir
obtenir la préférence pour réduire l'écoulement, s'il ne parvient pas à l'arrêter complétement.

Et, parmi les vésicants, le Baume Caustique est à tous
égards recommandable, et on l'emploie en frictions sur toute
l'articulation. Nous avons très souvent obtenu des cures remarquables avec cette précieuse préparation. Après la friction, nous faisions un pansement chaque jour avec de l'étoupade imbibée dans un mélange de Baume Caustique avec
moitié d'huile d'olives ou d'huile grasse ordinaire.

Ascite

L'ascite est une *hydropisie abdominale* causée par un vice
de sécrétion de la membrane séreuse appelée *péritoine*, qui
entoure les organes contenus dans l'abdomen.

Elle est assez fréquente chez le chien et le lapin, plus rare
chez le bœuf et la brebis. Elle attaque principalement les
sujets lymphatiques, ceux dont les sécrétions muqueuses,
urinaires, sudorifiques, lactées ou autres sont habituellement
abondantes.

Le plus ordinairement elle n'est qu'un symptôme de maladie des organes intérieurs, reins, foie, rate, utérus, etc. ;
mais souvent aussi elle est idiopathique.

Les causes sont à peu près les mêmes que celles énoncées
dans l'anasarque : arrêt subit de transpiration, influence de

l'air froid et humide, des pluies froides, de l'immersion prolongée, du séjour dans les contrées marécageuses, etc., etc.

L'ascite se caractérise par un fort gonflement de l'abdomen
avec fluctuation plus ou moins facile à percevoir, mais que
l'on reconnaît toujours au creux du flanc et à la tuméfaction
très prononcée à la région la plus déclive. En plaçant la
paume de la main sur un des flancs et en frappant un coup
sec sur le flanc opposé, on sent la fluctuation du liquide ainsi
mis en mouvement.

Il s'agit d'obtenir la résorption du liquide épanché et recourir aux moyens propres à exciter et rétablir l'action sécrétoire de la peau, des intestins et des reins. Nous conseillerons
de tenir chaudement l'animal, de lui mettre de bonnes couvertures de laine, de l'exposer même au soleil, de le bouchonner et étriller souvent. Employer les purgatifs et de
préférence l'acétate d'ammoniaque à la dose de 150 grammes
pour les grands animaux, de 25 à 30 pour les moyens, et de
10 à 15 pour les petits ; alterner avec les diurétiques, tels
que : scille, colchique, spirée ou digitale.

Sur l'abdomen, employer en frictions l'oxymel scillitique,
le vin de colchique même jusqu'à rubéfaction.

S'abstenir complètement du séton ; mais, comme révulsif,
ne pas hésiter à employer le Baume Caustique en frictions.

Nourriture et boissons modérées.

Il arrive souvent que la quantité de liquide est énorme, et
oblige à recourir à la ponction ou *paracentèse*. Cette opération très délicate, très sérieuse, ne peut être tentée que par
la main expérimentée du vétérinaire ; elle n'est guère qu'un
palliatif, et ne doit guère être faite que sur le chien avec
espoir de succès. Elle ne dispense pas du traitement sus-
indiqué.

Nous ne conseillerons pas les injections iodées, car elles
constituent un traitement dangereux.

Asphyxie

État morbide déterminé par la suspension de la respiration et caractérisé par la suspension des fonctions organiques et circulatoires. Il peut être produit par strangulation, privation d'air, absorption de gaz délétères, submersion et par la fumée. Les breuvages mal administrés, quand la bouche est trop élevée, peuvent occasionner l'asphyxie, nous l'avons dit plus haut, mais nous ne saurions trop le répéter; car alors la déglutition est gênée, et le liquide, entrant dans la trachée, se mêle à du mucus, à de l'air, et la nature est parfois impuissante à l'expulser.

On ne devra pratiquer la saignée que lorsque la respiration et la circulation ne seront plus suspendues, mais s'exécuteront en désordre.

Auparavant, placer l'animal dans un endroit bien aéré : faire sur tout le corps des frictions irritantes avec le vinaigre, l'ammoniaque, l'essence de térébenthine, des ablutions d'eau vinaigrée sur la tête, pendant qu'un aide opère mécaniquement le mouvement du thorax, en faisant mouvoir les membres, et exerce de légères pressions sur la poitrine et le ventre; diriger dans les naseaux des vapeurs irritantes, y insuffler du tabac, et administrer des lavements âcres et purgatifs à l'eau de savon et légèrement térébenthinés.

— Contre l'asphyxie des nouveau-nés, on ne peut recourir qu'à la respiration artificielle par insufflation, et faire des lotions d'eau froide sur la tête et le long de la colonne vertébrale.

Atrophie musculaire

Amaigrissement des muscles d'une région, fréquente aux épaules et aux cuisses, et généralement suite d'*efforts* musculaires ou de *souffrance* dans un endroit quelconque du membre où l'atrophie se produit consécutivement. Ainsi, amaigrissement d'une épaule par suite d'une boîterie ancienne du paturon, de bleimes, d'un clou de rue. Mais remarquons qu'il arrive parfois que les muscles sus et sous-épineux du scapulum non seulement amaigrissent, mais s'atrophient, c'est-à-dire disparaissent en peu de temps (trois semaines) sans qu'on se rende bien compte de la cause, qui pour nous est un effort. On dit vulgairement que le cheval a *l'épaule coulée*. De même, à la cuisse, l'amaigrissement des muscles cruraux et fessiers a souvent pour cause la présence d'un éparvin chronique. Les paralysies produisent aussi l'atrophie.

Le Baume Caustique, en frictions étendues, répétées deux fois en huit jours ou en quinze, combat cette affection avec succès et provoque le mouvement nutritif dans l'organe amaigri. En un mois, la région atrophiée reprend ses formes et son volume normal.

Nous n'avons aucune confiance dans l'électricité, qui a été beaucoup préconisée, mais n'a pas donné de résultats même appréciables.

Atteinte

Blessure contuse à la couronne du pied du cheval, en talons, en quartier ou en pince; fréquente et souvent produite par le choc du fer, ou crampon, du pied opposé; s'observe souvent chez les chevaux de limon, qui se trouvent entraînés de côté par l'élan et le poids de la voiture, surtout en hiver et lorsque le pavé est gras.

Il y a différents degrés de gravité de l'atteinte. Tantôt elle est légère, tantôt elle est grave, *encornée*. Dans le premier cas, la blessure n'intéresse que la peau, le bourrelet; dans le second, elle a froissé les tissus sous-jacents, elle a fait naître une inflammation violente des tissus placés sous la corne, et déterminé la formation du pus. Dans ce cas l'atteinte est encornée, et peut, suivant son siège, donner lieu au javart cartilagineux.

En hiver, par les temps pluvieux et sur un sol boueux, l'atteinte, même légère, donne naissance à ce qu'on appelle le javart d'eau.

Il est facile de constater l'existence d'une atteinte par la plaie qui existe à la couronne, par l'absence de poils dans une étendue étroite et linéaire, quand c'est l'action du crampon qui a déchiré la peau, en entamant le biseau, qui est lui-même fendu. Quelquefois, et surtout en pince, lorsqu'il y a peu d'érosion à la peau, on ne distingue pas le mal, et cependant l'animal boite fort: ce n'est qu'en passant la main autour de la couronne que la douleur se manifeste, que l'animal l'exprime par un lever subit du membre, parfois dangereux pour l'explorateur.

L'atteinte détermine la boiterie; la douleur de la région contuse, les phénomènes objectifs, plaie, écoulement de sérosité, de pus, engorgement, décollement du biseau, etc., la caractérisent nettement. Aux articles spéciaux : *Seimes, Javart*, etc., nous parlerons des complications.

On oppose à l'atteinte ordinaire : les cataplasmes de son, de graine de lin tièdes, les scarifications pour opérer le dégorgement de la couronne, les onctions grasses de saindoux, d'onguent populeum, les bains. Tout cela est excellent : mais pour peu que l'atteinte menace d'être sérieuse, nous trouvons beaucoup plus simple et plus expéditif de faire immédiatement une friction de Baume Caustique. La couronne devient le siège d'un écoulement abondant, qui dégage les tissus circonvoisins, et on évite presque toujours les complications. Trois jours après la friction, onction d'huile ou de saindoux, légère promenade, et le cheval va bien.

Avortement

Expulsion du fœtus avant terme, fréquente chez la vache, plus rare chez les autres femelles domestiques.

Lorsque l'avortement a lieu vers le huitième mois chez la vache, il est néanmoins suivi d'une assez grande quantité de lait vers le cinquième ou le sixième mois. L'année de la vache est perdue pour le cultivateur.

L'avortement est accidentel ou épizootique. Il peut être le résultat d'une chute, d'un coup, d'une indigestion, d'une affection des organes respiratoires ; mais certaines années presque toutes les vaches d'une étable d'une contrée avortent.

Nous croyons que chez les animaux domestiques, la plupart du temps, l'avortement est le fait de l'homme, les causes inhérentes à la constitution de la mère étant exceptionnelles. L'avortement, en effet, résulte souvent des mauvais soins, de l'usage d'une nourriture insuffisante ou de mauvaise qualité.

Il s'annonce par la tristesse, la perte de l'appétit, le gonflement des mamelles, l'écoulement des liquides intempestifs (glaires rougeâtres) par la vulve; le lait, s'il y a sécrétion, se modifie, tourne si on le fait bouillir, diminue ou augmente tout à coup; mais les phénomènes du part s'accentuent, enfin l'avortement a lieu.

On ferait bien d'isoler une vache qui se dispose à avorter.

Le traitement de l'avortement, ou, pour mieux dire, les moyens à employer pour en détruire les causes, consistent à rechercher ces dernières; à faire choix d'un bon compagnon vacher, dont le chien ne soit pas trop méchant; à nourrir régulièrement les animaux; à corriger, par les farineux, les racines cuites ou crues, l'influence de mauvaises récoltes de fourrages; à surveiller les saillies, l'âge des reproductrices surtout; en un mot, à faire tous ses efforts pour éloigner les causes d'épuisement.

Dans le cas d'avortement épizootique, on ferait bien d'employer les désinfectants, les anti-miasmatiques, le phénol, le coaltar, l'acide salicylique, le chlore, le soufre, ces deux derniers sous forme de fumigations.

Que d'erreurs, que de croyances mensongères et ridicules n'existe-t-il pas au sujet de l'avortement! Les uns disent encore aujourd'hui : « C'est un sort »; l'autre ajoute : « C'est un crapaud qui est sous le seuil de l'étable »; un troisième, plus insinuant, et cherchant à capter la confiance de ses maîtres, affirme qu'il a trouvé, cachée dans la muraille, la cause de tout le malheur de l'étable : c'est son prédécesseur qui y avait déposé une poudre, qu'il connaît bien, afin de se venger de ses patrons qui l'avaient congédié, etc., etc.

Espérons, une fois encore, que toutes ces sottises n'auront plus jamais crédit.

Bleimes

La bleime est une foulure des talons.

Comment les talons d'un cheval peuvent-ils être foulés? De plusieurs façons. Tantôt cette affection provient du fait de l'homme, tantôt elle résulte incontestablement de la mauvaise conformation du pied; d'où il suit que l'on distingue les bleimes *accidentelles* et les bleimes *constitutionnelles*. Il est évident qu'un cheval mal ferré, dont le pied n'est pas paré convenablement, devient bleimeux quand même il aurait un excellent pied; de même, celui qui prend un caillou, sur le chemin, entre la branche de la fourchette et celle du fer, dans la région du talon, et qui chemine ainsi, sans que son conducteur y prenne garde, contracte une bleime là où il y a eu foulure.

Mais, si les talons sont bas, la corne peu résistante, la partie postérieure du sabot se contusionne par le choc du pied sur le sol, et il y a foulure ou bleime. Contrairement, si les talons sont hauts et serrés, les tissus sous-cornés s'enflamment, et voilà encore une cause de bleime.

Chacune de ces causes agissant plus ou moins longtemps, il en résulte différents degrés de foulure ou d'inflammation. Tantôt celle-ci sera minime, et il y aura extravasion pure et simple de sang et de sérosité dans les tissus vivants du talon : la bleime sera dite *sèche*; tantôt l'inflammation sera plus intense, et la suppuration aura lieu, avec décollement de la corne, dans une étendue variable : la bleime sera *suppurée*.

Accidentelle, la bleime n'est rien : un simple dégagement suffira; constitutionnelle, elle est plus grave, souvent très désagréable et susceptible de priver du service d'un cheval excellent du reste.

On reconnaît une bleime assez facilement. On déferre le

3

cheval boiteux ; dès qu'on enlève le fer à l'aide de tricoises, on est déjà presque fixé, la pression de l'instrument faisant bondir le cheval. Et mieux encore, quand on explore méthodiquement le pied, la compression directe sur chacun des talons (et plus souvent celui du dedans) provoque une douleur révélatrice au siège de laquelle on s'applique. Quelques coups de boutoir ou de rainette mettent la bleime à découvert.

Lorsque la bleime est ancienne, le pus a cherché à se frayer un passage vers la couronne, qui blanchit et en laisse sourdre quelques gouttelettes ; il y a décollement du biseau, sans altération de la peau, ce qui indique que la suppuration procède du bas. L'animal évite d'appuyer sur le talon du pied malade. Lorsque les deux pieds sont bleimeux, il marche comme s'il était fourbu ; un examen détaillé vient redresser l'erreur.

Le praticien qui suspecte le cheval d'être atteint de bleime fait lever le pied, et, avant de faire quoi que ce soit, appuie fortement, à l'aide de ses pouces, sur chaque glôme. S'il y a bleime, le cheval fait un mouvement brusque de retrait, et le cas est jugé.

TRAITEMENT. — Dans bien des circonstances, le maréchal suffit à guérir une bleime légère ou sèche. Il pare la sole du talon jusqu'à la rosée, applique du suif, du goudron, un fer à branche couverte, et le cheval marche deux jours après.

Le cas est-il un peu plus grave, indépendamment de l'amincissement, on applique quelques cataplasmes de bouse de vache avec vinaigre froid ; la ferrure fait le reste.

Si la bleime est suppurée, elle exige plus de soins, un dégagement complet, plus étendu que moins, un pansement à l'aloès, à la térébentine, et la ferrure à planche, avec cuir (semelle).

S'il y a carrie de l'os, javart cartilagineux, il faut se comporter en conséquence, enlever la portion d'os carrié, et opérer le javart. C'est ce que nous expliquerons plus loin à l'article *Javart*.

Nous avons évité bien des complications de bleimes, en les pansant avec des plumasseaux d'étoupes imbibés de Baume

Caustique, cette préparation étant un puissant modificateur des sécrétions sanieuses, et exerçant sur les tissus mortifiés ou cariés une action extraordinairement réparatrice. On renouvelle le pansement tous les deux jours; quatre ou cinq pansements suffisent.

Disons, pour terminer, que, dans les pieds serrés à talons hauts, le procédé de ferrure consiste à éloigner les clous du talon.

— Le bœuf, ferré ou non, est susceptible de contracter des bleimes ; il se tale au talon, comme on dit vulgairement. Les mêmes moyens sont applicables, et toutes les complications qui ont lieu chez le cheval ne sont pas à craindre.

Bouleture

On appelle cheval *bouleté* celui dont les aplombs du devant sont tellement faussés que le boulet vient faire saillie en avant du bord du sabot antérieur. Derrière, on le dit *juché*.

La bouleture est le degré extrême de fatigue et d'usure d'un membre. Lorsque l'aplomb a perdu sa parfaite correction et que la région du boulet et des phalanges tend à devenir verticale, le cheval est dit *droit sur ses boulets*.

Cette affection, qui se produit lentement, à la longue, est le résultat de la fatigue et du raccourcissement des tendons fléchisseurs placés en arrière du pied, des phalanges et du canon; elle est aussi la conséquence de l'engorgement osseux du paturon, ce qui est commun et le plus irrémédiable.

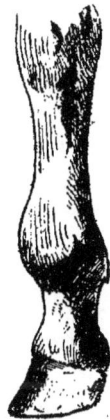

Fig. 1.

On peut appeler symptomatique ou mécanique la bouleture qui a *seulement* pour cause la rétractation et l'induration des tendons, tandis que celle qui provient de foulure ancienne du paturon est la conséquence de lésions anatomiques osseuses, articulaires, et par conséquent devient essentielle.

On vient encore assez facilement à bout du premier cas ; mais le second est presque désespérant. Souvent aussi les deux causes ont lieu simultanément : il y a *nerf-férure* et *formes* au paturon.

Il va sans dire que l'une comme l'autre sont la suite d'efforts répétés, dans l'action de courir ou de tirer, au delà des moyens de l'animal. Et combien ce cas est fréquent !

Les symptômes caractéristiques de la bouleture sautent aux yeux : le boulet est dévié, les tendons fléchisseurs engorgés, noueux et durs, le paturon gonflé et résistant à la pression ; c'est la tuméfaction des deux premières phalanges qui lui donne ce volume anormal, et, souvent aussi, le fléchisseur oblique des phalanges fait relief, en dehors du canon, depuis le dessous du genou jusque vers le boulet. Quelquefois le ligament suspenseur du boulet est lui-même engorgé Enfin l'animal boite.. , et on le fait encore courir.

TRAITEMENT. — La bouleture est-elle au premier degré, c'est-à-dire le cheval est-il droit sur ses boulets, on peut avoir chance de guérison, mais il est temps de s'y prendre. Une bonne friction de Baume Caustique amène la résolution et le redressement. Faire le lendemain une copieuse application de Baume, sans frictionner.

Si la bouleture est plus prononcée, et si le boulet dépasse déjà la ligne d'aplomb, le mal est plus grave, et deux ou trois frictions de Baume Caustique, faites chacune à six ou huit jours d'intervalle, sur les tendons, le boulet et le paturon, sans redresser beaucoup les aplombs, feront cesser la boiterie et arrêteront la déviation complète.

Enfin la bouleture est-elle au dernier degré, c'est à-dire le boulet et le paturon ont-ils acquis une direction tout à fait inverse à l'obliquité naturelle, à ce moment le Baume Caustique devient impuissant, le feu lui-même : il faut recourir à la *ténotomie* simple ou double, opération qui consiste en la section d'un ou deux tendons Cette opération, assez simple, amènerait un redressement complet et une guérison superbe si les tendons étaient seuls malades; mais il n'y aura qu'un quart de succès si le paturon est malade en même temps. C'est une éventualité à prévoir d'avance, pour ne pas leurrer son client et se leurrer soi-même.

Après l'opération, le cheval est ferré avec un fer à pince prolongée, et est capable de marcher au bout de quinze jours ou trois semaines. Les tendons se ressoudent, par l'intervention d'une sécrétion plastique ; et, si plus tard il se forme une induration, on applique quelques pointes de feu. Nous ne saurions cependant trop recommander de ne recourir à cette opération que comme dernière ressource, car souvent le membre n'a plus de solidité; le cheval demande à être toujours ménagé, et il y a récidives faciles.

Bronchite

Inflammation des conduits aériens, qui, de la trachée à l'entrée de la poitrine, se distribuent dans l'épaisseur de la trame pulmonaire.

Comme presque toutes les maladies, la bronchite est aiguë ou chronique, par conséquent récente ou ancienne et persistante. Elle est presque toujours occasionnée par un refroidissement ou arrêt de transpiration, l'absorption de boissons froides par un animal arrivant du travail ou étant en sueur.

L'animal atteint de *bronchite aiguë* commence à tousser ; et, dès le début, la toux est sèche, c'est-à-dire qu'elle ne s'accompagne pas de jetage ; l'air expiré est chaud ; la gorge n'est point sensible à la pression ; les muqueuses apparentes sont rouge-jaunâtre, un peu safranées, et l'auscultation ne laisse pas encore percevoir de bruit anormal. Mais, trois jours après, apparaît un jetage filant, visqueux, blanchâtre, puis jaune-sale, un peu verdâtre : c'est la période de sécrétion de la muqueuse enflammée qui tapisse les tuyaux bronchiques ; la toux est grasse et humide, la maladie est parvenue à son maximum, est bien caractérisée et n'a plus qu'à décroître.

La bronchite parcourt ses phases, et arrive à son terme en quinze jours ou trois semaines ; il n'y a guère que dans le cas où elle aurait été négligée ou prise trop tard qu'elle serait susceptible de se compliquer de pneumonie ou de passer à l'état chronique.

Sous cette dernière forme, l'affection s'annonce par une toux persistante, quinteuse, un peu grasse et s'accompagnant de jetage muqueux, d'un blanc sale, filant, semblable au blanc d'œuf, s'écoulant abondamment au moment où l'animal baisse la tête pour boire, ou qu'on lui retire le collier. L'auscultation permet d'entendre un râle bronchique caractéristique.

La bronchite chronique guérit difficilement.

TRAITEMENT. — On attaque résolument la bronchite aiguë par la saignée au cou, le régime diététique, la chaleur développée à l'aide de couvertures de laine et l'usage du miel avec les boissons farineuses tièdes et nitrées. S'il n'y a pas d'amendement en deux jours, faire une bonne friction de Baume Caustique de chaque côté de la poitrine, dans un carré de vingt à vingt-cinq centimètres de côté. Si l'on n'est point muni de Baume, appliquer sous la poitrine un sinapisme, qu'on laisse séjourner deux, trois ou quatre heures, jusqu'à effet ; puis, séton animé, le lendemain, au poitrail. Une fois la suppuration établie, tout va bien.

Mais si la toux était par trop pénible, administrez un électuaire au réglisse, à la guimauve et extrait d'opium ou de belladone (4 grammes) ; si le jetage apparaît jaune, épais, par gros flocons, ajoutez le kermès minéral, comme résolutif, et modifiez l'électuaire comme suit :

Kermès	15 grammes.
Extrait de belladone..	4 —
Miel ou Mélasse....	100 —
Poudre de réglisse....	25 —

A donner matin et soir.

Employez aussi l'émétique en lavages, à la dose de 5 à 10 grammes par jour. Donnez fréquemment à boire ; que les boissons soient très légèrement tiédies, pour que l'animal les prenne avec moins de dégoût ; qu'elles soient blanchies avec de la farine d'orge et légèrement nitrées (30 grammes par jour). Faites des fumigations d'eau dans laquelle vous aurez fait bouillir : têtes de pavot, feuilles de belladone ou décoction d'orge.

Si l'affection menace de passer à l'état chronique, modifiez le traitement ; revenez, à deux ou trois reprises, aux frictions de Baume Caustique, sans ménagement ni crainte ; rendez vos fumigations légèrement excitantes par l'addition de fleurs de sureau, de plantes aromatiques, et ajoutez aux électuaires la térébenthine grasse ou le goudron de Norwège. Faites des fumigations de goudron ou de baies de genièvre dans un local clos, pendant quinze ou vingt minutes, deux fois par jour. Surveillez l'état général et ne laissez pas le sujet s'épuiser ; donnez une bonne alimentation, mashs, tourteaux farineux, foin macéré dans une solution très diluée de mélasse. Travail modéré, dès que le mieux s'accentue, et au besoin changement de travail.

Si, malgré tous ces soins, les matières de jetage restent abondantes, ajoutez aux boissons l'arséniate de soude, à la dose de 50 centi grammes, à continuer pendant une huitaine et reprendre au besoin pour les grands animaux ; pour les petits, le chien par exemple, 1 à 2 centi grammes. Chez ce dernier, le thapsia remplace avantageusement les autres modes de vésicatoires, et le sirop d'ipéca comme vomitif, avec le goudron Guyot comme tonique, doivent être la base du traitement de la bronchite.

Bronchite vermineuse

L'intérieur de la trachée et des bronches de nos animaux domestiques, est quelquefois le réceptacle de vers, appelés *strongles*, qui occasionnent les mêmes symptômes que ceux de la bronchite ordinaire, et causent des ravages, souvent considérables, dans l'économie. La toux est quinteuse et plus violente, se complique de suffocations quand les vers sont pelotonnés dans les bronches, l'animal ouvre démesurément la bouche pour respirer, ses yeux s'injectent, dans les accès; le jetage trahit la présence des vers, qui sont expulsés, soit par la bouche, soit par les cavités nasales. L'animal est amaigri, a le poil piqué, la peau sèche, l'œil renfoncé, et présente, malgré l'appétit qu'il a conservé, les symptômes de l'anémie. Les veaux et les agneaux sont les plus sujets à la bronchite vermineuse.

Le traitement ne doit s'appliquer qu'à expulser les vers par la toux. Il faut faire, deux fois par jour, dans l'étable, la bergerie, des fumigations avec des baies de genièvre, de la laine, du cuir imprégnés fortement de goudron; on les fait durer une demi-heure au moins, et on les continue pendant huit jours. Après chaque fumigation, envoyer les animaux paître en plein air; les quintes de toux leur font rejeter un grand nombre de vers. Faire dans les narines des injections d'éther et d'essence de térébenthine, d'éther et de benzine, et administrer à l'intérieur l'huile empyreumatique, à la dose de 5 grammes pour le mouton et le veau, 20 à 25 grammes pour les solipèdes et 30 à 50 pour les grands ruminants. L'acide phénique et l'essence de térébenthine peuvent très bien aussi s'administrer à l'intérieur, dans le cas de bronchite vermineuse. On les donne en électuaires.

Brûlure

Désorganisation plus ou moins profonde des tissus, par l'action d'un corps en ignition ou d'une substance corrosive.

La brûlure la plus fréquente chez le cheval est celle qui résulte de la ferrure, le fer étant porté rouge et trop long-temps sur le sabot, et particulièrement sur la sole.

Dans d'autres circonstances, la brûlure est la conséquence d'un incendie de l'écurie, ou bien encore elle résulte de manœuvres cruelles de l'homme à l'égard d'un cheval qui ne veut pas tirer, et sous le ventre duquel on fait flamber une torche de paille.

Quelle que soit la cause de la brûlure, elle est plus ou moins intense et entraine des suites, dont la gravité varie suivant l'action plus ou moins profonde du calorique ou de la substance corrosive.

S'il s'agit de la brûlure de la sole par le fer appliqué trop chaud, on s'en aperçoit aisément, en parant le pied, la corne étant amincie et comme criblée de petits trous ; alors un dégagement rapide, en donnant issue à la sérosité abondante qui s'est formée sous la sole, amène une prompte guérison.

Si c'est un commencement d'incendie et que ce dernier ait pris naissance dans la litière, ce qui est fréquent, il faut bien surveiller les sabots, dont le bord supérieur est le plus souvent décollé par l'ustion du bourrelet, et alors les lotions émollientes et l'amincissement du biseau soulagent instan-tanément l'animal.

Si le dessous du ventre, le scrotum ont été brûlés par la paille, les onctions de populeum sont le remède le plus sim-ple, combinées aux fumigations émollientes, après scarifica-tions nombreuses s'il y a lieu.

Si enfin c'est un liquide corrosif jeté à travers les membres du cheval ou sur le dos d'un chien, il faut qu'il se produise une eschare épaisse, dont la chute sera longue à s'opérer ; après quoi, les lotions astringentes au sulfate de cuivre, extrait de saturne étendu d'eau, eau de feuilles de noyer en décoction termineront la cure.

~~~~~~~~~~~~~~~~~~~~~

Cachexie

Le mot Cachexie est peu connu de la culture; lorsqu'un mouton est affecté de cette maladie, on dit qu'il est *pourri*, qu'il a la *douve*, la *bouteille ;* on veut exprimer qu'il a le sang décomposé et qu'il n'est pas bon à grand'chose. Lorsqu'il n'y en a qu'un ou deux ce n'est pas très inquiétant, mais lorsque tout un troupeau est cachectique, c'est un malheur et un véritable désastre.

En effet, la cachexie ou pourriture est une décomposition ou pauvreté du sang ; c'est de l'anémie avec tendance à l'hydropisie. Elle naît sous l'influence du pâturage prolongé dans des prairies marécageuses, basses, humides, où poussent des renoncules, plantes âcres et peu nourrissantes ; elle se développe plutôt en automne, en raison de l'humidité atmosphérique.

Non pas, comme on l'a cru longtemps, qu'elle soit occasionnée par l'ingestion des plantes dont nous venons de parler, mais bien par la préhension des mollusques, des limaçons qui logent des *cercaires*, lesquels ne sont autre chose que les larves des *distomes*.

Les *distomes* sont des helminthes de la famille des trématodes. Leur forme est oblongue, ovale ; leur longueur est de 15 à 25 millimètres; ils portent deux ventouses et sont couverts d'épines plus ou moins aplaties, lancéolées, qui produisent des lésions et des désordres graves. Dès qu'ils sont absorbés par l'animal, ils élisent domicile dans les canaux hépatiques ; ils sont ordinairement en nombre considérable, sont enroulés sur eux-mêmes, en cornet, et les canaux en sont quelquefois bourrés. Six à douze semaines après, ils passent dans le foie ; alors la cachexie commence et se traduit par l'anémie. Cet état, duquel résulte l'atrophie du foie, dure trois mois au moins. Et enfin, au mois de mai, juin ou juillet arrive la quatrième période : les distomes passent dans les intestins, où ils sont digérés après que leurs œufs ont été expulsés avec les excréments.

Tous les animaux ne peuvent supporter ces diverses migrations et succombent à telle ou telle période. Vont-ils même jusqu'à la dernière, c'est-à-dire à celle d'expulsion des œufs, il ne se produit qu'une amélioration momentanée ; ils restent chétifs et malingres, à cause des altérations organiques du foie qui ne se réparent pas ; et le plus souvent l'infection ne tarde pas à les faire succomber.

Cela nous amène à dire que nous considérons comme incurable la cachexie bien accusée.

Le mouton est un animal mou, de nature débile et très impressionnable aux causes déprimantes. Aussi, quand il est sous le coup d'une cachexie un peu avancée, il perd toute sa valeur ; sa chair n'est plus bonne et doit être répudiée de la consommation ; sa laine ne vaut plus rien non plus, car elle perd son élasticité, son onctueux, devient cassante, s'arrache facilement et finit par tomber par plaques.

Si votre mouton est peu énergique, se laisse prendre au jarret sans chercher à fuir, s'il a les yeux pâles, le bout du nez chaud, la bouche enflammée, la soif ardente, si les excréments sont peu consistants, s'il y a diarrhée, et le soir s'il a le dessous de la ganache engorgé (*bouteille*), il est pourri.

Si cet autre est à la queue du troupeau, flâne sur le bord du fossé, n'a point l'air vorace, mais ressemble à un traînard, il est sur le point d'avoir la bouteille et de suivre de près le précédent.

N'attendez donc pas qu'il soit chancelant, maigre, essoufflé ;

et si quelques-uns sont *véreux*, faites-en un lot séparé, mettez-les au sec en dedans, bien logés, bien nourris, donnez une ration croissante de grains, du sel, des boissons ferrugineuses (quelque vieille ferraille dans un baquet), donnez de l'écorce de chêne, des baies de genièvre, des graines de lupin, saupoudrez le son de gentiane, quinquina, farine de maïs ; et si vous êtes dans le voisinage d'une forêt, donnez des jeunes pousses de chêne, de bouleau, de la bruyère, de l'ajonc, etc.

Nous n'indiquons ce traitement que pour les moutons véreux, que l'on craint de voir atteints de la cachexie. Mieux vaut encore les livrer à la boucherie, ce qu'on peut quand la maladie n'est pas trop avancée, car plus tard la chair doit être rejetée de la consommation.

Nous recommanderons de donner toujours à l'étable une bonne nourriture avant d'envoyer les animaux au pâturage et de ne jamais les y envoyer de trop bonne heure. En voici la raison : s'ils ont une nourriture de mauvaise qualité ou insuffisante, ils sont plus gloutons au pâturage ; si on les envoie trop matin, ou après la pluie, ils ont plus de chance de déglutir les mollusques ou limaçons dont l'habitude est de grimper le long des tiges d'herbes après la pluie ou à la rosée.

Nous avons dit que les excréments renferment des œufs de distomes, principalement en mai et en juin. Il faut éviter à cette époque de faire pâturer les animaux aux endroits où ils devront encore aller à la fin de l'été et en automne, pour qu'ils n'y retrouvent pas le germe développé. Il est bon également de ne pas répandre sur les terrains à pâturer les fumiers provenant d'animaux infectés.

Calculs

Vulgairement appelé *pierre*, le calcul est une concrétion, de nature et de forme variables, qui se produit dans plusieurs parties du corps des animaux.

Il y a des *calculs intestinaux, vésicaux, hépatiques, salivaires*, etc. Les premiers sont ceux qu'on rencontre le plus fréquemment, et nous ne nous occuperons que d'eux dans cet abrégé, en raison des coliques qu'ils déterminent quelquefois, et dont la cause est difficile à reconnaître.

Plus communs chez le cheval que chez les autres animaux, les calculs intestinaux sont généralement très gros, du volume d'une pomme, du poing, de la tête d'un homme, et, dans ce dernier cas, il n'y en a qu'un seul, globuleux, grisâtre, dur, comme calcaire, à couches concentriques superposées, semblant s'être développé autour d'un grain d'avoine ou de blé. Les éléments constituant la partie dure des os en sont la base : acide phosphorique, magnésie, principes carbonatés et ammoniacaux.

On appelle *égagropiles* des amas de poils feutrés et agglutinés en forme de sphère, et qui sont avalés par l'animal, en se léchant le corps. Ce petit amas, aussi bien que des brins de fourrage, un clou, un fragment de pierre ou d'os, etc., etc., forme un noyau, qui sert de base aux calculs, dont le travail ne saurait mieux se comparer qu'à celui de la cristallisation.

Chez le chien, on rencontre, sinon des calculs, du moins des amas de substances osseuses broyées et comme durcies, qui encombrent les dernières portions du colon et ont grand'-peine à parvenir au rectum.

Nous avons connu un cheval qui était affecté de coliques fréquentes, dont il était débarrassé par le rejet de nombreux

calculs jaunâtres, très durs, à facettes, offrant à la coupe
l'aspect intérieur du marron glacé.

Le cheval affecté de coliques dues à la présence d'un calcul volumineux et isolé, exprime cet état par l'action de
gratter le sol continuellement, avec les pieds de devant, par
le refus absolu de manger et la météorisation intermittente
du ventre. Du reste, les coliques varient d'intensité suivant la
marche du calcul et l'obstacle que ce dernier crée à la circulation des gaz et à la circulation intestinale. Mais, en tous cas,
ce qui est caractéristique c'est la persistance opiniâtre des
coliques, pendant cinq, six, dix, quinze jours, malgré la
diète et les soins appliqués.

Les calculs intestinaux, parvenus à un certain degré, ne
peuvent être ni dissous, ni évacués. Ce n'est qu'au début qu'on
peut espérer les détruire, mais ce début est bien difficile à
diagnostiquer. On pourrait tenter les purgatifs énergiques,
les breuvages à l'essence de térébenthine, le sulfate de soude ;
boissons laxatives et abondantes. On recommande d'essayer,
par des manipulations exercées par le rectum, de déplacer le
calcul qui obstrue le colon, quand il est engagé dans sa partie
resserrée, et de le refouler dans les parties spacieuses de
l'intestin, où il gêne moins l'animal.

Mais, la mort termine presque toujours les crises prolongées, et l'autopsie éclaire enfin sur les causes supposés ou
soupçonnées des coliques.

Chez le chien, on parvient, avec le temps, par des manipulations adroites, avec l'aide de l'huile de ricin en lavements
et en breuvages, à le débarrasser de ces amas, semblables à
du moellon pilé, qui embarrassent le colon.

Cancer

Affection chronique et diathésique, qui se développe en dedans ou en dehors, et éclate sous forme de bouton, d'engorgement, de tumeurs suivis de plaie réfractaire, à marche lente, à nature secrète et dévastatrice, entraînant fatalement la désorganisation des tissus, l'infection générale et la mort.

Le nom de cancer est pour tout le monde, on peut le dire, synonyme de destruction ; ce mot fait naître l'idée de mal rongeur, de plaie dévorante, incurable et mortelle.

C'est qu'en effet le cancer se développe sous l'influence d'un état particulier du sang, d'une diathèse morbide, qui l'entretient, et se termine par une affection générale, qui épuise l'individu et le fait succomber tôt ou tard.

Fréquente dans l'espèce humaine, cette affection est fort rare chez les animaux. Elle se rencontre peu chez les chevaux, davantage chez les ruminants, plus encore chez le chien ; elle a son siège dans les tissus les plus variés : testicules, mamelles, foie, reins, ovaires, poumons, œsophage, intestins, matrice, dans la tête, la mâchoire, les muscles, la peau, etc., etc.

Le cancer se présente sous deux formes. Tantôt il constitue une tumeur dure, peu sensible, qu'on désigne sous le nom de *squirrhe*, tantôt la tumeur est molle, on l'appelle *cancer encéphaloïde*. Mais, dans les deux cas, ce qui caractérise essentiellement l'affection, c'est la présence dans le sein des tissus malades d'un suc particulier, lactescent, que l'on désigne sous le nom de *suc cancéreux*.

Disons, en passant, qu'il ne faut pas croire que le crapaud du cheval et les mélanoses soient des affections cancéreuses ; ni l'un ni l'autre ne fournissent de suc cancéreux.

Le cancer est une affection horrible, et doit être considéré comme incurable. Le diagnostic en est très difficile, le plus souvent complètement impossible; ce n'est que l'autopsie qui en révèle le siège et la présence. Une fois né, il s'accroît, se reproduit même après avoir été détruit, et reparaît, soit plus loin, soit au même endroit. Tous les moyens qui ont été préconisés pour le combattre ont échoué. Seul le cancer externe peut être l'objet d'un traitement, ne serait-ce que par la raison qu'on peut se tromper et considérer comme cancer une tumeur qui n'en est pas une. Et alors on pratique l'extirpation par le fer rouge et la destruction par les caustiques. On peut obtenir quelques guérisons passagères.

— Il existe chez les chiennes, aux mamelles, une affection que l'on décore du nom de cancéreuse : ce sont ou des tumeurs *épithéliales*, ou des *adénomes pseudo-cancéreux*. Mais, comme la marche de ces tumeurs est généralement envahissante et finit par rendre les chiennes malpropres et souffrantes, on devra toujours les extirper dès qu'elles apparaissent, si petites qu'elles soient. Une fois enlevées, elles ne se reproduisent pas, et la santé se rétablit parfaitement.

— Le chat offre également un exemple de *pseudo-cancer* aux oreilles. On obtient difficilement la guérison de ces tumeurs rugueuses, grisâtres, qui naissent au bord externe de la conque du chat, et sont cause que souvent on sacrifie l'animal. C'est le *lupus*, pas autre chose, c'est-à-dire une inflammation ulcéreuse.

Capelet

Le vrai capelet est l'engorgement de la pointe du jarret du cheval, accompagné de la dilatation de la gaîne tendineuse, dans laquelle glissent les tendons fléchisseurs du pied, et qui se trouve au sommet du calcaneum ou os du jarret.

La cause la plus ordinaire du capelet est le frottement que le cheval exerce longtemps, de la pointe du jarret, sur le mur ou la stalle, ou le point d'appui qu'il cherche à opérer pour soulager la jointure et les tendons ; quelquefois encore une contusion, un effort. Mais nous croyons plutôt à l'influence presque exclusive du frottement répété ou habituel chez les chevaux à jarrets faibles ou souffrants.

Cette affection est disgracieuse, parce qu'elle fait tort à la vente plutôt qu'à la solidité du cheval, qui en boite peu ou point, à moins d'inflammation et de volume énormes. Elle est rebelle à presque tous les moyens. Au début, placer le cheval dans

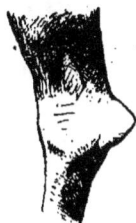

Fig. 2.

un endroit où il ne puisse plus s'appuyer ni se frotter ; c'est presque le meilleur remède. S'il y a vive inflammation, chaleur, gonflement, donner des douches froides et faire des applications astringentes de blanc d'Espagne et vinaigre, terre glaise, suie de cheminée et blanc d'œufs délayés avec vinaigre froid ; eau blanche saturnée, eau sédative en compresses ou en effusions presque continues ; il faut continuer pendant quinze jours, trois semaines, et encore ce traitement n'est bon que lorsque le capelet est récent. Mais, s'il est passé à l'état chronique, c'est-à-dire s'il n'y a plus de chaleur, de sensibilité, et que la fluctuation s'accuse, il faut recourir aux vésicants, qui ont pour effet de déterminer une inflammation locale et de permettre, avec le temps, la résorption complète. On peut faire deux frictions de Baume Caustique en vingt-quatre heures, suivies, de deux en deux jours, d'applications à la main, pendant huit jours. Mais, nous l'avons dit, le capelet est tellement rebelle qu'on n'a pas souvent chance de guérison. La ponction peut devenir parfois nécessaire. Nous l'avons très souvent évité en employant le *Fondant Gombault* en friction très énergique. Cette préparation a l'avantage d'être à la fois vésicante et fondante et donne des résultats merveilleux dans ce cas comme dans celui d'éponge, dont nous parlerons plus loin. (Voir le mode d'emploi à l'article *Exostose*.)

Nous avons guéri bien souvent des capelets avec le Baume Caustique ou le Fondant. Mais souvent aussi nous avons eu la déception de voir le mal récidiver. Dans ce cas, il ne faut pas attribuer l'insuccès aux préparations que nous préconisons, mais à la nouvelle habitude du cheval qui, une fois guéri, recommence à s'appuyer les jarrets sur sa stalle et sur le mur. C'est là qu'il faut porter toute son attention et chercher le remède en empêchant l'animal de prendre ce point d'appui, cause de tout le mal.

Carie

Ramollissement, avec suppuration, de la trame des tissus osseux et ligamenteux. On dit : os carié, carie d'un ligament, d'un tendon.

La carie succède à une inflammation violente qui, produisant un pus sanieux, modifie la consistance des tissus et les mortifie.

Chez le cheval, la carie se remarque principalement : à l'os du pied, qui est spongieux, et par ce fait très exposé ; au sommet des vertèbres dorsales ; aux ligaments qui les recouvrent ; à la suite de blessures pénétrantes sur les tendons, les cartilages de l'hypocondre ; à la suite également de l'écourtage, etc , etc.

Cette affection se distingue de la nécrose (gangrène sèche) par sa tendance à se répandre, à envahir les portions saines avoisinantes, tandis que la nécrose est limitée.

Rarement curable d'elle-même, par les seuls efforts de la

nature, elle réclame l'intervention chirurgicale rapide et sûre.

On reconnaît aisément la carie, dont l'existence est toujours inhérente à la présence d'une plaie généralement fistuleuse, à la couleur et à l'odeur infecte du pus qui en découle. Le pus est sanguinolent, mal lié, grisâtre ou jaune verdâtre; quelquefois, s'il s'agit d'une carie osseuse, il renferme des parcelles d'os qui se détachent, et que la sonde introduite dans la plaie ramène dans la cannelure. Le pourtour de la plaie est hérissé de bourgeons charnus, mollasses, qu'on appelle cerises, saignant au moindre contact.

L'instrument tranchant est le meilleur agent : enlever avec soin toutes les portions cariées, sans en laisser trace, faire une plaie nette et franche, tel est le but à atteindre. Quelquefois on recule devant le délabrement à faire, et, après avoir dégagé l'ouverture de la plaie, on introduit des étoupades imbibées de caustiques tels que : Eau de Rabel, Liqueur de Villate, Liqueur de Gillis, Onguent Égyptiac, etc.

Le Baume Caustique est aussi employé avec avantage; nous en causerons plus longuement dans les articles où il sera traité de la carie des os ou de ligaments, sous les titres : *Javart, Mal de taupe, de Garrot*, etc.

Castration

Opération qui consiste à supprimer les organes de la reproduction dans le but d'annihiler cette faculté, soit pour favoriser l'engraissement, soit pour calmer l'irritabilité de l'individu, soit enfin pour supprimer des organes qui sont malades.

On pratique cette opération, dans les deux sexes, généralement dans le jeune âge, avant que les organes n'aient imprimé leur influence sexuelle sur l'individu. Lorsque c'est pour raison de méchanceté ou de maladie, elle se fait à tout âge.

Quel que soit l'animal à châtrer, on ne doit jamais s'écarter des règles de l'hygiène avant de procéder à l'opération ; par conséquent on doit placer son sujet ou ses sujets dans des conditions de régime, de repos, de soins, qui en assurent le succès. Il faut un local isolé, propre, d'une température uniforme, aéré sans courant d'air ; une alimentation modérée, un régime blanc. Si les individus sont vigoureux, bien portants, donnez-leur quelques jours de repos, un, deux ou trois jours, suivant la nourriture qu'ils reçoivent et le travail auquel ils sont soumis. Évitez une période de temps variable, inconstant, ou une constitution atmosphérique malsaine, sous l'influence de laquelle court une épizootie dangereuse ; évitez l'excessive chaleur ou le froid intense : par conséquent, le printemps est la saison la plus favorable quand il s'agit d'opérer sur une certaine quantité d'animaux. C'est la saison que l'on choisit dans les pays d'élevage. S'il y a urgence, on crée le milieu artificiel convenable par tous les moyens que fournit la connaissance de l'hygiène et de la chirurgie.

Nous allons décrire rapidement la castration chez chacune de nos espèces domestiques.

Castration du Cheval

Deux procédés sont surtout employés dans la pratique : *par les casseaux* ou *par torsion et arrachement*.

1° *Par les casseaux*. — C'est la méthode la plus usitée et peut-être la plus ancienne. Elle a pour effet de comprimer, d'étreindre le cordon testiculaire, au moyen de deux morceaux de bois demi-ronds d'un côté, plats de l'autre, longs de 20 centimètres environ, de la grosseur d'un manche à balai, creusés ou non longitudinalement d'une rainure dans laquelle on place une pâte additionnée de caustique, destiné à aider à la mortification des tissus. Cette pâte est formée avec du suif et du sublimé corrosif, ou bien encore du chlorure de zinc ou du sulfate de cuivre. On peut faire ses casseaux soi-même avec du bois de sureau bien sec, dont on enlève la moelle pour faire la rainure. Mais, quand on est près du fabricant, mieux

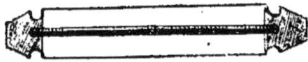

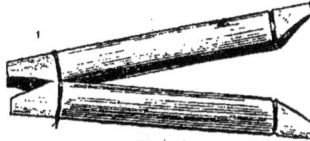

Fig. 3.　　　　　　　　Fig. 4.

vaut encore les acheter. Pour plus facile compréhension, voir les modèles ci-dessus. Le plan incliné qui existe à chaque branche et extrémité du casseau sert à l'écarter; l'encoche circulaire qui circonscrit chaque extrémité permet de recevoir du fouet pour rapprocher et serrer fortement le casseau, dès qu'il est appliqué sur le cordon. Pour opérer le rapprochement de chaque branche, on se sert de tricoises de maréchal ou de pinces appropriées.

L'opération se fait de deux manières : soit à *testicules couverts*, soit à *testicules découverts ;* ce qui veut dire que dans le premier cas les enveloppes sous-scrotales ne sont pas incisées, et qu'elles le sont dans le second de manière à ne pas être comprises entre les casseaux.

Castration à testicules couverts. — L'opérateur incise le scrotum franchement dans toute la longueur du testicule, qu'il maintient de sa main gauche au fond du sac, sans dépasser l'épaisseur de la peau et de la tunique dartoïque; arrive sur le tissu cellulaire, qu'il écarte, tandis que la main gauche presse fortement sur le testicule qui tend à sortir. L'extrémité postérieure de ce dernier étant

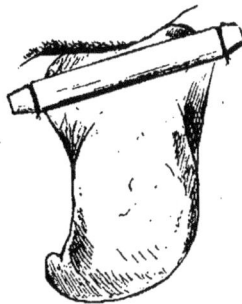

Fig. 5.

bien dégagée, l'opérateur saisit le testicule de la main droite désarmée, le tire, tandis que la gauche relève les enveloppes pour mettre le cordon en évidence jusqu'au-dessus de l'espèce de cimier (épidydime) qui couronne le testicule. Un aide présente le casseau ouvert, et l'opérateur le place à 5 ou 6 centimètres au-dessus de l'épidydime; à l'aide de la tricoise, l'aide serre fortement les deux bouts écartés, fait deux tours de fouet avec nœud dans l'encoche. L'opération est renouvelée sur l'autre testicule.

Castration à testicules découverts. — On fait les mêmes manœuvres que précédemment, avec cette différence que toutes les enveloppes sont incisées du premier coup de bistouri, et que le casseau n'est appliqué que sur la partie antérieure du cordon testiculaire, sa portion musculeuse postérieure étant tronquée au ras de l'épidydime. Il faut, dans ce mode de castration, avoir bien soin de serrer chaque casseau, afin de déterminer la mortification de tout ce qui est au-dessous.

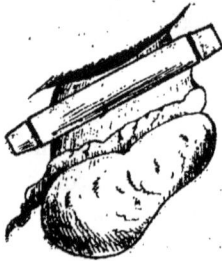

Fig. 6.

2° *Castration par la torsion.* — On tord le cordon testiculaire, et on l'arrache; il ne reste donc rien après le cordon.

Pour pratiquer ce mode de castration, qui est probablement le plus primitif, on ne se fie pas à la force de la main ou des doigts : on se sert d'instruments *ad hoc*. Deux pinces sont nécessaires : l'une qui limite l'étendue de la torsion, l'autre qui l'opère.

Par le procédé de la torsion, on opère toujours à testicules découverts. Dès que le testicule est dehors, on confie la pince limitatrice à un aide qui la tient exactement dans l'aine, sans tiraillements surtout, placée à 5 ou 6 centimètres de l'épidydime. L'opérateur saisit le cordon à 2 centimètres au-dessous et tord jusqu'à la rupture de ce dernier. L'aide desserre la pince doucement, les tronçons remontent dans leur gaine et l'opération est terminée.

Il y a beaucoup de précautions à prendre après l'opération, faite par l'une ou l'autre méthode.

D'abord, il est utile de laver les parties avec de l'eau fraîche, pour bien nettoyer la plaie et aussi pour entraîner les portions de caustique qui auraient pu se détacher des casseaux. Cette lotion procure en même temps au cheval un effet sédatif, un soulagement. Dès qu'il s'est relevé, il faut le bouchonner et le débarrasser de l'écume, de la sueur dont il peut être couvert. C'est en raison de cet état de sueur ou de moiteur qu'on doit proscrire cette mauvaise habitude, conservée dans certains pays, de mettre le cheval à l'eau jusqu'à mi-corps aussitôt après l'opération, car a'ors ce bain intempestif peut amener des complications. Tenir le sujet chaudement, avec de bonnes couvertures, et l'attacher à deux longes, court, au râtelier. Après une demi-heure, légère promenade pour diminuer l'intensité des coliques qui apparaissent après l'opération ; promener souvent le premier jour et jours suivants.

Pour éviter le rapprochement des lèvres de la plaie, on a soin de bien enduire les parties avec du saindoux ou de l'onguent populeum On détache doucement les casseaux le quatrième jour, en coupant le fouet de l'ext·émité postérieure de chacun d'eux. Nourriture modérée, barbottage de farine d'orge et paille pendant les premiers jours ; ce n'est qu'à partir du moment où la suppression est bien établie, et que l'infiltration séreuse du fourreau diminue, qu'il faut commencer graduellement à augmenter la ration. A partir du quinzième jour, l'animal est remis à sa nourriture ordinaire, et peut commencer de légers travaux. Éviter surtout les refroidissements. Les soins de propreté consistent à faire des ablutions avec une éponge ou même une seringue ; on peut, si le temps est chaud, pour éviter la mauvaise odeur, faire dissoudre dans l'eau du permanganate de potasse, à la dose de 1 gramme par litre.

Qu'elle est, dira-t-on, la meilleure de ces deux méthodes de castration ? Elles se valent. Celui qui a pris l'habitude de châtrer aux casseaux les préfère, et *vice versa*.

Castration du Taureau

On *bistourne* le taureau jeune : c'est le procédé de castration le plus usuel, et qui, en résumé, n'est qu'une double torsion sans incision préalable. C'est un travail manuel, non
sanglant, puisqu'il n'y a ni incision, ni plaie, et dont l'habitude seulement rend l'exécution facile. Dans certains pays,
on bistourne aussi les chevaux, mais il faut une grande habitude et une grande dextérité.

Il est inutile de préparer le taureau à l'opération, car elle
ne lui procure pas de fièvre de réaction ; elle permet de
laisser l'animal debout, mais solidement attaché. Le bistour-
nage consiste à rendre les testicules mobiles dans le sac scrotal, par la destruction du tissu cellulaire qui les unit au
dartos ; à les faire basculer de bas en haut, et les rendre
parallèles aux cordons, à tordre ces derniers en faisant tourner le testicule trois ou quatre fois autour de chacun d'eux ;
enfin, à remonter le testicule en haut du sac et l'y maintenir
à l'aide d'un lien de laine qui étreint modérément le dessous
du sac.

Il est rare de voir les taureaux mal bistournés. Vers le
deuxième jour, on enlève la ligature ; longtemps après, les
testicules s'atrophient, les bourses se resserrent, disparaissent
en partie, et ne laissent à leur place qu'une grosseur indurée
que l'on nomme vulgairement *marrons*. Les soins à donner
au taureau après l'opération ne consistent que dans le repos
et une nourriture modérée.

Castration du Bélier, des Agneaux

Les bergers, qui ont en quelque sorte le monopole de la
castration des petits ruminants, châtrent l'agneau avec leurs
dents quand il a trois semaines, un mois. Ils percent le fond
des bourses par une *seule* incision, font sortir par la pression
chaque testicule, compriment avec leurs mains le cordon, et,

prenant le testicule entre leurs dents, tirent vivement en arrière et brisent le cordon.

On fouette le bélier depuis six mois jusqu'au jour où l'on
veut qu'il cesse de reproduire. *Fouetter*, c'est étrangler dans
un seul lien de fort fouet, appliqué sur la peau, les deux cordons à leur partie moyenne,
à 5 ou 6 centimètres au-dessus
du testicule. Le fouettage demande à être fait avec soin ;
le grand point, c'est de bien
serrer le nœud de saignée qui
étreint le sac scrotal, pourvu
néanmoins qu'on ne coupe pas
les cordons testiculaires. Deux
aides ne sont pas de trop pour
tirer ; et l'opérateur doit bien
surveiller l'action du fouet sur
les cordons : ses doigts, ap-
puyés à l'endroit du lien, per-
çoivent le moment où les cordons se trouvent rompus. Aussitôt l'opération faite, nous
recommanderons de passer le
doigt entre les mâchoires, afin
d'éviter le *trismus* ; régime
modéré et repos. Le bélier qui,

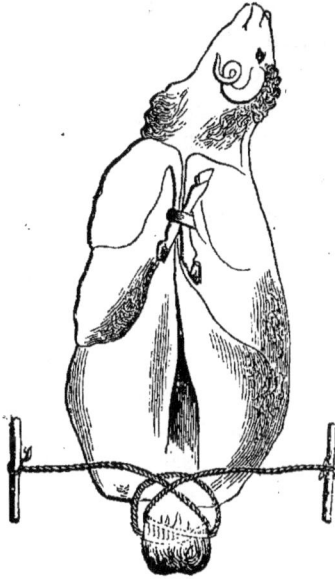

Fig. 7.
Castration par fouettage
(HURTVEL D'ARBOVAL, *Dict. de méd.,
de chir. et d'hyg. vétérinaires*)

après l'opération, se secoue vigoureusement et s'en va assez
agile est sauvé. Trois jours après, on peut couper les testicules à 3 centimètres au-dessous du nœud de la corde ;
graisser avec du beurre frais ou tout autre corps gras.

Castration du Chien

On châtre quelquefois le chien ; mais cette opération se
pratique surtout chez le chien d'appartement que l'on veut
rendre fidèle et non coureur ; elle rend l'individu assez
malade, mais il en meurt rarement.

On couche l'animal sur une table, on incise les enveloppes testiculaires, on saisit le testicule sorti, en remontant les enveloppes, pour pouvoir facilement découvrir le cordon, que l'on incise transversalement au-dessus de l'épidydime : le testicule tombe, et le cordon remonte dans la gaine testiculaire.

On peut aussi châtrer le chien par torsion, même par l'arrachement à l'aide des doigts ; mais, si nous avons grande confiance dans la torsion, nous ne recommandons pas l'autre mode d'opération.

Le chien châtré conserve néanmoins son activité, aboie, est de bonne garde au besoin, chasse encore, et ne devient pas aussi paresseux qu'on est porté à le croire.

Castration du Chat

Pour châtrer le chat, on lui engage la tête et les pattes de devant dans un sac de toile épaisse, de manière à ce qu'il n'y ait que le train de derrière qui émerge. Deux aides serrent la gueule du sac et tiennent les pattes postérieures. L'opérateur agit ainsi sans crainte d'être blessé. Il incise le scrotum d'un seul coup de bistouri, et fait sortir les testicules qu'il détache transversalement.

On châtre le chat vers l'âge de deux à trois mois ; on peut cependant l'opérer plus vieux sans grand danger. Il est peu malade, d'autant moins qu'il est plus jeune ; après trois ou quatre jours, il ne pense plus à l'opération. Il conserve parfaitement les instincts chasseurs, attrape les souris, et reste au grenier à l'époque du rut des femelles.

Castration du Porc

Le jeune porc de quatre ou cinq mois se châtre soit par torsion, ce qui est le plus usité, soit par incision des bourses, desquelles on fait sortir le testicule, et dont on coupe le cordon, sans autres précautions. Donner une bonne litière, du laitage, des eaux blanches claires, farine d'orge. Tout va bien ordinairement.

Le verrat d'un an, deux ans, se châtre comme le cheval, à l'aide des mêmes instruments ; le tout est de l'attraper et de s'en rendre maître. Il y en qui ne sont pas commodes. Pour ce faire, un homme s'engage dans le toit, sollicite l'animal à sortir, la porte étant demi-close ; un aide passe une longe dans le groin, au-dessus des crochets, et sort l'animal sur le fumier ; une bonne poussée le jette bas, et deux aides le maintiennent couché sur le côté gauche.

On graisse le pourtour des plaies avec le saindoux, et on reconduit tranquillement l'animal à son toit. Il se forme un engorgement considérable, et la guérison a lieu en douze ou quinze jours.

Castration du Lapin

C'est à deux ou trois mois qu'on peut châtrer les lapins ; ils deviennent alors plus gros ; leur chair est plus tendre, plus savoureuse ; leur pelage est plus fourré, plus touffu. On fend la peau, on enlève les testicules, et on emporte le cordon, qu'il faut se garder de rompre. On applique un corps gras sur la plaie, et le lapin est bientôt guéri. Il faudra alors éviter de le mettre avec d'autres mâles, qui le maltraiteraient.

Castration du Coq. — Chaponnage

Les fermières, les femmes de basse-cour, chaponnent le coq à l'âge de trois ou quatre mois, par un beau jour de mai ou de septembre, en dehors de l'époque de rut. A cet effet, elles choisissent les plus beaux sujets, les mieux portants, et, de préférence, les coqs à crête simple, les font tenir sur les genoux d'un aide, la tête basse, le ventre en haut, sur le dos, le croupion tourné vers l'opérateur, la cuisse droite relevée le long du corps, et la cuisse gauche tirée en arrière, pour bien découvrir le flanc gauche, en travers duquel se pratique une incision oblique, du brochet à l'anus. Une fois les plumes arrachées, l'opérateur incise la peau, les muscles et le péritoine avec précaution, de manière à ouvrir le ventre sans blesser les intestins, refoule ceux-ci de côté, avec le doigt, qu'il dirige ensuite vers la région lombaire, où sont placés les testicules. Il détache avec l'ongle celui du côté gauche d'abord, et l'amène au dehors avec le doigt courbé en crochet; va chercher le droit, le sort également, et, après avoir bien rentré les portions intestinales, qui tendent à sortir, réunit la plaie avec quelques points de suture pas trop serrés. On graisse la plaie avec du beurre.

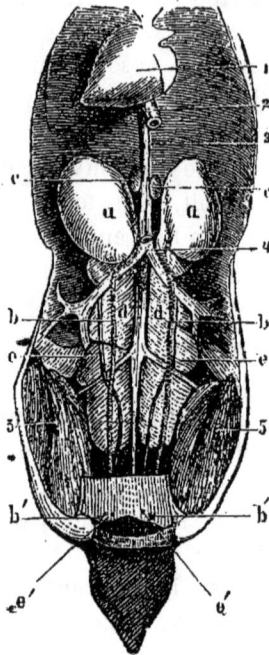

Fig. 8

Organes sexuels du coq

a, testicules, — *b*, oviductes, — *c*, capsules surrénales, — *d*, reins, — *e*, urèthre, — *e'*, cloaque. (HURTREL D'ARBOVAL, *Dict. de méd., de chir., et d'hyg. vétérinaires.*)

Le coq, désormais chapon, est ensuite placé dans un local chaud, sur la paille sèche, et soumis, pendant une huitaine, à un régime farineux délayant son, farine d'orge et eau propre un peu dégourdie.

Cette opération, simple en apparence, exige cependant une grande habitude, un doigt flexible, préalablement huilé, une connaissance exacte de l'endroit où sont fixés les testicules, pour éviter les longues recherches, qui compromettent beaucoup l'existence de l'animal, par les lésions, déchirure des vaisseaux, et l'hémorrhagie qu'elles occasionnent, et souvent même la mort pendant l'opération, ou une demi-heure, une heure après.

Quelquefois il arrive qu'un testicule, étant détaché,

échappe et tombe dans la cavité du ventre, où on le laisse, le résultat étant tout aussi certain.

Castration des femelles

La castration se pratique également chez les grandes et petites femelles domestiques, la jument, la vache, la truie, la brebis, la chienne, la poule, etc.

Nous ne parlerons ici que de la castration de la vache et de la truie, les plus usitées dans la pratique, celle de la truie surtout.

Castration de la Vache

Il est avéré que l'ablation des ovaires, chez la vache, prolonge la sécrétion du lait, tout en favorisant l'engraissement, et met un terme à la production de cet état de chaleurs continuelles qui rend certaines vaches *taurellières* ou *tauraces*, leur fait perdre le lait, et les prédispose à la *phthisie*.

La présence de plusieurs vaches taurellières dans une étable est une véritable perte pour le fermier et l'éleveur.

C'est donc rendre un grand service à l'agriculture que de vulgariser cette opération, de la signaler à l'attention des cultivateurs, et de les engager à se lancer dans cette voie, qui est celle du progrès ; d'autant mieux que le procédé actuel est beaucoup plus simple que l'ancien et, par suite, expose moins l'existence des animaux.

Disons-le franchement, même encore aujourd'hui, cette opération n'est pas assez répandue et mise en pratique.

Autrefois on enlevait les ovaires de la vache en ouvrant le flanc gauche ou droit indistinctement, et on les extirpait par cette ouverture, assez grande pour permettre l'introduction de la main et du bras. Cela nécessitait un manuel opératoire assez sanglant, et qui effrayait beaucoup les propriétaires.

Aujourd'hui l'opération se fait par le *vagin*, c'est-à-dire intérieurement, sans grand appareil, et surtout avec moins de
danger; en voici le manuel. Mais avant d'aller plus loin,
rendons un hommage public à M. Charlier, médecin-vétéri-

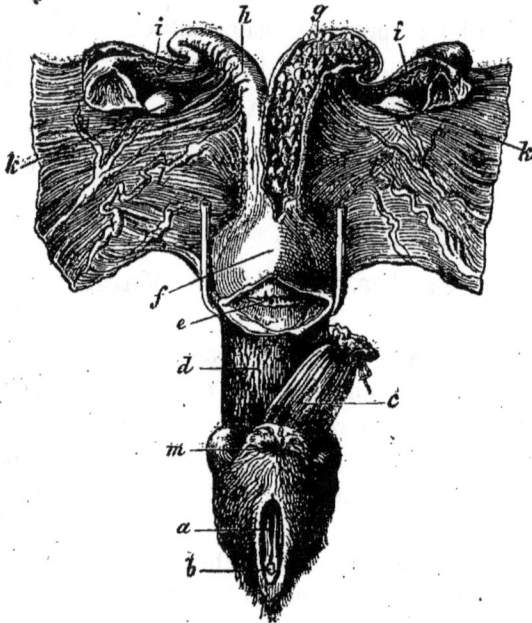

Fig. 9

Organes génitaux de la vache

a, vulve, — *b*, clitoris, — *c*, rectum, — *d*, vagin, — *e*, col de
l'utérus. — *f*, corps de l'utérus, — *g*, corne ouverte droite de
l'utérus, — *h*, corne gauche de l'utérus, — *i*, oviducte, — *j*, corps
frangé des trompes, — *k*, ovaires, — *l*, ligament large, —
m, anus, — *u*, urèthre, — *o*, vessie. (HURTREL D'ARBOVAL, *Dict.
de méd., de chir. et d'hyg. vétérinaires*).

naire, à Paris, qui l'a créé, et à M. Colin, professeur à l'École
d'Alfort, qui l'a simplifié, et disons que trois à cinq instruments spéciaux sont indispensables à son exécution.

Le procédé Charlier comporte : 1° un extenseur vaginal que
nous ne décrirons pas, l'opérateur peut s'en passer; 2° une
pince à torsion ; 3° une paire de ciseaux à tranchant limité ;
4° un bistouri serpette à coulisse ; 5° un doigtier.

Avec le procédé Colin, on se sert seulement de : 1° une pince à torsion se démontant ; 2° un bistouri convexe avec écarteur en corne, se rabattant avec le pouce ; 3° une pince limitatrice à anneaux, remplaçant le doigtier.

Quel que soit du reste le procédé employé, dilatation préalable ou non du vagin, l'opérateur introduit le bras par la vulve A, dirige sa main armée d'un bistouri à son choix, suivant le procédé, vers le fond du vagin B, sur la ligne médiane de la paroi supérieure, et fait une incision d'avant en arrière longue de 5 à 6 centimètres, à trois travers de doigt environ au-dessus et en arrière de la fleur épanouie formant l'entrée du col de la matrice ; puis, se débarrassant de l'instrument, introduit à nouveau la main, traverse l'ouverture pratiquée, arrive dans la cavité pelvienne, au plafond de laquelle il cherche successivement chaque ovaire O, qui, comme on le sait, est appendu à la face interne du bord flottant des ligaments larges, l'attire par l'ouverture dans le vagin, et, suivant le procédé suivi, soit qu'il incise ou non le ligament utéro-ovarien, engage l'ovaire dans la pince à torsion, soumet celle-ci à un mouvement de rotation imprimé d'une main au dehors, tandis que le pouce de l'autre main, garni du doigtier maintenu ferme au-dessus de l'ovaire, limite la torsion graduelle et lente qui détermine tout à la fois l'arrachement de l'ovaire et l'oblitération des vaisseaux compris dans son ligament suspenseur. La pince limitatrice à anneaux, de Colin, remplace avantageusement le doigtier. Après dix à quinze tours, les vaisseaux se rompent, on retire les pinces et avec elles l'ovaire.

Chaque ovaire ayant été successivement extirpé, l'opération est terminée. La bête éprouve bientôt quelques coliques, se météorise un peu, le lait diminue pendant les premiers jours ; mais, après cinq à six jours, elle recouvre la santé. Les soins pendant ce temps consistent à soumettre l'animal à une demi-diète et au régime délayant ; nourriture verte.

Évidemment cette opération n'est pas sans complications possibles. En premier lieu, nous citerons l'*hémorrhagie*, qui s'annonce par l'indifférence et la faiblesse de l'animal, la

pâleur des muqueuses apparentes, les battements de cœur.
On peut craindre aussi la *péritonite* qu'accusent les coliques
plus longtemps continuées, un ballonnement plus considérable du ventre, des efforts expulsifs, et cela vers le quatrième ou le cinquième jour; enfin la formation d'*abcès*
sous-lombaires ou pelviens, que l'on est obligé d'ouvrir, ou
qui aboutissent d'eux-mêmes par les voies rectales ou
vaginales.

Dans toutes ces circonstances accidentelles, le praticien se
conformera aux règles indiquées par la nature et le siège de
l'affection.

Castration de la Truie

On châtre la truie vers l'âge de deux à trois mois. C'est
le moyen par excellence de la voir engraisser; autrement
elle se tourmente sans cesse aux époques du rut, et perd ce
qu'elle a gagné d'embonpoint dans l'intervalle. On a beau
l'isoler, le résultat n'est pas le même.

La bête est opérée debout ou couchée sur le côté gauche;
dans les deux cas, l'opérateur incise le flanc droit, verticalement, à un ou deux centimètres en avant de la hanche, au-
dessous de la saillie de l'apophyse transverse de la dernière
vertèbre lombaire, et dans une longueur de 5 centimètres
environ. Les uns, les châtreurs de profession, dans le Midi,
où ils abondent, font pénétrer l'instrument (un couteau arrondi au bout) directement dans la cavité abdominale, et
débrident de dedans en dehors, l'extrémité de la lame refoulant les intestins sans les blesser. Les autres, et ce sont les
mieux inspirés, incisent le flanc de dehors en dedans, par
couches successives, la peau, les muscles et le péritoine; et
mieux vaut encore, après avoir fortement incisé la peau,
déchirer que de couper les muscles et le péritoine, afin que
l'hémorrhagie soit moins grande.

Une fois l'ouverture pratiquée, l'opérateur introduit l'index
de la main droite en l'obstruant autant que possible avec le
dos de la main à demi-fermée afin d'empêcher la sortie des

intestins que les cris et les efforts de l'animal provoque fortement. Il dirige l'index vers la région des reins où il ne tarde pas, s'il est expérimenté, à sentir la corne droite de la matrice. Les cornes étant très longues, il peut facilement l'amener vers l'orifice à l'aide de son index recourbé en crochet, et s'aide au besoin de la pression du pouce au dehors, à travers les parois abdominales, pour pincer la corne et l'amener en dehors. Avec la main gauche, il la saisit, la dévide, toujours faisant presser ou pressant lui-même légèrement par l'ouverture, et il arrive ainsi jusqu'à l'ovaire, qu'il détache en l'arrachant. Celui-ci extrait, il suit la corne gauche, qui continue la droite, la développe également, et finit par amener l'ovaire gauche, qu'il rompt. Il rentre les cornes, refoule tous les organes qui veulent sortir, et fait trois points de suture, en ayant bien

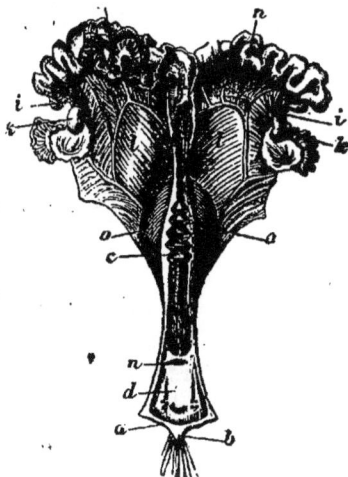

Fig. 19.

Organes génitaux de la truie.

a, vulve, — *b*, clitoris, — *c*, rectum, — *d*, vagin, — *e*, col de l'utérus, — *f*, corps de l'utérus, — *g*, corne droite ouverte de l'utérus, — *h*, corne gauche de l'utérus, — *i*, oviducte, — *j*, corps frangé des trompes, — *k*, ovaires, — *l*, ligament large. — *m*, anus, — *n*, urèthre, *o*, vessie. (HURTREL D'ARBO-VAL, *Dict. de méd., de chir. et d'hyg. vétérinaires.*)

soin de ne comprendre dans les anses du fil que les lèvres cutanées de la plaie.

Nous avons dit que les cornes étaient très longues, ce qui permet quelquefois de les faire sortir toutes deux en même temps, et de détacher les ovaires. Il est utile de bien les détacher complètement, car, s'il en restait des fragments, la truie conserverait toujours ses penchants à la propagation. C'est peut-être pour cette raison que les châtreurs, dans leur mode opératoire expéditif, arrachent les

cornes et les ovaires. Disons que cela est sans danger
pour les jeunes sujets.

On lâche l'animal, on le place dans un toit propre, chaud,
et on lui donne du lait aigre mêlé de son, de farine et de
seigle. Inutile de graisser la plaie, ou d'y mettre de la cendre
ou autre ingrédient.

Chaleurs

Appétit vénérien temporaire, périodique, qui porte les animaux à rechercher ceux de leur espèce par des signes non
équivoques d'ardeur vénérienne.

Quand les chaleurs se passent régulièrement la fécondation
a lieu.

Mais il arrive fréquemment qu'elles ne durent pas et que
le coït n'est pas suivi de conception.

Nous croyons rendre service en disant que pour provoquer
une ardeur vénérienne régulière on a souvent recommandé
le régime excitant, tel que des alcooliques, de la teinture de
Cantharides, dont on donne une trentaine de gouttes sur du
pain. Nous nous sommes très bien trouvé, chez les vaches, de
l'aloès, à la dose de 30 grammes pendant quatre jours, à jeûn,
dans un demi-litre de vin. Le plus ordinairement les chaleurs
vénériennes se produisent au bout de 3 jours.

Nous citerons aussi un produit dont nous avons souvent
entendu parler : c'est la *Poudre excitante*, préparée par
Huckel, pharmacien à Héricourt (Haute-Saône). Il est aussi
l'inventeur d'une *Poudre procréative*, qu'il annonce comme
infaillible contre la stérilité momentanée des vaches et des
juments.

Champignon

Tuméfaction avec induration de l'extrémité tronquée du cordon testiculaire. Maladie consécutive à la castration.

Les personnes ignorant l'opération de la castration disent, d'un cheval affecté de champignon, qu'il a été *mal châtré*. Rien n'est plus faux. Un cheval peut parfaitement avoir un champignon, bien qu'ayant été châtré convenablement, son développement résultant souvent du défaut de plasticité du sang, et partant d'adhérence des feuillets pariétaux et viscéraux de la gaine vaginale.

Certains procédés cependant, le feu, la torsion sous-épidydimienne, paraissent en favoriser la formation, ou bien encore des manœuvres imprudentes les jours qui suivent l'opération, l'introduction intempestive des doigts, l'influence du froid, etc.

Le cheval qui va avoir un champignon traîne après l'opération, demeure souffreteux, boite, est raide des reins, ne guérit pas aussi vite que de coutume ; ce qui se remarque bien, même des personnes étrangères à l'art vétérinaire.

La région opérée reste tuméfiée, douloureuse, suppurante s'il y a fistule, et le cheval tire le membre correspondant au côté malade. La main, dirigée vers le siège de l'opération, perçoit une tumeur dure, résistante, non fluctuante, qui suppure généralement : il y a un champignon extra-scrotal ou extra-inguinal, suivant le siège.

Lorsque la tumeur est plus profonde encore, remonte tout à fait en haut, et peut se sentir à travers le rectum, la main y étant introduite et palpant l'anneau inguinal, le champignon est intra-inguinal, et plus encore intra-abdominal.

Si le champignon est extérieur et parfaitement saisissable à la main, il n'est pas dangereux ; si on ne peut l'atteindre, et que l'exploration rectale permette de constater son extension jusque vers l'anneau inguinal, il est très grave et souvent incurable.

TRAITEMENT. — Le champignon le plus simple s'attaque par le cautère ou fer rouge. Une bonne et forte pointe de feu dans le centre de la tumeur, et des plumasseaux imbibés de Baume Caustique maintenus dans l'ouverture avec des bandages, un suspensoir, en viennent facilement à bout.

S'il est plus profond, peu facile à atteindre, déjà vieux, il faut coucher le cheval et enlever le champignon avec l'écraseur linéaire. On soigne ensuite la plaie avec des lotions aromatiques, désinfectantes, l'eau phéniquée ; et, pour favoriser la résolution de l'engorgement circonvoisin, on provoque une sécrétion abondante de pus, par l'application chaque jour répétée de tampons légers d'étoupes fines imbibées de Baume Caustique.

Charbon

Le charbon est une affection grave, contagieuse à tous les êtres vivants ; sa marche est rapide, sa terminaison souvent fatale.

Il est le résultat d'une altération du sang dans lequel pullulent des milliers d'organismes microscopiques appelés *bactéries* et se développe toujours avec fièvre intense.

On le désigne sous le nom de *charbon interne* ou *fièvre charbonneuse* et de *charbon externe*, c'est-à dire avec éruption. Nous conserverons ces distinctions, bien qu'elles ne soient pas très réelles ni bien utiles, pour ne pas rompre avec les anciennes appellations.

Avant les travaux de M. Pasteur, l'étiologie du charbon

était des plus obscures. On croyait à l'apparition spontanée de la maladie qu'on attribuait à des causes banales qui étaient invoqués pour beaucoup de maladies. La nature du sol, les altérations des aliments étaient surtout les causes premières. Il y avait là une fausse interprétation qui n'a plus sa raison d'être perpétuée.

La véritable cause de l'apparition de cette maladie a été résumée par M. Pasteur de la façon suivante :

« Un animal charbonneux est enfoui ; le parasite, cause de la maladie et dont le sang est rempli, se cultive dans la terre qui entoure le cadavre ; il s'y réduit à l'état de germes. Ceux-ci seraient inoffensifs s'ils restaient à l'intérieur de la terre ; mais les vers de terre les ramènent des profondeurs à la surface. Alors, les pluies et les travaux de la culture les répandent sur les plantes, ou les entraînent dans les ruisseaux quand les circonstances s'y prêtent. Ensuite, ces germes du mal pénètrent dans le corps des animaux et y développent le parasite infectieux ; ils souillent les récoltes et deviennent les agents de la terrible maladie dans les étables ou sur les terres de pacage. Il est de même très probable que ces spores se trouvant parfois dans des eaux stagnantes plus ou moins chargées de matières organiques, germent, se reproduisent et donnent de nouvelles spores comme dans les cultures artificielles du virus charbonneux. C'est probablement là la cause des épidémies charbonneuses qui se déclarent parfois dans les prairies à la suite des inondations. »

Charbon externe

Le charbon externe, appelé aussi *pustule maligne* ou *anthrax*, frappe les chevaux et le bétail d'une mortalité d'autant plus inquiétante que les symptômes, peu appréciables au début, ne permettent pas toujours de le reconnaître à temps. Il se manifeste extérieurement sous forme de *tumeur*, petite d'abord, mais augmentant rapidement, arrondie, très douloureuse au toucher, noirâtre au centre ou d'un rouge bleuâtre, ne tardant pas à se couvrir de phlyctènes ou pustules, qui crèvent et laissent écouler un liquide jaunâtre, puis roussâtre, lie de vin. Alors tout autour se développe un œdème mou, tremblottant, qui diminue au fur et à mesure que le centre ulcéré parvient à suppurer. C'est le cas le plus heureux et susceptible de guérir. Mais les choses ne tournent pas toujours aussi bien : l'œdème augmente et offre un rebord saillant; la douleur excessive persiste; le centre se mortifie, se gangrène ; l'état général devient alarmant, et l'animal succombe. Dans certains cas, et chez le mouton surtout affecté de sang-de-rate (charbon), l'œdème devient emphysémateux, crépitant, se généralise ; la peau devient insensible et froide et la mort est proche.

Les tumeurs charbonneuses ont des lieux d'élection différents; à chacun d'eux on a donné des dénominations particulières : le charbon de la langue s'appelle glossanthrax; de la gorge, angine charbonneuse; du poitrail, avant-cœur; des mamelles, araignée.

Chez le cheval, la tumeur est toujours unique, et se développe plus particulièrement au poitrail et aux cuisses.

Chez le bœuf il y a ordinairement plusieurs tumeurs qui apparaissent au poitrail, au fanon ou à la pointe des épaules, et s'étendent sous le ventre, sur le dos et le cou; parfois ce sont de simples taches blanches, violacées ou noires, qui attaquent la peau, la soulèvent, et donnent naissance à la gangrène.

Nous pouvons dire, d'après notre propre expérience, que le charbon externe guérit neuf fois sur dix, quand les soins suivent de très près son apparition. Mais il ne faut pas perdre de temps, car après six ou huit heures son développement est tellement considérable qu'il amène rapidement la gangrène.

Nous avons dit précédemment que le charbon s'exprimait d'emblée par le développement très rapide d'une tumeur chaude, très douloureuse, qui ne tarde pas à faire entendre à son centre une *crépitation caractéristique* quand on soulève la peau avec les doigts. C'est dès la première apparition d'une enflure de cette nature qu'il faut s'empresser d'agir.

Le traitement que nous avons à indiquer ne nécessite aucune incision. Il faut faire sur l'enflure deux frictions très énergiques de Baume Caustique, à six ou huit heures d'intervalle, suivant que les progrès du mal sont plus ou moins envahissants. Le mal est conjuré en vingt-quatre heures ; l'engorgement diminue, par cette raison qu'un écoulement très abondant vient débarrasser non seulement l'endroit où le virus a comme cherché une issue, mais encore toute l'économie ; l'enflure est aplatie, pénétrée d'une vive chaleur ; elle s'est transformée, au dehors, en un magna séro-purulent. Alors la fièvre cesse, la plaie tend à suppurer d'une façon louable ; ce qui n'empêche pas d'imbiber chaque jour la plaie avec le Baume Caustique pendant trois ou quatre jours, et l'animal est sauvé.

A l'intérieur, on administre une infusion de café chaud, à la dose d'une bouteille, dans laquelle on a fait dissoudre deux grammes de teinture d'iode et vingt-cinq centigrammes d'iodure de potassium. On administre des lavements tièdes d'infusions aromatiques de camomille, sauge, thé de foin, dans lesquels ou ajoute un peu d'essence de térébenthine et quelques gouttes d'acétate d'ammoniaque.

Nous avons, par ces moyens, sauvé des milliers d'animaux, alors que nous exercions la médecine-vétérinaire dans le canton de Montiérender (Haute-Marne), dans un pays à prairies basses, à marécages, couvert d'étangs, où l'on peut dire que le charbon règne à l'état endémique. Nous n'hésitons pas à présenter le Baume Caustique comme un véritable spécifique contre les maladies de cette nature ; et, si entre nos mains il nous a toujours été fidèle, nous pouvons dire avec satisfaction que nos anciens clients l'emploient avec autant d'assurance et de succès que nous le faisions nous-mêmes.

Fièvre charbonneuse

Le charbon interne, ou fièvre charbonneuse, qui attaque principalement les animaux des espèces bovine et porcine, est une maladie à marche excessivement rapide, et qui peut fatalement amener la mort en trois, six ou douze heures. Le plus souvent, il est impossible d'appeler à temps le vétérinaire, à raison de la marche envahissante du mal et de l'éloignement ou de l'isolement des fermes.

Cette forme du charbon est la plus redoutable et difficile à reconnaître au début.

Disons qu'il est dû à l'infection et à la décomposition du sang, occasionnée par la présence d'une quantité, toujours croissante, d'organismes microscopiques nommés *bactéridies*, qui se multiplient à l'infini, et, enlevant au sang son oxygène, provoquent et déterminent l'asphyxie. En effet, à l'autopsie, on voit que les organes principalement affectés sont : le cœur, la rate, le foie, les poumons, les gros vaisseaux et artères, et l'intestin grêle.

Les symptômes apparaissent subitement. L'animal est à bout de longe, l'œil triste, abattu, dans un état de torpeur, de somnolence remarquables, d'où il sort par intervalles très courts, pendant lesquels il s'agite, piétine, gratte du pied. La peau devient sèche, et fait entendre, à la pression, un crépitement de mauvais augure ; les poils se hérissent, et la sensibilité est extrême, surtout à la région dorso-lombaire, aux reins. On voit apparaître un tremblement partiel sur le train de derrière, et bientôt général ; l'œil s'injecte de sang, les conjonctives deviennent jaunâtres, quelquefois livides ; la respiration est courte et accélérée, agitée ; les mouvements du cœur sont saccadés, désordonnés ; les excréments rares, secs et foncés, les urines d'un rouge-jaunâtre et souvent sanguinolentes ; puis ensuite des crises violentes, vertigineuses ou tétaniques, des coliques ; les membres s'agitent convulsivement, les flancs ont des tremblements, et l'animal tombe comme foudroyé ; et, si quelquefois il survient un peu d'accalmie, on le voit bientôt retomber, s'agiter, et il meurt au milieu d'affreuses convulsions.

Dans certains cas, la maladie évolue plus lentement, et ne tue la victime qu'en un, deux ou trois jours ; quelques frissons, la marche vacillante, somnolence ou exaspération tour à tour, pouls petit, pâleur ou légère coloration jaune-serin des conjonctives, perte d'appétit, battements de cœur, rien de bien accentué en vérité, et la mort surprend assez souvent l'observateur, à moins qu'apparaissent des pétichies sur les muqueuses, des tumeurs emphysémateuses, etc. Autrement l'autopsie vient éclairer le diagnostic demeuré incertain.

Plusieurs traitements ont été employés avec des alternatives de succès et de revers. Citons cependant l'huile phosphorée de Causse, de 40 à 50 gouttes dans un litre d'eau de graine de lin ; le sulfate de quinine, l'acide phénique cristallisé, à la dose de 15 à 20 grammes par litre d'eau, et qui, dans un moment, a paru jouir en Auvergne d'une grande efficacité ; puis, les frictions d'essence, de vinaigre, d'alcali, de même que les sétons, trochisques, etc.

Nous engageons à ne pas pratiquer la saignée, car elle n'est propre qu'à précipiter les accidents critiques et à amener plus promptement la mort du sujet, sans compter encore les dangers qu'elle fait courir à l'opérateur et à ses aides. Administrer le vin chaud sucré, la bière, le cidre, le thé, le café, l'eau-de-vie même, etc., en un mot toutes les substances stimulantes et excitantes qu'on a sous la main, le tout additionné d'un peu de sulfate de soude ou de sel de nitre, pour dégager le ventre et les voies urinaires. On peut même y ajouter avantageusement huit à dix centilitres d'eau-de-vie camphrée, ou bien quatre ou cinq centilitres d'essence de térébenthine, pour produire une excitation générale et augmenter par là la force de résistance des organes.

Nous empruntons à M. Tanguy, inspecteur des épizooties, la formule suivante, qu'il a préconisée :

Infusion aromatique très concentrée (sauge, camomille, thym, feuilles de laurier et d'orties, thé suisse ou thé de foin, etc.), un litre ;
Essence de térébenthine, dix centilitres ;
Alcool camphré ou acétate d'ammoniaque :
Mélanger le tout, agiter vigoureusement, et administrer toutes les heures.
Lavements aromatisés additionnés d'un peu d'essence de térébenthine, frictions sèches ou térébenthinées sur les parois du ventre, sur le dos, les reins et les côtes. Repos absolu.

« Au bout de quelque temps, dit M. Tanguy, il est facile de voir la faiblesse diminuer : les forces se relèvent à vue d'œil, le pouls reprend un rhythme plus régulier. On voit l'animal ébrouer plus fréquemment, il se secoue avec violence ; le muffle, chaud et sec d'abord, se recouvre de la rosée muqueuse qui l'humecte en l'état de santé ; les frissons disparaissent ; en un mot, toute l'économie de l'animal se remonte. »

Il est encore un agent curatif excellent, bien facile à employer et bien négligé pourtant. Nous voulons parler de l'eau froide sous forme de bains complets, ou mieux sous forme de douches. Nous recommandons instamment ces moyens simples, sans frais et d'un emploi si facile. A nos yeux, les douches sont préférables aux bains : on peut les faire soit par des aspersions avec les mains, soit à l'aide d'un arrosoir, d'une seringue ou d'une pompe de jardin. Toutefois il conviendrait, après la douche faite, de frictionner vigoureusement le corps avec de la paille sèche, et de le recouvrir ensuite avec une bonne couverture de laine, le tout en vue d'amener à la peau une réaction salutaire.

— Nous ne saurions résister au désir d'exposer ici le mode de traitement que nous avons souvent appliqué, que nous avons vu appliquer par des agriculteurs intelligents, et qui permet, nous l'affirmons, de sauver les quatre cinquièmes des animaux contaminés. Ce traitement est basé sur l'expérience ; il est rationnel et est employé par des personnes autorisées. C'est dans un but d'intérêt général que nous le divulguons. car on ne saurait trop chercher à combattre efficacement cette terrible maladie.

Dès les premiers symptômes, il faut faire au milieu des côtes, de chaque côté, à droite et à gauche, une incision horizontale de la peau avec un bistouri, sur une largeur de 4 à 5 centimètres. On écarte avec les doigts ou même légèrement avec le bistouri la lèvre inférieure de cette ouverture et on y introduit une tige en bois bien lisse, de la grosseur du petit doigt, bien arrondie et aplatie en spatule à son extrémité inférieure. On décolle ainsi la peau sur une largeur de

10 à 15 centimètres et une profondeur de 15 à 20 centimètres, quelquefois plus, de façon à produire une espèce de poche. Aussitôt on introduit dans chaque poche une solution composée de 8 grammes de teinture d'iode et de 1 gramme d'iodure de potassium dans un litre d'eau tiède. Pour introduire cette quantité il est nécessaire de s'y reprendre à plusieurs fois, et il faut presser et tapoter la peau avec la main pour faire circuler le liquide par côté et surtout en descendant.

En même temps on administre par la bouche une infusion de café chaud à la dose d'une bouteille ou d'un litre dans laquelle on a fait dissoudre 2 grammes de teinture d'iode et 25 centigrammes d'iodure de potassium, c'est-à-dire le quart des doses introduites sur les côtés.

Puis on frictionne fortement les reins et les parois du ventre avec de l'essence de térébenthine pour activer la circulation du sang.

Enfin on administre des lavements tièdes d'infusions aromatiques de camomille, sauge, thé de foin, dans lesquelles on ajoute un peu d'essence de térébenthine et quelques gouttes d'acétate d'ammoniaque.

Le traitement consiste donc à produire une excitation, une réaction considérables, une espèce de révolution dans le sang, de façon à y atteindre et à y tuer les bactéridies qui commencent à y pulluler.

Il faut avoir soin de tenir les animaux en bon air pour les soustraire à l'asphyxie et tenir le corps chaudement couvert après les frictions.

Ce traitement doit être appliqué aussi vite que nous le décrivons; puis on attend deux heures environ pour juger des effets de la médication. On peut même, si le malade est très agité pendant ce temps, lui faire prendre une seconde bouteille d'infusion de café chaud avec addition de 2 grammes de teinture d'iode et de 25 centigrammes d'iodure de potassium. Si, après cette attente, le mieux ne se fait pas sentir, il faut, sans perdre de temps, recommencer le traitement complet, c'est-à-dire l'injection sous-cutanée, le breuvage, les frictions et les lavements. On peut et on doit quelquefois le renouveler trois ou quatre fois en répétant souvent l'administration du breuvage tonique qui a pour but de fouetter le sang.

Dès que le mieux commence à se produire, l'animal récupère ses forces presque aussi vite qu'il les avait perdues ; le pouls se régularise, les frissons disparaissent, et apparaissent enfin les signes de santé. Un fait particulier à signaler, c'est que les animaux ainsi guéris ne maigrissent presque pas, et après trois ou quatre jours ils sont en si bon état, qu'il ne semble plus qu'ils viennent de traverser une crise aussi terrible dans laquelle l'organisme entier vient de lutter contre la mort.

Nous ne saurions trop recommander de prendre beaucoup de précautions tant dans l'opération du décollement de la peau et de l'injection que dans l'administration du breuvage, car, nous le répétons, la fièvre charbonneuse est contagieuse et peut malheureusement se communiquer à l'homme. Il ne faut faire l'opération qu'après s'être bien assuré qu'on n'a aux mains ni écorchure, ni excoriation, ni coupure par où le virus pourrait s'inoculer ; et par prudence ne pas négliger d'enduire les mains d'huile ou d'un corps gras quelconque. Il faut aussi renoncer au dépéçage des animaux morts ; il vaut mieux sacrifier la peau et enfouir les cadavres à une grande profondeur, loin des habitations.

Les animaux sains devront être séparés et isolés de ceux qui sont malades, et entourés de tous les soins possibles d'hygiène et de propreté. Le régime doit consister en fourrages verts, carrottes, betteraves et en boissons blanches de son ou farine d'orge légèrement acidulées. Il faut éviter de faire paître les bestiaux le matin et le soir et de les laisser dans les pâturages marécageux et surtout nouvellement desséchés ; et le matin, avant leur sortie de l'étable, leur donner des fourrages secs saupoudrés de sel.

Chaque jour, pendant huit à dix jours, leur administrer en breuvage une infusion aromatique à laquelle on ajoute dix centilitres d'essence de térébenthine.

— Chez le cheval, le charbon interne est très rare, tandis

que le charbon externe est plus fréquent. Néanmoins, il suffit qu'on l'ait observé quelquefois pour recommander le traitement qui doit être suivi.

Les symptômes sont exactement les mêmes que dans l'espèce bovine, et le traitement doit être aussi le même. Le décollement de la peau pourra être fait dans une moindre proportion, et l'injection se fera avec la seringue hypodermique.

On peut alterner les infusions iodées de café chaud avec les breuvages de vin chaud sucré additionnés de sulfate de soude ou de sel de nitre en petite quantité et de 4 à 5 centilitres d'essence de térébenthine. Donner des lavements additionnés d'acide phénique.

Nous conseillons chez le cheval d'employer le Baume Caustique de préférence à l'essence de térébenthine en frictions sur les reins, les côtes et les parois du ventre ; car l'action de l'essence est trop superficielle et ne dure pas assez longtemps, tandis que celle du Baume Caustique est pénétrante, opère une révulsion profonde et salutaire et évite à l'opérateur le renouvellement des frictions. Après une friction énergique et largement étendue il suffit de faire une ou deux imbibitions de Baume Caustique avec un tampon d'étoupes.

— Chez le porc, cette maladie est assez fréquente dans certaines contrées. La peau se couvre de taches rouges et violacées derrière les oreilles, sur les membres ou sur la queue, sous le ventre et la poitrine. Les symptômes sont les mêmes que ceux qui se traduisent chez les grands animaux. Chose bizarre, les régions où surviennent les tumeurs deviennent le siège d'un travail de mortification qui entraîne la chute des oreilles, des extrémités des membres, de la queue, et il n'est pas rare, après ce travail d'élimination, de voir les animaux guéris du charbon et ne conserver d'autres traces de cette maladie que la mutilation.

On administre au porc avec succès le sulfate de quinine à la dose de 15 à 20 centigrammes dans de bonnes eaux grasses blanchies avec de la farine d'orge ; ou bien encore on lui fait avaler 15 à 35 grammes d'acétate d'ammoniaque dans un demi-litre d'eau blanchie de farine d'orge.

Nous recommandons de fendre profondément les tumeurs qui peuvent apparaître et de les panser avec la poudre de quinquina ou la poussière de charbon.

TRAITEMENT PRÉVENTIF DU CHARBON. — Depuis peu, grâce aux travaux du Savant PASTEUR, le charbon paraît avoir trouvé son maître; et les expériences faites à Melun et à Fontainebleau prouvent qu'en effet il est possible d'empêcher les désastres du charbon par l'*Inoculation du virus charbonneux atténué.* C'est en faisant subir au microbe charbonneux des cultures particulières que M. Pasteur est venu doter la France, l'Europe, l'humanité tout entière, d'un bienfait qui n'a pour l'égaler que celui de Jenner (la vaccination).

Nous dirons dans le prochain article *(choléra des volailles)* comment se fait l'atténuation du microbe et comment son inoculation peut agir comme moyen préventif de la maladie.

Police sanitaire. — Le charbon tombe évidemment sous le coup de la loi; les arrêts du 10 avril 1714 et du 16 juillet 1784, le décret du 6 octobre 1791, le Code pénal, etc.; imposent aux propriétaires ou détenteurs d'animaux affectés de charbon de les déclarer à la mairie, d'isoler les animaux contaminés, de les séquestrer pour éviter toute communication avec les animaux sains. Les animaux malades ne pourront jamais être abattus pour que la viande en soit livrée à la consommation; non pas tant à cause du danger que pourrait encourir le consommateur qu'en raison de celui que peut entraîner le dépéçage et la manipulation.

Les animaux morts seront enfouis à une grande profondeur; trois mètres au moins, loin des habitations; et il serait à désirer que le cadavre soit infecté de benzine ou d'acide phénique pour éviter qu'il soit déterré par les carnassiers; et on devrait aussi l'arroser d'un mélange de coaltar et de plâtre pour empêcher les émanations.

Il faut désinfecter les places où sont morts les animaux, surtout celles où le sang s'est répandu, ainsi que tous les objets avec lesquels ils ont été en contact. L'eau bouillante tuera le germe; on la répand sur la paille, sur le fumier, sur le sol des écuries, sur les parois des murs, dans les mangeoires, etc. Au lieu d'eau bouillante, on peut employer une solution de sulfate de cuivre (vitriol bleu) renfermant 10 grammes de sel par litre d'eau. Les peaux pourront être désinfectées avec ce dernier mélange ou bien encore avec de l'acide phénique et du lait de chaux, et on devra les pendre loin des étables pendant une huitaine de jours.

Si ces précautions étaient prises partout où sévit le charbon, il n'est pas douteux qu'il finirait par disparaître rapidement. Et alors, comme le dit M. Pasteur, « le monde entier pourrait l'ignorer comme l'Europe ignore aujourd'hui la lèpre, comme elle a ignoré la variole pendant des milliers d'années. »

— Nous ne terminerons pas notre article charbon sans parler du traitement dosimétrique qui a été souvent d'une grande efficacité entre les mains de M. A. Landrin, médecin vétérinaire à Paris, qui a eu l'obligeance de nous le signaler.

On commence par administrer le Sedlitz Landrin pour préparer les voies digestives à recevoir dans de bonnes conditions les médicaments. Cet effort obtenu, on donne pour combattre la prostration vitale et éviter les accès de fièvre, arséniate de strychnine, salicylate ou arséniate ou sulfate de quinine, 5 grammes de chaque, toutes les demi-heures ou tous les quarts-d'heure, suivant la violence des cas et jusqu'à ce que la réaction s'en suive.

Il faut ensuite refaire le sang et le soutenir par l'administration des reconstituants : salicylate ou arséniate ou bien iodure de fer, de soude, etc.

Enfin, on donne la digitaline toutes les deux heures, comme sédatif du cœur (5 granules au milligramme).

Choléra des Volailles

La maladie désignée sous le nom de choléra des volailles est sans aucun doute la plus meurtrière de toutes celles qui atteignent les animaux de basse-cour ; c'est le fléau le plus redouté des éleveurs de volailles : poules, dindes, pintades, faisans, canards, oies, pigeons sont tour à tour ou ensemble les victimes qu'elle choisit. Les lapins eux-mêmes peuvent contracter l'affection.

Cette désastreuse maladie des oiseaux de basse-cour, épizootique et éminemment contagieuse par virus fixe, coïncide presque toujours avec des épidémies, surtout avec le choléra asiatique ou des épizooties d'autres espèces animales, ainsi qu'on l'a remarqué à différentes époques. En 1832, notamment, elle fut très meurtrière et fut bien observée et décrite par Grognier qui l'étudia dans les départements de l'Ain et du Rhône, par M. Leboucher dans le Finistère, par Olivier dans le Rhône, dans le département de la Seine par Buscher, Magendie, Lavrière, Devilliers, Blacher ; en 1837, aux environs de Paris, par Maillet ; en 1840 et 1850 dans les département de la Seine et dans beaucoup de localités en France.

En 1851, Renault, Delafond et M. Raynal en donnèrent chacun une description qui jeta de grandes lumières sur son étude.

Non seulement on peut dire que cette maladie est contagieuse, mais on peut ajouter, sans crainte d'exagération, que c'est, de toutes les affections contagieuses connues, celle qui jouit de la propriété virulente la plus rapide et la plus certaine. Pour s'en convaincre, il suffit de lire le remarquable travail que Renault a communiqué à l'Académie de Médecine en 1851 sur ce sujet.

Il résulte d'expériences faites par ce savant professeur que le sang pris avant ou après la mort des sujets atteints de la maladie a développé la même maladie chez différentes espèces d'animaux.

Il en a été de même pour l'inoculation de la bile, du sperme, des matières fécales, de la sérosité, de la bave, de l'humeur aqueuse de l'œil, du blanc d'œuf pris dans l'oviducte. L'inoculation de ces matières a été faite sur la poule, le pigeon, l'oie, le chien et le cheval.

Les inoculations faites accidentellement sur l'homme en pratiquant les autopsies des animaux morts de la maladie ou tués pendant le cours de l'affection n'ont jamais produit d'accidents. C'est ainsi que Renault, M. Raynal et un élève de l'Ecole d'Alfort n'ont pas ressenti la moindre influence fâcheuse des piqûres qu'ils se sont faites aux mains.

J'ai vu une personne se piquer avec un couteau de cuisine couvert de sang d'une bête atteinte de la maladie et que l'on venait de sacrifier, sans qu'il en résultât d'accident.

La maladie a ceci de particulier qu'elle se développe parfois sur des animaux placés dans les meilleures conditions hygiéniques, tandis que, dans le même pays, elle respecte ceux qui vivent, sous ce rapport, dans un milieu pitoyable. Il ne faut donc pas trop compter sur les mesures hygiéniques tant de fois recommandées comme suffisantes pour empêcher l'apparition de la maladie.

L'exécution des règles prescrites par l'hygiène ne doit certes pas être négligée pour cela ; il y a toujours avantage à ne pas s'écarter de ses principes suffisamment connus par les personnes qui s'occupent de l'élevage.

Peu d'auteurs croyaient autrefois à la contagion de l'épizootie par virus volatil. Delafond et Raynal, qui ont fait des expériences, prétendent n'avoir jamais observé le développement de la maladie. On sait parfaitement aujourd'hui que la maladie est causée par un organisme infiniment petit, microscopique, connu sous le nom de *microbe*.

Cet organisme avait été signalé par un vétérinaire d'Alsace, M. Moritz, et décrit en 1878 par le professeur Perroncito, de Turin, qui en donna même un dessin. Il fut de nouveau

observé en 1879 par M. Toussaint, professeur à l'École vétérinaire de Toulouse, qui a démontré expérimentalement que ce
microbe, qu'il cultiva à cette époque, était bien l'auteur de la
virulence du sang.

Enfin, M. Pasteur a non seulement prouvé que ce microbe
était certainement le producteur de la maladie, mais que, par
des procédés particuliers de cu'ture dont il est l'auteur, l'inventeur (si l'on veut nous permettre cette expression), cet
organisme perdait une grande partie de sa virulence.

On comprend facilement, en présence de cette révélation
toute récente, qu'il suffit de l'introduction dans une basse-
cour d'animaux malades ou provenant d'un milieu où les
animaux avec lesquels ces derniers cohabitaient, alors qu'ils
étaient atteints de la maladie, pour voir éclater l'épizootie.

Quoiqu'il en soit, voici les symptômes qui apparaissent tour
à tour, ou simultanément et qui caractérisent la maladie
suivant la forme qu'elle revêt.

Rien de bien tranché dans la modification de l'état général;
de l'attitude et l'habitude extérieures de l'animal, il ne
serait pas facile de pouvoir déduire l'invasion de la maladie.
On pense bien que l'oiseau va tomber malade, mais il n'y a
rien de bien caractéristique.

Au commencement, il y a perte de la gaieté; les coqs ne
chantent plus, le caquet de la poule est rare, la ponte s'arrête
ou n'apparaît plus à l'époque où on l'attend. La volaille ne se
meut qu'avec nonchalance ou difficulté, les ailes sont tom-
bantes, les plumes hérissées, la crête et les barbillons moins
fermes et comme flétris, la tête est tenue basse et les animaux
ne cherchent plus à gratter le sol. Ils ont l'air endormi,
s'abritent dans le coin des murs, cherchent le soleil, se
groupent en se serrant les uns contre les autres.

A tous ces symptômes, qui augmentent plus ou moins rapidement d'intensité, se joint, et c'est là un point bien important
à remarquer, une diarrhée blanche le plus souvent, parfois
jaunâtre ou grisâtre, mélangée dans quelques cas de stries
sanguinolentes, mais toujours mousseuses et répandant une
fort mauvaise odeur; dans la plupart des cas elle augmente

d'une façon assez rapide. Les plumes de la queue et de la partie postérieure du corps en sont quelquefois tellement couvertes que l'animal a un aspect repoussant.

L'appétit diminue, les grains qui, d'habitude, sont recherchés par les volailles, sont alors dédaignés; la soif augmente, l'eau fraîche est surtout bue avec avidité.

Les mouvements deviennent de plus en plus lents; il faut effrayer ou menacer les malades pour les décider à changer de place; le bec est rempli d'une bave muqueuse filante; l'extrémité de la langue présente l'apparence qu'elle revêt dans la maladie désignée sous le nom de pépie. Parfois la peau prend une teinte bleuâtre plus ou moins prononcée, tous les autres symptômes s'accentuent, le dos se voûte et la faiblesse devient tellement grande que les animaux ne peuvent plus se tenir debout; ils se couchent sur le sternum et ferment les yeux; ils sont plongés dans un coma profond dont rien ne peut les tirer. La diarrhée augmente, la crête devient rouge-violacé et l'animal s'éteint dans cet état, ou bien il est pris de crampes violentes, tourne sur lui-même, est pris d'un hoquet persistant, de mouvements nerveux désordonnés et succombe dans d'atroces souffrances.

Cette terminaison fatale, la mort, est la règle; la proportion des animaux qui échappent au fléau abandonné à lui-même ne s'élève pas à plus de 4 ou 5 pour cent, et le nombre des animaux qui guérissent spontanément ne va peut-être pas jusqu'à ce dernier chiffre.

Il suffit de se rappeler le chiffre énorme de la consommation des œufs et des volailles en France, pour avoir une idée des pertes considérables que cette maladie peut faire supporter à l'agriculture et mesurer quelle calamité elle peut, par contre-coup, produire au point de vue de l'alimentation publique.

Avant de parler de la prophylaxie, ou moyen préventif, et du traitement proprement dit, nous croyons indispensable de dire quelques mots sur les mesures de police sanitaire bonnes à opposer à la maladie, mesures qui viennent au reste aider à la disparition de la maladie.

La nature de l'affection, aujourd'hui bien connue, donne

comme première indication d'éviter l'introduction dans un poulailler sain de bêtes étrangères malades ou provenant de localités où sévit l'affection.

Dès que l'on s'apercevra de l'invasion de la maladie, il sera toujours bon, sinon indispensable, d'opérer l'isolement des volailles malades du reste des animaux bien portants, en éloignant le plus possible les deux habitations.

Dans le même but, on pourrait tenter l'émigration des bêtes saines dans une localité non encore infectée, en ayant soin d'éviter le rapprochement des émigrés avec des oiseaux de basse-cour du pays.

Il ne faut pas perdre de vue que les excréments des animaux malades renferment une très grande quantité de microbes, deviennent le véhicule le plus dangereux de la propagation de la maladie. Il faut donc, après l'isolement des animaux, laver la basse-cour à grande eau acidulée avec l'acide sulfurique qui exerce une puissante action destructrice sur le microbe. On fait ensuite disparaître le fumier et l'on procède à l'enfouissement des animaux morts et non consommés.

Bien que les expériences faites par M. Pasteur prouvent que la maladie se transmet à coup sûr par l'ingestion de quelques gouttes d'une culture de microbe déposée sur des aliments qu'on donne à manger aux poules, je crois pouvoir affirmer que les oiseaux peuvent être consommés sans aucun danger par des chiens et même par l'homme. Je puis l'affirmer d'une façon toute particulière, en ayant fait manger à mes chiens, à plusieurs personnes, et m'étant moi-même, à plusieurs reprises et à titre d'expérien e, nourri des poules, dindes et pintades sacrifiées à la période ultima de la maladie ou même que j'avais laissées mourir de cette affection.

La chair est tout aussi délicate, tendre et succulente que dans l'état de parfaite santé.

A l'appui du résultat expérimental que j'ai obtenu à cet égard, je puis, pour lui donner encore plus de valeur, rappeler que les nombreuses expériences faites par Renault sont conformes comme conclusions à celle que j'ai signalée.

Le docteur Baronio, qui a décrit une épizootie de volailles

qui a régné en Lombardie en 1789, avait déjà observé et signalé l'absence de tout danger dans la consommation par l'homme des poules mortes de cette épizootie.

Lorsque M. Pasteur eut l'idée de faire la culture du microbe du choléra des volailles, il s'aperçut que l'urine neutre dans laquelle il avait cultivé avec succès la bactérie du charbon remplissait mal le but. Il constata aussi que la décoction de levure de bière dans l'eau filtrée et rendue stérile par une température dépassant cent degrés était complètement impropre à l'existence du microbe du choléra des poules. Il périssait dans ce milieu en moins de quarante-huit heures. Il ne tarda pas à prouver que cet infiniment petit se cultivait au contraire d'une façon merveilleuse dans le bouillon de muscles de poule, neutralisé par la potasse et rendu stérile par une température de 100 à 115 degrés. Il suffit de quelques heures pour voir le microbe en question s'y multiplier d'une façon prodigieuse.

Ce microbe ainsi cultivé, introduit avec des aliments dans les voies digestives des volailles, s'y reproduit à l'infini et il suffit, pour faire périr des sujets sains, de leur inoculer la matière des excréments.

La pointe d'une aiguille peut contenir assez de microbe, quand elle a été plongée dans un de ces liquides de culture, pour pouvoir ensemencer un autre liquide qui sera capable, avec une fraction, de déterminer la mort vingt fois sur vingt des sujets inoculés.

Un changement particulier dans le mode de culture amène un certain retard dans le développement du microbe, dont la virulence se trouve considérablement diminuée.

Sous ce deuxième état, le microbe inoculé, au lieu de donner la mort, produit bien la maladie, mais sans tuer. Si l'on vient ensuite à inoculer de nouveau les animaux qui ont été soumis à l'action du virus atténué, lorsqu'ils sont guéris de leur maladie bénigne, avec du virus très virulent, ils ne seront pas atteints de la maladie, alors même qu'il tuera les animaux qui n'auront pas été soumis à l'inoculation du virus atténué.

Il ressort clairement de ce que je viens de dire que, comme toutes les maladies virulentes, le choléra des volailles ne récidive pas ; la maladie, comme l'a dit **M. Pasteur**, se préserve d'elle-même.

La conclusion pratique, dont le résultat est immense, c'est que l'on peut, par l'inoculation du virus atténué, annuler l'effet du microbe le plus virulent, ou pour parler plus clairement, préserver les sujets sains de la maladie.

Comment expliquer ce fait d'immunité produit par les inoculations préventives ?

Nous croyons que les meilleures explications sont celles qui ont été indiquées par l'auteur, l'inventeur des cultures du microbe du choléra.

La présence du microbe atténué dans l'organisme a pu modifier les milieux dans lesquels il a vécu, de façon à rendre impropres ces différents milieux à la culture du microbe que l'on y introduit exprès.

« La modification peut être due, dit M. Pasteur, à ce que le microbe, pour y trouver existence, a dû s'emparer de certaines matières qu'il a élaborées à son profit ou qu'il a brûlées par l'oxygène qu'il emprunte au sang. C'est du reste ce qui se passe dans les liquides de culture. »

On peut aussi supposer que le microbe, au lieu d'enlever certaines matières dans le corps des animaux, en ajouterait de nouvelles qui deviendraient un empêchement au développement ou à la vie du ferment inoculé. Ce qui pourrait expliquer la vaccination et non la récidive.

Quand on n'aura pas eu la possibilité de pratiquer sur les animaux la vaccination préventive, et que l'on verra la maladie sévir sur un poulailler, on devra, après avoir pris les mesures de police sanitaire que nous avons indiquées plus haut, opposer un traitement au fléau.

On devra d'abord supprimer, pour toute la basse cour, les boissons ordinaires que l'on remplacera par une infusion ou une décoction de la plante connue en botanique sous le nom de Geranium Robertianum, plus connue sous les noms vulgaires d'herbe à Robert ou Bec-de-grue. Dans cette infusion ou décoction on fait dissoudre de l'acide salicylique ou de l'acide phénique.

Sous l'influence de ce traitement, nous avons obtenu de bons résultats. Nous avons vu la diarrhée commençante cesser, la gaieté revenir, la nonchalance disparaître. Au bout de peu de temps, les animaux courent, cherchent à picoter, la crête reprend sa fermeté et sa couleur normales, l'œil est éveillé, vif; la poule et le coq se font entendre, ils commencent à coqueter ou à chanter; ils cherchent leurs aliments en grattant le sol avec ardeur. En un mot, il y a rétablissement de la santé ou son maintien chez ceux qui ont résisté aux premières atteintes de la maladie.

Pendant quelques semaines, on donne des boissons dans lesquelles on a fait dissoudre du sulfate de magnésie ou mieux encore du Sedlitz Landrin à la dose d'une cuillerée à café à une cuillerée à bouche, et plus suivant la quantité d'animaux à abreuver.

Pour les animaux de races qui atteignent parfois un prix très élevé, on peut faire les administrations individuelles. Dans ces cas, outre le traitement collectif indiqué plus haut, on a recours à l'administration d'un granule de salicylate de quinine et d'un granule de sulfate de calcium, au centigramme, toutes les heures ou toutes les deux heures, et d'un granule d'hyosciamine, au quart de milligramme, trois ou quatre fois par jour.

Enfin, pour combattre la stupeur, on ajoute à ce traitement une infusion de café noir ou quelques granules de caféine.

En dernier lieu, nous recommanderons de varier le plus possible les aliments. Il serait de bonne précaution d'y ajouter un peu de sel marin et de poudre de gentiane.

La désinfection du poulailler doit toujours être faite d'une façon rigoureuse.

Le meilleur désinfectant à employer est le Phénol Bobœuf; à son défaut nous recommandons la formule suivante :

Acide phénique cristallisé. . . . . .   10 grammes.
Alcool.   100   —
Eau ordinaire.   1000   —

Il faut se servir d'un pinceau pour faire le badigeonnage des murs et des accessoires du poulailler et éviter de tremper ses mains dans cette préparation.

Enfin, à défaut de ces substances, on pourrait avoir recours à la solution suivante :

Borate de soude.	20 grammes.
Eau.	1000 —

Voici les principales lésions que l'on observe sur les victimes, lésions que nous croyons suffisamment caractéristiques pour permettre à tous de reconnaître la maladie à l'examen des cadavres.

La peau présente presque toujours une teinte violacée, le jabot est rempli de grains non digérés répandant une odeur aigre. L'intestin, à la surface externe, est fortement injecté ; il est rempli d'une matière blanchâtre, abondante, colorée en certains endroits en rouge par une exsudation sanguine et mélangée à des portions d'épithélium détachées et baignées dans des mucosités. La muqueuse de l'intestin grêle est rouge, à villosités apparentes ; elle est marquée en certains points de taches plus foncées ; en d'autres endroits, elle est érodée, souvent même ulcérée. Le rectum présente des taches longitudinales d'un rouge foncé au sommet des plis de la muqueuse.

Le foie présente une teinte d'un jaune terreux foncé ; il a augmenté de volume, se déchire ou plutôt s'écrase aisément ; nous avons vu sa substance (son parenchyme) tellement ramollie qu'il était réduit en un véritable putrilage.

Le poumon est souvent splénilisé, c'est-à-dire qu'il présente l'aspect de la rate ; la muqueuse des bronches est plus ou moins injectée.

Les ventricules, surtout le droit, et l'oreillette du même côté du cœur, renferment toujours un caillot très noir qui, du reste, se rencontre dans tous les vaisseaux d'un certain calibre. Ce caillot est élastique, difficile à écraser ; il ne tache pas pour ainsi dire les doigts et le linge et se décompose très difficilement ou du moins très lentement.

Enfin, ce qui aura toujours la plus grande valeur et donnera la certitude la plus complète sur la nature de la maladie,
c'est l'existence dans le sang ou dans d'autres parties de l'organisme d'une quantité plus ou moins considérable de petits
articles très ténus, légèrement étranglés à leur milieu. Ce
sont ces points parasitaux, désignés sous le nom de microbes,
qui, comme nous l'avons dit, déterminent la maladie et
produisent si fréquemment la mort des sujets qui les ren
ferment.

Clavelée

La clavelée est une fièvre éruptive, éminemment contagieuse et très meurtrière, particulière à l'espèce ovine.

Elle est caractérisée par la présence sur le corps, d'abord à
la face interne des cuisses et des avant-bras, puis au ventre,
de boutons rouges généralement rapprochés, durs au toucher,
véritables pustules assez semblables à celles qui se remarquent dans une maladie de la vache connue sous le nom de
vaccin, et qu'on a aussi comparée à la petite vérole de l'homme avec laquelle la clavelée a en effet une grande analogie.

On nomme *claveau* le liquide virulent des pustules.

C'est avec le claveau qu'on pratique l'inoculation préventive désigné sous le nom de *clavelisation*.

On croit généralement que les anciens n'ont pas eu à observer cette maladie, à moins cependant qu'elle ne fut la
pusula dont parle Columelle.

Ce n'est, au reste, que vers le commencement du seizième
siècle qu'un auteur, Laurent Joubert, en a donné une description dans son livre sur la peste. Dans le siècle suivant, elle
fut observée en Italie par Ramazzini et par Stegmann en
Allemagne.

Dans les années 1754, 1761, 1762, elle apparut dans plusieurs localités en France, surtout dans la généralité de Beauvais.

Depuis le commencement de notre siècle, elle sévit presque annuellement chez nous, surtout dans le Midi, à l'état épizootique.

D'après Sismonds, la clavelée aurait été observée en Angleterre pour la première fois en 1847, où elle aurait été importée par des moutons venant du Danemark, chez un fermier de Datchett, aux environs de Windsor.

La clavelée est régulière ou irrégulière.

Elle est discrète ou confluente.

La clavelée régulière et discrète parcourt régulièrement ses périodes. Elle est généralement bénigne.

La clavelée irrégulière et confluente est très grave ; la marche de ses périodes est irrégulière.

— On reconnait à la clavelée régulière cinq périodes :

La *première*, dite d'*inoculation*, dont la durée moyenne est de douze à quinze jours.

La *deuxième* période, *invasion*, dure de trois à six jours. C'est à ce moment que la maladie apparaît aux yeux de l'observateur. Elle est caractérisée par un état fébrile très accusé, surtout chez les adultes.

Dans la *troisième* période, *éruption*, apparaissent des points ou taches rouges, qui grandissent pendant trois ou quatre jours ; puis surgissent des nodosités hémisphériques aplaties.

Pendant la durée de cette période qui est de quatre à six jours la fièvre diminue, disparaît pour reparaître au moment où le liquide se forme dans les pustules. C'est à ce moment que survient la *quatrième* période, nommée période de *sécrétion*.

La pustule s'affaise et prend une tête grisâtre ; elle est recouverte par une pellicule blanche dont la formation est due à l'épiderme imbibé de sérosité.

Le liquide contenu dans les pustules est limpide, d'un jaune parfois roussâtre. C'est le véhicule du virus de la clavelée. Au bout de deux ou trois jours, ce liquide se trouble, devient purulent et ne tarde pas à se concréter en croûtes adhérentes à la place de chaque pustule.

La *cinquième* période, *dessication* ou *desquamation*, vient terminer la scène.

Les quelques symptômes généraux qui surgissent au moment où le liquide devient purulent disparaissent, les croûtes se sèchent et tombent.

Tous les moutons d'une bergerie ne sont pas frappés en même temps par la maladie. On remarque trois périodes d'attaque appelées *bouffées*, *lunées* ou *luriées*.

Pendant la première bouffée, quelques bêtes seulement sont atteintes. L'affection est circonscrite et sans gravité. Cette période dure environ un mois

La deuxième bouffée, dont la durée est d'environ trente à quarante jours, est la plus grave ; c'est aussi pendant son cours qu'il y a le plus grand nombre de sujets atteints.

La troisième bouffée présente les caractères de la première.

La durée moyenne de la clavelée dans une bergerie est donc de trois à quatre mois.

— La clavelée irrégulière confluen'e a des caractères d'une gravité excessive. Ce qui, dans cette maladie, domine d'une façon déplorable, c'est l'intensité de la fièvre qui fait succomber les bêtes avant que l'éruption ait pu se produire. Non seulement la peau est atteinte, mais aussi les muqueuses digestives, respiratoires, les séreuses des grandes cavités splanchniques.

Les pustules sont très rapprochées et n'offrent pas l'aspect des pustules de clavelée régulière. Elles ont une teinte violacée, lie de vin, noirâtre. Il est rare, du reste, qu'elles arrivent à la période de sécrétion. Quand elle a lieu, il n'y a pour ainsi dire pas d'exsudation séreuse ; la substance sécrétée est purulente, épaisse, jaunâtre ; elle répand une fort mauvaise odeur.

Les croûtes au lieu de tomber ne s'échappent que par exfoliation, et laissent à leur place des pla es ulcéreuses.

Les accidents des voies respiratoires se compliquent

toujours de l'engorgement des ganglions lymphatiques et entraînent presque constamment la mort par asphyxie.

Les complications qui peuvent survenir pendant la clavelée sont fréquentes et nombreuses. J'ai dit un mot des plaies ulcéreuses ou gangréneuses résultant de la chute des croûtes; il faut ajouter que des caries cartilagineuses, des nécroses peuvent en être la conséquence.

Les ophthalmies purulentes, les ulcères des onglons, les arthrites suppuratives, les tumeurs ganglionnaires, les ulcérations de la muqueuse buccale, l'inflammation des voies respiratoires, les maladies graves de l'appareil digestif (ulcérations, ramollissement, destruction de la muqueuse occasionnant des diarrhées opiniâtres) sont autant de complications pouvant causer la mort.

La clavelée, à part quelques rares exceptions, n'atteint qu'une seule fois le mouton. Des observations très nombreuses prouvent en faveur de ce fait.

De plus, on a remarqué que l'animal qui contracte la clavelée par l'inoculation est moins malade et que la durée de l'affection est moindre.

Ces observations ont donné l'idée de recourir à l'inoculation du claveau, comme moyen préventif ou prophylactique de la maladie qui nous occupe. Cette pratique, désignée sous le nom de *clavelisation*, remonte au milieu du dix-huitième siècle; elle offre évidemment de très grands avantages.

Il est bon de noter que la force du virus s'atténue par son passage dans plusieurs organismes et qu'alors le sujet inoculé contracte une affection bénigne.

Quand la clavelée existe dans un bergerie ou dans une localité, il est donc prudent et même avantageux de pratiquer la clavelisation. On peut de cette façon faire naître la maladie dans les circonstances les plus favorables. Les pertes qu'elle entraîne, dans ce cas, sont insignifiantes.

On a objecté que par l'inoculation on provoque une affection qui, peut-être, n'aurait pas frappé les animaux. Cette objection n'est pas sérieuse; quand dans un troupeau une seule bête est atteinte, toute la bergerie sera fatalement atteinte aussi. Ajoutons enfin que par l'inoculation prophylactique, non seulement on a une maladie bénigne, mais de plus on réduit la durée de l'affection, dans une bergerie, à un mois ou six semaines.

Il serait bien à désirer que cette pratique fut toujours rendue obligatoire par l'autorité. Les décrets des 16-24 août 1790 et des 19-22 juillet 1791 autorisent parfaitement bien les préfets, sous-préfets et les maires à prendre des arrêtés à cet égard. En vertu de l'article 471 du Code pénal il se trouveraient armés pour punir les délinquants qui leur nieraient ce pouvoir.

Il faut, quand on constate la maladie, lorsque l'on a rempli toutes les prescriptions de police sanitaire, placer les animaux dans de bonnes conditions de température et d'aération, leur donner une litière abondante et des aliments de facile digestion, faire dissoudre dans l'eau de leur boissons du sulfate de magnésie et de préférence le *Sedlitz Landrin*, mêler aux aliments du chlorure de sodium.

Mais le grand point, celui qui doit dominer la thérapeutique de ces maladies, que la clavelée soit régulière et à plus forte raison qu'elle soit irrégulière, c'est de combattre la fièvre.

Le vétérinaire désigné par l'autorité devra être consulté sur les moyens à employer pour obtenir vite ce résultat important. Nous recommandons l'administration de l'aconitine, la vératrine, la digitaline. On administre une, deux ou trois de ces substances suivant la gravité des cas.

Quand on est maître de la fièvre, l'éruption se fait franchement; la marche de l'affection est régulière et la maladie est relativement bénigne. S'il y a des intermittences, il faut recourir à l'emploi des granules Landrin d'hydro-ferrocyanate de quinine, de salycilate ou d'arséniate ou de sulfate de quinine.

Enfin, si la réaction a besoin d'être sollicitée, il ne faut pas négliger de prescrire les incitants vitaux par excellence : les sels de strychine (sulfate ou hypophosphite) unis à l'acide phosphorique.

A la dernière période de la maladie, si les animaux sont

affaiblis il faut leur administrer des toniques et principalement la quassine et l'arseniate de fer.

Si la diarrhée survient et persiste, l'acide tannique et au
besoin l'ergotine sont d'un utile secours.

Les plaies ulcéreuses de la peau, du pourtour des yeux, du
nez, des lèvres, des onglons, sont lotionnées avec une solution
d'hydrate de chloral, d'acide salicylique, d'acide phénique ou
mieux encore de Baume Caustique mêlé à un tiers d'huile
d'olives, afin de s'opposer à la gangrène.

Les complications de bronchite, pneumonie, épanchement
séreux, congestion du cerveau seront combattues par les
moyens recommandés dans ces maladies.

Dans tous les cas, il faut redouter et bannir tous les moyens
de traitements tant vantés à diverses époques, tels que purgations, sétons, vésicatoires, etc., etc.

TRAITEMENT PRÉVENTIF. — POLICE SANITAIRE. — CLAVELISA-
TION. — Le cultivateur qui est sur le point d'acheter des
moutons doit toujours s'enquérir s'il existe sur les marchés
ou pays voisins une affection contagieuse, *Piétin, Clavelée* ou
Cocotte, et se montrer très réservé dans l'acquisition d'animaux de provenances suspectes. Si malgré ces précautions il
se trouve sous le coup de la maladie, il lui faudra subir les
conséquences des lois sanitaires, par conséquent *déclarer*,
isoler, faire visiter, claveliser et *cantonner* ses moutons malades
ou suspects.

Le moyen honnête et légal d'amoindrir la conséquence de
la clavelée, c'est d'*inoculer* le plus rapidement possible tout le
troupeau, moyen simple et qui laissera votre conscience
en repos.

On inocule le mouton à la partie du dessous de la queue,
avec une aiguille cannelée et du virus choisi sur un animal
pris de clavelée bénigne et offrant de beaux boutons remplis
de sérum limpide. En quelques heures on inocule des cen-
taines de moutons pour peu qu'on soit bien secondé. On opère
sans coucher la bête; on relève la queue en la couchant sur
la croupe et on fait deux piqûres sous-épidermiques à 5 ou

6 centimètres de la base de la queue à l'aide d'une aiguille cannelée qui contient le claveau. Trois ou quatre jours après l'opération, les boutons claveleux se dessinent nettement aux endroits des piqûres et suivent la marche d'une clavelée bénigne. Faute de virus pris sur l'animal, nous nous sommes servi maintes fois de virus conservé et transporté à distance dans des tubes capillaires; mais il est plus commode d'avoir du virus frais et sous la main.

Lorsque la maladie est déclarée dans un troupeau, il faut, dans le but de limiter ou d'étouffer la contagion, avoir recours, avons-nous dit, aux lois de police sanitaire.

L'arrêt du 23 décembre 1778, tout spécial à la clavelée, prescrit en substance :

1° La déclaration à l'autorité, sous peine d'une amende de 100 francs;

2° La séparation des bêtes malades des bêtes saines;

3° L'isolement des bêtes malades dans des étables ou dans des cantonnements indiqués par l'autorité;

4° La défense absolue de conduire des moutons des lieux où existe la clavelée dans des lieux où elle n'existe pas;

5° Défense de vendre des bêtes ovines, si le conducteur de ces animaux n'est porteur d'un certificat prouvant qu'il n'existe pas de clavelée à trois lieues à la ronde de leur point de départ, sous peine de 300 francs d'amende;

6° La défense sous les mêmes peines d'exposer en vente, dans les foires ou marchés, des bêtes atteintes de la clavelée, et aux bouchers de les tuer et de les débiter;

7° La visite, par une personne déléguée par l'autorité, des troupeaux avant de les conduire dans les foires ou marchés;

8° La visite de ceux exposés en vente, avec défense de ne mêler les bêtes, même reconnues saines, avec celles des acheteurs ou des habitants des lieux où elles seront vendues, qu'après un isolement de huit jours au moins;

9° L'enfouissement des bêtes mortes, avec leurs peaux, dans des fosses de *six pieds* de profondeur, situées hors de l'enceinte des villes, bourgs et villages;

10° Défense de jeter les bêtes mortes dans les rivières, de les exposer à la voirie et de les enterrer dans les écuries, cours et jardins.

Enfin la défense de déterrer les bêtes, de vendre ou travailler les peaux, sous peine de 300 francs d'amende

La loi du 2 août 1884 classe la *clavelée* au nombre des vices rédhibitoires. Cette maladie constatée pendant la garantie, dont la durée est de neuf jours, *sur une seule bête*, entraîne la résiliation de la vente et la rédhibition de tout le troupeau, à la condition cependant que le troupeau porte la *marque du vendeur*.

Cependant le vendeur sera dispensé de la garantie s'il prouve que l'animal, depuis la livraison, a été mis en contact avec des animaux atteints de cette maladie.

Clou de Rue

Accident quelquefois redoutable qui a lieu chez le cheval, l'âne, le mulet, le bœuf, la vache, et qui consiste dans la pénétration, à travers la face inférieure du pied, d'un *clou*, d'un chicot, tesson, pierre pointue, etc., pris sur les chemins.

Suivant la région piquée, l'accident est plus ou moins grave. Si le corps étranger vulnérant a pénétré profondément, le mal peut être très sérieux, incurable; s'il n'a atteint que les couches superficielles, il l'est moins, parfois point du tout. Et c'est parce que ce dernier cas arrive heureusement quelquefois que vous entendez dire à un propriétaire que son cheval a pris un clou mais qu'il l'a arraché et mis un peu d'essence, et que tout s'est borné à cette opération sommaire.

Malheureusement, il n'en est pas toujours ainsi. Supposons un clou de rue, clou à palisser, de maçon, de menuisier (ce qui est mauvais), un clou à bateaux, à patins, vieux, rouillé, fragile, pénétrant dans la région moyenne et inférieure du sabot du cheval, et vous avez une blessure terrible laissant l'animal deux mois à l'écurie, si toutefois il en guérit. Les clous de rue de la région antérieure et postérieure sont relativement moins graves.

Ceci est dit simplement, sans prétention, pour rendre plus circonspectes les personnes qui auraient tendance à ne point se méfier de ce genre d'accident, dont il faut au contraire être très soucieux.

Il n'est pas difficile de reconnaître l'existence d'une boiterie ayant pour cause un clou de rue, lorsqu'on voit le clou fiché dans le pied ou bien lorsqu'en parant ce dernier on découvre sur la sole ou dans le corps de la fourchette la trace de son passage, et déjà même du pus qui jaillit lorsqu'on fait le dégagement; mais la chose devient moins facile et exige une extrême attention quand le clou a pénétré sous la fourchette, à l'extrême pointe, dans les lacunes latérales et qu'en raison de son peu d'épaisseur, de son acuité, il ne laisse pour ainsi dire point de trace, la corne étant revenue sur l'ouverture. Dans ce cas, il faut y regarder de près et chercher avec la plus grande attention; car enfin le cheval boite du pied, ne marche que sur la pince, fait un relevé subit lorsque son pied nu porte sur un endroit du sol faisant saillie; quelquefois même il tient le pied en l'air. Il ne faut pas s'illusionner sur la chaleur, peu intense au début, du sabot lui-même; le mal est dans le pied.

Enfin, l'orifice est à jour, dégagé, le pus sort de la plaie. Il est noir, ce n'est pas mauvais; il est jaunâtre, séreux sanguinolent, fétide ou verdâtre, alors l'os, le corps pyramidal, le coussinet plantaire, l'aponévrose sont atteints; est-il filant, oléiforme, c'est de la synovie et c'est le pire qui puisse arriver, car la gaine sésamoïdienne et l'articulation du pied sont lésées.

La simple inspection du pied indiquera, mieux encore que tous les détails dans lesquels nous pourrions entrer, les dangers des plaies dans cette région à structure si délicate et si complexe.

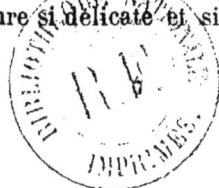

Nous recommanderons de ne pas exercer de trop grandes manipulations ; amincir la sole jusqu'à la rosée, la fourchette et les talons, dégager l'ouverture et appliquer un cataplasme de bouse de vache avec du sel dans le but de calmer la douleur, de s'opposer aux progrès de l'inflammation et de ramollir la corne. On a ensuite recommandé de faire prendre des bains d'eau froide à laquelle on ajoute du sulfate de fer, de l'extrait de saturne, du sel, et d'y tenir le pied plongé pendant plusieurs heures, mais ce procédé n'est pas toujours commode et nous recommanderons de traiter d'emblée le clou de rue par le Baume Caustique. Cinq ou six heures après avoir lavé le pied sali par le cataplasme, versez du Baume Caustique en le faisant pénétrer dans la fissure, imbibez-en des étoupes que vous appliquez sur cette dernière, brochez légèrement et mettez une semelle pour tenir les étoupes. Trois pansements en quatre jours suffisent et on évite bien des lenteurs et surtout bien des complications.

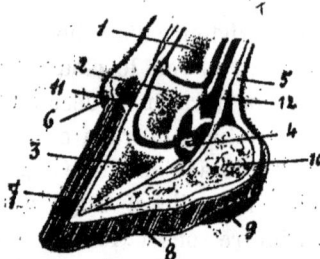

Fig. 11

Coupe du pied

1 Os du paturon ou 1er phalangien.
2 Os de la couronne ou 2e phalangien.
3 Os du pied ou 3e phalangien.
4 Os naviculaire ou petit sésamoïde.
5 Peau de l'extrémité du membre.
6 Bourrelet.
7 Muraille du sabot.
8 Sole.
9 Fourchette.
10 Coussinet plantaire.
11 Tendon extenseur du pied.
12 Tendon fléchisseur du pied.

Mais s'il y a nécrose ou carie tendineuse, si la piqûre a entamé l'os du pied, s'il y a plaie fistuleuse, s'il y a désunion soit de la sole, soit de la fourchette, et aussi écoulement de synovie purulente provenant de la gaine sésamoïdienne, alors il faut recourir aux Caustiques proprement dits, notamment le sublimé, sous forme de fragments coniques, ou bien à l'opération s'il n'y a pas moyen de faire autrement. A ce moment, il faut toute la sagacité du praticien pour décider de la voie qu'il devra suivre, quelquefois attendre la formation d'un abcès salutaire dans le pli du paturon.

Nous ne nous étendrons pas sur tous les détails que comporte l'*opération* dite *du clou de rue pénétrant;* c'est une œuvre chirurgicale, très délicate et exclusiment du domaine vétérinaire. Bien exécutée, suivie de pansements méthodiques appropriés à la marche de la plaie, elle fournit de brillants résultats, mais laisse toujours après elle une déformation, un rétrécissement inévitables du sabot. Bref, le cheval est sauvé et peut redevenir valide avec le temps. Souvent l'animal opéré reste boiteux et ne peut plus être utilisé qu'au pas; et si on constate de l'ankylose de la couronne, des formes, on peut appliquer le feu pour les réduire. Quelquefois on a recours à la *névrotomie.*

Coliques

Autrefois, on disait *tranchées.* Le mot, croyons-nous, tend à disparaître. Ce n'est pas que nous le regrettions, l'un n'ayant pas beaucoup plus de signification exacte que l'autre. Cependant, *tranchées* semblerait dans l'esprit public se rattacher à des *coliques violentes.*

Quoiqu'il en soit, on entend par *coliques, avoir des coliques,* l'état d'agitation d'un animal qui gratte du pied, se couche, se relève, se roule, etc., regarde son ventre comme pour indiquer qu'il y a mal.

Donc, un cheval qui a des coliques a mal au ventre, généralement parlant; tout le monde est d'accord sur ce point.

Mais quelle en est la cause occasionnelle? Voilà ce qu'il faut savoir. C'est le point de départ, le renseignement qui, à lui seul, vaut mieux que tous les symptômes réunis. Et celui qui doit renseigner, c'est le conducteur habituel ou passager de l'animal, celui qui l'a nourri, soigné ou fait travailler et qui souvent en dissimule la véritable cause craignant d'être taxé de négligence, de manque de soins, de précautions, de surveillance. S'il a mal attaché le cheval, il ne viendra pas dire que celui-ci a rompu sa longe la nuit, qu'il est allé puiser

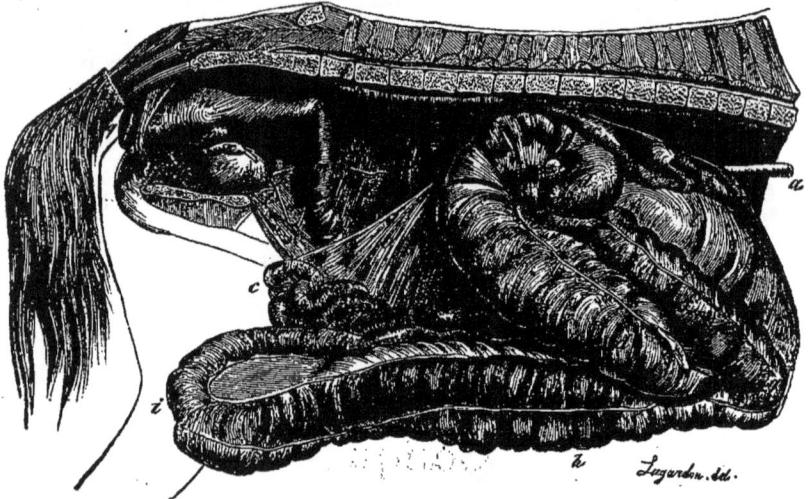

Fig. 12.

Vue générale des intestins du cheval

a, œsophage, — b, sac droit de l'estomac, — c, intestin grêle (on voit l'origine de cet intestin, c'est-à-dire le duodénum contourner la base du cœcum), — d, cœcum, — e, origine du colon replié, — f, première portion du colon replié, — g, courbure sous-sternale, — h, deuxième portion du colon replié, — i, courbure pelvienne, — j, troisième portion du colon replié, — k, courbure diaphragmatique, — l, quatrième portion du colon replié, — m, terminaison du colon flottant, — n, rectum — p, mésentère colique, — q, mésentère proprement dit, — r, collet de la gaine vaginale, — s, vaisseaux spermatiques, — t, canal déférent, — u, vessie, — v, vésicule suspenseur de la verge, — x, renflement pelvien du canal déférent, — y, prostate, — z, ligament suspenseur de la verge.

(A. CHAUVAU et SARLOING, *Traité d'Anat. comp. des Animaux domestiques*).

à même au coffre à avoine et qu'il l'a trouvé le matin essoufflé, en écume, faisant des efforts comme pour vomir. On devinerait aisément qu'il est affecté de coliques *dues* à une indigestion d'estomac.

Il est donc essentiel de trouver au plus vite la cause; et ce n'est pas toujours très facile. Tantôt elle est véritablement méconnue de la part du conducteur, tantôt elle est cachée à dessein.

Or, dans la maladie qui nous occupe, il faut juger rapidement afin d'agir de même; force est bien de passer outre parfois et alors il vous reste l'expérience, l'expérience seule qui vous permet d'envisager d'un coup d'œil l'état de l'animal, la cause et le siège de son mal, et les ressources qu'il vous laisse.

Ceci dit comme généralités et avertissement, nous allons entrer dans le fond de la question et la traiter surtout au point de vue pratique; et, dans ce but, nous suivrons les différents cas de coliques suivant leur fréquence et leur gravité.

Règle générale, les coliques sont d'autant plus graves qu'elles sont plus violentes et les crises plus rapprochées; qu'elles entravent davantage l'exercice des grandes fonctions, la marche ou la locomotion, la respiration, la circulation et les excrétions; autrement dit, un animal affecté de coliques est bien bas quand il a de la peine à mettre les pieds l'un devant l'autre, qu'il a le flanc agité tumultueusement ou qu'il ne respire que par saccades, quand le pouls se sent à peine, quand le corps se refroidit et qu'il ne rend ni excréments ni urine.

Il ira bien au contraire s'il marche sans précipitation ni retard, si le flanc est assez calme bien que modérément tendu, si le pouls se sent bien sans s'éloigner beaucoup de la normale, si la peau est chaude, le ventre bruyant, la défécation et la mixtion fréquentes ou renouvelées.

1° Coliques d'estomac

Elles se déclarent habituellement deux ou trois heures après le repas, et sont plus souvent dues à un défaut d'activité de cet organe qu'à un excès d'alimentation. Elles se caractérisent par les symptômes suivants :

L'animal est anxieux, tient la tête basse, le nez sur le sol, gratte du pied doucement, se couche et se relève avec précaution, marche avec hésitation, a le ventre légèrement tendu et reste dans cet état pendant une heure et demie, deux heures, trois au plus. Il a une indigestion simple de l'estomac (*fausse indigestion*).

Mais s'il a des sueurs générales, des frissons, s'il se tourmente davantage, s'il a le pouls vite et petit, l'artère tendue, la tête allongée sur l'encolure, s'il fait des efforts comme pour vomir, éprouve des éructations gazeuses et fétides par le nez accompagnées de gargouillements le long de l'œsophage, si ses genoux fléchissent, s'il se laisse tomber lourdement sur le devant, il a une *indigestion d'estomac compliquée*. Le cas est grave, et le cheval peut mourir en quatre, cinq, six, douze, quinze, dix-huit heures au plus.

2° **Coliques d'intestins**

Elles suivent de moins près le repas; elles apparaissent quatre, cinq et six heures après, et sont la conséquence d'un excès de nourriture. Généralement moins graves que les précédentes, bien que quelquefois elles y soient étroitement liées, elles sont d'un traitement plus facile.

L'animal s'agite davantage, marche ou tire violemment s'il est attelé, a le ventre tendu, très ballonné s'il y a beaucoup de gaz, dur à la pression de tous côtés; il gratte énergiquement, se couche, se relève avec force, *se roule*, est en sueur, a le pouls plein, l'artère tendue, la base des oreilles froide, ne rend pas d'excréments ou fort peu et reste ainsi pendant quatre ou cinq heures au plus. Alors, le ventre s'affaisse un peu, des borborygmes se font entendre, quelques excréments sont rendus avec des gaz nombreux; l'animal se calme déjà et commence à aller mieux.

Si le contraire a lieu, soyez sûrs qu'à l'indigestion s'ajoute une *congestion intestinale* ou *mésentérique* et que l'animal est en danger.

3° **Coliques rouges** *(Tranchées)*

Congestion aussi bien de l'intestin grêle que du colon et du cœcum. De toutes les coliques, les coliques rouges ou tranchées sont les plus violentes, les plus rapidement mortelles.

Le cheval est pris en un clin d'œil; souvent il sort de boire de l'eau froide en abondance, *c'est un coup d'eau*, dit-on.

Le ventre est peu ballonné, le flanc est plutôt retroussé, à moins que ce ne soit la conséquence du cas précédent; l'animal agite la queue, rend quelques excréments liquides, *se tord, se jette violemment à terre, frappe inconsciemment le sol de sa tête, se roule et se relève comme mû par un ressort, fait des culbutes* dangereuses pour lui et pour les personnes qui l'entourent, *reste quelquefois sur le dos*, accoté le long du mur, les quatre membres allongés, bientôt se relève, bref devient inabordable. Le pouls est petit, filant s'il y a déjà hémorrhagie, les muqueuses palissent, le corps se refroidit, le train de derrière vacille, chancelle et l'animal se renverse en arrière ou se précipite aveuglément dans l'espace, car les sens sont abolis, et finit par tomber foudroyé en exhalant un dernier râle.

En trois, quatre, cinq ou six heures le cheval peut succomber.

4° **Coliques stercorales** *(Cheval bouché)*

Elles sont causées par un amas de matières alimentaires durcies, pelotonnées dans le colon et le plus souvent à la courbure pelvienne, mettant obstacle à la sortie des gaz et donnant lieu à des coliques sourdes, prolongées.

Le cheval regarde son ventre, gratte du pied, *se couche et s'étend de côté*, puis *se relève sans brusquerie* et se remet à gratter le sol avec une régularité lente et persistante; le ventre est tendu des deux côtés et il n'y a aucune défécation; souvent, *à chaque instant, le cheval se campe comme pour uriner*.

Il ne faut pas s'y tromper; en explorant le rectum on sent la pelotte en avant du bord antérieur du pubis: le cheval est bouché, c'est clair.

5° Coliques d'urine

Le cheval a des coliques parce qu'il ne peut uriner. On dit : *c'est l'urine qui le tient*. Elles se rencontrent quelquefois, mais pas aussi fréquemment qu'on veut bien le dire. Il faut admettre que le cheval n'urine pas étant attelé et au travail, et qu'il arrive un moment où le réservoir est tellement distendu que la musculaire ne peut plus se contracter. C'est possible. Dans ce cas, le cheval se campe à chaque instant, fait de vains efforts pour opérer la mixtion ; rien ne sort, ni goutte à goutte ni en filet mince. Le ventre n'est pas malade. On fouille l'animal et on sent la vessie fortement distendue, renfermant un litre et demi d'urine, deux litres peut être.

6° Coliques d'effort

On appelle ainsi les coliques dues à l'existence de la *hernie inguinale*. Elles ont un caractère particulier qu'il importe de distinguer promptement, car l'expectation ou l'ignorance prolongées c'est la mort de l'animal.

Combien voit-on de chevaux atteints de coliques traités empiriquement pendant une demi-journée, une journée entière, pour de prétendues indigestions, et qui meurent forcément de hernie inguinale méconnue !

Les membres éprouvent des trépignements continuels ; l'animal tient la tête basse, puis la relève subitement ; *le dos est voussé en contre-haut* ; le cheval gratte le sol, se couche, *se met sur le dos, écarte les membres et particulièrement celui qui correspond au côté malade*, se relève, *porte son nez jusque vers l'aine*. Là, une sueur mousseuse recouvre la peau des bourses ; le testicule, si c'est un cheval entier (et les hongres ne sont pas exempts de la hernie), remonte et descend alternativement dans ses enveloppes ; la main dirigée de ce côté perçoit dans la longueur du sac vaginal une masse pâteuse, insolite, quelquefois crépitante, dont la pression provoque une vive douleur; introduite ensuite dans le rectum et dirigée cette fois vers l'anneau inguinal, du même côté, elle sent une anse intestinale, épiploïque qui s'y trouve engagée. Le cas est jugé.

7° **Coliques d'étranglement** *(Intestin noué)*

Elles apparaissent spontanément, sans rime ni raison, ou bien encore succèdent à d'autres coliques soit vermineuses, soit sanguines.

Ces coliques sont atroces et simulent les coliques rouges. Mais il y a cette différence dans les symptômes : dans les périodes de calme, le cheval fait aller la tête continuellement et avec saccades, de bas en haut; *il encense, fait mouvoir convulsivement son nez et ses lèvres* comme si quelques chose le pinçait ou le piquait en dedans; sa physionomie exprime une vive angoisse.

Ces coliques ont une longue durée et sont presque toujours mortelles. Heureux, au point de vue de l'art seulement, quand on peut poser un diagnostic exact. Une invagination, un nœud de l'intestin ne vont pas se défaire avec la main !

8° **Coliques d'échauffeture**

Elles ne sont autre chose qu'une *entérite passagère*, résultent de fatigue, quelquefois de l'influence de la température élevée, du changement de nourriture, vert et sec mélangés ou alternés le même jour.

Peu violentes ordinairement, elles rendent l'animal triste; les yeux sont abattus, les conjonctives jaune-serin ou pâles-jaunâtres, la bouche sèche, la langue saburrale, le pouls petit mais régulier ; peu de crottins, secs, durs et coiffés.

Le cheval gratte du pied par instants, mais sans cette ardeur qui témoigne d'une grande douleur; il se couche et reste longtemps étalé sans faire de grands mouvements ; son ventre légèrement tendu, quelquefois pas, fait entendre des gargouillements clairs, argentins.

Cet état dure une demi-journée, un jour, et est sans danger.

9° **Coliques vermineuses**

Elles sont dues à la présence de *vers intestinaux, surtout le strongle,* peu vives, intermittentes, s'accompagnant de maigreur; le poil est hérissé, le corps éprouve des secousses répétées généralement; le frétillement de la queue est presque continuel comme si les mouches taquinaient le cheval; comme autres symptômes, gargouillements intestinaux et défécation molle ou sèche contenant des vers, avec écoulement au-dessous de la marge de l'anus d'un liquide blanchâtre qui jaunit en se séchant le long du périné.

Elles sont fréquentes à l'automne et au printemps. Peu graves par elles-mêmes, ces coliques sont intéressantes à bien reconnaître dans le but surtout de renseigner utilement le propriétaire.

— Tels sont les principaux cas de coliques qu'on rencontre journellement et avec lesquels il est bon d'être familiarisé.

Nous allons examiner successivement le traitement de chacun d'eux.

1° *Traitement des Coliques d'estomac*

Simples. — Il y a fausse indigestion, nous l'avons déjà dit. Il ne faut pas s'empresser, comme on le fait souvent à tort, de donner des breuvages; c'est aggraver le mal surtout en y allant sans réserve ni jugement. On doit de préférence recourir aux frictions irritantes sur l'hypocondre gauche, le dessous du ventre, vers l'estomac; on les fait avec de l'essence de térébenthine, du vinaigre chaud, de la farine de moutarde; il est même très utile quand le sinapisme est sec de le fixer par une friction de Baume Caustique; promener doucement le cheval bien couvert, pendant une demi-heure, une heure et demie; chauffer au besoin le ventre avec une bassinoire, un petit fourneau portatif, une pelle rougie au feu, en les promenant avec adresse sous le ventre. S'il n'y a pas de mieux

avec ces moyens externes, administrer 40 à 60 grammes
d'éther sulfurique dans un litre d'eau froide, mais en deux ou
trois fois et à intervalles. Si vous avez sous la main de l'Elixir
de Lebas, c'est excellent, Si vous n'avez aucun médicament
administrez huile et eau-de-vie, rhum, vin chaud, mais toujours en petite quantité. Il faut provoquer les contractions de
l'estomac; mais rappelez-vous bien qu'il ne faut pas le sur-
charger. Si nous insistons beaucoup sur ce point, c'est parce
que cela a lieu la plupart du temps.

Quand elles sont *compliquées de surcharge alimentaire*, les
coliques d'estomac sont plus graves et souvent occasionnent
la mort de l'animal. Il y a indigestion complète de l'estomac
qui, dilaté outre mesure, a toutes les peines du monde à se
débarrasser et menace à chaque instant de se rompre.

C'est alors que les breuvages deviennent dangereux; c'est
alors aussi que ces courses violentes et insensées auxquelles
on soumet les pauvres chevaux malades font rompre le sac
stomacal.

Donc, une fois l'indigestion complète reconnue, il faut agir
avec une extrême prudence relativement aux breuvages, et
chercher de préférence un soulagement possible dans les
moyens externes; on applique un sinapisme sur l'estomac,
c'est le moyen de le réchauffer, c'est-à-dire de favoriser les
contractions; il agit comme dérivatif et permet de promener
le cheval. Il y aurait danger de chercher à le bassiner comme
précédemment. Tout ce qu'on administre par la bouche est
nuisible; le cheval s'y refuse opiniâtrement et si l'on y parvient il est bien plus malade après qu'avant. Si la force de
l'estomac est assez grande pour vaincre l'indigestion, le mieux
se produit après cinq ou six heures et plus encore. Mais si les
aliments sortent par les narines, neuf fois sur dix l'animal est
perdu, il n'y a plus grande chance de salut; il y a rupture de
l'estomac.

En désespoir de cause, on réussit encore en couvrant l'animal d'un lit de fumier chaud, on l'y enterre en laissant naturellement la tête libre, et on éprouve quelquefois la surprise
de retrouver dix-huit heures après le cheval vivant. Il va

sans dire que l'estomac a résisté et qu'enfin la digestion a eu lieu à la longue, favorisée sans doute par la chaleur artificielle du fumier.

2° Traitement des Coliques d'intestins

(Indigestion intestinale)

Bien que graves, surtout en raison des accidents congestifs qui les compliquent souvent, ces coliques sont plus faciles à traiter; on a plus de répit. Les breuvages à l'éther sulfurique, à l'Elixir de Lebas, ammoniacaux, alcoolisés, aromatiques, etc. sont moins dangereux par leur volume; ils sont donc parfaitement indiqués. Les frictions irritantes sur le ventre, les flancs, les reins; la promenade, les lavements tièdes, émollients, additionnés de gros sel, d'essence de térébenthine en petite quantité; et n'oublions pas la saignée assez copieuse quand les coliques persistent et surtout prennent un caractère de redoublement; — tels sont les remèdes qui conviennent le mieux et assurent la guérison. Ajoutons que s'il y a tympanite et qu'elle ne cesse point sous l'influence du traitement la ponction dans le flanc droit à l'aide du trocart Charlier devient indispensable.

Dans le cas où ce traitement resterait infructueux, nous conseillons d'avoir recours aux granules Landrin d'hyosciamine, d'atropine, de chlorhydrate de morphine; on en donne cinq de chaque de quart d'heure en quart d'heure ou chaque demi-heure, jusqu'à cessation des douleurs.

3° Traitement des coliques rouges

Il n'y en a pas deux; il n'y a que la saignée, hardiment pratiquée, vivement, sans retard et copieuse (huit, dix, douze litres de sang), et sinapisme sous le ventre ou friction sinapisée générale, postérieurement et inférieurement surtout. Si elles continuent, le Baume Caustique peut être appliqué à la main sur le sinapisme; c'est un excellent moyen pour fixer ce dernier et en décupler l'effet.

On peut, avec beaucoup d'à-propos, faire prendre des breuvages calmants à l'assa-fœtida, au camphre, au laudanum (8 à 10 grammes), au sulfate d'atropine, à l'opium (6 à 8 grammes), etc., dans le but d'apaiser les douleurs atroces de l'animal. Ce sont de bons adjuvants. Mais lorsqu'on a la chance d'être appelé à temps, et qu'on ouvre la veine largement, c'est là le principal ; le reste va de soi et découle naturellement de la déplétion rapide et abondante.

4° Traitement des Coliques stercorales
(Cheval bouché)

Plus fréquentes chez les chevaux d'un certain âge ou mal nourris, ces coliques se remarquent souvent aussi chez ceux qui travaillent trop fort et sont *échauffés,* c'est le mot usuel, il est bon.

Fouiller le rectum, manipuler la pelotte, longtemps, doucement, avec persévérance ; puis administrer un demi-kilogramme d'huile de ricin additionné d'autant d'huile ordinaire ; frictions répétées de vinaigre et d'essence de térébenthine sur les reins, lavements salés et gras, tels sont les moyens sûrs et non dangereux de traiter ce genre de coliques dont la durée peut varier de vingt-quatre, trente-six, quarante-huit heures aisément. L'administration du Podophyllin et du Sedlitz Landrin ne devra jamais être négligée en cette circonstance.

5° Traitement des Coliques d'urine

Fouiller l'animal, presser doucement le fond de la vessie en la ramenant avec la main vers le bassin, par petites secousses, mettre une pincée de poivre sur le bulbe urétral et le cheval est débarrassé.

C'est là un traitement simple et pratique qui suffit généralement pour les coliques d'urine, entendons-nous bien ; nous ne parlons pas ici de la néphrite, des calculs, de la cystite, etc.

Ces coliques sont le plus souvent le résultat d'un spasme

du col de la vessie et sont bien combattues par l'administration combinée du sulfate ou hypophosphyte de strychnine et de l'hyosciamine, cinq granules Landrin de chaque, tous les quarts d'heure, jusqu'à écoulement de l'urine.

6° Traitement des Coliques dues à un effort
(Hernie inguinale.)

Si les coliques sont récentes, il faut fouiller l'animal et opérer le taxis intérieur, c'est-à-dire essayer de retirer la portion herniée de l'anneau inguinal, après avoir placé le cheval sur une pente rapide, un talus abordable. Nous avons réussi quelquefois de cette façon. Sinon, on doit opérer la réduction du dehors, pratiquer l'opération dite de la hernie étranglée. C'est là une opération délicate, importante; il faut du savoir, du sang-froid, de l'aide, un concours de circonstances favorables, un moment propice, etc. Il faut en un mot la main exercée du vétérinaire.

Nous ne traiterons pas ici de cette opération. Nous l'indiquons parce qu'elle devient urgente, qu'elle sauve l'animal quand elle est pratiquée assez tôt, c'est-à-dire avant la mortification de l'organe hernié, et, disons-le aussi, de l'intestin grêle ou flottant, car passé dix, douze, seize heures, elle devient inutile.

7° Traitement des Coliques d'étranglement
(Invagination, Volvulus, Nœud de l'intestin.)

A la difficulté du diagnostic se joint fatalement celle du traitement.

Tenter par tous les moyens possibles de soulager l'animal, calmer l'atrocité des douleurs qu'il endure par l'usage de breuvages antispasmodiques (camphre, 15 à 20 grammes; assa-fœtida, 30 grammes; valériane, 50 grammes; oxyde de zinc, 15 grammes); pratiquer la saignée, la ponction du cœcum ou du colon faire usage des révulsifs extéieurs; c'est là tout ce qu'il est humainement possible de faire. Nous conseillerons aussi de recourir à la médecine dosimétrique, si sage et si raisonnée, d'administrer l'hyosciamine et la strychnine, l'un pour combattre le spasme, l'autre pour réveiller les contractions péristaltiques des muscles intestinaux. Ce serait faire là œuvre d'intelligence ; et si malgré cela tous les efforts tentés demeuraient stériles, force serait de se borner à prévoir l'issue fatale des coliques.

8° Traitement des Coliques d'échauffeture ou Entérite

Ces coliques non violentes sont généralement peu graves et ne nécessitent que des soins en quelque sorte hygiéniques. Nous recommandons la diète absolue avec régime blanc, les lavements émollients, frictions irritantes sur les reins faites avec de l'ammoniaque étendu d'eau ou du vinaigre chaud ; bouchonner fréquemment le corps avec de la paille sèche, bonnes couvertures chaudes et repos absolu. S'il y a constipation, administrer du sulfate de soude à la dose de 50 à 100 grammes. Dans les cas graves, faire de petites saignées et appliquer des sinapismes sous le ventre ou faire une bonne friction de Baume Caustique.

9° Traitement des Coliques vermineuses

Le traitement des coliques vermineuses exige quelques précautions et diffère suivant que les vers occupent les premières ou les dernières voies digestives. Ce n'est pas toujours au moment où l'animal est vivement tourmenté qu'il faut s'empresser de donner des vermifuges ; il est préférable à cette époque d'administrer des breuvages à l'éther sulfurique (40 à 80 grammes dans un litre d'eau) afin de calmer les coliques. Ce n'est qu'après quelques jours qu'on institue le traitement anti-vermineux dont fait les frais l'essence de térébenthine à la dose de 60 à 90 grammes délayée dans un jaune d'œuf et associée à une décoction de séné, de gentiane (un litre). Il est nécessaire de continuer ce traitement pendant plusieurs jours avant d'obtenir un complet résultat.

Nous n'ignorons pas le grand nombre de médicaments préconisés contre les vers, mais l'expérience nous a fait adopter de préférence à tout autre l'essence de térébenthine, au moins chez nos grandes espèces domestiques.

— Nous n'avons décrit les coliques que chez le cheval, et c'est parce qu'il y est beaucoup plus sujet que les autres animaux domestiques. En effet, chez le bœuf on ne remarque guère que celles franchement inflammatoires dues au catarrhe intestinal, à la constipation et à la hernie interne. Il n'éprouve que des coliques légères en cas d'indigestion stomacale avec surcharge d'aliments, attendu que la météorisation limitée au rumen a des caractères différents de ceux de la tympanite du cheval. Il n'est jamais sujet aux coliques dues à l'indigestion intestinale. Nous parlerons à l'article *Météorisation* des coliques spéciales à l'espèce bovine.

Nous pensons rendre un grand service à nos lecteurs en leur signalant les merveilleuses propriétés de l'*hydrate de chloral*.

En effet, l'administration de l'hydrate de chloral, à la dose de 20 à 50 grammes, suivant l'intensité des douleurs, en dissolution dans une petite quantité d'eau ordinaire (250 à 500 grammes au plus), donne des résultats remarquables dans tous les cas de coliques.

Sous l'influence de cet agent, les animaux ne tardent pas à devenir plus calmes, les douleurs cessent et l'état d'hypnotisme dans lequel ils se trouvent rapidement plongés produit les plus heureux effets.

Pendant leur sommeil, l'élément douleur disparaît forcément, et en faisant cesser les mouvements désordonnés auxquels se livrent les animaux atteints de coliques, on peut éviter tous les accidents de déchirure, d'invagination ou d'étranglement qui sont toujours mortels.

Il arrive souvent que pendant la période d'hypnotisme les causes de coliques (indigestion, congestion, névrose de l'intestin, etc., etc.) ont pu disparaître sous l'influence du temps écoulé et souvent d'un traitement combiné. Il n'y a plus qu'à s'occuper, par un régime approprié, des suites d'irritation de l'intestin ou de l'estomac. Pendant quelques jours, on donne en solution dans les barbottages le Sedlitz Landrin, une à deux cuillerées à bouche, matin et soir.

M. Landrin, un des médecins-vétérinaires les plus distingués de Paris, est le premier qui, depuis 1868, se soit occupé des propriétés physiologiques et thérapeutiques de l'hydrate de chloral. Nous savons qu'il a répandu ce traitement, dont il est l'auteur, dans sa nombreuse clientèle et dans toutes les grandes administrations où il est continuellement appelé. On lui doit ainsi de voir diminuer dans une grande proportion les cas d'accidents funestes produits par les coliques de toute nature. La maison de vente des granules dosimétriques Landrin est, 26, rue Saint-Gilles, à Paris.

Coup de Chaleur, Anhématosie

L'anhématosie, désignée sous le nom de coup de chaleur, se produit sous l'influence d'une température très élevée. Nos animaux domestiques, surtout ceux qui sont employés à des travaux pénibles, à des courses rapides, en sont souvent atteints lorsque le thermomètre monte brusquement à 30 et 36 degrés et que, par ce fait, l'atmosphère est raréfiée.

L'animal devient haletant, en sueur, vacille sur ses membres, écarte les naseaux, bat du flanc tumultueusement, chancelle et tombe pour expirer. Ce n'est pas long. A mesure que l'asphyxie s'opère, les yeux deviennent fixes, la face se grippe, les muqueuses deviennent bleuâtres et le pouls s'éteint.

M. Henri Bouley considère à juste titre cette affection non comme un coup de sang, une congestion ou une apoplexie des poumons, ainsi qu'on l'a dit et écrit tant de fois, mais bien comme une asphyxie rapide.

TRAITEMENT. — S'il n'est pas trop tard, il faut pratiquer une moyenne saignée et vivement doucher le corps à grande eau, puis rapidement aussi le gratter au couteau de chaleur et le frictionner vigoureusement avec des bouchons de paille; on met l'animal à l'ombre sous un arbre, près d'un mur, sous un hangar, dans un endroit où l'air circule librement et on le couvre chaudement. La réaction a lieu immédiatement vers la peau et l'animal est sauvé.

Si l'on s'appuie sur les lésions que l'on rencontre à l'autopsie, dans les poumons et le cœur des animaux morts d'un coup de chaleur; si l'on considère l'état de décomposition de ce sang noir qui, du vivant de l'animal, ne pouvait plus s'oxygéner, on est forcé de conclure que dans cette affection le système nerveux doit être considérablement sidéré. On comprend alors que les poumons ne fonctionnent plus, malgré des efforts du malade; il y a une sorte de paralysie de ces viscères et des fibres du cœur, paralysie qui est cause de la persistance des symptômes.

C'est pour combattre cette paralysie, cette sidération qui entretiennent l'altération particulière du sang, qu'il faut s'empresser d'administrer l'arséniate de strychnine auquel on peut adjoindre l'acide phosphorique. L'administration de ces substances doit être faite coup sur coup, cinq à six granules Landrin de chaque, tous les quarts d'heure et même toutes les huit ou dix minutes.

Sous l'influence de cette médication, les symptômes disparaissent graduellement, et le retour à la santé est rapide.

On maintient ensuite, pendant deux jours, les malades au régime de la paille et des barbottages dans lesquels on fait dissoudre du Sedlitz Landrin et de l'azotate de potasse.

Conjonctivite

Inflammation de la conjonctive. — On appelle ainsi la membrane muqueuse fine et très vasculaire qui unit les parties accessoires de l'œil aux parties essentielles.

Cette membrane procède du bord libre des paupières, en tapisse la face interne, se replie sur le globe de l'œil auquel elle adhère intimement et se confond avec la vitre de l'œil ; ce qui explique l'étroite connexité des altérations morbides de l'une et de l'autre.

De plus, en raison de son extrême finesse, de sa vascularité et de sa grande sensibilité, la conjonctive reflète par les teintes différentes qu'elle est susceptible de revêtir les moindres dérangements de l'économie. Aussi est-ce elle qu'on consulte de prime abord pour se rendre compte de l'état de santé de l'animal.

Au point de vue vétérinaire, le rôle de cet *accessoire* devient donc considérable. C'est pourquoi nous nous y sommes arrêté un instant. Pratiquement, il est indispensable de bien s'exercer à l'examen attentif de la conjonctive et par conséquent, par la pression méthodique des doigts sur les paupières et le globe de l'œil, de provoquer l'apparition du corps clignotant qu'elle recouvre, de le mettre en pleine lumière pour en observer avec soin la teinte ou les arborisations si variables et si précieuses dans le diagnostic des maladies.

Citons quelques exemples : Dans les congestions cérébrales ou pulmonaires la conjonctive reflète une teinte rouge foncé, bleuâtre, livide ; dans les congestions intestinales surtout elle devient rouge vif ; dans les entérites, pneumonies, hépatites, elle revêt une couleur jaune-rougeâtre, tantôt sans infiltration de sérosité, tantôt avec infiltration ; dans les inflammations putrides elle offre des taches brunâtres ou noirâtres ; dans la débilité, l'anémie, la cachexie elle est d'un pâle jaune fade, etc.

Disons qu'à l'état normal la conjonctive est de couleur rose clair.

Les différents états pathologiques de la conjonctive s'expriment par des noms différents ; c'est ainsi qu'on observe le *nuage*, la *taie*, l'*albugo* qui se rapportent aux taches blanchâtres plus ou moins étendues que l'inflammation y fait naître, et l'*ulcère* qui n'est autre chose qu'une perte de substances plus ou moins profonde, intéressant la conjonctive et même la cornée qui lui est sous-jacente.

Nous ne nous étendrons pas ici sur toutes les affections de la conjonctive ; nous ne citerons que les plus fréquentes.

Les causes les plus ordinaires et directes sont les coups de fouet, de bâton, l'introduction de balles de graminées et surtout de painvin (brôme stérile).

Les causes indirectes sont l'entérite, les inflammations des premières voies respiratoires ou digestives.

TRAITEMENT. — Le traitement consiste dans les cas de blessures en lotions d'eau fraîche additionnée d'une petite quantité d'extrait de saturne, de sulfate de cuivre ou de zinc, un gramme pour 100 grammes d'eau, et aussi en collyres liquides ou pulvérulents S'il y a un corps étranger, il faut l'extraire avec soin à l'aide d'une pince fine à mors plat en renversant la paupière supérieure où il se place habituellement. On arrive souvent à ce résultat en rabattant fortement la paupière supérieure sur l'inférieure, et en l'y maintenant quelques minutes ; et l'abondance des larmes entraîne le corps étranger. Quelques compresses imbibées d'eau froide suffisent le plus ordinairement dans ce cas à faire disparaître les derniers vestiges de l'inflammation.

Le *nuage* n'est rien, la *taie* est plus grave, l'*albugo* persistant ; l'*ulcère* peut entraîner la perte de l'œil, suivant sa cause ou sa nature.

En été, sur les jeunes chevaux, il existe fréquemment une conjonctivite qu'on a désignée sous le nom de *granuleuse*

parce qu'il semblerait que ce sont de petits grains de sable
qui se sont introduits entre les paupières et se sont incrustés
dans l'épaisseur de la conjonctive. Cette affection cède volontiers au traitement indiqué ci-dessus; et, si besoin est, on a
recours aux lotions détersives et légèrement caustiques d'une
solution de nitrate d'argent au centième.

Les jeunes chiens éprouvant la maladie sont affectés de
conjonctivite; le traitement à opposer est le même mais
avec les précautions que nécessite le voisinage de l'ouverture buccale et par conséquent la possibilité de l'empoisonnement.

— Dans le cas de *conjonctivite chronique* nous avons eu
recours avec avantage à l'instil'ation entre les paupières de
deux ou trois gouttes de Baume Caustique additionné d'huile
d'olives, partie égale, dans le but de ramener l'inflammation à
un type aigu, dussions-nous combattre ce dernier par les
moyens appropriés.

Constipation

Etat maladif causé par la difficulté qu'éprouve l'animal
dans l'expulsion des excréments.

Cette affection est très rare, à la campagne surtout; elle
n'est le plus souvent qu'un symptôme d'une autre maladie et
on la constate lors de coliques, de tympanite, de vertige, et
en général dans toutes les maladies qui s'accompagnent de la
fièvre inflammatoire.

Cependant elle peut dépendre d'une irritation de l'intestin
causée par une alimentation trop riche, par l'usage des grains
donnés en trop grande quantité, particulièrement de la vesce,

de la féverolle, par des sueurs abondantes, des calculs intestinaux, etc.

On fait cesser la constipation en vidant le rectum et en administrant des lavements adoucissants.

Nous trouvons ici le cas d'indiquer les différentes compositions de lavements mucilagineux, émollients, purgatifs, stimulants que l'on doit employer, et même les drastiques quand les adoucissants n'ont pas produit l'effet voulu.

1° Lavements mucilagineux.

Feuilles de mauve.	65 grammes.
Graine de lin.	35 —
Son de blé.	1 poignée.
Eau	3 litres.

Faire bouillir, passer et donner tiède.

2° Lavement émollient.

Graine de lin.	150 grammes.
Miel.	150 —
Guimauve	100 —
Huile à manger.	50 —

Faire bouillir les graines et guimauve dans trois litres d'eau, ajouter le miel quand le tout est bien chaud, ensuite l'huile et laisser refroidir au degré convenable pour administrer.

3° Lavement stimulant.

Savon noir.	60 grammes.
Sel de cuisine.	60 —
(fondus dans deux litres d'eau tiède).	

Cette dose est pour un seul lavement.

4° Lavement purgatif.

Séné.	100 grammes.
Aloès	30 —
Sulfate de soude.	150 —
Eau.	3 litres.

Faire infuser le séné, passer et ajouter le sulfate de soude et l'aloès.

5° *Lavement drastique.*

Feuilles de Séné	60 grammes.
Feuilles de tabac	60 —
Sel marin	30 —
Emétique	4 —
Eau	3 litres.

Administrer en deux doses.

Aux constipations consécutives à l'altération de la sécrétion muqueuse conviennent les lavements émollients, mucilagineux et stimulants. Les purgatifs et surtout les drastiques sont recommandés aux constipations occasionnées par le trouble de la sécrétion biliaire.

Il ne faut pas abuser des lavements qui, s'il procurent la liberté du ventre momentanément, ont aussi l'inconvénient de provoquer l'atonie de l'intestin. Les lavements d'eau froide sont très souvent préférables.

Nous ne terminerons pas sans recommander l'usage du Sedlitz et l'administration du Podophyllin. On donne de ce dernier de un à trois granules pour les petits animaux, toutes les vingt quatre heures, et de cinq à six granules matin et soir pour les grands animaux.

Il faut ajouter de un à six granules d'hyosciamine, suivant les cas, afin d'éviter les coliques qui pourraient se produire.

Contusion

Meurtrissure des tissus qui se trouvent sous la peau sans que celle-ci soit le plus souvent entamée, occasionnée par le choc d'un corps contondant provoquant déchirure ou écrasement; tels sont les chutes, coups de pied, coup de cornes, de manche de fouet, de bâton, les pressions inégales et continues des harnais et de la selle mal rembourrée.

La contusion peut être plus ou moins forte selon la forme et le poids du corps contondant, le plus ou moins de violence exercée, et la région plus ou moins charnue ou élastique de la partie blessée.

Quand la contusion est légère et ne consiste qu'en un simple froissement, il n'y a guère lieu de s'en occuper. Et, suivant les cas, l'eau froide, la glace, les compresses d'eau vinaigrée et d'extrait de saturne, d'ammoniaque ou sel de cuisine sont les agents les plus faciles et les meilleurs à employer. Mais, si elle est grave, si les tissus ont réellement souffert, alors le sang ne circule plus dans les vaisseaux capillaires où il est infiltré et épanché et une inflammation locale se développe. C'est alors qu'il faut favoriser la résorption, prévenir l'inflammation, empêcher que les tissus encore vivants ne passent à l'état de gangrène. Il est souvent impossible de prévenir la formation d'un abcès, mieux vaut chercher à le mûrir, à le diriger convenablement.

Le Baume Caustique est le meilleur agent à employer dans ce cas. Il provoque une inflammation factice et, grâce à cette expansion, à cette dilatation des tissus, il ranime la vitalité, favorise la résorption du sang extravasé et permet aux tissus altérés de se reconstituer.

Deux frictions en douze heures suffiront dans les cas de coups de pied et amèneront la guérison radicale sans autre traitement en dix ou douze jours.

Il est parfois utile de pratiquer la saignée locale dans les premières heures qui suivent l'accident.

Et avant de faire les frictions de Baume Caustique, si la peau a été mortifiée par le choc ou la pression, par la contusion en un mot, il est bon d'administrer quelques douches, trois dans la journée par exemple, pendant vingt à vingt-cinq minutes chaque fois et au besoin les continuer le lendemain.

Et, dès que la peau est bien sèche, on peut commencer les frictions qui, ne produisant que peu d'effet sur la peau mortifiée en produiront immédiatement, en quelques heures, sur la peau ainsi préparée à recevoir le Baume et ramenée à un certain degré de vitalité.

Dans les cas de tumeurs produites par la selle, il faut modifier le harnais ; si la contusion est forte, repos pendant quelques jours et friction de Baume Caustique, additionné de moitié ou de deux tiers d'huile d'olives, quand il n'y a pas plaie. S'il y a plaie, le Baume Caustique doit être écarté et on la traite par la Liqueur de Villate.

Cor

Le cor, qui est très commun chez le cheval, résulte de la compression continuelle d'un collier ou d'une selle mal faits ou mal rembourrés. Il se développe généralement sur le cou, en avant du garrot, à l'appui du collier, sur le côté de l'encolure, sur le dos, à l'endroit où porte la selle ou la sellette.

A l'une ou à l'autre place le cor peut devenir très grave et même mortel ; le mot n'a rien d'exagéré et nous serions satisfait de l'avoir écrit si cela pouvait rendre nos lecteurs plus attentifs, parce que la gravité possible dont nous parlons résulte du défaut d'attention, de soins, de prévoyance des propriétaires de chevaux; et ajoutons, ce qui est vrai aussi, de la douceur ou du peu d'impressionnabilité de la pauvre bête de somme. Un cheval difficile, irritable n'a jamais de cor sérieux.

Le cor est un durcissement de la peau, d'abord, puis des tissus sous-jacents dont la vie s'éteint par la longue compression du harnais trop petit, trop grand, mal fait, etc. De même chez nous la chaussure.

Lorsque le cor existe il faut y remédier au plus vite, réparer le collier, la sellette, pratiquer une chambre dans la renfonçure, tenir gras avec du saindoux, de l'onguent populeum, laisser mûrir et se détacher, ou extirper proprement lorsque la maturité est proche. C'est une erreur et une grande maladresse que d'arracher un cor jeune encore avec des tricoises comme le font quelques personnes.

Si le cor est profond, au cou, au dos, à moitié mûr, on fait un débridement latéral et disparaître par là l'entonnoir ou le puisard qui le renferme ; il faut bien enlever en disséquant tout ce qui est mort, résistant, dur sans trop faire saigner la plaie et sans laisser de parties malades qui se dessècheraient et remplaceraient le cor ; on panse ensuite comme dans le cas de plaie suivant la nature que présente cette dernière, c'est-à-dire suivant qu'elle est simple ou avec perte de substance ou suppurée.

L'intervention du vétérinaire est sans doute très utile ; mais celle d'un bourrelier bien entendu ne l'est pas moins, et si le concours de ce dernier n'a pas été réclamé avant que l'accident ne devienne plus inquiétant, force est bien de recourir à son aide quand il s'agit de guérir et d'utiliser l'animal. Faites pratiquer une chambre ou fontaine au harnais, bien en face du mal ; changez le harnais s'il est trop court, trop affaissé, trop grand, etc.; appliquez une bricole, et si le mal empire cessez de mettre au limon et accordez le repos et les soins nécessaires.

Coryza

Inflammation de la muqueuse nasale appelée aussi *catarrhe nasal* et vulgairement *rhume de cerveau*.

Le *coryza* est *simple* ou *gangréneux*.

Le premier est dû au refroidissement, d'où qu'il vienne.

On le traite en entretenant une bonne chaleur du corps et de l'écurie, en ne faisant faire à l'animal qu'un travail léger, en bouchonnant le corps après le moindre exercice; diète blanche, fumigations d'eau de mauve, de son, dont l'eau sert de boissons. S'il y a frissons ou sécheresse à la peau, donner des tisanes de bourrache, de fleurs pectorales, de fleurs de mauve avec miel et sirop de gomme. Il est quelquefois utile de pratiquer une légère saignée, d'administrer des lavements irritants avec le sel, l'émétique, le sulfate de soude, et de poser des sétons au poitrail.

Sur le front et la nuque on peut aussi, dans les cas de coryza intense, faire une friction de Baume Caustique qui remplit alors le rôle de vésicatoire. Nous recommanderons aussi les applications de moutarde pendant quatre ou cinq jours sur diverses surfaces, aux fesses, au plat de cuisses, etc., comme dérivatif.

Un moyen héroïque pour faire cesser la fièvre et la cause réelle de la gravité du mal, comme dans toutes les affections aiguës, consiste dans l'administration de granules Landrin d'aconitine, digitaline et vératrine; une ou plusieurs de ces substances à chaque fois, suivant l'intensité de la fièvre.

— Le *coryza gangréneux* se remarque chez le bœuf; il est presque toujours mortel. Il n'est pas épizootique, n'est pas non plus contagieux, mais il se montre en toute saison et principalement en été. Dès le début, l'animal est triste, la démarche est chancelante et la soif ardente, la peau sèche, le poil hérissé, le dos et la poitrine douloureux à la pression de la main; puis survient un abondant larmoiement, les paupières se gonflent, la membrane nasale s'engorge, la peau est brûlante et surtout les cornes et les oreilles, la respiration est difficile et le flanc retroussé; l'appétit diminue, puis disparaît; la rumination cesse; on voit l'animal porter sa tête comme si elle pesait d'un grand poids, il ne la remue qu'avec précaution et lenteur tant la douleur est vive à chaque mouvement qu'il fait: un jetage visqueux sort des narines et devient parfois tellement abondant que l'animal suffoque; les excréments sont durs et noirs, ordinairement coiffés, et les urines sont rares et épaisses. Tous les symptômes s'aggravent d'heure en heure, les frissons apparaissent et avec eux les soubresauts de tout le corps, l'humeur devient corrosive, la peau du mufle se gangrène et la membrane du nez se couvre de taches noires et livides, et l'animal meurt en proie à un épouvantable accablement. Rarement il meurt avant le quatrième jour, mais rarement il atteint le dixième.

Nous conseillons au début une saignée plus ou moins copieuse, selon la force des animaux ; on la pratiquera à la queue, à la jugulaire ou aux cornes dont on fera la résection. Faire des frictions très énergiques de Baume Caustique, à douze heures d'intervalle, deux et trois fois, sur le chanfrein et les faces de l'encolure, sur la colonne dorso-lombaire et sur les membres. Nous disons *frictions très énergiques* parce que le Baume Caustique aussi bien que les vésicatoires prend moins bien sur la peau du bœuf que sur celle du cheval, à cause de sa texture particulière ; elle est très dure, très serrée et le bulbe du poil excessivement fin, ce qui empêche l'absorption rapide comme cela a lieu chez le cheval. Faire des fumigations et des injections astringentes dans les narines avec 5 grammes d'alun ou de tannin dans 125 grammes d'eau ; appliquer des sinapismes aux cuisses.

A l'intérieur, on administre des tisanes de graine de lin, des infusions de sureau, sauge, menthe ou camomille dans lesquels on fait dissoudre 200 à 400 grammes de sulfate de soude, ou 20 à 40 grammes de nitrate de potasse, ou mieux encore du Sedlitz Landrin.

S'il y a des spasmes, donner des infusions de tilleul camphrées ou additionnées d'éther. On se trouvera surtout très bien de l'emploi des granules de sel de quinine, le salicylate en particulier.

Diète et boissons tempérantes. Quand le malade va mieux on peut lui donner une nourriture tonique, excitante, en petite quantité.

Cornage chronique

On désigne sous le nom de cornage ou sifflage, le bruit particulier que produit la respiration du cheval ; espèce de ronflement qui résulte de la vibration de l'air dans la trachée qui se trouve comme obstruée et rétrécie.

Nous n'entrerons pas dans la nomenclature des maladies très diverses qui peuvent occasionner cet état défectueux du cheval.

Nous dirons qu'il est incurable. Et si nous en parlons ici ce n'est que pour indiquer le traitement palliatif qui consiste à procurer à l'air un passage artificiel au moyen de l'opération nommée *trachéotomie.* On fait par incision avec le bistouri une petite ouverture à la trachée, vers le quart supérieur de sa longueur, et on y introduit un tube à trachéotomie en métal de la grosseur de la trachée dont on incise plusieurs cerceaux.

Cette opération n'a sa raison d'être que sur des chevaux dont le cornage est intense et gêne la respiration, car elle abrège les jours de l'animal en diminuant ses forces et après deux ou trois ans au plus l'imprévu amène un accident ou une complication qui entraîne la mort.

— Le cornage chronique est rangé parmi les cas rédhibitoires, et l'action en garantie s'intente dans les neuf jours de la vente.

Coup de pied

Rien d'aussi fréquent que la contusion, quelquefois meurtrière, désignée sous le nom de coup de pied. Ce sont des
chevaux qui se détachent la nuit dans l'écurie, d'autres qui
sont placés près de leurs semblables qu'ils ne connaissent
pas encore; dans d'autres cas les coups de pied volent au
travers des chevaux de la même attelée lorsque les animaux
sont restés un ou deux jours au repos; telle est l'origine des
coups de pied.

Celui-ci a la jambe enflée; cet autre est couvert de meur-
trissures, d'excorations; cet autre encore tient un des
membres postérieurs levé, souffre beaucoup, et à peine
voit-on trace de coup, il n'y a même pas plaie; un quatrième
présente au niveau du jarret, en dedans, une petite plaie
longue de trois centimètres d'où s'écoule en abondance un
liquide jaune, comme huileux; ce dernier bat du flanc, est
en écume, ne peut plus se tenir sur un membre de devant
qui flageolle et se balance.

Tous ces animaux ont reçu des coups de pied; les deux
premiers n'ont pas grand chose; le troisième a l'os fêlé, le
quatrième la jointure ouverte, le cinquième l'avant-bras
fracturé.

En dernier lieu, l'animal est perdu. Le quatrième est bien
malade; cependant le Baume Caustique appliqué largement
en frictions a chance de le guérir, et il se rend utile là où
on craint des complications; mais le cas est grave. Le troisième cas est le plus embarrassant, parce que tout le monde
ne croit pas au danger et que cependant la fracture est
menaçante et va se produire à l'instant où l'on s'y attendra
le moins. Dans les deux premiers cas, appliquer des douches
d'eau très froide, continues s'il est possible, ou faire des lo-

tions très fréquentes avec de l'eau froide, glacée même, chargée de sel ou additionnée d'extrait de saturne, et faire dans les vingt-quatre heures qui suivent l'accident deux frictions de Baume Caustique à douze heures d'intervalle, même s'il y a plaie. Le Baume Caustique agit dans ce cas à la façon du vésicatoire mais plus sûrement, plus rapidement et sans crainte de complication. Il substitue une inflammation factice à l'inflammation naturelle, et s'il doit survenir un abcès il en provoquera la maturité et en rendra la marche plus régulière et plus facilement dirigeable en agissant comme résolutif.

Le travail prématuré entraînerait la boiterie ; il faut laisser l'animal au repos pendant cinq ou six jours, quelquefois plus.

Coupe (Cheval qui se coupe)

Un cheval qui se coupe est celui qui se contusionne les boulets, en dedans, avec ses sabots, en trottant, soit ceux de devant, soit ceux de derrière, même les deux à la fois.

C'est un vilain défaut. Tant mieux s'il tient à la jeunesse ou à l'insuffisance de la nourriture, par conséquent à la faiblesse générale, à la gourme. Tant pis s'il est le résultat d'un défaut d'aplomb des membres.

Dans la première alternative, l'âge, l'exercice gradué, l'entraînement, le coffre à l'avoine, la bonne hygiène et par suite la santé parfaite feront disparaître le vice ; dans la seconde, la ferrure la plus habile le corrigera difficilement.

Dans les deux cas, appliquer la ferrure à la turque qui imprime à l'assiette du pied une obliquité de haut en bas et de dedans en dehors ; ou bien, et c'est encore le préférable, fer à la turque renversé, c'est-à-dire qui dispose les pieds de dehors en dedans, C'est le procédé de ferrure dit Moorcroft ; elle agit sur le sabot et le pied du cheval pendant le repos et produit un écartement de l'assiette qui entraîne aussi celui de la colonne du membre.

La guêtre est employée quand le vice est radical et que la ferrure n'y fait rien.

~~~~~~~~~~~~~~~~~~~~

Courbature

On dit d'un animal fatigué outre mesure qu'il est courbattu. Il ne peut plus mouvoir les membres qu'avec effort, les reins sont raides et douloureux à la pression, *les sabots sont à peine chauds*, l'animal est triste, abattu, nonchalant, a l'oreille basse, mange à peine, urine difficilement ou en abondance et trop clair, a la conjonctive pâle (*jaunette*), le pouls déprimé. S'il a éprouvé un chaud et froid il peut survenir une affection quelconque des voies respiratoires, mais alors aussi c'est cette dernière qui dominera bientôt et l'animal ne sera plus seulement courbattu, il aura une pneumonie insidieuse, pas franche, ou une pleurésie, etc.

Le traitement de la courbature proprement dite nécessite le repos absolu ; faire sur les reins et sur les quatre membres des frictions de vinaigre chaud additionné au besoin d'essence de térébenthine ; donner des barbottages à peine tièdes, régime blanc, couvertures, bonne litière et au moins quatre jours de repos à l'écurie.

S'il y a des complications, pratiquer la saignée, administrer des lavements et faire des frictions de Baume Caustique sur les parois thoraciques ; c'est certainement le traitement le plus expéditif. Si le cas est un peu grave, on fera bien d'avoir recours à l'aconitine, la digitaline et au sel de strychnine (sulfate ou hypophosphite), qui empêchent toujours la fièvre de se produire et pour éviter la fourbure souvent à craindre en pareille circonstance. Le Sedlitz Landrin sera donné matin et soir en dissolution dans le barbottage.

Courbe

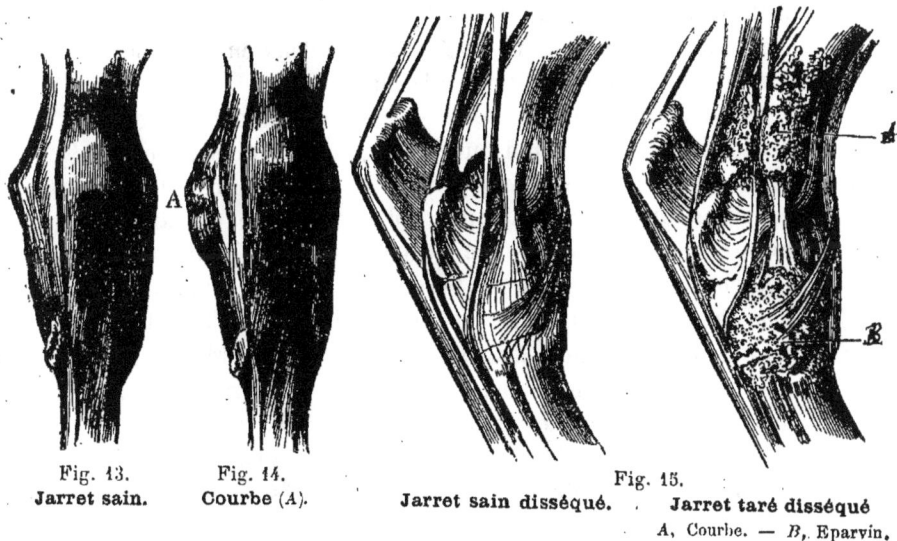

Fig. 13.
Jarret sain.

Fig. 14.
Courbe (A).

Fig. 15.

Jarret sain disséqué.   **Jarret taré disséqué**
A, Courbe. — B, Eparvin.

La courbe est une exostose qui se développe à la face interne du jarret du cheval, à l'endroit qui répond précisément au condyle interne du tibia ou os de la jambe. Elle est située au-dessus de l'éparvin. Sa forme est oblongue, plus étroite à sa partie supérieure et à son origine qu'à sa partie inférieure. Nous donnons ci-dessus le dessin d'un jarret sain et d'un jarret affecté de courbe (fig. 13 et 14), et les mêmes disséqués (fig. 15).

Comme toutes les exostoses, la courbe est occasionnée par des efforts violents ou des coups sur le jarret. Elle est d'autant plus difficile à guérir qu'elle se développe lentement et d'une manière presque insensible et qu'on n'y prend pas garde. Si l'on traitait cette affection dès que la boiterie paraît, on s'opposerait à son développement et surtout à l'induration, mais presque toujours le cheval peut faire son service et on ne songe à y porter remède que quand le mal est devenu à peu près incurable.

Au début, une ou deux frictions de Baume Caustique faites à vingt-quatre heures d'intervalle, assurent tout succès dans le traitement des boiteries occasionnées par la courbe. On peut même huit jours après la dernière recommencer le traitement et faire suivre les frictions de deux en deux jours d'applications ou imbibitions à la main.

Mais, malheureusement, il est assez rare qu'on se décide à attaquer la courbe au début; et comme elle tend à durcir et qu'elle devient le développement partiel de l'os, il faut renoncer souvent au traitement par le Baume Caustique, mettre de côté le bichromate de potasse, le sublimé, dont l'emploi ne fait souvent que perdre du temps, et recourir au *Fondant Gombault* qu'on emploie en frictions comme il est dit plus loin à l'article *Exostoses*. Cette excellente préparation, à la fois vésicante et fondante, produit des effets merveilleux dans tous les cas d'exostoses. (Voir cet article.)

Nous ne parlerons que pour mémoire de la périostotomie, opération essentiellement chirurgicale, très délicate, qui consiste dans la section du périoste des tumeurs osseuses. Nous ne conseillons pas d'y avoir recours, car elle présente bien des dangers et peut déterminer une inflammation très violente et laisser subsister un engorgement et une claudication plus prononcée qu'avant l'opération.

Couronné (Cheval couronné)

On dit qu'un cheval est couronné lorsqu'un ou deux genoux offrent des traces de cicatrices, indices de chutes fréquentes, et par conséquent de faiblesse des membres antérieurs. Le cheval couronné perd considérablement de sa valeur; on aura beau dire que c'est le résultat de la maladresse du conducteur, que c'est la suite d'un accident; méfiez-vous en général quand vous achetez un cheval couronné; il a tombé, il retombera.

Lorsque l'accident vient d'arriver, il est évident qu'il n'offre pas toujours le même degré de gravité au point de vue pathologique; ou bien la chute a eu lieu sur un pavé glissant, favorisée par la présence d'un rail de tramway, et l'animal en est quitte pour une simple contusion sans plaie; ou bien la chute s'est effectuée sur un macadam graveleux et les genoux sont excoriés, lacérés, en lambeaux. D'autres fois, après un premier faux-pas, l'animal qui a touché le sol légèrement retombe lourdement; ses reins déjà fatigués n'ont pu le retenir suffisamment, et alors les gaines tendineuses sont ouvertes, l'os est à découvert, la capsule articulaire elle-même est béante, le gravier est incrusté dans une plaie baveuse, saignante, déchiquetée, et l'animal est affreusement mutilé, bien compromis, perdu peut-être.

S'il y a simple contusion avec peu ou point de plaie, les lotions d'eau froide, astringentes, continuées pendant quatre à cinq jours, peuvent amener la guérison sans autres soins. Cependant nous conseillons de faire une friction de Baume Caustique sur tout le genou et un peu au delà. Ce mode de traitement est plus simple et plus expéditif.

S'il y a blessure plus profonde, perte de substance, de peau, il faut alors se préoccuper de conserver les poils et par

conséquent agir sur les follicules pileux. Le Baume Caustique
est dans ce cas un excellent adjuvant. On l'emploie en friction
tout autour de la plaie et en application sur la plaie même,
sans avoir crainte d'en user largement; le lendemain, nouvelle friction et nouvelle application. On immobilise ainsi
l'animal et on permet aux tissus de pouvoir facilement se
reconstituer; on provoque une exsudation dans le derme et
on solidifie ainsi la racine des poils. L'excitation produite
sur les follicules pileux active leur sécrétion et les force à se
régénérer dans le tissu cicatriciel. Après trois ou quatre jours
on panse avec l'onguent égyptiac, l'extrait de saturne étendu
d'eau ou le permanganate de potasse en solution. On obtient
ainsi, en huit ou dix jours, la cicatrisation et la guérison de
genoux bien endommagés.

Il est bien entendu que le poil ne peut repousser qu'à la
condition que l'épiderme ait été arraché sans que les bulbes
pileux soient atteints; car alors ces derniers étant détruits
les poils ne repoussent que partiellement, tantôt de couleur
différente, tantôt en sens inverse. Nous n'attribuons pas au
Baume Caustique, pas plus qu'à toute autre préparation, la
propriété de faire repousser les poils là où le bulbe a été
détruit.

Il n'est pas inutile de prendre la précaution d'attacher le
cheval, quatre à cinq jours, à une corde partant des piliers
de la stalle, la croupe tournée du côté de la mangeoire, de
façon à ce que, pendant l'action du Baume, il ne se blesse
pas davantage en se frappant le genou. On ne le met au
râtelier que le temps nécessaire pour les repas et on doit l'y
surveiller.

— Si la gaine tendineuse est perforée, faire une friction
énergique de Baume Caustique pour immobiliser la jointure,
l'animal fixé au râtelier, ce qui est préférable, et attendre la
chute des croûtes après laquelle la plaie sera en bonne voie
de guérison et ne réclamera plus que les solutions ci-dessus
d'extrait de saturne ou de permanganate de potasse, ou bien
encore les lotions à l'Eau de Goulard.

— S'il y a ouverture articulaire bien reconnue, le cas

devient très inquiétant ; il faut s'inspirer, pour organiser le mode de traitement, des conditions dans lesquelles on se trouve.

En effet, deux moyens sont en présence. L'irrigation continue pendant dix, douze, quinze jours, mérite beaucoup de confiance, mais à la condition expresse qu'elle soit réellement continue pendant tout le temps nécessaire, ce qui n'est pas toujours commode. A défaut de réfrigérants, il n'y a plus qu'à recourir à l'autre moyen tout opposé, aux vésicants ; on en fait une application très étendue, circulairement, suivie de compresses de ouate imbibée d'onguent égyptiac. Fixer l'animal avec soin, le soutenir au besoin avec intelligence, le saigner même et le mettre à un régime blanc.

Les applications de Baume Caustique ont la propriété d'arrêter la forte secrétion de synovie qu'elles coagulent, et en provoquant une large inflammation produisent une compression nécessaire dans le but de fermer la plaie. Le Baume Caustique doit être préféré à l'onguent vésicatoire qui tare neuf fois sur dix.

Si après quinze ou vingt jours l'animal n'est pas mieux, il est perdu ; il y a arthrite suppurée avec décortication ostéose, inflammation circonvoisine, abcès sous-cutanés et articulaires, ankylose ; et avant que toutes ces complications aient eu le temps de se produire, le plus ordinairement le cheval est atteint de fièvre purulente entraînant la consomption, le marasme et la mort.

Nous avons vu sans doute certains chevaux échapper à cette terminaison fatale après en avoir été bien près ; mais on recule parfois devant les soins assidus et continus et les dépenses que nécessite leur état, en songeant qu'après guérison peu probable ils ne sont guère propres à aucun service.

Crampes

On nomme ainsi une concentration involontaire accompagnée d'engourdissement des muscles et d'un gonflement dur et douloureux.

Elle attaque principalement le jarret, surtout chez les chevaux en gourme et les vaches en état de gestation. On l'observe souvent en Bretagne sur les poulains.

Le membre affecté est raide, l'animal traine la jambe ; après un léger exercice, la crampe [disparait pour revenir ensuite.

Cette affection est peu grave.

Le traitement consiste à faire souvent des frictions sèches, à rebrousse poil, avec un bouchon de paille, à donner une abondante litière, à éloigner des murs, stalle ou corps durs et résistants qui peuvent toucher la partie malade. On peut aussi faire plier le jarret en levant le pied comme si on voulait le ferrer.

Si la crampe persiste, faire sur la cuisse et le grasset des frictions d'eau-de-vie camphrée ou d'essence de térébenthine et mieux encore de Baume Caustique.

Crapaud

Affection rebelle du sabot du cheval, consistant dans une altération de la sécrétion des organes kératogènes ou sécréteurs de la corne.

Autrefois, le crapaud était considéré comme un ulcère; c'était le cancer du pied. Adoptant, en tous points, les idées de M. Mégnin sur la nature du crapaud, nous classerons cette maladie dans les affections parasitaires. Nous avons eu très souvent l'occasion d'étudier, au microscope, la raclure de fics de crapaud, et nous avons pu nous convaincre de l'exactitude de l'opinion développée et soutenue par notre confrère, dans son mémoire fort remarquable sur cette maladie. Nous avons pu nous assurer aussi que les résultats d'un traitement phytocide ont toujours été heureux.

Le crapaud, que Chabert avait qualifié d'*opprobre de la médecine vétérinaire*, est une affection dont l'étiologie et la nature ont donné le jour aux idées les plus opposées. Le nom qu'on lui a toujours conservé en est une véritable preuve. Bien que cette appellation ne soit ni rationnelle ni scientifique, nous la conserverons parce qu'elle est universellement répandue.

Solleysel l'appelait le *fic*; ce nom lui fut conservé par Garsault; ces deux auteurs le considéraient comme le résultat d'un tempérament vicié; selon eux, il est causé par une humeur qui s'échappe des nerfs (*sic*).

La Guérinière croit que c'est un cancer.

Lafore attribue cette affection à l'âcreté de la lymphe nourricière.

Bourgelat dit que c'est une excroissance fongueuse devenant ulcère chancreux.

Chabert, Huzart, Girard et beaucoup de leurs contemporains adoptent cette idée.

Mercier d'Evreux prétend que le crapaud est le résultat d'une inflammation chronique de l'appareil sécréteur du pied et lui donne le nom de *podoparenchydermite chronique*.

Pour Percival, c'est le résultat d'une sécrétion des tissus sécréteurs du pied, qui produisent une substance morbide qu'il appelle *fongus*.

M. Fischer émet l'idée que le crapaud est une affection constitutionnelle; cette idée est partagée et reproduite par Anginiard fils.

Plasse croit que le crapaud est analogue à la maladie désignée sous le nom d'eaux aux jambes; ces deux maladies seraient produites par un défaut de nutrition de la corne, pour la première, et des poils pour la seconde.

Enfin M. H. Bouley établit, dans un remarquable et savant travail, que : « Il n'y a dans le crapaud aucune altération essentielle de la trame des tissus sous cornés, aucune transformation de leur substance, aucun dépôt de molécules hétéromorphes dans leurs interstices; il n'y a primitivement qu'une altération de leur sécrétion, qui se complique, à une certaine époque, d'une hypertrophie morbide des processus villeux dont leur surface est normalement recouverte. » Le savant Inspecteur des Ecoles Vétérinaires ne voit dans le crapaud qu'une dartre du pied.

Pour les motifs que nous avons donnés plus haut, nous sommes complètement de l'avis de M. Mégnin. M. Henri Bouley a raison de considérer le crapaud comme une dartre, mais avec M. Mégnin nous pensons que c'est une *dartre parasitaire*. Le parasite, cause de la maladie, est un cryptogame, de la famille des oïdées, de l'ordre des arthrosporées; M. Mégnin proposerait de l'appeler *kéraphyton*, s'il ne pensait pas que ce champignon est le même que celui des eaux aux jambes. Il lui réserve, pour ce motif, le nom d'*oïdium batracosis*.

L'ordre des arthrosporées est caractérisé par un *micellium* floconneux, des tubes réceptaculaires contenant des sporules sphériques, ayant à leur complet développement environ 0^m003 de diamètre.

Si l'on veut, dans les études microscopiques, pouvoir constater l'existence du champignon du crapaud, il faut prendre certaines précautions. Nous allons répéter ce que M. Mégnin a écrit à ce sujet :

« Les cellules filamenteuses sont d'une extrême fugacité ; elles se fondent, se décomposent avec une telle rapidité qu'une pièce morte depuis trois heures n'en présente plus de traces. Ce phénomène donne la raison de deux faits :

« 1° La progression des sporules dans les tissus ;

« 2° L'abondante sécrétion ammoniacale du crapaud.

« En effet, les sporules qui se forment et murissent dans les tubes filiformes du champignon sont portés par ceux-ci dans les tissus ou entre les villosités encore saines ; la mort de ces tubes leur laissant la liberté, elles germent et donnent naissance à de nouveaux sujets. La rapide décomposition de ces tubes, de nature azotée comme tous les champignons, fournit les produits ammoniacaux si abondants qui viennent dissoudre les cellules épidermiques presque au fur et à mesure de leur formation. Ainsi se trouve expliqué ce phénomène étrange d'un écoulement putride émanant de parties non mortifiées, où la vie, au contraire, est très exagérée. La présence de ce liquide irritant ainsi que de ce lacis vivant, non moins irritant, dans la matrice de la corne, n'explique-t-elle pas aussi, d'abord le décollement de la corne, ensuite l'exacerbation de la fonction sécrétoire et végétative de cette matrice, qui, continuellement irritée, agacée, s'hypertrophie, se révolte contre cette robe de Nessus qui l'étreint, qui la brûle ? L'antagonisme continuel des forces réparatrices de la vie et des causes sans cesse renaissantes du mal, donne la clé de la ténacité du crapaud et des déboires qu'on a si longtemps et si souvent essuyés en cherchant à le combattre. »

Le crapaud débute à la fourchette pour s'étendre de là aux talons et vers le devant du sabot. Cette affection consiste dans un suintement séreux, fétide, puis jaunâtre, qui s'effectue à la surface des tissus sous-cornés, dans la fourchette, soulève la corne et la détache en l'isolant. On voit se développer des végétations charnues sécrétant une corne fluide, mollasse, à odeur repoussante et qui, isolées les unes des autres, forment comme des fics ou pinceaux grossiers, dont le dessous du pied est hérissé. Bientôt les lacunes latérales se trouvent envahies, puis les talons se décollent et s'élargissent, le pied saigne au moindre contact, l'animal boite, surtout sur les cailloux.

Il est difficile d'observer au début les symptômes du crapaud, car il est lent dans sa marche et ne met en jeu qu'à la longue la sensibilité des parties. Dès qu'on le soupçonne, si

on examine le pied levé on perçoit une odeur nauséabonde
qui vous met immédiatement en garde.

Le mal est susceptible d'aller d'un sabot à l'autre ; il guérit
à l'un, reprend à l'autre ; attaque plus souvent les pieds de
derrière que ceux de devant. Il peut ainsi durer fort longtemps
et lasser la patience du praticien et du propriétaire.

Nous avons vu en Belgique des chevaux atteints de crapaud
et parfaitement utilisables au moyen de ferrure appropriée ;
mais l'affection ne laisse pas que d'être très préjudiciable à la
valeur et au service de l'animal.

Traitement. — L'existence du cryptogame étant reconnue
et admise comme cause pathogénique de la maladie, la thérapeutique de cette affection est toute tracée.

Inutile de dire qu'il faut renoncer à tous les procédés chirurgicaux et aux caustiques proprement dits, si souvent
recommandés pour obtenir la guérison.

M. Henri Bouley a accoutumé les vétérinaires à modifier
leur opinion sur ce point médical. Voici du reste comment,
dans son travail, il indique le but que l'on doit avoir en vue
dans le traitement de cette dégoûtante maladie : « L'art doit
se proposer pour but principal dans le traitement du crapaud
de restituer, autant que possible, aux tissus malades leurs
propriétés physiques et physiologiques, et non pas, comme le
font la plupart des méthodes les plus en usage, de leur substituer, *par une action destructive profonde*, des tissus de nouvelle formation qui n'en sont, pour ainsi dire, qu'une imitation imparfaite. Détruire, dans le crapaud, c'est dépasser le
but, c'est aller beaucoup au delà des exigences du mal.
Pourquoi cette destruction en effet ? La transformation squir-
rheuse qu'on se propose de faire disparaître n'a jamais existé.
Les fics ne sont pas des végétations fibreuses radiculées, ce
sont des processus villeux, des tissus hypertrophiés par l'inflammation. La sécrétion cornée, loin d'être suspendue, est
au contraire plus abondante que jamais. L'organe kératogène
existe donc encore avec les constructions normales de sa
structure, altéré seulement, perverti dans sa fonction. Le but

à atteindre est de ramener sa fonction à l'état normal, en respectant autant que possible la structure des parties qui en sont chargées. » C'est en s'appuyant sur ce qui précède que M. H. Bouley recommande l'emploi des substances pyrogénées (goudron, huile de cade, essence de pétrole), qui ont donné des succès à M. Reynal.

M. Martin, ex-vétérinaire militaire et de la compagnie du chemin de fer de Lyon, a obtenu un certain nombre de guérisons par l'application de suie de cheminée.

M. Poncet a réussi, dans un cas grave de crapaud, par l'emploi du sulfure de calcium. Il n'est pas étonnant que ces médicaments aient donné de bons résultats dans le traitement de cette maladie; il est certain que toutes ces substances possèdent des propriétés antiparasitaires plus ou moins accusées. Cela ne fait que confirmer notre façon de voir sur la nature du crapaud.

Les succès signalés par M. Mégnin, à la suite de l'emploi du perchlorure de fer et ceux qu'ont obtenus beaucoup de vétérinaires, en substituant l'acide phénique à cette substance, notamment le cas très intéressant qui a été communiqué par M. Guerrapain, donnent encore plus de poids à l'opinion de M. Mégnin.

On ne peut nier en effet les propriétés antiparasitaires du perchlorure de fer et de l'acide phénique.

— Nous avons tenu à faire connaître, sans parti-pris, divers modes de traitement employés. Il y en a encore bien d'autres. Chacun a sa méthode, possède la meilleure : et en vérité la meilleure est peut-être celle qui s'appuie fortement sur l'expérience, l'intelligence, l'exactitude et surtout la persévérance invincible de celui qui l'applique.

Il nous paraît donc juste de venir à notre tour donner le résultat de notre longue expérience, et nous avons plaisir à divulguer ici le traitement qui nous a le plus souvent réussi.

En mettant dans un vase en grès 325 grammes de Baume Caustique et en y ajoutant à plusieurs reprises 175 grammes d'acide sulfurique, on obtient après refroidissement une pom-

made semi-fluide de laquelle nous avons tiré d'excellents
résultats pour la guérison du crapaud. Cette préparation modifie singulièrement la sécrétion cornée et a l'immense avantage d'être en même temps un puissant anti-parasitaire. Nous
y avons combiné la compression et l'emploi de la Liqueur de
Villate : une bonne étoupade imprégnée de cette pommade et
laissée en contact immédiat avec la plaie pendant deux jours
et renouvelée ensuite pendant deux autres jours, change complètement son aspect et produit l'effacement des bourgeons. Il
faut préalablement bien parer le pied à plat, même jusqu'à la
rosée, ajuster un fer à dessolure léger et dégagé avec un peu
d'ajusture et de longues branches pour la facilité du pansement. On enlève toute la portion de corne soulevée ou déta-
chée en coupant même un peu au delà de la désunion et en
faisant l'ablation des parties filandreuses, fongueuses et sans
vie. Puis, avec des clous à lame délicate on attache le fer; on
couvre toute la surface de la plaie avec de l'étoupe imprégnée
du mélange ci-dessus indiqué, sur le côté de la fourchette et
sur les parties vives, et l'on remplit tous les vides du pied
avec des étoupes douces, parfaitement unies et bien graduées
et rangées de manière à établir une pression la plus uniforme
possible. C'est là un point essentiel si on veut éviter les tubercules rouges, cerises, fistules qui résulteraient de compressions
partielles, inégales ou trop fortes. On fixe ensuite l'étoupade
au moyen d'éclisses en bois dont une plus longue, un peu
plus forte, sert de traverse.

La suppuration commence dès le second jour. On lève l'appareil et la plaie se trouve enduite d'une matière puriforme
que l'on éponge doucement avec un peu d'étoupes sèches. On
renouvelle alors le même pansement. Rarement on est obligé
d'en faire un troisième avec ce mélange; mais il faut les continuer avec le Baume Caustique pur, tous les deux jours, jusqu'à l'effacement des bourgeons.

Lorsque la plaie est nivelée, la Liqueur de Villate sert à
achever le traitement.

Ce traitement est nécessairement long et exige de la persévérance, beaucoup de soins et quelques précautions hygié-

niques. Il ne peut devenir efficace qu'autant qu'il est méthodiquement suivi, que les compressions sont légères et uni-
formes, et que le pied est soustrait à toutes les causes
maladives, à l'humidité de l'urine et du fumier surtout. Nous
recommanderons à l'intérieur l'acide arsénieux, 1 gramme par
jour, le matin, dans du son frisé, pendant quinze jours, trois
semaines. Si le sujet est débilité, lui faire prendre chaque
matin, pendant dix à quinze jours, un électuaire composé
comme suit :

Carbonate de fer.	64 grammes.
Poudre de gentiane	32 —
Farine de froment.	120 —
Miel	quantité suffisante.

Cette dose est pour faire quatre à cinq électuaires.

Donner une nourriture modérée et de bonne qualité.

La promenade dans les beaux jours et autant que possible
sur un terrain doux ou dans une prairie ne peut qu'être avan-
tageuse dès que le mieux commence.

Les granules d'iodoforme, de proto-iodure de fer, d'iodure
de soufre sont aussi de puissants auxiliaires internes.

Crapaudine

La *crapaudine* ou *mal d'âne* est une altération de l'organe
sécréteur de la corne à l'origine de la muraille au-dessus de
la réunion de l'ongle avec la peau ; en un mot c'est une affection qui résulte d'un vice de sécrétion du bourrelet.

Il ne faut pas la confondre avec les atteintes que le cheval
se donne sur la couronne avec les crampons de ses fers.

La corne, près de la couronne, se dessèche, se fendille et

ne suit pas l'avalure normale ; le bourrelet se boursoufle, les poils qui le recouvrent se hérissent et la compression que détermine l'amas d'une corne de mauvaise nature donne naissance à un suintement sanguinolent, séreux, le tout accompagné d'une vive sensibilité et de boiterie aiguë ; le sabot, au lieu d'être lisse et poli, est rugueux, creusé de petits sillons transversaux et le font ressembler, comme le dit M. H. Bouley, à l'écorce rugueuse d'un vieil arbre.

C'est une affection tenace, assez comparable au crapaud, très sujette à récidive, et qui attaque particulièrement les ânes, les mulets et les chevaux nerveux, irritables. Son siège est ordinairement à la pince et à la mamelle, rarement aux quartiers.

Le traitement consiste à amincir la corne au-dessous du bourrelet, assez profondément et en demi-lune, en pince, jusqu'à la rosée, à cautériser le bourrelet avec un mélange de goudron et d'acide azotique ou d'eau de Rabel et à frictionner le bourrelet avec le Baume Caustique à plusieurs reprises. Le Baume détermine une sécrétion nouvelle de corne de bonne nature, et l'avalure a lieu naturellement. Tenir toujours le pied bien gras après le traitement.

Le mieux se produit infailliblement et l'animal reprend son service après quelques jours de repos.

Six mois, un an se passent et la crapaudine reparaît. Il va sans dire que, si elle est négligée, elle peut donner lieu à des complications graves, au furoncle cutané, tendineux, etc.

Mais c'est chez l'âne qu'existe le véritable type de la crapaudine ; et comme cet excellent et modeste serviteur n'est pas souvent l'objet d'une grande sollicitude et qu'il travaille moins que le cheval, il en résulte une déformation extraordinaire et lente du sabot, la paroi offre en pince et dans toute sa hauteur une surface raboteuse sillonnée de stries transversales profondes et disposées en étages, et acquiert en même temps une épaisseur considérable.

Crevasses

Maladie de la peau occupant généralement le pli des articulations, soit aux genoux, aux jarrets, soit aux paturons et
aux pieds de derrière plutôt qu'à ceux de devant. Elles ont
l'apparence de fentes transversales suintant un liquide
séreux, roussâtre, quelquefois grisâtre et odorant, presque
purulent.

C'est une variété des maladies herpétiques qui se manifeste
à l'automne ou au printemps, susceptible de récidive malgré
la guérison momentanément complète.

Les crevasses ne sont pas absolument graves et ne peuvent
empêcher l'achat d'un cheval bon du reste.

Les chevaux qui y sont exposés sont ceux qui travaillent
sur des terrains rocailleux, dans des boues âcres, dont les
pieds reposent sur des fumiers épais et chargés d'urine, et
principalement aussi les chevaux lymphatiques.

Il ne faut pas confondre les crevasses avec la prise de longe
qui est tout accidentelle et qui s'en distingue par la trace
évidente de la cause qui l'a fait naître.

Le traitement le plus simple des crevasses consiste dans
l'emploi d'eau fraîche saturnée ; au besoin, s'il y a beaucoup
d'inflammation, appliquer des cataplasmes de farine de lin,
arrosés d'eau blanche ou d'eau de Goulard.

Il ne faut pas tondre de trop près les crins ; rien que cette
opération développe les crevasses par suite des picotements
du poil dans le jeu des mouvements, surtout dans les temps
de pluie, de boue, de neige. Donner des soins de propreté, de
bonnes litières et repos au besoin.

Dans les cas rebelles, faire une onction d'huile d'olives
additionnée de moitié de Baume Caustique, ce qui a pour but
de changer le mode d'état de la peau et de faire naître une

production épidermique parfaitement saine qui se substitue aux crevasses.

On peut, si l'on veut, ne pas interrompre le travail, mettre une guêtre afin d'éviter l'action irritante de la boue.

Cystite

Inflammation de la vessie, souvent liée à l'hématurie et occasionnée par l'usage d'aliments de mauvaise nature, plantes âcres, fourrages rouillés, poudreux, etc. Elle se distingue par des coliques sourdes et l'envie fréquente d'uriner. L'animal agite la queue, se campe, fait de violents efforts pour ne rendre qu'une petite quantité d'urine rougeâtre.

Il est de toute nécessité de fouiller le rectum et de se rendre compte de l'état des organes urinaires. C'est par la palpation de la vessie qu'on reconnaît le véritable siège du mal. Lorsqu'il y a cystite, la vessie est douloureuse, l'animal fuit la pression de la main, se défend ; il n'y a rien ailleurs, on est vite fixé.

Appliquer des cataplasmes émollients tièdes sur les reins : administrer des demi-lavements à l'eau de mauve, de son, de graine de lin, et des boissons mucilagineuses. Il serait souvent très sage de recourir de suite à l'administration de l'hyosciamine, de l'atropine, de la cicutine et du chlorhydrate de morphine (granules Landrin) sans négliger le Sedlitz Landrin.

Voilà le traitement simple. Dans les cas où plusieurs complications peuvent avoir lieu, inflammation très intense, impossibilité d'uriner, menace de rupture ou de gangrène, calculs, etc., il faut mettre en vigueur tous les moyens chirurgicaux indiqués : saignée, sondages, lithotritie, etc. Nous ne nous étendrons pas d'avantage sur l'histoire de ces complications qui ne peut être bien étudiée que dans des ouvrages spéciaux.

Nous n'avons voulu parler que de la cystite simple à laquelle suffisent généralement les moyens indiqués ci-dessus.

Dartres

Terme par lequel on désigne communément toutes les maladies de la peau se manifestant sous forme de plaques arrondies, de la largeur d'une pièce de cinquante centimes, de la main et plus encore, tantôt présentant une surface rugueuse, tantôt accompagnée de suintement visqueux avec ou sans odeur, mais dans tous les cas s'accompagnant de démangeaisons plus ou moins vives.

On a toujours pensé que les dartres avaient leur cause dans le sang. C'est une vieille croyance; il y a du vrai.

Depuis les travaux remarquables des dermatologistes la lumière s'est faite sur la nature de ce qu'on appelle dartres ; des distinctions évidentes, basées sur l'étude microscopique, ont été établies et au mot générique et banal on a heureusement substitué des termes exacts déterminant des états pathologiques de la peau, d'apparence similaire, mais de nature toute différente. C'est ainsi qu'on a pu rattacher l'existence de certaines dartres à la présence d'organismes végétaux (trichophyton et achorion); champignons qui donnent naissance à des dartres parasitaires et qui ne se présentent pas dans l'herpès vésiculeux par exemple ou l'eczéma rhumatismal. On distingue le *phtiriasis*, le *psoriasis*, le *prurigo*, le *lichen*, les *eczémas*, l'*impetigo* qui caractérisent les diverses maladies de la peau.

Quoiqu'il en soit, la dartre, l'eczéma, l'herpès et toutes les variétés se reconnaissent sur la peau des animaux qui en sont atteints à la présence de surfaces dépilées, rugueuses au toucher, d'où parfois suinte un liquide visqueux et tantôt se détachent des croûtes grisâtres; quelquefois aussi la peau est très entamée et survient un véritable ulcère qui est la dartre rongeante.

Nous n'indiquerons ici qu'un traitement pouvant s'appliquer à la généralité des cas. Il faut savonner, nettoyer la peau malade et badigeonner avec de la glycérine à laquelle on ajoute un tiers de teinture d'iode. Nous passons avec intention sur tous les autres moyens préconisés pour arriver d'emblée au traitement iodé qui est le plus expéditif. Faire prendre à l'intérieur l'arséniate de soude, l'iodoforme, l'iodure d'arsenic, l'iodure de soufre, l'arséniate d'antimoine, l'acide arsénieux. (Les meilleures préparations à cause de leur dosage et de leur solubilité sont les granules Landrin.)

Lorsque la dartre est due à un parasite, il faut d'abord le lfaire périr par des applications vésicantes, et le Baume Caustique employé pur est de tous les agents le plus commode le plus facile à employer et le plus actif. Après quoi on nettoie la région, on fait des lotions sulfureuses ou alcalines ou bien encore des applications de coaltar saponiné ou de préparations phéniquées. Nous conseillons une grande prudence avec ces dernières. Les applications de perchlorure de fer, de pommade d'Helmérick et à l'intérieur les granules Landrin de sulfure de calcium sont aussi bien indiqués.

Démangeaison

Appelée aussi *prurit*, la démangeaison est le nom que l'on donne à une sensation incommode qui tourmente l'animal et le porte à se gratter. Elle choisit ordinairement chez les chevaux la tête, le cou, les cuisses et la queue.

Ce n'est pas une maladie, mais un symptôme essentiel de certaines maladies de la peau, tels que gale, dartres ; un précurseur des maladies vermineuses, une conséquence forcée de la cicatrisation des plaies et des ulcères ; ou bien encore l'indice du défaut de soins et de propreté quand elle se manifeste à la queue et y est occasionnée par les poils qui poussent à rebours.

La partie atteinte de démangeaison est en général couverte d'une espèce de poussière blanchâtre, sous forme d'écailles.

Le seul remède à employer consiste en lotions tièdes et en soins de propreté ; panser fréquemment et avec soin, et donner un régime rafraîchissant, de l'herbe fraîche.

Quant à la démangeaison qui se produit au tronçon de la queue, il suffit pour en éteindre les effets d'arracher les faux crins qui s'y sont développés et de tamponner ou brosser légèrement avec une brosse trempée dans un mélange d'une partie d'essence de térébenthine et deux parties d'eau.

Délivrance

On nomme ainsi l'action de délivrer les femelles domestiques lorsque, après le part et dans un délai de un à quatre jours, la délivrance ne s'est pas effectuée naturellement, c'est-à-dire lorsque l'expulsion du *délivre* ou *arrière-faix* de l'enveloppe et des organes qui ont servi au fœtus n'a pas pu se produire.

Cette opération s'applique aux grandes femelles de la race bovine ; elle est simple et n'exige que de l'habitude, des précautions ; elle ne compromet en rien l'existence de la bête ni l'intégrité de l'organe utérin. On la fait souvent avec la main qu'on introduit imprégnée d'huile jusque dans le fond de la matrice où l'on détache toutes les parties adhérentes du placenta. Il serait téméraire de délivrer trop hâtivement et de vouloir débarrasser la bête malgré la trop grande fixité du délivre ; dans ce cas il vaut mieux remettre au lendemain.

Le deuxième ou troisième jour après le vêlage est le moment favorable; passé le quatrième jour généralement les passages se referment et vous ne pouvez plus pénétrer dans l'utérus.

L'ancienne coutume de suspendre un poids à la partie de délivre pendant hors de la vulve a l'inconvénient d'empêcher la bête d'uriner et de l'inquiéter; il vaut mieux y exercer une légère traction, lente et continue pendant quelque temps.

Lorsque, par une raison quelconque, il est reconnu impossible de procéder à la délivrance à la main, il est préférable de laisser les choses en l'état et de soigner l'animal s'il est malade, lui prescrire des cataplasmes émollients tièdes en permanence sur les reins, des demi-lavements (qui ne tarissent pas le lait) et régime blanc ; il y a métrite. S'il n'est pas malade, attendez une dizaine de jours. Pendant ce temps la nature peut agir ; les contractions de la matrice peuvent provoquer l'expulsion. Mais le dixième jour n'hésitez plus à administrer un breuvage utérin, teinture de Sabine, seigle ergoté, dans une infusion vineuse aromatique. Nous recommandons aussi le procédé suivant : baies de laurier, 120 grammes ; anis, 60 grammes ; bi-carbonate de soude, 120 grammes ; faites infuser dans quatre litres d'eau et administrez-en deux ou trois fois. On obtient généralement la délivrance au bout de vingt-quatre heures et on évite ainsi l'opération à la main que les propriétaires redoutent toujours et qui souvent n'est pas sans inconvénients pour le vétérinaire.

Il est bien rare d'être forcé d'intervenir si l'on a à l'avance fait prendre des granules Landrin d'ergotine, que l'on associe souvent à ceux de sulfate de quinine et à un sel de strychnine pour empêcher la fièvre et relever les forces vitales.

Nous ne sommes pas partisans des injections utérines de quelque nature qu'elles soient, contrairement à ce qui est recommandé, si ce n'est cependant celle d'hydrate de choral et de borax qui préviennent si bien les phénomènes d'infection et de fièvre puerpérale.

A la suite de la non-délivrance, il peut survenir de nombreuses complications : métrite, métro-péritonite (grave et souvent mortelle), infection purulente (qui empoisonne l'animal), paraplégie, tétanos, trismus, leucorrhée, arthrites, maladies de poitrine.

On ne saurait donc prendre trop de précautions et de soins pour activer la délivrance.

M. Hückel, pharmacien à Héricourt (Haute-Saône), est l'inventeur d'une *Poudre obstétricale* qui facilite et active la délivrance et nettoie en vingt-quatre heures. Nous en conseillons l'usage avant de recourir au mode opératoire.

Dentition

Éruption des dents en dehors de leur alvéole. Travail du jeune âge et qui s'accomplit naturellement, sans dérangement de la santé lorsque l'animal est livré à lui-même, est en liberté et qu'il n'est pas exposé déjà à de rudes travaux.

Evidemment, le travail de la dentition (et nous ne nous occupons ici que de celui qui s'opère de deux à cinq ans chez le cheval et le bœuf, de quatre à sept mois chez les carnivores) ne peut faire autrement que de provoquer chez le jeune sujet une sur-activité fonctionne'le du côté des gencives, de la tête et du cerveau avec retentissement sur de grandes fonctions individuelles. C'est surtout sous l'influence d'un travail trop précoce chez les grands animaux, et des excitations de régime chez les petits, que la dentition devient pénible, maladive, quelquefois même mortelle. Alors apparaissent chez le cheval les angines, le gonflement des parotides, l'irritation des bronches, les abcès, les pneumonies, les entérites ; et chez le chien des phénomènes cérébraux, nerveux, particulièrement méningite ou chorée.

Pour prévenir ces graves complications, que faudrait-il donc ? Un peu de bienveillance et de soins ; moins nourrir, moins forcer, moins exciter les animaux, faire la part de la jeunesse et amener sagement le passage de l'adolescence à l'âge adulte. C'est généralement pendant l'hiver qui précède l'âge de trois ans que s'opère le travail important de la dentition ; il y a douze dents à transformer, les quatre pinces et huit molaires. Il faut donc bien ménager, bien soigner le cheval à cette période critique et lui donner des aliments de facile mastication. A trois ans et demi ou quatre ans commence la sortie des crochets ; de quatre ans et demi à cinq ans a lieu le renouvellement des coins ; là encore il y a des précautions à prendre et des accidents à redouter.

Nous recommandons les soins de propreté et de régime dès qu'on s'aperçoit que le cheval est en travail de dentition ; donner des boissons blanches, faire des gargarismes avec eau miellée, vinaigrée, borax, alun ; herbe fraîche en saison, boissons adoucies, bonne température à l'écurie. Eviter les courants d'air et les refroidissements. On a souvent besoin de pratiquer la saignée au palais ou la moucheture des gencives, et aussi d'extraire les dents caduques.

Diarrhée

La diarrhée n'est le plus souvent qu'un symptôme de maladie de l'intestin caractérisée par des évacuations fréquentes sous formes liquide, bilieuse, puriforme ou séreuse.

On la voit survenir dans l'entérite, dans l'indigestion, dans les cas d'embarras intestinal, d'affections vermineuses, etc. Elle se montre aussi très fréquemment dans certaines maladies générales, telles que la fièvre aphtheuse (cocotte), affections éruptives, maladies charbonneuses, typhoïdes, etc.

Dans la période aiguë, il faut administrer de l'eau de son et de farine d'orge, des breuvages composés d'une décoction de racine de guimauve, graine de lin ou bien de riz avec des têtes de pavots, surtout s'il y a des coliques. Les semences de coing macérées produisent aussi de bons effets. On ne doit pratiquer la saignée que s'il a fièvre intense.

Chez les ruminants on donne des breuvages de vin dans lesquels on bat des jaunes d'œufs et de la thériaque. Les granules d'acide tannique et de sous-nitrate de bismuth sont excellents aussi dans les cas de diarrhée ; on les administre après avoir fait le lavage intestinal avec le Sedlitz Landrin dissous dans l'eau des boissons.

Donner peu d'aliments et qu'ils soient de facile digestion.

— Chez les jeunes animaux à la mamelle, la diarrhée s'observe très fréquemment. Chez les poulains on peut avoir recours au tartro-borate de potasse ou à la crème de tartre soluble à la dose de 40 à 60 grammes.

On fait prendre aux veaux deux ou trois lavements par jour d'eau de riz et de têtes de pavots. Le plus ordinairement la diarrhée se manifeste chez les veaux de trois semaines. A cet âge on leur fait prendre dans la journée une dose de 10 grammes de laudanum dans un litre d'eau, qu'on administre en quatre ou cinq fois. Suivant l'âge la dose peut varier de 10 à 20 grammes.

Chez les agneaux, la crème de tartre donne de bons résultats, 20 à 30 grammes par tête.

Changer le régime de la mère pour modifier l'altération du lait qui est presque toujours la cause de la diarrhée des jeunes animaux.

Dosimétrie

La dosimétrie est une doctrine nouvelle apportant dans l'art de guérir un judicieux perfectionnement. Nous pensons qu'elle est appelée à rendre de grands services aux éleveurs et propriétaires d'animaux domestiques ; et c'est pourquoi nous nous faisons un plaisir d'indiquer, après le traitement ordinaire, le traitement dosimétrique dans un grand nombre de maladies où nous avons été à même de juger ses excellents effets.

La thérapeutique dosimétrique a pour base l'emploi des médicaments simples : alcaloïdes, principes immédiats des végétaux et substances actives tirées du règne minéral, à doses mathématiquement définies, d'après des règles particulières, constituant la méthode dosimétrique.

Bien que nous n'ayons pas l'intention de nous étendre ici sur ce qui a été souvent dit et écrit par M. le professeur Burggraeve, l'auteur de cette excellente doctrine, et par des médecins-vétérinaires distingués, nous croyons devoir rappeler, pour ceux qui ne sont pas encore familiers avec la méthode, les principes, nous pourrions dire les lois qui servent de base à la dosimétrie.

Dans la maladie, il y a la *dynamicité* et la *spécificité* ; l'élément causal et l'élément pathologique ; soit fonctionnel, soit organique.

La maladie est dans la fonction avant d'être dans l'organisme, c'est-à-dire qu'il y a des troubles physiologiques et des troubles anatomiques qui en sont la résultante.

Lorsque les phénomènes vitaux sont assez modifiés pour amener la maladie, il n'y a pourtant encore rien de changé dans l'état anatomique ; c'est ce que, à l'exemple du professeur de Gand, nous appelons la dynamicité de la maladie, qui doit être combattue par le traitement dynamique.

Dans toute maladie, il faut tendre à éliminer la cause morbide par l'emploi d'un médicament principal : la *dominante* et à faire disparaître les symptômes par l'usage d'autres substances, constituant la *variante* du traitement.

Les médicaments doivent s'administrer coup sur coup dans les affections aiguës, mais à doses fractionnées, jusqu'à effet utile ou si vous aimez mieux, jusqu'à effet thérapeutique.

C'est souvent la dernière dose qui produit l'action désirée. Rien de fixe à cet égard ; cela dépend d'une quantité de causes telles que : acuité de la maladie, résistance au remède, idiosyncrasie du malade, etc.

Dans les affections chroniques, il faut agir lentement, mais toujours à petites doses.

Ce qui précède nous autorise à répéter l'aphorisme du professeur Burggraeve : « A maladie aiguë, traitement aigu ; à maladie chronique, traitement chronique. »

Les médicaments ont une action ou modératrice ou excitante directe sur la vitalité ; les alcaloïdes en particulier calment dans les affections aiguës et agissent dans les maladies chroniques sur les systèmes sécréteurs.

Ajoutons à cela qu'en suivant les règles que je viens de retracer en quelques mots, on peut agir avec une grande précision, car chaque médicament produit une action dynamique particulière.

La minimité des doses disparaît devant ce fait qu'il faut aller jusqu'à effet thérapeutique et non jusqu'à effet toxique. Or, connaît-on *à priori* la susceptibilité nerveuse des malades, leurs idiosyncrasies ? Une quantité déterminée d'un alcaloïde, remède pour un individu, ne peut-elle être poison pour un autre ? Donner trop en une fois est donc toujours un danger.

—Voilà pourquoi, comme étalons des granules dosimétriques, on a adopté le demi-milligramme, le milligramme et le centigramme. En en donnant plusieurs à la fois et à des intervalles d'autant plus rapprochés que le mal est plus aigu, on est sûr d'arriver au résultat désiré.

Quelques médecins ont pensé que mieux valait donner les alcaloïdes en potion ; mais l'extrême amertume de la plupart

s'y oppose; et on tomberait ainsi dans l'incertitude de la
quantité ingurgitée, une bonne partie étant rejetée par la
bête malade.

Il y a un autre inconvénient, c'est l'action topique des
alcaloïdes, qu'il faut éviter dans bien des cas ; ainsi que de
toutes celles de ces substances qui exercent une action cons-
trictive sur le gosier. Il serait impossible de donner l'aconitine ou la vératrine en potion parce que à la première
cuillerée la gorge serait comme étranglée. D'ailleurs il n'y a
rien d'aussi délicat que les alcaloïdes : l'eau et la lumière les
décomposent très rapidement.

La valeur de ces médicaments exige qu'on en fasse un
usage aussi rigoureux que possible, que rien n'en soit perdu
dans l'administration.

Nous assistions un jour à la curation d'un cheval atteint
de coliques intestinales. On cherchait à lui faire prendre une
bouteille contenant de l'éther ; chaque fois qu'on lui en
versait dans la bouche il la rejetait au loin et presque tout le
contenu était à terre. On eut alors recours à la sonde œsophagienne. L'animal dont on avait serré les narines dans un
garrot continuait sa résistance, et rien ne passait. Il faillit
étouffer et force fut de retirer la sonde qui était tournée en
spirale. Il est évident qu'elle s'était engagée dans les voies
aériennes, et si le liquide avait passé l'animal eût été tué.

Avec les médicaments dosimétriques pareilles tortures ne
sont pas nécessaires ; on place cinq ou six granules dans un
bol miellé qu'on fait glisser sur le plan incliné de la langue.
L'animal qui goûte le miel n'oppose aucune résistance, au
contraire, il a l'air de dire : Encore ! comme les enfants à qui
on donne une douceur.

On a souvent objecté qu'avec les médicaments dosimétriques il faudrait une surveillance incessante. Eh bien !
non ! A mesure que nous avons avancé dans la voie des
alcaloïdes nous nous sommes aperçu qu'il n'y a pas plus de
danger avec l'aconitine, la vératrine, l'atropine, l'hyosciamine, la strychnine, etc., qu'avec la quinine. Est-on obligé
de surveiller cette dernière ? Nullement, quoiqu'on en donne

des doses énormes : cinq à six grammes. Nous ferons observer qu'on accumule ainsi le médicament et qu'on empêche son action physiologique ; tandis qu'en le fractionnant par centigrammes, et en le donnant à des intervalles rapprochés, on en obtiendrait bien plus d'effet.

Il en est de même avec les autres alcaloïdes. Sans doute il n'entrerait dans l'esprit d'aucun médecin d'en donner un centigramme à la fois. Or, un demi-milligramme ne saurait tuer du coup. Ce demi-milligramme étant absorbé, on en donne un deuxième, à un intervalle plus ou moins rapproché, et ainsi de suite jusqu'à ce qu'on en ait obtenu l'effet voulu. Il n'est donc pas nécessaire d'un Burggraeve vétérinaire, chacun pouvant l'être.

Tout en recommandant la médecine dosimétrique à nos lecteurs, nous croyons bon de leur dire que les granules qui nous ont donné le plus de satisfaction sont ceux de la maison Landrin, 26, rue Saint-Gilles, à Paris, et nous les recommandons à cause de l'excellence de leur préparation, de leur dosage mathématique, de leur parfaite solubilité, ainsi que de leur conservation facile et certaine sans crainte d'altération.

Dyssenterie

Inflammation de l'intestin caractérisée par l'évacuation de matières liquides, muqueuses, blanchâtres, et le plus souvent sanguinolentes ; ce dernier point la distingue de la diarrhée. Les mêmes causes la déterminent, seulement elles agissent avec plus d'énergie.

Le traitement est le même que pour la diarrhée.

Néanmoins on peut encore recommander pour les grands animaux un breuvage salutaire composé comme suit :

Eau de riz . . . . 250 grammes
Extrait aqueux d'opium . . 2 à 4 —
Tan . . . . 1 à 2 —

Donner ces breuvages deux fois par jour.

Poser des sinapismes sous le ventre ; et si la dyssenterie continue faire des frictions de Baume Caustique pour obtenir une dérivation.

Repos absolu, demi-diète, chaleur bien entretenue par les couvertures, boissons farineuses très liquides.

On administre au chien l'ipécacuanha à la dose de 50 centigrammes à 1 gramme en une seule fois.

Chez tous les animaux, l'usage des granules d'acide tannique et d'ergotine fait rapidement cesser les phénomènes constituant la dyssenterie. S'il y a douleur abdominale ou spasme on administrera quelques granules de chlorhydrate de morphine et d'hyosciamine ou d'atropine.

Eaux aux jambes

Maladie hideuse de la peau du bas des membres des chevaux, couronne, paturon, boulet, canon même, et caractérisée par la chute du poil, la présence de boutons petits et serrés les uns contre les autres, donnant à la peau un aspect chagriné, par un suintement séreux, sanguinolent, grisâtre, d'une odeur repoussante, enfin par la formation de fongosités, cerises saignant au moindre contact et s'ulcérant indéfiniment, espèces d'excroissances charnues appelées *verrues* ou *grappes*.

Les eaux aux jambes sont plus communes chez les adultes que chez les jeunes et vieux chevaux et affectent plutôt les chevaux hongres et les juments que les chevaux entiers.

Le tempérament lymphatique prédispose aux eaux ; ainsi les chevaux à peau épaisse, aux membres chargés de poils touffus, à grosse tête, à empâtement général, etc., y sont le plus sujets. Elles peuvent survenir par le mauvais temps, le travail dans des terrains marécageux, humides, par suite de négligence des pansages, des mauvaises litières, et, disons le, aussi par contagion.

Pour bien comprendre les eaux aux jambes, il faut en connaître les diverses périodes, début, état, déclin.

Au début, un seul membre est généralement affecté, au pli du paturon ou bien au-dessus de l'ergot. Le membre s'engorge, la peau s'enflamme, devient douloureuse, le poil se hérisse et à sa base apparaît une sécrétion séreuse qui coule jusqu'au sol ; déjà se dégage une légère odeur particulière, et le cheval boite un peu. Puis la sécrétion s'épaissit et adhère aux poils qui se disposent en pinceaux.

Cet état dure une quinzaine de jours, trois semaines, après quoi l'odeur devient nauséabonde, détestable, la sérosité est comme purulente et la peau se gerce, devient saignante. Bornée d'abord au paturon, l'affection s'étend sur le devant de la couronne, monte vers le boulet et arrive jusqu'à la moitié du canon.

A cette période, qui est la deuxième, il devient impossible de se méprendre sur la nature du mal.

Cependant, il y a quelquefois un temps d'arrêt ; la sécrétion est suspendue, l'odeur disparaît, la peau devient grisâtre, écailleuse, les poils repoussent par ci, par là, l'animal est plus libre dans sa marche. Il semble que la crise est passée et tout est pour le mieux. Il y a bien encore de petites saillies calleuses, comme cornées, grisâtres, farineuses, mais enfin cela va bien.

Mais si la maladie se développe dans une saison humide et que les conditions d'hygiène soient déplorables, le mal augmente ; sur un cheval qui était bien portant l'été précédent se manifeste une crise nouvelle ; la peau se couvre de cerises rougeâtres dont la surface a l'aspect d'une fraise, un pus corrosif s'écoule dans leur intervalle, le membre est énormément engorgé, la marche devient difficile, à chaque instant l'animal s'écorche, saigne, répand autour de lui une odeur repoussante. Bref, la pauvre bête devient un objet de dégoût et prend petit à petit le chemin de l'équarrisseur.

Ajoutons que la scène se développe sur une grande échelle et qu'alors deux, trois, quatre membres sont affectés.

Le nom qu'on a donné aux eaux aux jambes ne présente rien à l'esprit au point de vue de leur nature, mais il doit être conservé puisqu'il est employé dans tous les ouvrages vétérinaires.

Cette maladie a été désignée, du reste, par d'autres noms qui ne sont guère plus applicables. C'est ainsi qu'on l'a appelée eaux puantes, eaux dangereuses, mauvaises eaux, eaux des humeurs des jambes, eaux fétides, fics, grappes, phyto-moses, etc.

Pour les hippiatres qui se sont occupés de cette maladie, pour Solleysel, Garsault, Laguerrinière, les eaux aux jambes sont l'égout des humeurs corrompues qui se portent sur les membres.

Huzard père considère les eaux aux jambes comme une maladie cutanée et contagieuse, à caractère chronique. Girard pense que c'est une affection érysipélateuse. Vatel croit que c'est une inflammation soit aiguë, soit chronique de la peau, donnant naissance à des excroissances cutanées, *tubéreuses*, de volumes et de formes variables.

Pour Dupuy, les eaux aux jambes sont le résultat d'une inflammation ulcéreuse des glandes et follicules de la peau du paturon, du genou et du jarret. Hurtrel d'Arboval pense que cette maladie tient, dans son principe, à une irritation locale bien manifeste, qui offre les caractères d'une inflammation aiguë, avec tendance très marquée à devenir chronique, et qu'elle n'est, peut-être, autre chose que le résultat d'une lésion particulière des bulbes des poils.

M. Henri Bouley dit qu'à son début la maladie devrait être rangée parmi les maladies vésiculeuses, et qu'elle cons- titue une affection tuberculeuse évidente. M. Reynal a écrit que, dès le début, à l'engorgement inflammatoire succède une

inflammation érysipélateuse, qui revêt promptement le caractère d'un eczéma impétigineux. Enfin, plus tard, survient
un état hypertrophique auquel participent les organes divers
qui entrent dans sa composition.

Sous cette forme, qui est le degré ultime de l'affection,
la surface de la peau se couvre de végétations pédiculées
qui l'ont fait comparer au *frambæsia* de l'homme. M. Reynal pense que cette maladie consiste bien plus dans une per-
version des parties sécrétoires de la peau, accompagnée d'une
hypertrophie de son tissu, que dans une altération de sa texture.

MM. Mégnin et Guerrapain croient que les eaux aux jambes
sont une *maladie parasitaire.*

Pour M. Mégnin, le parasite végétal qui détermine la
maladie dont nous nous occupons n'est autre que celui qui
produit le crapaud (*oïdium batracosis*).

En effet, comment nier la similitude qui peut exister entre
ces deux affections, quand on voit si souvent le crapaud,
arrivé à un degré ultime de gravité, se propager à la peau du
paturon et déterminer les eaux aux jambes? Réciproquement,
cette dernière maladie ne s'étend-elle pas sous le sabot, à la
fourchette et aux talons, où, à son tour, elle détermine le
crapaud? Au reste, la présence du cryptogame microscopique
n'explique-t-elle pas tout naturellement pourquoi les eaux
aux jambes apparaissent si facilement sous l'influence de
certaines causes.

Tous les praticiens savent combien cette affection et le
crapaud sont devenus relativement rares depuis que l'hygiène
est mieux comprise. Actuellement les écuries sont bien
aménagées, bien aérées; on ne laisse plus séjourner l'urine
et le fumier sous les pieds des animaux, qui trouvent, au
contraire, de bonnes litières bien sèches.

On ne rencontre plus ces boues infectes et irritantes qui
couvraient le sol des rues des villes mal pavées. On a construit
de vastes égouts qui reçoivent les eaux ménagères à l'aide
de rigoles bien disposées. Les animaux marchent sur des
voies sèches, propres et balayées avec soin, et comme nous
le disions, la maladie est devenue rare.

En est-il de même dans les pays humides, marécageux, où les soins dont nous venons de parler ne sont pas mis en usage, dans ces localités où, en un mot, les *microphytes*, auxquels nous sommes en droit d'attribuer la genèse de la maladie, se rencontrent le plus ?

Ceci expliquerait les cas de transmission de la maladie observés par Huzard père et Barthélemy aîné, et celui de transmission de cette affection à l'homme, cas peut-être moins avéré que les précédents et cité par M. Guilmot, de Havelange.

D'autre part ne peut-on s'appuyer sur les cas de réussite obtenus dans le traitement de la maladie lorsqu'on s'est adressé à des substances reconnues comme possédant des propriétés phytocides ?

Pour nous, quel que soit le degré de l'affection, c'est toujours à des substances anti-parasitaires qu'il faut avoir recours. Les solutions de perchlorure de fer et leurs glycérolés, d'acide phénique, sont des médicaments utiles ; on les emploie plus ou moins concentrées suivant le degré de la maladie, l'intensité particulière des cas et l'abondance de l'écoulement.

Mais nous donnons encore ici la préférence au Baume Caustique dont l'effet a pour but, tout en détruisant le parasite, de changer l'état de la peau, le mode anormal de la vitalité et de produire sur les tissus une action modificatrice et réparatrice.

Au début de la maladie, une seule friction suffit ; on la fait sur toute la région engorgée et on peut la faire suivre de quelques applications de Baume Caustique, à la main, en imbibant à vingt-quatre et quarante-huit heures d'intervalle.

Si le mal est plus ancien, on fera deux frictions en vingt-quatre heures. Quatre jours après la dernière, on lotionnera avec de l'eau de graine de lin et de son concentrés pendant cinq à six jours ; puis on réappliquera le même traitement jusqu'à la disparition complète de la sécrétion et la desquamation de la peau.

Nous pouvons affirmer que ce traitement spécial par le Baume Caustique est des plus satisfaisant.

Il n'est pas inutile d'administrer des breuvages additionnés de nitrate de potasse et à base de scille et colchique et des lavements purgatifs, non drastiques, donnés à de longs intervalles pour ne pas irriter l'intestin.

On se trouvera bien également de faire prendre quatre à six fois par jour, suivant les indications particulières, cinq à six granules Landrin d'iodure de soufre, de sulfure de calcium ou d'iodure d'arsenic ou simplement d'arséniate de soude (acide arsénieux). On donnera le sulfate de magnésie ou mieux le Sedlitz Landrin en lavage, deux fois par jour, deux cuillerées à bouche chaque fois,

Si les animaux sont débilités, on peut donner trois ou quatre fois par jour six granules Landrin d'arséniate de strychine ou de quassine selon les cas.

La nourriture devra être saine et tonique, la litière toujours sèche et fréquemment renouvelée et l'animal ne devra travailler que dans les lieux secs.

— Nous sommes de l'avis de Barthélemy aîné, cet ancien et savant professeur de l'École Vétérinaire d'Alfort, qui écrivait précisément au sujet de cette maladie : « Qu'il est temps de faire justice à ce qu'il y a d'exagéré, de faux, de ridicule dans ces théories surannées, véritable arrière-garde de cette médecine humorale, boursouflée de répercussions et de métastases, qui servent encore au traitement révulsif ou dépuratif. » Nous croyons inutile, dans le traitement de cette maladie, l'emploi des exutoires et de ces prétendus dépuratifs représentés par des doses massives, renouvelées et irritantes d'aloès et de ces ombres de diurétiques, ne jouissant de leurs propriétés qu'à cause de la quantité prodigieuse de liquide qui leur sert de véhicule. Ajoutons pour finir, que cette affection a été, pendant de longues années, l'objet d'une savante polémique ; il s'agissait de la production du cow-pox, sur la vache, par l'inoculation de la matière des eaux aux jambes. De nombreux expérimentateurs : le docteur Loy, Viborg, Coleman, Tanner, Godine jeune, les docteurs Steimbeck,

Hahlet, réussirent, par des expériences, à faire naître le cow-pox en inoculant des vaches avec la matière des eaux aux jambes. Lupton, Sacco, Birago, Ritter, Rosenthal, Berndt Stoches, Tartra, Hertwig, Cazenave, Schedel, Biett, Mannoury et Pichot ont relaté des cas où l'inoculation du liquide de sécrétion, attribué à la maladie dite eaux aux jambes, a produit sur l'homme la vaccine vraie. D'autre part, une quantité considérable d'expérimentateurs obtinrent des résultats absolument négatifs, en répétant ces inoculations.

De tout cela, on avait fini par conclure : que les eaux aux jambes pouvaient, dans des conditions particulières, produire le cow-pox ; que ce cow-pox pouvait devenir la source d'un virus capable de préserver l'espèce humaine de la variole.

Aujourd'hui l'incertitude a cessé.

Les eaux aux jambes n'ont jamais pu fournir une sécrétion capable de produire de cowpox. L'affection à laquelle on avait eu affaire, dans les cas de succès, n'était autre que la maladie désignée par M. Henri Bouley, sous le nom de horse-pox.

Ébullition

On appelle *ébullition* et aussi *échauboulure* une congestion de la peau qui se couvre de tumeurs ou plutôt de boutons de la grosseur d'un pois, d'une noisette, siégeant sous l'épiderme et occasionnant quelquefois une *démangeaison* plus ou moins vive.

L'éruption se développe chez le cheval aux épaules, au cou, aux reins, à la croupe, aux côtés de la poitrine, aux parties génitales, sous le ventre, aux lèvres, aux paupières ; elle apparaît sous l'influence d'un refroidissement subit de la peau et peut succéder à la chute d'une pluie froide, le cheval étant en sueur. Généralement peu dangereuse; elle disparaît en quelques heures, un jour au plus. La fièvre cesse presque toujours sitôt que l'éruption s'est produite.

La saignée, la mise au vert, amènent la résolution de cette affection. Quand la sécrétion se déclare et persiste on doit faire usage des applications irritantes et des diurétiques. On frictionne avec du vinaigre tiède ou de l'eau sédative étendue d'eau. On donne un barbottage dans lequel on a mis 150 grammes de sulfate de soude et 30 grammes de nitrate de potasse. Et ce qui est préférable, à cause du plus petit volume de substance et de la facilité plus grande avec laquelle les malades l'acceptent, tout en produisant plus d'effets, c'est le Sedlitz Landrin, deux cuillerées à bouche matin et soir en dissolution dans les barbottages. Pour juguler les effets congestifs on devra administrer dans les cas les plus graves cinq granules Landrin de digitaline et d'hypophosphite de strychnine tous les quarts-d'heure ou toutes les demi-heures.

Chez le bœuf, l'ébullition consiste en une apoplexie sanguine. Les boutons sont plus gros, plus circonscrits que chez le cheval; ils crèvent et on dit alors que le bœuf se saigne.

Le traitement est le même que celui que nous indiquons pour l'échauboulure du cheval.

Écart

Boiterie du membre antérieur ayant son siège à l'épaule, dans la région scapulo-humérale pour mieux préciser. Elle est le résultat d'efforts violents auxquels se livre le cheval quand il a un pied pris dans une ornière, dans la mangeoire, entre deux pierres, ou qu'il fait des glissades en dehors, qu'il s'est jeté et cabré sur un autre cheval et est retombé de côté, toutes causes qui provoquent un *écartement* du membre.

L'articulation qui unit le membre à l'épaule est la plus mobile de toutes et aussi la moins solide parce qu'elle n'a pas d'emboitement osseux fixe et qu'elle n'est reliée que par les tendons des différents muscles qui vont du scapulum à l'humérus et au cubitus. Il est donc facile de comprendre que par suite d'une cause violente il se produit nécessairement une distension ligamenteuse ou tendineuse dans l'articulation de l'épaule et du bras ou dans son voisinage, et les parties musculaires ou charnues tiraillées, dilacérées, rompues, donnent naissance à l'*écart*.

Cette boiterie est désagréable, car il est toujours difficile de faire revenir à son état normal un tendon ou un ligament malade, surtout lorsqu'ils sont placés profondément et ont pour fonction d'empêcher la fermeture de l'angle scapulo-huméral. Elle est persistante et quelquefois incurable. Si ce dernier mot n'est pas tout à fait exact, maintenons-le quand même afin de bien mettre en garde contre les accidents de ce genre et d'engager à ne jamais attendre pour faire donner les soins que nécessite cet état.

L'animal boiteux d'écart marche par saccades, sans lever le membre en avant; il *fauche*, c'est-à-dire qu'il porte son membre en dehors et lui fait décrire une courbe plus ou moins accentuée. L'action de faucher n'est pas un symptôme infaillible, car le cheval qui est sur le point d'avoir un simple javart cutané au paturon, une crevasse même, fauche également; mais c'est déjà un précieux indice quand après avoir exploré le pied et la jambe jusqu'à l'épaule on n'a découvert ni douleur ni engorgement. En observant attentivement l'épaule et le bras on s'aperçoit que l'ensemble de ces deux régions paraît, au repos, comme affaissé, comme retombé plus bas que du côté sain; et si, soulevant un peu le membre, on l'avance à la main par la flexion du genou et du pli de l'avant-bras, on provoque la douleur qui fait que l'animal s'oppose instinctivement au roulement de la tête de l'humérus sur la surface glénoïde du scapulum. On peut encore faire marcher le cheval sur un terrain gras, boueux, défoncé ; s'il boite du pied, la boiterie sera à peine perceptible, mais s'il boite de l'épaule elle s'accentuera nettement en raison de l'effort nécessaire que doit faire le cheval pour se dégager.

Quand l'écart est bien déterminé, on doit le traiter avec énergie ; et, à notre avis, il faut bannir les saignées locales ou générales, les lotions émollientes, les embrocations adoucissantes qui ne font que traîner le mal en longueur, et aussi les frictions d'essence de térébenthine dont l'action n'est pas durable et qui, provoquant des mouvements désordonnés, exposent à aggraver la lésion.

Notre traitement, que nous garantissons sûr et très efficace, consiste à faire sur toute l'étendue de l'épaule malade, depuis le garrot jusqu'à l'avant-bras, une friction énergique, à la brosse de crin, avec le Baume Caustique, un flacon au besoin. Vingt-quatre heures après, renouveler la friction. Vous provoquez ainsi un mouvement fluxionnaire à la peau et dans le tissu cellulaire sous-cutané ; la vésication exalte la sensibilité et limite les mouvements des parties lésées dont elle permet ainsi le travail de reconstitution.

Ce traitement nécessite un repos absolu de huit à dix jours. Au bout de ce temps, faites faire de légères promenades et administrez des douches froides. La peau se recouvre de poils, sans la moindre tare, malgré la forte vésication produite et bientôt l'animal peut commencer à travailler au pas.

Le résultat, nous l'affirmons, est toujours certain, à la condition d'avoir bien porté son diagnostic.

Si la boiterie est ancienne, c'est une autre affaire. C'est alors que la boiterie peut devenir incurable. On n'a rien fait, ou bien on n'a rien fait d'utile ; ou encore tout ce qui était indiqué a été fait et il y a émaciation des muscles de l'épaule et du bras et on se trouve en face d'un écart compliqué de lésion des tendons. Il ne faut plus hésiter à appliquer le feu en raies sur toute la surface de l'épaule.

Si malgré tout la boiterie persiste, c'est qu'il y a lésion des tendons, des muscles, de l'os peut-être, cela s'est vu; alors il n'y a plus rien à faire, le cheval est perdu.

Nous ne parlerons ici que pour mémoire du traitement de l'écart par le séton à la Gaullet, par la transpiration abondante suivie de douches froides et d'application sur l'épaule d'un sac mouillé fréquemment renouvelé.

Eczéma

Affection vésiculeuse de la peau que l'on rencontre chez les jeunes sujets, les femelles pendant l'allaitement, les animaux à peau fine, le plus souvent dans les saisons chaudes, et aussi chez les vieux chevaux mal soignés et mal nourris.

Elle se caractérise par de petites vésicules, sans auréole inflammatoire, remplies d'une sérosité limpide occasionnant un léger prurit et rarement de la fièvre. Parfois les vésicules se crèvent et produisent un suintement abondant.

L'eczéma a souvent été confondu avec la gale ; cependant la différence est facile à établir. Dans l'eczéma, les vésicules sont disséminées sans ordre, transparentes, et la peau n'a pas de rugosités; dans la gale, au contraire, les vésicules sont isolées et ont des sièges de prédilection différents de ceux de l'eczéma. Ce dernier s'aggrave plutôt en été qu'en hiver ; la gale s'aggrave dans les saisons froides et humides et se caractérise par la présence des *acares*. Elle est contagieuse, tandis que l'eczéma ne l'est pas.

Le traitement comprend la saignée, les sangsues, les breuvages, lavements et cataplasmes émollients. S'il y a démangeaison, inflammation, administrer des boissons acides, faire des lotions d'eau de son amidonnées ou narcotiques et appliquer des cataplasmes de fécule et d'eau de guimauve.

S'il n'existe que peu de suintement, faire des lotions d'eau vinaigrée, de sulfate de zinc, de carbonate de soude ou de potasse, et faire des frictions de pommade camphrée ou frictions de Baume Caustique, additionné de deux tiers d'huile d'olives. Si le suintement est abondant, faire des lotions d'eau saturnée, de solutions de sublimé et de sulfure de potasse alternativement. L'onguent égyptiac est aussi d'un bon secours, mélangé à doses variables avec l'onguent populéum.

Donner des aliments doux et délayants, des tisanes dépuratives additionnées de 2 à 3 grammes d'acide arsénieux par litre pendant trois ou quatre jours.

Et pour agir avec plus d'efficacité, de rapidité, faire prendre des granules Landrin d'arséniate de soude, d'iodure d'arsenic ou de soufre, d'iodoforme, d'arséniate d'antimoine ou de salicylate de soude, et aussi des granules de bi-iodure d'hydrargire suivant les cas.

Il faut, pendant toute la durée du traitement et même après, entretenir la liberté du ventre par l'emploi journalier du Sedlitz Landrin.

Effort

Distension violente des fibres musculaires, tendineuses, ligamenteuses qui unissent les os entre eux. On donne ainsi à la lésion le nom de la cause qui l'a déterminée, car elle est produite par l'*effort* violent que font les animaux pour triompher d'une résistance, soit en portant des fardeaux trop lourds, en tirant à plein collier, en résistant aux chutes, faux-pas ou glissades.

Nous distinguons sept sortes d'efforts :

1° *Effort de boulet* ou *entorse* ;

2° *Effort de cuisse* ou *de hanche, allonge ;*

3° *Effort d'épaule* ou *écart ;*

4° *Effort de genou ;*

5° *Effort de grasset ;*

6° *Effort de jarret ;*

7° *Effort de reins* ou *tour de reins.*

Ainsi que nous l'avons dit quelques pages plus haut, sous l'article *Écart*, gardez-vous bien des émollients, des adoucissants qui ne font que perdre du temps. Quel que soit le siège de l'effort, on devra sans tarder, ce qui arrive trop souvent, faire une bonne et large friction de Baume Caustique ; vingt-quatre heures après, faire une seconde friction, et quatre jours après cette dernière fomenter la partie malade par des lotions d'eau tiède savonneuse. Indépendamment de son action révulsive, le Baume Caustique a l'avantage d'immobiliser l'articulation tant par la douleur qu'il suscite à la peau que par la rigidité qu'acquiert cette dernière quand la sérosité se coagule à sa surface.

Dans les cas simples, une friction est presque toujours suffisante. Après huit à dix jours de repos, le cheval peut commencer avec ménagement à reprendre son service.

N'oublions pas cependant de dire que dans l'effort des reins, qui de tous est le plus grave en raison des complications nombreuses qui peuvent survenir dans cette région, il faut empêcher l'animal de se mouvoir, de se coucher, et le suspendre au besoin. Cette maladie est presque toujours incurable.

Emphysème

Epanchement d'air ou de gaz dans le tissu cellulaire sous-cutané et dans le tissu conjonctif des différents organes. Ce phénomène peut donc avoir lieu soit en dedans, soit en dehors. Il est le plus souvent la conséquence d'une lésion, d'une déchirure ou altération de tissus. S'il a lieu dans le poumon, il est dit *emphysème pulmonaire*; si c'est sous la peau, *emphysème sous-cutanée*.

L'emphysème pulmonaire est une maladie des poumons, caractérisée par l'infiltration anormale de l'air dans le tissu cellulaire interlobulaire, très fréquente chez les chevaux et constituant la grande majorité des cas de pousse.

Nous n'aurions pas songé à parler de cette maladie, dans ce livre tout pratique, si la loi de 1884 ne l'avait spécialement mis au nombre des cas rédhibitoires à la place de la pousse qui figurait dans celle de 1838.

L'emphysème pulmonaire se manifeste par une *irrégularité* des *mouvements du flanc*, qui sont entrecoupés dans *l'inspi-ration* comme dans *l'expiration* ; par une plus *grande résonnance* des parois de la poitrine; par une *faiblesse variable* du murmure respiratoire et par *plusieurs râles*, plusieurs bruits anormaux que perçoit l'oreille, à l'auscultation ; par une *toux quinteuse, petite, sèche, avortée, sans rappel*, toute particulière, toute caractéristique; et enfin par un *léger jetage* d'une teinte grise ardoisée. A ce moment, et au moyen des symptômes ci-dessus, l'emphysème pulmonaire ne peut plus être mis en doute.

« La pousse, dit l'exposé des motifs de la loi nouvelle, a donné lieu à tant de procès, elle a causé tant d'abus, qu'il a été très sérieusement question d'éliminer du nombre des vices rédhibitoires cette maladie qui souvent permet encore un bon travail. L'expression qui la caractérise dans la loi de 1838 manque de précision. Des vétérinaires l'ont appliquée à toute espèce d'essoufflements. On a trouvé des moyens pour donner à un bon cheval la respiration entrecoupée, et la Société de Médecine Vétérinaire a constaté dans ses délibérations que l'on avait entendu quelquefois des marchands de chevaux tenir ce langage expressif : « Un cheval doit être déclaré poussif quand il ne convient pas. » On fabrique la pousse, disent les vétérinaires, et par cette fraude on obtient presque à volonté des diminutions de prix. Cependant, la véritable pousse est permanente ; elle est le symptôme d'une maladie grave plutôt qu'elle n'est elle-même une maladie. Elle révèle l'existence de l'emphysème pulmonaire, ou infiltrations de l'air dans le tissu des poumons. Dans ce cas, elle est reconnaissable, à certains signes. Nous avons pensé que nous ferions une chose bonne et juste en plaçant au nombre des vices rédhibitoires, non pas la pousse indéterminée des anciens usages, mais l'emphysème pulmonaire ; non plus le symptôme, mais le mal lui-même. Par là, en réalité, nous maintenons dans la loi la pousse véritable, celle qui signale une maladie profonde des poumons et qui en est le résultat. »

Telles sont les raisons qui ont fait ranger l'emphysème pulmonaire au nombre des vices rédhibitoires dans la loi de 1884.

Cette affection ne se développe qu'avec une extrême lenteur, mais peut aussi apparaître d'une manière soudaine, instantanée, ainsi qu'on le remarque dans certaines circonstances à la suite d'un effort de tirage, d'une course à fond de train, ou après un saut d'une grande hauteur. Les chevaux courts, gros mangeurs, à poitrine étroite, facilement essoufflés, y sont prédisposés naturellement. De même chez ceux vifs, ardents, sensibles au fouet ou à l'éperon, et par suite toujours prêts à se livrer à de violents efforts.

L'emphysème pulmonaire est incurable, car, la lésion étant mécanique, les vésicules pulmonaires ont perdu leur contractilité et sont même modifiés dans leur structure anatomique.

Nous engageons à user du traitement que nous donnerons plus loin, à l'article *Pousse*, pour atténuer les manifestations du poumon et ramener à un rhythme plus régulier la fonction respiratoire.

— *L'emphysème sous-cutané* est presque toujours le résultat d'une blessure pénétrante, coup de fourche, déchirure de la peau au pli du grasset, au coude, au voisinage de la trachée, cette dernière étant ouverte.

Mais l'emphysème habituel est celui qui suit les blessures

du coude ou du flanc par un crochet. Dans ce cas, le mouvement, la marche en faisant aller et venir la peau, font s'ouvrir et se refermer la plaie, donnent lieu à l'insufflation du
tissu cellulaire voisin et l'animal s'insuffle lui-même quelquefois sur une grande échelle. La peau devient tendue et la
percussion sonore.

Le repos absolu et les applications astringentes suffisent
lorsque l'emphysème est circonscrit. Lorsqu'il existe sur une
large surface, il devient indispensable de donner issue à l'air
parce qu'alors il se produit des phénomènes d'asphyxie. On
incise la peau de distance en distance par des scarifications
et on exerce soit avec la main, soit par le massage ou le bouchonnement des pressions douces qui permettent et facilitent
la sortie de l'air ; et par le repos principalement et une compression partielle on s'oppose à sa réintroduction.

On peut faire des lotions chaudes aromatiques et des fomentations excitantes qui ont pour but de combattre l'effet
produit par la distension et de ramener le tissu cellulaire et
la peau à leur mode normal de vitalité.

~~~~~~~~~~~~~~~~~~

Encastelure

Altération du pied caractérisée par un rétrécissement du sabot dont la sole devient
concave et les talons élevés ; les tissus vivants
sont alors comprimés et renfermés *in castel-
lum.*

Les causes tiennent souvent à un état de
prédisposition chez les chevaux fins dont le
sabot est sec et petit, chez les chevaux de montagne quand ils sont ferrés trop jeunes. L'encastelure ne se rencontre que dans les villes où les chevaux

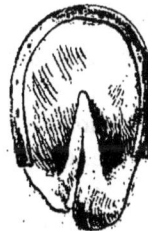

Fig. 16.
Pied encastelé.

battent le pavé, dont les pieds ne sont pas graissés; elle affecte principalement les membres antérieurs, parfois un seul pied, quelquefois un seul côté du pied et de préférence alors le côté interne.

La sécheresse du temps et du sol que foulent les animaux, les écuries pavées, la litière sèche et, disons-le aussi, la mauvaise ferrure et le trop long séjour à l'écurie, sans travailler, sont encore des causes directes de l'encastelure.

Le pied a besoin d'humidité, la corne étant essentiellement hygrométrique ; non seulement la corne, mais aussi et surtout la fourchette et le périople, bandelette épidermique qui continue la fourchette et contourne les talons.

Une autre maladie du pied porte le nom de *fausse encastelure;* elle a les mêmes causes que la vraie et n'en diffère que parce qu'elle affecte les talons au lieu d'affecter tout le pied.

Ces deux maladies demandent des soins d'autant plus attentifs et prévoyants qu'elles peuvent, si on n'y prend garde au début, engendrer la fourbure, les seimes, bleimes sèches, formes, le nerf-férure, l'ossification de l'os du pied, la bouleture, la maladie naviculaire, etc.

Le seul traitement sérieux consiste en la ferrure dilatatrice et l'usage du désencasteleur, procédé Jarrier ou Lafosse. Il est utile préalablement d'avoir recours à des cataplasmes de bouse de vache ou de bouillie de terre glaise pour attendrir la corne.

Nous n'entrerons pas ici dans le détail de ce traitement qui est essentiellement du domaine vétérinaire.

Afin de prévenir ou combattre les foulures ou engorgements qui accompagnent l'encastelure quand ils n'en sont pas la cause directe, nous ne saurions trop recommander de faire une friction de Baume Caustique autour du paturon et de la couronne, On provoque ainsi l'organe secréteur de la corne. Huit à dix jours après seconde friction, et au besoin troisième friction quinze jours ou trois semaines après la seconde.

Il est utile de tenir toujours bien gras le sabot et le dessous du pied ; il ne faut donc pas craindre d'user largement de l'onguent de pied.

On a préconisé, pour atténuer les effets de l'encastelure, bien des modes de ferrure différents. Nous en parlerons plus loin à l'article *Ferrure*.

Cependant nous citerons ici la ferrure *Charlier* et la ferrure *Adam*.

— La *ferrure Charlier* a pour principe de ne protéger que la partie de l'ongle qui, étant la plus exposée aux frottements, en supporte presque tout l'effort et le détériore plus vite sous leur influence. Comme le dit judicieusement M. H. Bouley, dans cette ferrure on ménage en outre intégralement toutes les autres parties de la surface plantaire, de telle sorte que ce

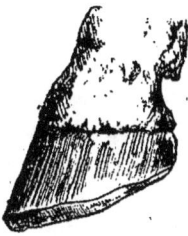 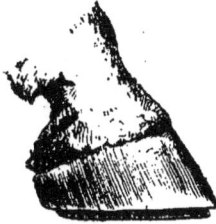 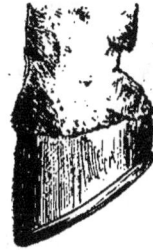

Fig. 17.   Fig. 18.   Fig. 19.

soit par le fait seul de l'usure due aux frottements que l'excédant de leur corne disparaisse. Le sabot ferré, d'après ce système, est garni, à son bord inférieur, d'une barre métallique, souvent plus épaisse que large, logée dans une entaille ou feuillure (fig. 18) que l'on a creusée exclusivement dans la muraille, après avoir paré le pied (fig. 17), en se bornant à l'abattage des parties excédantes de la muraille de l'ongle, à son bord inférieur. Cette barre s'adapte par sa circonférence interne au contour de la sole qui forme relief au delà du fond de la feuillure, parce que toute son épaisseur a été ménagée ainsi que celle de la fourchette et des barres. Le fer Charlier, étant plus épais que large, jouit d'une certaine élasticité, et il peut se prêter aux mouvements alternatifs de dilatation et de resserrement de la boîte cornée dans les étroites limites où ces mouvements se produisent.

— La *ferrure Adam* porte le nom de son inventeur, maréchal à Bordeaux. Elle consiste en un fer presque aussi épais

que large, mais aussi léger que possible ; les éponges bien
arrondies sont recourbées en dedans et forment la demi-
planche pour protéger les talons ; la surface qui porte sur la
sole est moins large que celle qui porte sur la terre et va en
biais jusqu'à la rive externe de façon à permettre d'ajuster et
d'assujettir une plaque de liège bien découpée et qu'on loge à
coup de marteau pour former semelle. On enduit la face de
cette plaque de liège qui doit toucher à la sole d'une épaisse
couche de térébenthine grasse qui, tout en donnant de la
souplesse au liège, entretient la fraîcheur du pied et l'atten-
drit. On broche avec quatre à cinq clous seulement pour les
pieds de devant.

Ce fer à l'avantage de permettre la dilatation du pied dans
toutes ses limites en raison de sa légèreté et de l'élasticité
soutenue que fournit l'appui du pied sur la plaque de liège,
et ne contribue pas au resserrement des talons dont il permet
au contraire l'écartement gradué et naturel. Plus avantageux
que le fer à planche dont l'emploi longtemps continué fatigue
et détruit la fourchette, le fer Adam la conserve et la nourrit.

Pour cette ferrure, il faut avoir soin de n'abattre que le
bord inférieur de la paroi, presque exclusivement, et de ménager la sole, la fourchette et les barres. On doit la renouveler tous les mois.

Enchevêtrure — Prise de longe

On appelle enchevêtrure ou prise de longe la blessure
produite par la longe dans le pli du paturon.

Les plaies qui en résultent ne doivent pas être traitées par
les corps gras.

S'il n'y a qu'excoriation légère, il suffira d'appliquer un

bandage imprégné d'eau salée, d'eau saturnée. S'il y a excoriation, la glycérine saturnée est excellente pour calmer la douleur et adoucir la peau afin d'éviter les crevasses.

Pour éviter les complications nous recommandons les cataplasmes de farine de lin ou de son miellé arrosés à la surface d'un peu d'extrait de saturne.

Mais, dès que la cicatrisation se fait attendre, il faut immédiatement et sans crainte employer le Baume Caustique en friction légère sur la partie lésée. Comme dans les crevasses, ce mode de traitement change l'état de la peau, le mode anormal de vitalité et fait naître une production épidermique parfaitement saine. Le travail inflammatoire qui s'établit sous l'eschare est toujours favorable ; et toujours la cicatrisation succède à la plaie pour ainsi dire nouvelle qui en résulte ; repos absolu.

Après quatre à cinq jours, on lave à l'eau de savon tiède ; l'aspect de la plaie est correct et il ne reste jamais de marques.

Ce traitement doit être préféré à tous autres en raison de la rapidité de ses effets.

Enclouure

Blessure faite au pied par un ou plusieurs clous enfoncés dans le vif en ferrant.

Le clou, convenablement broché, passe à une assez grande distance des tissus vivants; cependant, la distance est moindre qu'on ne le croit généralement. Le trajet que suit le clou ne correspond pas à la grande courbure imprimée à la lame lors de l'affilage; sous l'influence du biseau oblique en dehors que présente sa pointe, la lame se redresse et se recourbe en sens inverse; de sorte que le clou broché suit une courbure à convexité se rapprochant des parties vives (fig. 20) (Hurtrel d'Arboval : *Dictionnaire de médecine, de chirurgie et d'hygiène vétérinaires*).

La douleur ne tarde pas à se faire sentir. Dès qu'on s'en aperçoit, on doit visiter le pied et retirer le clou qui paraît mal placé ; sinon déferrer et fouiller le pied si le point douloureux n'est pas apparent.

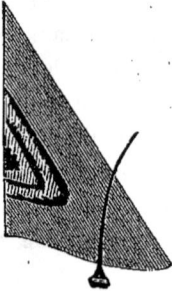

Introduire dans le trou quelques gouttes d'essence de térébenthine et calmer la douleur par quelques cataplasmes émollients. On peut remplir l'excavation, après les cataplasmes, avec de la térébenthine ou du goudron ou mieux encore des étoupes imbibées de créosote chloroformé qu'on maintient par des éclisses ou une semelle de cuir sous le fer légèrement broché.

Fig. 20.
Coupe du sabot
pour montrer la marche du clou.

S'il y a déjà un foyer de pus, abattre la corne jusqu'à la rosée pour lui donner issue et appliquer sur le bourbillon des étoupes imbibées d'eau-de-vie, de teinture d'aloès ou de Baume Caustique ; faire prendre des bains de pied dans une solution de sulfate de fer et de sulfate de cuivre.

Si enfin il y avait carie de l'os du pied, suivre le traitement indiqué au *Clou de Rue*.

Entorse

Appelée aussi *foulure du paturon*, l'*entorse* est une boiterie très fréquente qui survient aux membres antérieurs principalement, souvent méconnue à son début et par cela même facile à laisser s'invétérer.

Le traitement de l'entorse est le même que celui que nous avons indiqué pour l'écart; comme ce dernier elle résulte d'un tiraillement violent des parties molles et des ligaments qui environnent l'articulation.

Dès que les premiers symptômes apparaissent et caractérisent la boiterie, faire une bonne friction de Baume Caustique ; si le mal est grave faire une seconde friction vingt-quatre heures après la première.

On s'oppose ainsi à la bouleture qui s'ensuit quand le mal est abandonné à lui-même ou quand, trompé par la nature de la boiterie, on applique un traitement à l'épaule.

L'entorse proprement dite ne résiste jamais à l'action du Baume Caustique.

Éparvin

Exostose ou tumeur osseuse qu'on observe à la partie inférieure et interne du jarret du cheval, un peu au-dessus du canon. On la nomme *éparvin osseux* ou *calleux*. Il y a aussi l'*éparvin sec* dont nous ne dirons que le nom n'ayant pas l'intention de nous en occuper ici, car nous le déclarons incurable.

L'*éparvin osseux* ou *calleux* est très commun chez les différentes races de chevaux; on exige d'eux tant de travail ! Il procède des os eux-mêmes qui font participer les articulations à l'inflammation; il est formé par des espèces de dépôts stalactiformes qui surviennent à la surface des os du tarse et du métatarse.

Pour bien faire comprendre la nature de cette affection nous donnons à la page suivante un dessin de jarret sain et de jarret attaqué d'éparvin, tous deux disséqués.

La boiterie qui en résulte est d'autant plus intense qu'il y a gêne dans le jeu de l'articulation si importante du jarret, qu'il y a pression sur les ligaments et les tendons, et douleur excessive résultant naturellement du travail inflammatoire surtout du périoste.

Au début, l'éparvin n'est pas facile à diagnostiquer, car souvent la boiterie a lieu avant que l'inflammation soit bien perceptible. Mais en explorant la jambe, dès qu'on arrive à la

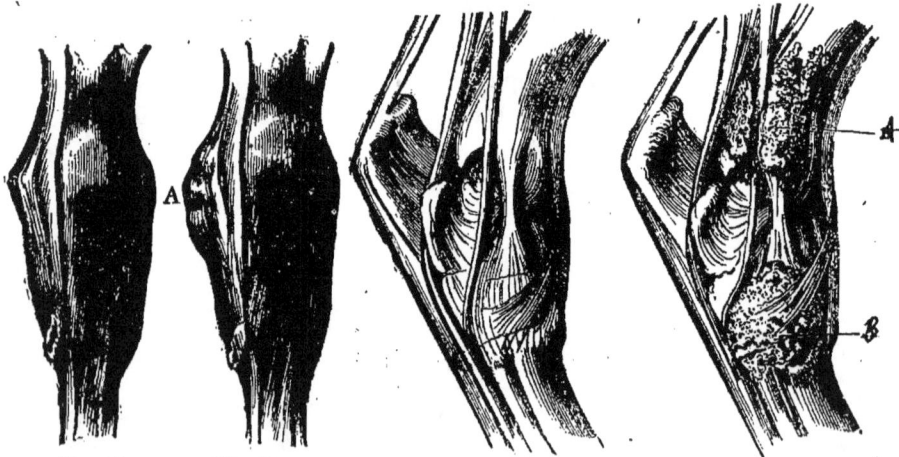

Fig. 21.   Fig. 22.   Fig. 23.
Jarret sain.   Courbe (A).   Jarret sain disséqué.   Jarret taré disséqué.
                                                            A, Courbe. — B, Eparvin.

surface articulaire et qu'on exerce une pression des doigts, la douleur se trahit. Le plus ordinairement la boiterie diminue et même disparaît à l'exercice, mais elle reparaît dès que le cheval est rentré à l'écurie, au repos. Elle est plus facilement perceptible le lendemain d'une journée de fatigue. Quelquefois l'animal boîte à froid et à chaud; alors le cas est plus grave. C'est par le toucher qu'on arrive le mieux à reconnaître l'éparvin au début, et aussi à la vue, par l'examen comparatif des deux jarrets. Nous indiquerons encore un excellent moyen qui consiste à lever la jambe du cheval et à la maintenir pendant quelque temps pliée comme si on voulait ferrer; alors si vous exercez le cheval au trot, sitôt la jambe à terre, vous verrez apparaître la boiterie dans toute son intensité s'il y a éparvin.

Avant de recourir à l'opération du tendon, nous ne pouvons que conseiller notre mode de traitement qui nous a réussi presque chaque fois que nous l'avons appliqué.

A la période initiale on obtient raison de l'éparvin en faisant une friction pénétrante de Fondant Gombault sur tout le dedans de l'articulation du jarret.

Si l'éparvin est déjà ancien, très développé, saillant, et s'accompagne d'une forte claudication, trois frictions de Fondant Gombault, à huit jours d'intervalle, deviennent indispensables. (Voir *Exostoses* pour le mode d'emploi du Fondant Gombault).

Nous préférons recommander l'emploi du Fondant Gombault plutôt que les pointes de feu pénétrantes, car bien qu'elles soient espacées elles ont toujours le désagrément de tarer le cheval. Le Fondant Gombault ne tare jamais, et avec une seule friction le plus ordinairement, ou deux frictions à un mois d'intervalle ou deux à trois frictions à huit jours d'intervalle, on obtient le maximum de révulsion nécessaire et la disparition complète non seulement de la boiterie, mais encore de la tare osseuse.

Dans les cas fort rares où on n'aurait pu réussir complètement avec les moyens que nous venons d'indiquer, on peut pratiquer la section de la branche cunéenne. Nous ne ferons que mentionner cette intelligente opération qui a été souvent mise en pratique et préconisée par M. Lafosse, professeur à l'École Vétérinaire de Toulouse.

Disons en terminant qu'on doit bannir les sétons passant sur la tumeur et négliger la névrotomie des nerfs solaires au-dessus de la pointe du jarret ainsi que la périostotomie. Le premier mode est dangereux, les deux autres inefficaces.

On nous a souvent questionné au sujet de l'*Éparvin sec* qui, comme on dit, fait que le cheval *harpe* en marchant. Les causes de cette affection sont tout à fait inconnues, et un traitement rationnel ne peut être essayé.

Épilepsie

Appelée aussi *mal caduc*, *haut-mal*, *mal sacré*, l'épilepsie est une maladie nerveuse, chronique et intermittente. caractérisée par des attaques plus ou moins éloignées de mouvements convulsifs généraux ou partiels qui durent plus ou moins et sont accompagnés de la suspension complète de la sensibilité et de l'exercice de certains sens. Ces attaques sont d'autant moins fréquentes, moins longues, moins fortes et laissent d'autant moins de traces dans les intervalles, que l'affection est plus récente. Elles surviennent tout d'un coup, et l'animal qui en est atteint tombe comme s'il était foudroyé. Comme signe infaillible il écume toujours.

De tous les animaux les chiens y sont le plus sujets.

L'épilepsie ne rentre plus dans la catégorie des vices rédhibitoires spécialement désignés dans la loi du 2 août 1884; mais les acheteurs d'animaux atteints de cette maladie ne seront pas pour cela privés du droit d'actionner leurs vendeurs soit en dommages-intérêts, soit en résiliation. Seulement, le vice ne sera pas *censé exister au moment de la vente*, comme il l'est pour toutes les maladies inscrites dans la nomenclature de la loi. Et, par conséquent, pour que la demande de l'acheteur soit recevable, il faudra qu'il prouve non seulement que le vice existe, mais encore qu'il existait au moment de la vente.

Les symptômes sont trop connus pour qu'on les décrive ici. Nous nous contenterons d'indiquer cette maladie pour ordre et à cause de la rédhibition qu'elle entraîne. Elle est incurable aussi bien en médecine vétérinaire qu'en médecine humaine. Il est cependant certains cas qui, au début, cèdent par l'emploi des granules de Picrotoxine, de bromure de camphre et des sels de strychnine. Mais nous croyons plutôt qu'il n'a pu y avoir de cures que dans des cas d'épilepsie symptômatique, et avouons que l'épilepsie proprement dite est incurable.

On voit quelquefois certains animaux présenter les symptômes de l'épilepsie sans être atteints de cette maladie ; mais alors ils ont pour cause la présence de vers, d'helminthes dans les intestins. Dans ce cas il manque toujours le symptôme le plus caractéristique de l'épilepsie : l'animal n'écume pas. Alors les vermifuges réussissent toujours. Nous ne saurions trop recommander, dans ces cas particuliers, l'usage des granules Landrin de Kousséine, de santonine suivi de l'administration du podophyllin.

Eponge

On nomme *éponge* ou *loupe au coude* une tumeur, molle d'abord, qui s'indure ensuite, qui survient à la pointe du coude du cheval et qui résulte de la pression longtemps et habituellement répétée des talons et de l'éponge ou crampon de fer sur cette partie quand l'animal est couché. On dit alors qu'il se couche en vache.

Nous ne saurions trop recommander d'exercer une grande surveillance sur le cheval qui prend cette mauvaise habitude.

Il faut le forcer à dégager les membres en plaçant dans le pli du paturon un bourrelet assez volumineux, bien dur et bien ficelé, qui, lorsqu'il fléchit le membre l'oblige à prendre une autre position plus normale à cause de la douleur qu'il ressent par suite de la pression du bourrelet sur le thorax. On peut aussi envelopper le sabot pendant le séjour à l'écurie.

Ceci n'est que pour prévenir le développement de l'éponge.

Mais, si par suite de manque de précautions, on l'a laissée bien se former, alors deux cas se présentent : la tumeur est inflammatoire ou bien froide et indolente.

Dans le premier cas, placer avec soin le bourrelet, laisser le cheval au repos, appliquer des cataplasmes émollients et administrer des douches froides. Il est utile de faire ensuite des scarifications dans la région malade.

Si la tumeur est indolente, il s'agit de réveiller les propriétés vitales et pour cela traverser toute la tumeur avec une pointe de feu et faire deux frictions de Baume Caustique qui ont pour but de produire une inflammation susceptible d'amener la résolution. Si la tumeur n'était diminuée que de moitié ou des deux tiers, faire des frictions de *Fondant Gombault* dont le mode d'emploi est bien indiqué à l'article *Exostoses*. Nous avons déjà dit que le Fondant Gombault, outre les exostoses guérissait les hygromas et les hydarthroses indurées. Si la tumeur est plus ancienne et dégénère en kyste, il n'y a plus qu'à extirper la masse indurée en ménageant les lèvres de la plaie qu'on réunit pas une suture. Ce mode opératoire est encore préférable à l'injection iodée ; mais il vaudrait peut-être mieux se tenir tranquille.

Après ces diverses opérations, le cheval éprouve une certaine douleur et ne se couche plus sur le coude ; mais il importe de s'opposer à ce qu'il ne reprenne plus son habitude, car alors, comme dans le cas de *capelet*, tout serait à recommencer au bout de peu de temps. Il faut avoir soin d'arrondir la branche interne du fer et de la tenir courte et autant que possible incrustée dans la corne.

Erysipèle

Phlegmasie cutanée aiguë, partielle, non circonscrite, mobile ou susceptible de se déplacer, caractérisée par une rougeur vive de la peau avec démangeaison et tuméfaction.

Quelques parties de la tête, la face interne des cuisses du cheval et du bœuf, la face dans les bêtes à laine, le nez, la joue, le cou, la région dorso-lombaire et les fesses dans le chien ; telles sont les parties du corps où siège de préférence l'érysipèle qui est causé par l'insolation, et chez le mouton par l'ingestion du sarrazin en fleurs.

Le traitement consiste en un mélange à parties égales de Baume Caustique et d'huile d'olives qu'on applique sur les parties atteintes, une fois seulement, à l'aide d'un tampon d'étoupes, sans frictionner. La saignée n'est utile que quand l'érysipèle est très étendu.

La maladie suit une marche régulière et simple et se termine en quelques jours par la résolution de l'inflammation et la desquamation de l'épiderme de la surface malade sous la forme d'écailles, de pellicules ou poussière farineuse.

Vers le quatrième jour seulement, employer l'eau tiède savonneuse en lotion deux fois par jour. Administrer à l'intérieur les granules Landrin de salicytate de quinine et pour faire cesser la fièvre l'aconitine, la digitaline, le vératrine et le sulfate de strychnine.

— L'*érysipèle gangreneux* est une maladie épizootique peu commune, mais éminemment meurtrière dans les pays chauds et paraît tenir du *charbon*.

Le traitement que nous pourrions recommander et auquel nous avons foi est celui indiqué à l'article *Charbon*.

A l'intérieur, administrer des breuvages composés avec des plantes aromatiques, gentiane et sel marin au début, et quinquina au déclin.

Exostoses

On appelle *exostose* ou *hyperostose*, une tumeur osseuse qui se développe à la surface d'un os avec la substance duquel elle se confond.

On donne aux exostoses des noms particuliers suivant leur situation.

1° Au *jarret*, on distingue à la *face externe* la *jarde* ou *jardon*; on dit jarde quand le volume de cette exostose est peu prononcé, et jardon quand son volume est assez considérable pour déborder la ligne droite du bord postérieur du jarret et du tendon;

2° A la *face interne du jarret* se trouve la *courbe* et l'*éparvin*, la première à sa partie supérieure et interne (voir fig. 14), le second à la face interne et inférieure (voir fig. 22);

3° Au *genou*, on trouve les *osselets;*

4° Au *canon* on les appelle *sur-os;* et ceux-ci sont dits en chapelet ou en fusée quand ils sont multiples;

5° Les exostoses qui se montrent *autour de la couronne et du paturon* sont appelés *formes;*

6° Au *maxillaire inférieur* on observe également le *sur-os*.

Les causes qui produisent les exostoses sont généralement les contusions, les heurts, les coups, les chutes, les efforts, les tiraillements des ligaments, le travail prématuré, les fatigues du travail, etc.; et elles agissent avec d'autant plus d'efficacité que les os sont plus jeunes.

Nous n'avons jugé à propos de donner ici que l'énumération sommaire des exostoses, de façon à les réunir sous un titre général.

On suivra leurs symptômes, leurs causes et leur traitement à chaque titre particulier.

Cependant, nous croyons utile de détailler ici, et une fois

pour toutes le mode d'emploi du *Fondant Gombault* que nous préconisons contre toutes les exostoses en général.

Le *Fondant Gombault* est un remède héroïque digne de figurer dans l'arsenal thérapeutique vétérinaire à côté du *Baume Caustique Gombault*.

Il a le double avantage d'être *vésicant* et *fondant* ; il fait disparaître l'élément douleur et prépare la peau à l'absorption des principes fondants qu'il contient.

Le Fondant Gombault s'emploie en frictions de quinze à vingt minutes de durée, quelquefois plus.

On étend la pommade avec la main sur tout le siège du mal et on frictionne énergiquement avec une pièce de drap ; on en étend ainsi à trois ou quatre reprises différentes en s'appliquant surtout à bien saturer la peau.

On frictionne plus vigoureusement sur les chevaux de trait, à peau épaisse, que sur les chevaux fins.

Vingt-quatre heures après, si quelques parties étaient moins engorgées que d'autres, on pourrait, à ces endroits seulement, frictionner légèrement avec une nouvelle quantité de pommade étendue avec la main.

Mais quand la première friction est bien faite, elle suffit seule.

Nous conseillons de tondre le poil avant de faire l'application du Fondant Gombault ; non pas que son action serait moindre, mais afin d'éviter la coagulation des poils et de rendre la chute des croûtes plus facile.

Dès le quatrième jour, on peut commencer de légères promenades ; mais le mieux encore est, si possible, de laisser le cheval en boxe, en liberté.

Il ne faut pas compter remettre le cheval en service avant quinze jours au moins.

On doit laisser les croûtes tomber d'elles-mêmes, sans lavage. On peut appliquer un peut d'onguent populéum ou de glycérine pour en faciliter la chute à partir du dixième ou du douzième jour.

Après un mois, *dans les cas invétérés et particulièrement dans les cas de formes qui sont toujours désagréables à soigner, il est utile de recommencer le traitement. Mais généralement, une seule friction suffit* ; et c'est là le grand mérite du Fondant Gombault et ce qui explique sa supériorité aujourd'hui incontestée sur tous les produits similaires.

Pour aller vite, on peut aussi faire trois frictions de Fondant à huit jours d'intervalle. Mais nous préférons recommander deux frictions à un mois d'intervalle. On comprend que pour faire fondre une tumeur osseuse, indépendamment d'un excellent agent comme celui que nous recommandons ici, il faut aussi avoir patience et permettre à cet agent d'agir longuement et profondément.

Rappelons ici pour mémoire que le Fondant Gombault est aussi un remède souverain pour combattre les *hygromas* (capelet, éponge) et les *tumeurs molles devenues indurées* (mollettes et vessigons indurés), ainsi que les *efforts de boulet, de jarret, distensions des ligaments, tendons forcés,* etc. ; et enfin qu'il évite les tares irrémédiables occasionnées par la cautérisation au fer rouge.

Farcin

Maladie qui consiste dans le développement de boutons, tumeurs ou cordons. Ces engorgements envahissent surtout les membres, les organes génitaux, le ventre, le dos, les épaules, le poitrail, les côtes, les flancs, les paupières, etc.

Le farcin est particulier au cheval, au mulet et à l'âne.

On l'a appelé le *cousin germain de la morve* et avec raison, car il arrive fréquemment que ces deux maladies se compliquent mutuellement et se succèdent l'une à l'autre.

Cette pensée seule indique la gravité de cette maladie qui, comme la morve, est constitutionnelle et incurable. Elle est transmissible par contagion aux animaux et même à l'homme.

Les propriétaires sont tenus d'en faire la déclaration à l'autorité à moins de s'exposer à des pénalités prévues par la loi. Si ces derniers manquent à cette déclaration, elle doit être faite par le vétérinaire qui a constaté le cas et ce sous les mêmes responsabilités. L'abattage est la seule chose à laquelle il faille songer.

La loi du 2 août 1884 range le farcin au nombre des cas rédhibitoires avec un délai de garantie de neuf jours.

Fatigue des extrémités

Votre cheval n'est pas malade ; il mange et digère bien ; et cependant ses boulets, ses membres à leur portion inférieure sont engorgés. Évidemment il est fatigué.

Si vous le poussez, il sera fourbu ; l'usure est proche.

Appliquez le Baume Caustique en frictions sur les œdèmes, les infiltrations et vous sauverez votre cheval. Quelques bains de rivière, dix à douze jours après l'effet des frictions, termineront le traitement.

Nous conseillerons, quand les quatre membres seront malades à la fois, de ne jamais les entreprendre d'un seul coup, car alors l'appui deviendrait impossible et on pourrait rendre le cheval fourbu. On frictionne deux jambes seulement, en diagonale, une devant et une derrière ; et après huit, dix, quinze jours, un mois si l'on veut, on frictionne les deux autres.

Le Baume Caustique est excellent, aussi quand par suite de la fatigue excessive d'une ou des deux jambes de devant le cheval a ce qu'on appelle l'*épaule coulée* et amaigrie. On en fait deux frictions sur toute la partie plate de l'épaule et la jambe jusqu'au sabot, en évitant de frictionner dans le pli du genou et du paturon afin d'éviter les crevasses. On fait ces frictions à vingt-quatre heures d'intervalle. Il n'y a aucun danger à entreprendre une aussi grande surface; et au bout de dix à douze jours le cheval peut déjà recommencer un léger service. Il faut un repos absolu pendant les six premiers jours, promenades à la main à partir de cette époque.

Il est utile au moins les deux premiers jours d'attacher court le cheval au râtelier ou de lui mettre un collier de bois pour éviter qu'il ne lèche la région frictionnée ou n'y porte la dent. On peut le laisser, avec le collier de bois, en boxe et en liberté à l'écurie; cela n'en vaut que mieux pour l'efficacité du traitement, l'animal pouvant au moins se dégourdir les membres, changer de place, tout en n'en prenant qu'à son aise et ce que son instinct lui permet.

Fièvre

On doit toujours considérer deux états dans la maladie : *l'état aigu* et *l'état chronique.*

L'état aigu, c'est la combustion; l'état chronique, la consomption. Cependant, cette dernière pouvant être accompagnée de fièvre, on peut dire qu'il y a la maladie avec fièvre et la maladie sans fièvre.

La fièvre est l'état culminant morbide; et la gravité des maladies en est la conséquence.

Elle doit être considérée comme un état morbide général dont les localisations constituent l'état organique ou anatomo-pathologique. Ainsi, les lésions anatomo-pathologiques sont le résultat d'une fièvre qui n'a pas été combattue convenablement à son début. Il faudra donc toujours s'attacher à la combattre. Enlever la cause, c'est empêcher les effets.

Les caractères de la fièvre sont les suivants :

1º Troubles de la calorification : frissons de début, puis élévation de la température normale (38, 39, 40, 41 degrés centigrades) ;

2º Troubles de la circulation, le nombre des pulsations variant, bien entendu, suivant les espèces ;

3º Troubles nerveux : agitation, langueur, torpeur, etc. ;

4º Troubles de la digestion et des sécrétions : perte d'appétit, soif, suppression des sécrétions et des excrétions.

D'où nous pouvons déjà conclure qu'en faisant cesser ces troubles on arrêtera la fièvre sur place.

Le mot *sur place* n'a rien d'exagéré, puisque l'expérience démontre que l'usage des alcaloïdes peut produire ces différents effets de sédation d'une manière certaine. Mais, n'anticipons pas ; nous dirons plus loin comment il faut traiter les diverses périodes de la fièvre et analysons d'abord ces périodes.

1º *Période de frisson.* — Le frisson constitue, à proprement parler, un phénomène de concentration à l'intérieur. L'animal a froid à l'extérieur et brûle au dedans ; de là, horripilation, hérissement des poils, pâleur des muqueuses apparentes, cessation de la transpiration, suppression des urines, petitesse du pouls. gêne de la respiration, tension des flancs, quelquefois extravasion du sang dans les cavités viscérales, dans la poitrine, l'abdomen, etc.

Cette période peut se prolonger pendant une ou deux heures et même devenir mortelle.

De ces faits, tirons une première conclusion pratique : il faut dans cette période algide de la fièvre agir fortement par les nervins, afin de rétablir l'équilibre entre la périphérie et le centre ; ainsi, on fera des frictions énergiques, soit à sec, soit avec des excitants : teinture de cantharides, essence de térébenthine, etc. En même temps on administrera à l'intérieur l'acide phosphorique, le sulfate ou l'arséniate de

strychnine, cinq à six granules Landrin de chaque, toutes les
demi-heures pour les grands animaux ; un ou deux granules
pour les petits animaux ; jusqu'à ce que la chaleur soit
revenue à la périphérie. Alors, pour rétablir la réaction
urinaire et la transpiration on donnera la digitaline, la
colchicine ou la scillitine, aux mêmes doses et aux mêmes
intervalles, jusqu'à effet physiologique. Que les médecins-
vétérinaires et les propriétaires des animaux comprennent
bien cette médication vitale ; c'est la condition *sine quâ non*
du rétablissement de l'animal.

2° *Période d'ardeur*. — Cette période se produit dès que le
frisson a cessé. Dans quelques cas cependant, elle a lieu
d'emblée. Le thermomètre permet de constater une élévation
de température de 1 à 4 degrés centigrades ; l'animal est
brûlant, il s'agite ; souvent il y a des démangeaisons et des
irritations cuisantes à la peau qui est sèche ; le poil perd son
luisant et la transpiration est complètement arrêtée, les
urines sont rares et rouges ; il y a constipation, ou s'il y a
des crottins, ils sont secs, noirâtres, couverts ; la soif augmente d'intensité et des troubles se manifestent vers les
organes internes.

Dans cette période de la fièvre, il faut avant tout faire tomber le calorique morbide. Pour cela, on donnera toutes les
demi-heures ou tous les quarts d'heure, quatre à cinq granules d'aconitine et de vératrine, jusqu'à ce que la température soit devenue normale.

Il est nécessaire de constater la chaleur au moyen du thermomètre introduit dans le rectum, l'endroit le plus favorable
chez les grands animaux pour ce mode d'exploration. On
administrera une cuillerée à soupe de Sedlitz Landrin, en
dissolution dans un barbottage très clair, Si l'animal est froid
et présente des symptômes de pléthore, c'est-à-dire si le
pouls est plein et dur, la respiration gênée, on fera une saignée
modérée qu'on répétera au besoin.

Voilà pour le traitement général de la fièvre, abstraction
faite bien entendu de la localisation.

Tableau de la température normale chez les animaux domestiques

	Minimum	Maximum	Moyenne
Cheval.	37°	39°2	38°02
Bœuf	37°5	40°	38°63
Vache.	37°	40°	38°65
Veau.	38°2	39°9	39°26
Mouton	37°3	41°	39°64
Chien	37°	40°6	38°45
Chat.	37°4	40°	38°08
Porc.	38°8	47°5	40°01

Fièvre aphtheuse ou Cocotte

On désigne sous le nom de *fièvre aphtheuse* et plus vulgairement sous celui de *cocotte*, une maladie éruptive, souvent épizootique, que nous considérons avec beaucoup d'auteurs et de praticiens comme contagieuse, fréquente chez les ruminants, surtout dans l'espèce bovine.

Cette affection n'est pas de récente observation, elle était déjà connue des anciens. Elle a fait de trop nombreuses apparitions, et quelques-unes des épizooties qu'elle a déterminées sont restées mémorables. Nous pouvons citer celle de 1763-64, qui frappa les ruminants de Moravie ; celle qui fut observée vers la même époque en Auvergne, dans le Périgord, et les campagnes des environs de Paris. En 1765 et 1785, beaucoup d'animaux de l'arrondissement actuel de Moulins furent atteints de la maladie aphtheuse. L'Europe a souvent été le théâtre de ces épizooties, depuis le commencement du dix-neuvième siècle. En France, nous pourrions rappeler les apparitions de 1809 à 1813 ; celle de 1823, 1837, 1839, 1845,

1856, et enfin dans ces dernières années, à plusieurs reprises, on a pu observer la maladie en Normandie, surtout dans la vallée d'Auge dans les départements de la Seine, du Rhône, des Ardennes, du Nord, du Pas-de-Calais, de l'Oise, des Pyrénées-Orientales, etc.

La fièvre aphtheuse est caractérisée par la présence d'aphthes dans la bouche, sur le nez, les mamelles, l'espace interdigité, et même parfois sur les muqueuses du nez et de l'arrière-gorge, accompagnée ou précédée d'une fièvre généralement intense. Si l'on considère la maladie en elle-même, on ne peut lui reconnaître le caractère d'une gravité bien redoutable, car elle guérit presque toujours ; la mortalité, dans toutes les épizooties observées, a été fort restreinte.

Mais, si on l'examine au point de vue économique, il est certain qu'elle devient une véritable calamité pour les propriétaires des animaux atteints par elle.

Les pertes considérables qu'elle occasionne la rangent au nombre des fléaux. En effet, chez les femelles, le rendement du lait peut-être sinon complètement nul, au moins diminué dans une grande proportion.

L'amaigrissement des animaux à l'engrais se traduit par une moins-value qui peut se chiffrer par des sommes considérables.

La maladie, sévissant toujours sur la presque totalité d'une exploitation, nécessite des soins dont les frais viennent s'ajouter non seulement aux pertes déjà signalées, mais aussi à celles qui résultent du chômage que subissent les travaux agricoles auxquels un grand nombre de ces animaux sont employés.

Tout observateur attentif peut aisément, ainsi que les auteurs qui ont décrit la maladie ont coutume de le faire, reconnaître à la maladie, *quatre périodes* bien distinctes.

La première, que l'on peut appeler la *période d'incubation*, est caractérisée par tous les symptômes généraux que l'on observe au début des maladies graves, surtout des maladies éruptives, qui constituent, en somme, ce que l'on appelle la fièvre.

Les animaux deviennent tristes, cessent de manger, le lait est sécrété en moins grande abondance, il y a augmentation de la chaleur de la peau, des frissons, des tremblements surviennent, le mufle n'a plus son humidité normale ; on dirait que ces pauvres malades ont peine à supporter leur tête, qu'ils cherchent à appuyer sur la mangeoire.

Si on examine la bouche, on la trouve chaude, la muqueuse en est sèche, rouge et douloureuse. Il en est de même de la peau des mamelles. Souvent les malades piétinent et ont de la peine à se tenir sur leurs pieds ; on voit que la station leur inflige de la douleur ; cela est un indice que ces régions seront le siège d'une éruption aphtheuse.

On remarque aussi assez fréquemment que les animaux laissent échapper par leur bouche une bave filante, plus ou moins abondante, exhalant une odeur désagréable, et les lèvres sont agitées de mouvements convulsifs.

Les animaux des espèces ovines et porcines présentent les mêmes symptômes ; de plus, ils sont presque constamment, couchés, ils ne marchent qu'avec difficulté. On dirait qu'ils viennent de faire une longue et pénible route.

Cette période dure de vingt-quatre à quarante-huit heures.

Au bout de ce temps, on remarque que les symptômes généraux s'amendent, la fièvre disparaît et une éruption de vésicules plus ou moins abondantes se produit sur la muqueuse de la bouche, sur les lèvres, le mufle, les mamelles et les espaces interdigités. C'est là la *deuxième période*.

Les vésicules ou aphthes varient de volume, depuis celui d'un grain de millet jusqu'à celui d'une lentille, d'une noisette.

Elles renferment un liquide séreux, transparent ne tardant pas à devenir opaque ; elles sont recouvertes par une pellicule passant du gris au blanc.

Les mamelles sont blanches et jaunâtres, entourées d'un cercle ou auréole d'un rouge pâle.

Quand on observe un certain nombre de vésicules sur les espaces interdigités, cette région se tuméfie, il y a souvent décollement de la peau supérieure des ongles.

La *troisième période* est caractérisée par la rupture des vésicules, qui s'opère très rapidement dans la bouche. Il se produit, à ce moment, une sécrétion fort abondante de salive mélangée de stries sanguinolentes, l'épithélium se détache avec facilité, on dirait que la muqueuse de la bouche a été brûlée.

Quant aux vésicules ayant leur siège sur la peau, elles ne s'ouvrent guère qu'au bout de vingt-quatre à quarante huit heures et elles ne tardent pas, pour la plupart, à se couvrir d'une couche de pus sanguinolent.

Enfin, du huitième au dixième jour, la cicatrisation des aphthes se produit; cela constitue la *quatrième et dernière période*. C'est pendant le cours de cette période que tous les signes de la santé réapparaissent: gaieté, appétit, rétablissement de la sécrétion laiteuse, et tous les symptômes de maladie seraient en vain recherchés.

Il ne reste plus d'apparent que la cicatrice des vésicules, dont la teinte plombée tranche sur les parties normales environnantes.

La durée de la fièvre aphtheuse dépasse rarement seize jours chez les bêtes bovines, jamais dix à douze chez le mouton et le porc.

M. Hadinger prétend avoir découvert, sur les muqueuses des bêtes bovines atteintes de la cocotte, un parasite végétal qu'il a aussi rencontré sur les onglés et les mamelles.

D'après cet observateur, ce champignon, analogue à celui du muguet, forme des filaments leptothricaux ayant pour origine le champignon de la rouille des végétaux.

Si le fait était de nouveau avisé et observé, il pourrait en résulter un grand enseignement sur l'origine de la maladie, mais cela demande réflexion et temporisation.

Je vous ai dit plus haut que nous considérons la cocotte comme une affection contagieuse; il existe cependant un assez grand nombre d'auteurs qui lui nient ce caractère.

Je ne crois pas que les quelques faits de non contagion relatés soient suffisants pour détruire l'opinion contraire.

Je crois bien faire, pour appuyer la première opinion de

répéter ce qu'une autorité, M. Henri Bouley, de l'Institut, inspecteur général des écoles vétérinaires, a écrit à ce sujet.

En 1839, il a vu la fièvre aphtheuse « apparaître d'abord sur quelques vaches de Durham, logées dans les écuries de l'école et se propager dans toute l'étable, et tous les animaux, vaches, taureaux et veaux qui y étaient logés en être atteints; de là elle s'est répandue dans la bergerie attenant à l'étable et a sévi sur tous les animaux qu'elle contenait, sans distinction d'âge, de sexe ou d'espèce, car trois chèvres qui étaient logées avec les béliers et des brebis mérinos, en ont été affectées comme ces derniers; enfin les porcs, dont les toits étaient situés près de la vacherie, ont aussi, en petit nombre cependant, présenté les symptômes de cette maladie. »

Quelques auteurs ont cru voir une certaine analogie entre les vésicules de la fièvre aphtheuse et les pustules d'une autre maladie de la vache que l'on nomme le cow-pox, et quelques médecins ont essayé d'inoculer à l'homme le liquide contenu dans ces vésicules. Ozanne rapporte que cela fut pratiqué en 1810, mais ce fut sans plus de réussite que n'en obtint Casper, en 1834, sur un enfant qui n'avait pas été vacciné.

En 1839, Bousquet et Nager ne purent obtenir, dans un essai de ce genre, qu'une sorte d'éruption herpétique. Nager, qui a étudié cette maladie en 1839, conclut nettement contre l'analogie de la fièvre aphtheuse et du cow-pox. Enfin, la commission de Lyon a complètement jeté le jour sur cette question en montrant que les animaux qui ont eu la fièvre aphtheuse reçoivent et développent parfaitement le cow-pox et réciproquement.

Est-il possible, sans crainte pour la santé publique, de faire usage du lait et de la viande provenant d'animaux atteints de la cocotte ?

L'opinion de plusieurs observateurs et les expériences faites par quelques vétérinaires avaient fait supposer qu'il y avait un danger réel pour l'homme à faire usage du lait provenant d'animaux malades de la fièvre aphtheuse.

On citait les observations de plusieurs praticiens qui déclaraient que les hommes et les animaux qui avaient fait usage de lait provenant d'animaux malades, contractèrent la cocotte. On parlait surtout des expériences tentées par les vétérinaires allemands Hatwig, Mann et Villain, qui burent pendant plusieurs jours le lait d'une vache atteinte d'une cocotte grave, et contractèrent tous les trois, à des degrés différents, une infection vésiculaire qui les rendit très malades. Mais depuis, les observations et les nombreuses expériences entreprises dans le même but ont donné des résultats complètement négatifs.

Le Conseil de salubrité de la Seine, après avoir ordonné un examen minutieux du lait et s'être enquis de tous les renseignements, a décidé qu'il n'y avait pas lieu de défendre la vente du lait des vaches atteintes de la fièvre aphtheuse, l'usage de ce lait n'ayant jamais causé une incommodité bien constatée.

Quant à l'usage de la viande provenant d'animaux sacrifiés pendant le cours de la maladie, on peut affirmer, après toutes les observations faites à cet égard, qu'il est sans inconvénient, car cette viande ne possède aucune propriété malfaisante.

— Pour terminer cette question de la cocotte, parlons du *traitement* qu'on peut lui opposer.

Il faut, avant tout, séparer les animaux malades, à l'étable, à la bergerie ou à la porcherie, des animaux sains.

Arroser la litière de ces derniers, ainsi que celle des bêtes atteintes, qui sera surtout très abondante, avec une solution aqueuse d'acide phénique. Distribuer des aliments de préhension et de mastication faciles.

Il ne faudra jamais négliger d'entretenir la liberté du ventre, en administrant le Sedlitz Landrin, en dissolution dans des boissons blanches tièdies, à la farine d'orge.

Le chlorure de sodium (sel marin, sel de cuisine) sera d'un emploi journalier, on l'ajoutera aux aliments cuits ou en aspersion sur les fourages en dissolution dans l'eau.

— Au début de l'affection, lorsque la fièvre, ce qui est le cas le plus fréquent, est violente, il faut l'abattre par l'ad-

ministration de l'aconitine, de la vératrine ou de la digitaline. Une seule, souvent deux et parfois trois de ces substances, suivant l'intensité des symptômes fébriles, sont
nécessaires.

Il n'est pas sans importance, dans ce cas, de toujours con-
sulter le vétérinaire, qui saura décider du choix et du mode
d'emploi de ces médicaments héroïques.

Il faut donner aux gros animaux l'aconitine, la vératrine
et la digitaline sous forme de granules Landrin, toutes les
demi-heures, toutes les heures, ou même seulement toutes
les deux heures, selon l'intensité des symptômes fébriles.
Ces administrations doivent toujours être continuées jusqu'à
disparition des symptômes qu'on veut faire cesser, ce qui
est facile à constater par l'exploration du pouls et le renseignement fourni par l'observation thermométrique.

Pour combattre l'élément infectieux, on devra administrer
quatre à six fois par jour six granules de salicylate de quinine et de sulfure de calcium pour les grands ruminants, de
un à deux granules au centigramme pour les petits
animaux.

— En quelque endroit que se développe cette affection,
bouche, mamelle ou *onglons*, faire immédiatement usage du
Baume Caustique de la manière suivante :

Pour la bouche : Badigeonner les endroits vésiculeux avec
un pinceau trempé dans la préparation suivante :

> Eau ordinaire . . Un verre.
> Vinaigre . . . . Un verre.
> Baume Caustique . Une cuillerée à bouche.

Un simple badigeonnage suffit.

Boissons tièdes, farineuses, rafraîchissantes, aliments de
facile mastication.

Pour les mamelles : Onction sur les trayons malades avec
le mélange qui suit :

> Huiles d'olives. . . deux cuillerées.
> Crème fraîche. . . deux cuillerées.
> Baume Caustique . une cuillerée.

Répéter cette onction douze heures après ; ensuite l'apparition des vésicules cesse comme par enchantement, et la lactation reprend son cours.

Il est utile de vider le pis trois ou quatre fois par jour et d'enduire les trayons de beurre frais, afin de rendre la mulsion moins douloureuse.

En quatre jours, guérison complète.

Pour les onglons : La période la plus favorable pour l'emploi du Baume Caustique, avec *guérison en trois jours* au plus, est celle du gonflement de la couronne, le pourtour des onglons.

L'animal placé sur une bonne litière, le pied bien nettoyé, on frictionne l'endroit gonflé avec une brosse trempée dans le Baume Caustique pur.

Après vingt-quatre heures, on recommence l'opération, et par ce moyen on évite toujours les conséquences fâcheuses qui résultent de l'infiltration du pus, des décollements, chutes de l'ongle, carie tégumenteuse ou osseuse, etc.

Si l'on agit après la période du gonflement et que déjà la suppuration se soit fait jour, à la friction de Baume Caustique joindre un dégagement, avec la rainette, des portions de corne décollée.

Le traitement que nous indiquons est tellement simple que, dès que l'épidémie se déclare, les propriétaires d'animaux contaminés devraient l'employer au lieu d'attendre tout du temps.

Comme assainissement des étables, on emploie les fumigations de soufre et les lavages à l'acide phénique.

Fièvre vitulaire

Cette maladie est ordinairement le résultat, après le part, d'une infection putride ayant son point de départ dans l'utérus. Jusqu'à ce que dernier ait repris son volume et sa consistance, il laisse écouler un liquide sanguinolent, séreux ou pseudo purulent qu'on appelle lochies. Et si, par une cause quelconque, cet écoulement n'a pas lieu, si l'utérus ne fonctionne pas, il en résulte par suite d'absorption un trouble morbide dépendant de la présence dans le sang d'un élément qui lui est étranger.

La fièvre vitulaire se rencontre aussi bien chez les vaches maigres que chez les vaches grasses, aussi bien chez celles dont le part a été laborieux que chez celles où il a été naturel et facile ; mais le plus ordinairement chez les sujets pléthoriques et trop bien nourris après l'accouchement. C'est une grave erreur de croire bien faire en administrant après le part une nourriture copieuse, des grains par exemple ou des résidus de distillerie ; le sang se porte abondamment vers les organes de la digestion et manquera à l'utérus dont les contractions ne peuvent plus se faire régulièrement. Le refroidissement peut aussi être une cause de cette fièvre. Quelquefois il n'y a pas de cause apparente et bien des gens encore crient au sortilège.

Elle se déclare quelques heures après le part, parfois au bout de trois jours, rarement plus tard. Elle est caractérisée par des frissons, de la raideur, la contraction des membres ; l'animal a perdu l'appétit, ne rumine plus, a l'œil triste, l'air abattu, anéanti ; il se couche, se relève aussitôt, manifestant ainsi des douleurs abdominales ; il fait des efforts pour uriner, se campe souvent ; il se couche sur le côté droit ramenant fréquemment et longtemps la tête sur le côté gauche ; on le touche, on le manipule, on lui lève les membres sans qu'il paraisse en avoir conscience et cherche à se défendre ; s'il reste debout, le dos est voussé, les reins sensibles, la démarche chancelante, le corps froid, principalement aux oreilles, aux cornes, à la queue ; la langue est visqueuse et de la bouche s'écoule une bave filante ; les mamelles sont flasques et vides.

La fièvre vitulaire est d'autant plus à redouter qu'elle peut engendrer la métrite et se compliquer de métro-péritonite et et de pneumonie.

Nous conseillons d'isoler les malades et surtout de les séparer des autres vaches prêtes à véler, pour éviter l'infection. Le traitement doit consister à saigner copieusement l'animal, s'il est pléthorique ; à lui administrer, à titre de calmant, de la tisane de tilleul ou de capsules de pavot, en breuvages, de l'essence de térébenthine à la dose de 40, 50, 60 grammes dans une infusion de camomille ou d'absinthe, et de temps en temps une purgation avec 30 à 40 grammes d'aloès ; à faire dans le vagin des injections un peu vineuses et avec une solution de permanganate de potasse ou d'acide phénique pour combattre l'infection. Les injections d'hydrate de chloral et de borax sont surtout d'une grande efficacité.

Et pour éviter ou faire avorter la *paraplégie* faire sur la croupe et les reins une friction très énergique, à la brosse de crin, de Baume Caustique dont on peut user un flacon au besoin. Nous disons de faire la friction très énergique parcequ'en raison de la structure de la peau le Baume Caustique prend moins vite sur la peau de la vache que sur celle du cheval ; il en est même des vésicatoires.

Tourmenter l'animal le moins possible ; diète de solides ; bonnes couvertures, bouchonnement, logement sain et chaud ; tenir les mamelles chaudement enveloppées et tenter souvent de traire.

Dès que le mieux apparaît, nourriture modérée dans la crainte de récidive.

Nous ne terminerons pas cet article sans engager à être très prudent dans l'administration des remèdes internes et surtout de l'essence de térébenthine. Dans le cas où on voudrait se décider à sacrifier la bête pour la boucherie, la viande pourrait se ressentir de l'ingestion des médicaments. Nous laissons donc au propriétaire le soin de décider s'il doit passer outre ou s'il ne voit pas dans l'état alarmant et prolongé de l'animal l'indice d'une issue funeste. Car mieux vaudrait pour lui le faire abattre et en utiliser la viande plutôt que de perdre la valeur de la bête.

— Le traitement dosimétrique devra consister dans l'administration répétée des granules Landrin de sulfate, de salicylate ou d'arséniate de quinine et d'hypophosphate de strychnine, comme dominante du traitement, sans omettre de combattre la fièvre par l'aconitine, la vératrine, la digitaline, jusqu'à cessation des symptômes.

Il y a souvent indication de recourir en même temps à l'hyosciamine, aux sels de morphine, et pour combattre les accidents d'irritation des organes génitaux au camphre bromé.

Pendant la convalescence, ne pas négliger l'usage des reconstituants toniques et ferrugineux tels que l'arséniate de fer, le proto-iodure de fer et la quassine.

Le Sedlitz Landrin est un adjuvant utile, a pour mission de rafraîchir l'intestin et le sang et de faciliter l'absorption des médicaments.

Fluxion périodique

C'est une inflammation du globe oculaire se manifestant par accès.

Elle provoque des lésions profondes dans l'organe de la vision et finit par entraîner la perte de la vue.

On a abandonné les dénominations absurdes de *tour de lune*, *mal de lune,* par lesquelles on désignait cette affection, à cause de l'influence qu'on attribuait à cet astre sur l'apparition des accès, et on a adopté celles d'*ophthalmie interminente, rémittente,* etc. Nous conserverons à cette maladie le nom de *fluxion périodique* des yeux, parce qu'il est accepté par tout le monde.

Les auteurs ne sont pas d'accord sur les causes et, par conséquent, sur la nature de la maladie.

Les uns font jouer un grand rôle à l'hérédité et considèrent cette cause comme la plus puissante de toutes.

D'autres, et nous sommes de leur avis, ne croient pas à l'influence héréditaire.

Les premiers invoquent des faits qui semblent prouver d'une façon irrécusable l'action de l'héridité ; mais, en analysant ces faits, on s'aperçoit qu'il s'agit, pour presque tous, d'étalons et de produits vivant au milieu de pays humides, sinon marécageux, et où les effluves paludéens provoquent chez les poulains la maladie qu'ils avaient engendrée chez le père.

Ces cas ne sont donc pas probants.

De plus, les partisans de l'hérédité reconnaissent que par l'émigration, des soins intelligents, une bonne nourriture et une bonne éducation, on peut anéantir l'influence héréditaire.

Il nous paraît difficile d'admettre qu'une cause aussi puissante soit détruite par les seuls moyens hygiéniques.

Il n'est pas, croyons-nous, de cas d'épilepsie héréditaire qui ait cédé à l'émigration ou à une bonne hygiène.

Il arrive parfois que des poulains, à vue paraissant intacte, et qui ont émigré de pays marécageux à pays sains, sont frappés peu de temps après par des accès de fluxion périodique. Les partisans de l'hérédité pensent que ces faits prouvent en faveur de leur opinion, parce que, disent-ils presque toujours, dans ces cas, les parents sont fluxionnaires.

Les pères ou mères sont atteints de l'opthalmie intermittente parce qu'il y a intoxication paludéenne.

La même cause doit produire les mêmes effets chez les poulains. Nous croyons que la maladie existe à l'état latent et que sous l'influence des changements d'air, de nourriture, de travail, il y a ébranlement de l'économie et apparition de l'affection.

On a invoqué bien d'autres causes pour expliquer la fluxion périodique des yeux.

Nous allons les passer rapidement en revue.

Tout sol argileux prédispose les animaux à cette affection; on a constaté qu'elle était inconnue d'origine dans les contrées à sols calcaires.

Les chevaux de pays argileux et de races fluxionnaires échappent à la maladie lorsqu'ils émigrent sur des terrains calcaires, et vice-versâ.

Dans les localités à terrains bas, marécageux, l'ophthalmie intermittente est très commune.

On l'observe également sur beaucoup d'animaux dans les pays humides, pendant les années pluvieuses, les années de disette, sur les chevaux lymphatiques, mous, nourris avec des aliments aqueux, peu substantiels, etc.

Toutes ces causes se lient et se résument en une seule, qui est la cause vraie, directe de l'ophthalmie intermittente : c'est *l'empoisonnement par les effluves paladéens.* Dans tous les pays à sol argileux, humides par conséquent, les fourrages sont aqueux, peu alibiles; les animaux mous, lymphatiques, peu résistants aux influences morbifiques. Dans ces conditions les effluves doivent produire dans l'organisme des désordres considérables; et il n'est pas étonnant qu'un organe aussi sensible que l'œil soit cruellement affecté.

La périodicité de l'inflammation semble prouver, du reste, en faveur de l'empoisonnement miasmatique.

Nous extrayons de l'article très complet : *Fluxion périodique des yeux,* par M. Raynal, ancien directeur de l'Ecole Vétérinaire d'Alfort, les lignes suivantes qui démontrent d'une façon indéniable l'action des marais sur le développement de l'ophthalmie intermittente. *(Nouveau dictionnaire de médecine, de chirurgie et d'hygiène vétérinaires.)*

« Cette influence des contrées humides et marécageuses sur le développement de la fluxion est rendue évidente par les

observations de chaque jour, et personne ne conteste aujour-
d'hui que ce soit dans ces contrées que les cas d'ophthalmie
intermittente se montrent les plus nombreux.

« En France, par exemple, les chevaux des deux Charentes,
de certaines parties de la Bretagne, de l'Anjou, de la Franche-
Comté, en sont le plus fréquemment atteints; et ce qui
prouve bien l'influence pernicieuse des marécages sur son
développement, c'est que des renseignements que j'ai puisés
sur les lieux, et des documents recueillis par l'Administration
des Haras, il résulte que les cas de fluxion diminuent à
mesure que les travaux d'assainissement et de dessèchement
des marais s'étendent davantage. Ainsi, dans le département
de l'Ain, où ont été exécutés de grands travaux d'assainissement, le nombre des animaux fluxionnaires qui, en 1836-1837,
était environ un tiers des chevaux, soit 333 sur 1,000, ne
s'élève plus qu'à 100 sur 1,000. Dans les circonscriptions de
Pau et de Montier-en-Der, on a constaté aussi une notable
diminution.

« A l'étranger, les mêmes causes engendrent les mêmes
effets : ce sont les chevaux élevés dans les marais de la Hol-
lande, de la Belgique, du Mecklembourg, des provinces
basses de la Prusse et de l'Autriche, etc., sur lesquels la
maladie sévit avec le plus de violence et qu'elle attaque de
préférence, lorsqu'il se trouvent exposés aux causes déterminantes, ainsi qu'on le remarque sur ceux que le commerce
amène de ces divers pays

« Un fait digne de remarque et qui a été observé depuis
longtemps, c'est que les localités basses et humides exercent
une influence bien plus marquée lorsqu'elles sont entourées
de bois, de montagnes ou de collines, que lorsqu'elles sont
tout à fait découvertes.

« L'absence de courants d'air laisse dans l'atmosphère une
somme de vapeurs d'eau qui donne peut-être l'explicaiton de
cette particularité étiologique.

« Cette influence du sol est si marquée que, dans une localité
déterminée, il suffira que des circonstances accidentelles mo-
difient sa composition pour faire naître la fluxion périodique.

« M. Dard cite, à l'appui de cette opinion, le fait particulier suivant : sur les bords de la Saône, non loin de Châlons, il y a une prairie dont la constitution du sol et la nature des plantes ont été modifiées par suite de la stagnation des eaux ; la fluxion périodique y atteint presque tous les chevaux.

« M. Bonin rapporte une semblable observation faite dans le bocage de la Vendée: une prairie qui reçoit les eaux des égouts de la ville, donne presque sûrement naissance à la fluxion périodique. »

De tout ce qui précède, il résulte que Maynenc était dans le vrai *quand il considérait l'ophthalmie périodique comme une fièvre intermittente.*

— La fluxion périodique, au moment des accès, présente des caractères qu'on peut facilement confondre avec ceux d'une violente ophthalmie ordinaire.

L'œil malade offre une rougeur prononcée de la conjonctive, un engorgement marqué des paupières ; la cornée est devenue opaque, ainsi que les humeurs de l'œil qui reste constamment fermé et laisse échapper vers l'angle nasal des larmes qui s'écoulent sur le chanfrein. A ces symptômes se joignent généralement ceux d'une fièvre inflammatoire assez intense.

Cet état d'inflammation persiste pendant cinq à six jours, en moyenne ; puis les symptômes diminuent graduellement. L'œil commence à s'ouvrir, les paupières ne sont plus tuméfiées, la conjonctive perd sa rougeur, tandis que la cornée et l'humeur aqueuse reprennent leur transparence. Mais on aperçoit déjà dans cette dernière une espèce de nuage floconneux qui se condense et vient former dans le bas de la chambre antérieure un petit flocon d'apparence albumineuse appelé *hypopyon* et qu'on distingue plus complètement en abaissant la paupière inférieure.

Peu à peu ce dépôt est résorbé, et si l'accès est le premier ou l'un des premiers, l'œil reprend sa transparence sans conserver aucun signe qui puisse faire soupçonner l'existence de la maladie. Mais si l'affection s'est déjà montrée à plusieurs reprises, elle a pu laisser des traces.

Déjà le volume de l'œil est un indice qui peut mettre sur la voie, l'organe malade éprouvant au fur et à mesure que les accès se répètent une diminution de grosseur qui finit souvent par en amener l'atrophie.

L'écoulement continuel des larmes pendant les accès, et la nature âcre de ce liquide amènent à la longue la dépilation du chanfrein et même l'éraillement de la paupière inférieure vers l'angle nasal. La paupière supérieure présente des rides plus nombreuses et conserve un peu plus d'épaisseur, ce qui, joint au moindre volume de l'œil, fait paraître ce dernier plus enfoncé dans l'orbite.

Les humeurs de l'œil finissent aussi par ne plus recouvrer leur transparence complète ; l'organe reflète alors une nuance verdâtre, plus souvent de couleur feuille morte ; enfin, lorsque les accès se sont souvent renouvelés, le cristallin devient de plus en plus opaque jusqu'à ce qu'il le devienne complètement. D'autres fois, on aperçoit dans cette lentille un ou plusieurs points blancs, appelés *dragons*, très petits d'abord, mais qui s'élargissent à la suite de nouveaux accès.

La pupille est presque toujours plus rétrécie qu'à l'ordinaire, et ses mouvements perdent de leur étendue à mesure que l'opacité du cristallin fait des progrès.

La difficulté qu'on éprouve, surtout après les premiers accès, à reconnaître les traces de la fluxion périodique, a fait ranger cette maladie dans la classe des vices rédhibitoires, avec un délai de garantie de trente jours, terme quelquefois trop court, mais suffisant dans le plus grand nombre des cas pour que l'accès se renouvelle et permette de demander une prolongation de garantie.

Pour bien examiner l'œil d'un cheval, il faut placer ce dernier dans un endroit un peu sombre, dans l'écurie ou sous un hangar, la pupille se dilatant mieux ; puis le faire avancer pour voir si la lumière plus vive fait rétrécir la pupille d'une manière sensible. Eviter de le regarder au soleil, au voisinage des murailles blanchies, car la trop grande lumière ou le reflet font fermer la pupille au delà de laquelle on ne plus rien apercevoir. Enlevez la bride si elle porte des œillères.

Pour reconnaître l'état de la conjonctive, placer l'index sur la paupière supérieure qu'on relève un peu, en même temps qu'on appuie le pouce sur l'inférieure ; avec une légère pression, le globe se retire au fond de l'orbite, le corps clignotant est chassé en avant et met à découvert la conjonctive. La couleur rose de cette dernière est un signe de santé ; sa pâleur indique la faiblesse ; sa rougeur, outre l'inflammation locale, indique aussi dans quelques cas un échauffement général.

Pour nous résumer nous dirons : Défiez-vous d'un cheval dont les yeux sont petits, dont l'un est plus petit que l'autre, dont la vue est grasse et trouble, dont la paupière est épaisse, dont les yeux ne sont pas d'un beau vert clair et dont le chanfrein est dépilé ; et surtout défiez-vous du cheval présenté sur le marché avec l'œil plus ou moins larmoyant, quand même le marchand vous jurerait que cela provient d'un coup, d'un coup d'air ou d'un corps étranger. En cas de contestations, ne laissez pas trop le cheval en fourrière ; le repos retarde l'apparition des accès, le travail les fait reparaître plus tôt. Il s'agit alors, par une conciliation entre les parties, que le vendeur autorise l'acheteur, par écrit, à tirer l'animal de la fourrière et à le faire travailler chez lui.

Nous n'indiquerons que sous toutes réserves les modes de traitement suivis dans la pratique, car dans cette affection les insuccès sont bien nombreux.

D'abord, on ordonne la diète et la saignée à l'angulaire ; puis on fait fréquemment des lotions astringentes avec la solution suivante :

Eau de rose. . . . . 125 grammes.
Sulfate de zinc. . . . . 50 centigrammes.
Chlorhydrate de morphine. . . 10 —

On conseille souvent aussi les sétons sur les joues ou sur les côtés de l'encolure ; mais nous n'y attachons pas grande confiance ; au contraire nous les croyons irrationnels et dangereux, aussi bien que la saignée locale ou générale.

Nous préférons la pommade au nitrate d'argent (au 1/50) ; on en prend par jour deux grammes qu'on introduit sous les paupières avec une petite spatule en bois bien aplatie et bien arrondie.

Si la maladie passe à l'état chronique, nous conseillons de mélanger parties égales de Baume Caustique et d'huile d'olives, et à l'aide de la barbe d'une plume, de glisser ce mélange sur le globe de l'œil et à la face interne des paupières, à deux reprises différentes. Deux minutes et l'opération est terminée.

L'expérience nous a démontré que le moment propice pour faire ce traitement est la période de déclin de la fluxion.

Le Baume Caustique, ainsi mitigé, en donnant lieu à une nouvelle sécrétion abondante, à un larmoiement supplémentaire et sans danger, favorise l'élimination des produits inflammatoires qui se déposent dans la chambre antérieure de l'œil et met, le plus souvent, obstacle à l'apparition d'accès ultérieurs.

A l'intérieur, nous conseillons l'administration des toniques, et principalement des analeptiques et des ferrugineux.

Faire des électuaires, 40 à 50 grammes d'oxyde rouge de fer (colcothar) pour chaque, avec 60 ou 70 grammes de crème de tartre et miel quantité suffisante.

Comme bol tonique analeptique, voici la formule pour quatre à cinq bols :

Carbonate de fer	60 grammes.
Poudre de gentiane.	30 —
Farine de froment	125 —
Eau miellée	quantité suffisante.

On combattra la fièvre qui survient pendant l'accès et surtout pendant la deuxième période, par l'emploi des défervescents (aconitine, vératrine, digitaline, émétine, etc.), unis à un sel de strychnine.

L'hyosciamine, l'atropine, la cicutine, la daturine (cinq granules toutes les heures) peuvent être administrées pour diminuer ou faire disparaître l'hypéresthésie du nerf optique et de son épanouissement.

Quand on prévoit le retour d'un accès, on donne un sel de quinine (hydro-ferro-cyanate, arséniate, salicylate), cinq granules cinq à six fois par jour; et pour que les effets des sels de quinine soient bien marqués, on adjoint un sel de strychnine (sulfate ou arséniate).

Formes

Tumeur osseuse se développant sur les phalanges du cheval, à la région de la couronne.

Tantôt la tumeur osseuse occupe la couronne au-dessus des

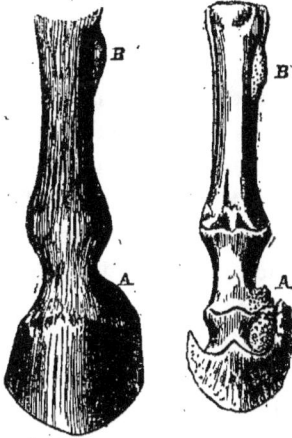

Fig. 24.
AA. Formes de la couronne.

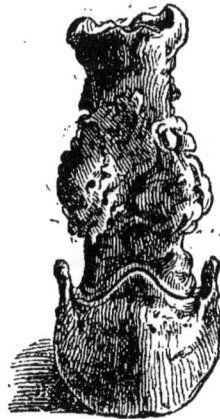

Fig. 25.
Forme du paturon.

(HURTREL D'ARBOVAL, *Dict. de méd., de chir. et d'hyg. vétér.*).

talons (AA fig. 24) et le plus souvent en dehors; tantôt elle se développe autour du paturon et de chaque côté d'abord, immédiatement au-dessus de la couronne (fig. 25). Ce sont des exostoses ou périostoses, c'est-à-dire des dépôts de matière

14

osseuse de formation nouvelle qui viennent s'ajouter à la surface de l'os.

Il y a encore lieu de distinguer la forme du cartilage qui résulte de la transformation osseuse des fibro-cartilages qui prolongent l'os du pied, à la partie supérieure de la phalange unguéale.

La forme se traduit par la tuméfaction de la région qu'elle a attaquée ; la tumeur a une consistance pierreuse, une résistance qui caractérise la tumeur osseuse. Elle s'accompagne d'une légère chaleur qui disparaît dès que la forme devient un peu ancienne, pour ne réapparaître qu'après une course prolongée, lorsque l'animal a beaucoup boité. Il y a douleur et boiterie généralement ; mais parfois, la forme se développe sans manifestation de la boiterie qui n'apparaît que lorsqu'elle a acquis un volume considérable ; comme aussi une forme latente au début provoque une claudication qui embarrasse quelquefois le praticien, surtout si elle se développe sous les tendons extenseurs ou fléchisseurs, dans les fibro-cartilages latéraux.

Cette affection est d'autant plus grave qu'on n'y prend pas garde souvent et qu'on ne songe à y porter remède que lorsqu'il n'est quelquefois plus temps. Elle est susceptible d'amener la bouleture, la rétractation des tendons fléchisseurs, par suite un appui irrégulier sur le membre, le rétrécissement du sabot, la compression et la déviation du bourrelet.

Les causes sont les contusions, les coups, les suites de javarts mal soignés, les efforts, les entorses, les tiraillements de ligaments articulaires et des tendons ; on comprend facilement que le périoste puisse ainsi s'enflammer et qu'en raison du degré plus ou moins considérable d'inflammation il se forme un dépôt de couches nouvelles qui viennent s'ajouter comme des stalactytes, au moule primitif de l'os. D'ailleurs, comme le dit M. H. Bouley, le tissu fibro-cartilagineux conserve toujours, pour les éléments constituants des os, une sorte d'affinité latente, toujours prête à se manifester, lorsque la vascularité augmentée de la trame de ce tissu y permet l'afflux d'une quantité plus considérable de sang que ne l'exige la nutrition physiologique.

Nous conseillons de ne jamais attendre pour traiter une forme ; et, dès le début, d'adapter une ferrure large ordinaire ou à planche. S'il y a forme d'un seul côté, enlever la paroi de façon à ce que le fer ne porte pas de ce côté-là ; si elle existe des deux côtés, faire une rainure aux quartiers.

Nous engageons à recourir d'emblée au Fondant Gombault. On l'emploiera suivant le mode indiqué plus haut à l'article *Exostoses*. S'il y a complication de bouleture, faire en même temps autour du boulet et jusqu'au genou une friction de Baume Caustique, suivie le lendemain d'une légère application à la main. S'il y a rétractation des tendons avec tendance à l'induration, appliquer un fer à crampons élevés pour soulager les tendons et faire sur ces derniers une friction de préférence avec le Fondant Gombault. S'il y a resserrement du sabot, appliquer avant les frictions un bon cataplasme de bouse de vache.

Si la forme est bien sortie et de date ancienne, il faudra, au bout d'un mois, recommencer le traitement. De toutes les exostoses, c'est peut-être la plus tenace et la plus désagréable à soigner. Mais avec le remède que nous préconisons, on aura chance de faire disparaître complètement la boiterie et de faire fondre la tumeur osseuse qui l'occasionnait.

Nous ne craignons même pas de recommander trois frictions de Fondant à huit jours d'intervalle ; recommencer un mois après la dernière.

Le feu a presque toujours été recommandé ; on le met généralement en pointes espacées. Mais il y a à craindre des complications avec ce mode opératoire ; la peau, à la région digitale, est très épaisse, peu ou point élastique sur une grande surface, et la cautérisation au fer rouge souvent la mortifie et provoque détachement et perte de substance ; d'où il résulte des tares difformes et indélébiles. Dans le cas où il n'y aurait pas chute de peau, il y aura toujours la tare du feu. Aussi, nous n'engageons à y recourir qu'à la dernière extrémité et sur des chevaux dont la valeur importe peu. Le Fondant Gombault, au contraire, agira avec autant d'intensité et évitera le désagrément de marquer le cheval.

Il est bon, après les frictions, de même qu'après l'application du feu, de mettre à l'animal un collier de bois pour l'empêcher de porter la dent sur la région du pied; de le mettre, après le traitement, en prairie ou au travail sur un terrain mou, de temps en temps au labour, et de tenir la couronne et le haut du sabot toujours gras.

Disons enfin que pendant le traitement, de même que dans toutes les maladies intéressant le pied et les quatre membres, il faut, si faire se peut, laisser l'animal en boxe, en liberté, sur une bonne litière.

Foulure

Distension forcée des fibres musculaires, tendineuses, ligamenteuses du paturon et du boulet. Nous avons indiqué le traitement plus haut articles *Efforts* et *Entorses*.

Fourbure

La fourbure est une apoplexie sanguine des sabots du cheval occasionnant le gonflememt du tissu vif du pied; et comme celui-ci est enfermé dans une boîte dure et résistante il en résulte une compression très douloureuse et une maladie très grave.

Le pied devient très chaud, sensible ; l'animal cherche à se soulager en rapprochant les quatre membres sous lui afin d'équilibrer le poids de son corps, et la douleur q'il ressent réagit sur tout l'organisme. Parfois les deux pieds de devant sont seuls atteints ; quelquefois la fourbure affecte les quatre membres. Le diagnostic est facile dès le premier jour ; la pose de l'animal révèle sûrement ce genre de maladie. Elle peut provenir d'un excès d'alimentation, d'un travail inconsidéré, d'un repos prolongé par suite de maladies graves qui forcent les animaux à garder l'écurie. Les marches pendant les chaleurs, les manœuvres de calerie en été, l'action du fer qui comprime et resserre les pieds, l'usage des fourrages artificiels nouveaux, de l'orge en grain, du blé donné en vert ou en grain et les indigestions sont autant de causes prédominantes de la fourbure.

Elle nécessite l'enlèvement des fers qui doivent être élargis et brochés avec quatre clous pour éviter la compression. Cependant il est quelquefois impossible de le faire tellement l'animal souffre et se défend ; si la ferrure est bonne, bien faite, si on suppose qu'elle ne gêne pas le pied, il vaut mieux laisser les fers.

Pratiquer la saignée générale, cinq à dix litres, si le pouls est dur et plein ; recourir à la saignée en pince pour éviter les accidents consécutifs et pour parer aux craintes ultérieures de gangrène. Dans les pieds plats, la saignée en pince est dangereuse ; dans les pieds creux elle peut être faite sans appréhension. Toutefois il est quelquefois très difficile de la pratiquer. De même que pour déferrer il faut lever le pied et l'état de l'animal peut ne pas le permettre ; cependant s'il est couché nous conseillons de ne pas négliger de le faire.

S'il y a possibilité de lui faire prendre des bains jusqu'aux genoux, soit dans les bassins de la cour de ferme, soit dans des ruisseaux ou rivières, c'est excellent ; on peut même promener l'animal dans l'eau pour que la marche accélère la circulation du sang dans le pied. Appliquer des cataplasmes

de terre glaise arrosés de vinaigre ou des cataplasmes de
bouse de vache arrosés avec une solution de sulfate de fer;
mais il faut fréquemment les renouveler à cause de la chaleur
énorme du pied. Il est utile, autant que faire se peut, de
promener le cheval sur un terrain gras, sur des gazons, sur
la neige, et de lui procurer une abondante litière à l'écurie;
mais nous n'engageons pas de chercher à le suspendre, car
on pourrait s'exposer à des complications du côté des poumons; mieux vaudrait forcer l'animal à rester couché s'il
avait trop de peine à se tenir sur ses membres, et veiller à
le tourner de côté de temps en temps.

Administrer des lavements additionnés de sel de potasse ou
de soude et quelques purgatifs salins, sel de nitre, crème de
tartre, sulfate de soude.

Au début, vers le deuxième jour, on peut faire sur les
membres des frictions irritantes d'essence de térébenthine,
deux par jour, et promener l'animal pendant que se produit
l'effet de ces frictions dont il ne faut pas exagérer la durée
pour ne pas provoquer des mouvements trop violents ou
impossibles à se traduire, ce qui augmenterait les douleurs
déjà si vives du cheval.

Lorsque la fourbure a franchi les trois ou quatre premiers
jours sans s'amoindrir, malgré les soins donnés consciencieusement comme il vient d'être expliqué, il est à craindre qu'il
se forme un épanchement plastique dans les tissus placés sous
là corne. Il est temps de recourir à un traitement héroïque et
le voici d'après notre longue pratique :

Nous creusons du côté de la sole, à l'aide de la rainette, de
façon à faire une ponction à la boîte cornée, sur la ligne
blanche. Ce dégagement opéré, on voit quelquefois sourdre
du pus ou du sang plus ou moins altéré; si l'écoulement est
gris-noirâtre, c'est bon signe; il n'y a que le tissu corné
d'altéré; si l'écoulement est blanc, c'est du pus et l'altération
est profonde. Néanmoins ce drainage doit apporter du soulagement et il est utile de faire prendre des bains astringents de
sulfate de cuivre. Et comme adjuvant nous faisons à vingt-
quatre heures d'intervalle deux frictions de Baume Caustique

à la couronne et autour du paturon. Si l'animal est affecté des
pieds de devant frictionnez les deux pieds depuis les sabots
jusqu'aux genoux; s'il est affecté des pieds de derrière, frictionnez jusqu'aux jarrets; s'il est fourbu des quatre jambes,
frictionnez une jambe de devant et une de derrière en diagonale; le lendemain frictionnez les deux autres et attendez
deux ou trois jours pour faire à la main de légères applications
à la couronne des quatre membres. Les frictions de Baume
Caustique ont pour effet de dégorger les vaisseaux sanguins
et lymphatiques, de ramener la circulation et de déterminer
la résorption des liquides extravasés. Dès lors les bains
froids ne conviennent plus, on doit les cesser et continuer,
quatre jours après les frictions, les cataplasmes de bouse de
vache. A l'intérieur, on administre le nitre, la crème de
tartre, le sulfate de soude pour rendre le sang plus fluide et
accélérer la circulation veineuse. Diète les premiers jours,
boissons rafraîchissantes, lavements, bonnes couvertures.

— Il faut bien s'attacher à opposer à la fourbure un traitement sérieux et énergique afin d'éviter de la laisser passer à
l'état chronique, car alors on peut compter trois mois assurés
de traitement, mais de traitement difficile et délicat, quand
encore on peut avoir l'espoir d'une guérison plus ou moins
salutaire. Pour bien faire comprendre la terminaison de
cette maladie, nous donnons à la page ci-contre le dessin d'un
pied sain et celui de pieds fourbus.

On voit que la déviation de l'os du pied devient extrême,
qu'il arrive à porter sur la sole et ne permet plus ni l'appui
du pied ni le ferrage et que la déviation de la corne rend la
marche très difficile et parfois impossible.

La corne pousse en couches superposées et le sabot devient
ovale; l'os du pied forme coin, traverse la sole et poussant
obliquement force la corne à se relever en pince. L'abattage
des animaux malades devient souvent nécessaire parce qu'ils
deviennent incapables de marcher et qu'on ne peut plus les
utiliser à aucun service.

Quand le cheval est fourbu et qu'il y a déviation du pied,
nous engageons à rogner la corne là où elle est exubérante,

à la tenir souple au moyen d'onguent de pied dont on use largement, à faire tous les mois une friction de Baume

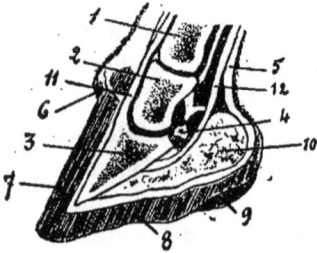

Fig. 26.
Coupe d'un pied sain.
Pour la légende, voir fig. 11, p. 98.

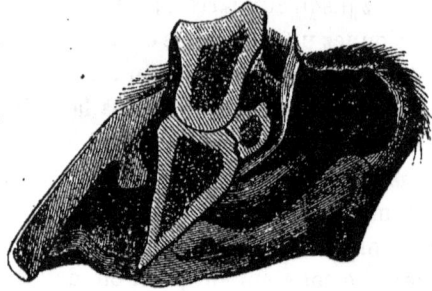

Fig. 27.
Pied fourbu.
(HURTREL D'ARBOVAL, *Dict. de méd., de chir. et d'hyg. vétér.*)

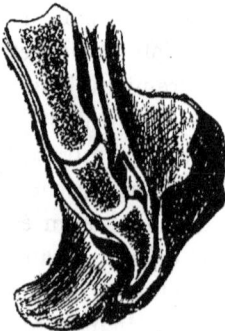

Fig. 28.
Fourbure chronique.

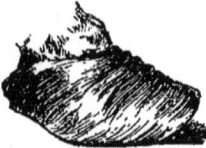

Fig. 29.
Sabot d'un cheval atteint de fourbure chronique.

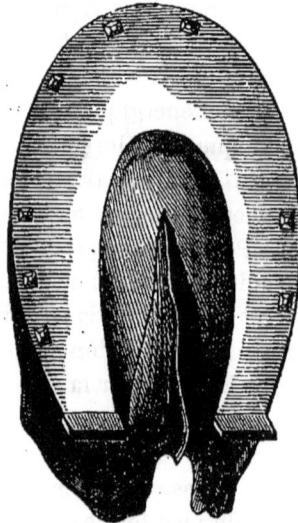

Fig. 30.
Pied fourbu ferré.

Caustique autour de la couronne pour provoquer l'organe sécréteur de la corne et à appliquer un fer à couverture suffisante pour revêtir toute la partie antérieure de la sole jusqu'à la pointe de la fourchette.

Comme le dit Hurtrel d'Arboval (*Dictionnaire de médecine, de chirurgie et d'hygiène vétérinaires*), ce fer (dont nous donnons le dessin, figure 30) aura une ajusture assez profonde pour que, dans son excavation, la partie saillante de la région plantaire soit logée librement et à l'abri de toute pression ; le fer est surtout fixé en talons, car les clous en pince ne tiennent pas toujours à cause des nombreuses brèches. Il faut interposer entre le fer et le sabot une lame de gutta-percha, de feutre ou de cuir. Un cheval ainsi ferré peut rendre encore de longs services, même dans les villes ; à plus forte raison pour le travail des champs.

— Le traitement de la fourbure par la dosimétrie a donné assez souvent de bons résultats pour que nous n'hésitions pas à l'indiquer et à le recommander.

Au début de la maladie, lorsqu'il y a fièvre (ce qui est le cas le plus habituel), que le pouls est accéléré et rebondissant, que la température indiquée par le thermomètre varie entre 38 et 40 et même 42 degrés, on administre coup sur coup tous les quarts d'heure ou toutes les demi-heures, suivant l'intensité de l'affection, cinq à six granules Landrin d'aconitine, de vératrine, de digitaline, de brionine, auxquels on ajoute même quantité de granules de sulfate ou d'hypophosphite ou même d'arséniate de strychnine.

Pendant toute la durée du traitement et même pendant la convalescence, donner en dissolution dans les barbottages deux ou trois cuillerées à bouche de Sedlitz Landrin.

On peut souvent, grâce à ce traitement, supprimer la saignée ; mais cela ne dispense ni de bains froids, ni de l'application des cataplasmes de terre glaise ou de bouse de vache, ni des frictions de Baume Caustique dans les conditions où nous les avons recommandés plus haut.

Fourchette échauffée

On appelle ainsi l'altération de la fourchette du pied des chevaux, qui se trahit par une humeur puriforme occasionnée par le resserrement du pied, l'amaigrissement de la fourchette et le frottement de ses deux branches qui alors s'échauffent et se compriment

Tels sont les caractères et les causes de la fourchette échauffée. La *fourchette pourrie* n'est que la suite de la précédente et n'en diffère qu'en ce que l'altération est portée à un degré plus intense.

Le traitement consiste dans la première à ouvrir les talons au désencasteleur et à introduire entre les deux branches de la fourchette des étoupes imbibées d'eau saturnée, de vinaigre, d'onguent égyptiac auquel nous donnons la préférence, ou de poudre de charbon.

Dans le cas de fourchette pourrie, maintenir la propreté des pieds, enlever les parties de corne altérées ou décollées et panser avec l'onguent égyptiac en cautérisant au besoin avec la liqueur de Villate.

Tenir le pied bien graissé avec l'onguent de pied et donner une litière sèche.

Fourchet

Maladie qui affecte spécialement le pied des moutons, entre les deux onglons, dans le canal biflexe situé entre les deux os des couronnes et au-dessus de la peau qui revêt le fond de la séparation des ong'ons.

Elle est causée par l'introduction de corps étrangers, sable, gravier, épines, entre les deux onglons ou par l'accumulation du suint qui découle du tissu graisseux qui revêt le fond de ce canal.

Boiterie, tuméfaction à la partie antérieure de la couronne, écartement des onglons, liseré rouge entre les onglons, tels en sont les symptômes. C'est un javart cutané. Quelquefois l'animal en souffre beaucoup, a peine à suivre le troupeau, marche à trois pattes ou se couche. Souvent il est compliqué de piétin et il y a non seulement ulcération de la peau, mais encore ulcération des tendons et des ligaments.

Le traitement du fourchet, sans complication, consiste à extraire les corps étrangers ou à débrider le canal interdigité pour faciliter l'extraction si le corps étranger est placé profondément. Panser avec la teinture d'iode.

Si la suppuration persiste et si la plaie s'ulcère, panser avec la teinture d'aloès ou le Baume Caustique. On peut sans crainte recourir au débridement du canal biflexe et mieux encore extirper cet organe.

Furoncle

Tumeur dure, douloureuse, circonscrite, ayant son siège dans le derme et le tissu cellulaire dont elle mortifie certaines parties; cette partie mortifiée se nomme *bourbillon*. Elle se localise ordinairement à la partie inférieure des membres.

Les coups, les atteintes, piqûres, la malpropreté, la gale, les dartres, eaux aux jambes, etc., en sont la cause directe; et aussi les aliments avariés, la pléthore, le froid.

Au début on a souvent recommandé de pratiquer l'incision ; mais nous ne la permettrons que si la tumeur est rendue trop douloureuse par l'étranglement du derme, parce qu'on peut craindre l'extension de l'inflammation. Nous ne connaissons pas de meilleur traitement que celui qui consiste à faire une friction de Baume Caustique additionné de deux tiers d'huile d'olives et à appliquer par-dessus un cataplasme chaud de mie de pain et de farine de lin. Dès que la suppuration apparaît, alors on peut inciser et extraire le bourbillon s'il résiste à la pression des doigts. Panser ensuite avec l'onguent digestif et soins de propreté pour éviter le retour des furoncles. Diète pour faire tomber la fièvre.

Gale

Maladie parasitaire de la peau occasionnée par la présence d'insectes de la famille des acariens. Elle attaque principalement le cheval, le mouton, le chien, le chat, sans que pour cela les autres animaux en soient exempts.

Le traitement devra toujours être précédé d'un bon lavage à la brosse avec de l'eau alcaline ou savonneuse pour faire tomber les croûtes. On peut même enduire le corps de savon noir, l'y laisser séjourner une heure ou deux et laver ensuite à l'eau chaude en faisant mousser le savon.

Pour les chevaux et *pour le bœuf* l'acide phénique est un des meilleurs agents, soit employé seul, dilué dans de l'eau, soit sous forme de savon phéniqué ou de glycérine phéniquée. Le pétrole et la benzine, à parties égales, sont aussi un excellent parasiticide. Il est utile de faire deux frictions à trois ou quatre jours d'intervalle. On emploie aussi avec succès, après avoir bien savonné la peau, la pommade d'Helmérich qui est

un composé de cent parties de soufre, quatre-vingts parties
de carbonate de potasse et cinq cents parties d'axonge.

Pour les moutons, il est nécessaire de les tondre; on recommande quand la gale n'est que partielle sur le troupeau, la
décoction de tabac, l'huile de cade mélangée d'huile d'o-
lives, l'essence de térébenthine. Mais si la gale se généralise
il est préférable d'employer les bains et nous citerons en
première ligne le bain de Tessier dont voici la formule :

> Acide arsénieux. . . . .   1 partie
> Proto-sulfate de fer . . .   10 —
> Eau de rivière. . . . . .   100 —

Faites dissoudre l'arsenic blanc et ajoutez le proto-sulfate
de fer (couperose).

Nous citerons aussi la formule indiquée par M. Zundel,
vétérinaire à Strasbourg, dans son excellent *Dictionnaire de
médecine vétérinaire :*

> 1.500 grammes d'acide phénique brut.
> 1 kilog. de chaux vive.
> 3 —   de carbonate de soude.
> 3 —   de savon noir.

Mêler le tout pour obtenir une pâte épaisse qu'on aelaye
dans 260 litres d'eau chaude, ce qui donne une quantité
suffisante pour un bain de cent moutons. On les lave à la
brosse de chiendent en les plongeant dans un baquet.
M. Zundel recommande de renouveler ce bain et le lavage
après cinq ou six jours. En opérant par un temps sec, les
moutons ayant été tondus, on peut les parquer en plein
air.

Pour le chien, on emploie généralement le savon phéniqué
(1 partie d'acide phénique pour 20 de savon), un mélange de
benzine et de glycérine ou bien encore la pommade suivante,
formule Clément :

> Cantharides pulvérisées.   15 grammes
> Sulfate de zinc. . . . .   30 —
> Axonge . . . .   500 —

Pour le chat, on ramollit les croûtes avec de l'huile ordinaire et on touche avec le doigt imprégné d'huile créosotée.

Mais pour ces deux derniers animaux, surtout pour ceux qu'on garde dans l'appartement, nous indiquons le Baume du Pérou (1 gramme dans 30 grammes d'alcool), tant pour son efficacité que pour son odeur agréable.

Certains praticiens recommandent les alcalins, l'essence de térébenthine, mais ces agents sont trop irritants ; le goudron et l'huile empyreumatique sont trop agglutinatifs ; les préparations arsenicales et les mercuriaux doivent aussi être proscrits en raison des dangers qu'ils font courir si l'animal vient à se lécher. La décoction de tabac n'est pas elle-même exempte d'inconvénients.

Nous terminerons en disant que la gale est contagieuse, qu'on doit faire la déclaration des animaux contaminés et les séquestrer sous peine d'encourir les pénalités et poursuites énoncées dans la loi.

Gale Folliculaire

On appelle ainsi une maladie exanthémateuse particulière au chien et au chat et due à la présence dans les follicules pileux et sur la peau d'un acarien spécial appelé *demodex*. Ce parasite occasionne à la tête, aux joues, aux lèvres, au ventre et aux reins, une légère tuméfaction de la peau engendrant des tumeurs boutonneuses dues à l'inflammation des follicules à l'axe desquelles il se loge. L'animal se gratte et éprouve de la douleur ; il maigrit et répand une odeur désagréable ; le poil tombe et ne repousse plus.

Cette maladie est presque incurable et peut durer des années. On la combat avec l'huile de pétrole, la benzine, le goudron, l'huile de cade mélangée à l'huile empyreumatique, le Baume du Pérou (1 sur 30 d'alcool). Mais ces acares sont situés tellement profondément qu'il est le plus souvent difficile de les atteindre. On emploie peut-être avec plus de succès la pommade d'iodure vert de mercure et aussi la pommade de nitrate d'argent.

Glossanthrax

Charbon à la langue.

Il se caractérise par une ou plusieurs ampoules, phlyctènes qui apparaissent sur les côtés du frein, de la langue, sur les gencives, au palais et à la face interne des lèvres ; elles sont bientôt remplacées par des ulcères fournissant un pus d'une odeur fétide. Ces ulcères rongent la langue dans son épaisseur et entraînent rapidement la mort.

Dès qu'on s'en aperçoit, il faut immédiatement ouvrir les ampoules, enlever les parties gangrénées et cautériser à plusieurs reprises avec l'eau de Rabel. Laver souvent la plaie avec une décoction de quinquina et d'eau-de-vie camphrée. Gargariser avec de l'eau aromatique froide aiguisée d'acide phénique ou d'eau de Rabel. (Pour le traitement interne, se reporter au traitement indiqué à l'article *Charbon*).

Glossite

Maladie de la langue, occasionnée le plus souvent par des morsures, pressions ou tractions violentes exercées par la longe ou le mors, brûlures, déchirures, coupures, etc.

On doit y prêter grande attention au début. S'il y a déchirure, coupure, on peut faire l'amputation d'une partie de la langue ou rapprocher les bords de la plaie par une suture.

Dans tous les cas, faire des gargarismes froids avec des décoctions de feuilles de ronces, d'eau d'orge ou d'eau de riz avec du miel ; donner des aliments tendres, hachés ou cuits, des herbes vertes, des barbotages farineux, des mashs. Le mash se fait avec de la graine de lin et du son qu'on met dans une terrine ou un seau sur lesquels on jette de l'eau bouillante ; on couvre d'un linge pour laisser infuser, et on présente tiède dans la mangeoire. On peut saupoudrer d'avoine pour exciter l'animal à manger.

La gravité des plaies de la langue est plus grande chez les herbivores que chez les carnivores ; chez les bêtes bovines surtout, dont les lèvres sont peu mobiles, les plaies de la langue ne lui permettent pas facilement de saisir les aliments et de les ramener sous les molaires pendant la mastication.

Les plaies légères guérissent très vite.

Gourme

Inflammation catarrhale des voies respiratoires du cheval, affectant spécialement les jeunes sujets à l'époque de l'évolution des dents ou à la suite de changement de pays, de climat et de nourriture. Elle est surtout fréquente chez les chevaux de deux à cinq ans ; et y paraissent le plus disposés ceux qui au moment de la vente ont été fortement nourris pour les mettre en bon état et les bien présenter ; c'est pourquoi la gourme se remarque fréquemment chez les chevaux sortant de l'élevage pour venir chez les marchands de chevaux, dans les dépôts de remonte ou chez les particuliers qui vont les chercher à la ferme. On la remarque plus souvent en automne et en hiver qu'au printemps et en été à cause des changements brusques de température.

On peut dire que la gourme est pour le cheval ce que la maladie du jeune âge est pour les chiens.

Simple, cette affection se borne à la gorge et à la ganache ; compliquée, elle s'étend à toutes les muqueuses de l'organisme et est susceptible de se répandre sur les articulations ou à leur voisinage et de déterminer des altérations profondes, désorganisatrices et incurables plus tard.

La gourme se caractérise par les symptômes de l'angine, avec fièvre et jetage, et engorgements de l'auge et de la parotide qui se terminent par suppuration et abcès. C'est là la forme bénigne ; mais quelquefois le jetage est de mauvaise nature, fétide, l'animal maigrit, a le poil piqué, le flanc creux, etc., et on a vu quelquefois au bout d'un certain temps une gourme mal soignée dégénérer en pleuro-pneumonie, en anasarque, catarrhe intestinal, arthrite, synovite, ophthalmie, en tumeurs se montrant à l'épaule, au garrot, sur les côtes, au poitrail, etc.

Partout où la gourme se manifeste (et elle a pour caractère essentiel la *pyogénie*) qu'elle soit simple ou compliquée, il faut la combattre énergiquement, lui faciliter sa sortie, par conséquent faire exsuder profondément les tissus malades par les pores de la peau.

Le Baume Caustique remplit ce but avec un plein succès. Pour obtenir ce résultat, faire une ou plusieurs frictions au pourtour de la gorge, sous la ganache, aux parois latérales de la poitrine, aux articulations, sur les œdèmes, etc., partout enfin où elle se manifeste.

Rien de plus simple et de plus efficace.

Placer l'animal dans un endroit chaud, lui mettre une bonne couverture sur le corps, une peau de mouton sous la gorge. S'abstenir de la saignée, donner une alimentation substantielle et de facile digestion, des grains, de l'avoine, le tout au goût et à la volonté de l'animal ; faire des fumigations, administrer des toniques et de préférence le bol dont la formule suit :

Carbonate de fer. . . . .   60 grammes
Poudre de gentiane . . .   30   —
Farine de froment. . . .   125   —
Eau miellée . . . . quantité suffisante.

Le tout pour faire quatre à cinq bols.

Donner fréquemment des boissons émollientes tièdes d'eau de son, de mauves, de graines de lin avec addition de farine d'orge pour les rendre plus agréables. Administrer la crème de tartre, le nitre, le bi-carbonate ou le sulfate de soude, le premier pour l'estomac, le second s'il y a fièvre, la soude pour augmenter le mouvement de résorption et favoriser la résolution.

Si la gourme se compliquait de laryngite, pharyngite, pneumonite, pleurite, etc., on appliquerait le traitement indiqué à chacun de ces articles.

La gourme est contagieuse ; on fera donc bien d'isoler les malades et de désinfecter les stalles ou les écuries. Le jetage en se séchant peut se répandre en poussière dans la mangeoire, dans les fourrages, voltiger dans l'écurie et atteindre des chevaux qui, avec des précautions hygiéniques, auraient été exempts de cette maladie.

Nous n'admettons pas que la gourme puisse dégénérer en morve ou en farcin. C'est là une prétention à laquelle il ne faut pas un seul instant s'arrêter.

La gourme est une affection spéciale.

C'est, pourrait-on dire, un tribut que l'animal paie à la nature.

C'est une épuration. Pourquoi la nature provoquerait-elle la formation d'une aussi grande quantité de pus si ce n'était pas pour chasser de l'économie un produit nuisible ou infectieux.

Ceci nous amène à décrire ici notre traitement dosimétrique.

Dans la gourme bénigne, il y a peu ou point de fièvre, et une tendance plus ou moins rapide à la suppuration.

On favorise la crise, sans entraver la suppuration, en donnant les sels de quinine et plus spécialement le salicylate, cinq granules toutes les deux heures.

Ces sels ont le double avantage de soutenir l'organisme qui peut ainsi faire des pertes essentielles (pus), sans être trop affaibli, et de détruire l'élément infectant et contagieux. On peut y ajouter les sels de strychnine pour donner le coup de fouet, réveiller et stimuler l'organisme pour lui permettre de lutter avantageusement contre l'infection.

On soutient l'appétit par la quassine (six granules avant le repas) pour réparer les pertes occasionnées par la suppuration et abréger la convalescence.

S'il y a fièvre, donner coup sur coup et jusqu'à sédation, l'aconitine, la vératrine, la digitaline. La fièvre étant tombée on a affaire à une gourme bénigne : et alors on doit nourrir copieusement, surveiller l'hygiène, bonne écurie, bonne litière et laver le tube digestif avec le Sedlitz Landrin.

Tels sont les moyens qui doivent constituer la *dominante* du traitement.

Pour la *variante*, nous diviserons la gourme d'après les symptômes locaux.

Pour faciliter l'expectoration, on donne le kermès minéral en électuaire, 15 à 20 grammes par jour ; pour rendre la toux moins pénible, moins spasmodique, on donne : hyosciamine, atropine, cicutine, iodoforme, codéine, narcéine, sel de Grégory, etc.; un, deux ou trois de ces alcaloïdes à la fois, suivant l'acuité des symptômes. Et on précipite la maturité des abcès par les frictions de Baume Caustique Gombault.

La respiration devient-elle difficile, sifflante, au point de faire craindre l'asphyxie, on peut souvent éviter la trachéotomie en ayant soin d'administrer un sel de quinine (hydroferro-cyanate) l'arséniate de strychnine, et l'hyosciamine, cinq granules de chaque tous les quarts d'heure.

Lorsqu'il y a pneumonie, on applique sous la poitrine un large sinapisme qu'on fixe au bout de deux ou trois heures par des frictions de Baume Caustique, et on insiste sur l'emploi des sels de strychnine, de quinine, de la digitaline auxquels ont joint la scillitine ou la colchicine s'il y a épanchement pleural.

La forme intestinale de la gourme est rare ; on combat les

douleurs abdominales par le chlorhydrate de morphine, l'atropine et l'hyosciamine. On donne le calomel (quatre fois par
jour), l'arséniate de strychine et l'hyosciamine (sept à huit
fois par jour) lorsque le foie est atteint. Contre la constipation,
on prescrit le podophyllin (six granules trois fois par jour) et
des lavements laxatifs. On arrête la diarrhée, s'il y a lieu, par
l'ergotine ou l'acide tannique.

S'il y a une éruption phlycténoïde ou vésiculeuse sur les
muqueuses nasale, buccale et sur la peau des lèvres, on fait
des lotions avec une solution d'hydrate de chloral boraté et on
donne quatre à cinq fois par jour l'iodure d'arsenic et la cicutine.

Enfin, quand il y a des phlegmons disséminés dans le tissu
cellulaire sous-cutané, on les couvre de copieuses frictions
de Baume Caustique.

Goutte

Arthrite fréquente chez la vache, s'attaquant surtout au
grasset et au genou, rarement aux autres articulations. Elle
occasionne un gonflement parfois énorme de l'articulation
malade avec tension douloureuse et se trahit par une boiterie très intense qui rend la marche difficile, sinon impossible, et oblige l'animal à rester presque toujours couché.

Cette affection est très grave et entraîne souvent la perte
de l'animal ou l'ankylose de l'articulation.

Le traitement consiste à faire des frictions répétées et
excessivement énergiques de Baume Caustique, deux en
vingt-quatre heures, deux autres huit jours après. A l'intérieur administrer des diurétiques : sels de soude, scille,
colchique, etc. Nous recommanderons aussi le sel marin,

100 grammes par jour, administré en solution servant à humecter les fourrages.

Nous avons souvent employé quand les propriétaires voulaient aller vite et ne pas craindre de tarer l'animal, l'acide sulfurique en frictions ménagées. On attache un chiffon au bout d'un bâton, on le trempe dans l'acide sulfurique et on badigeonne la tumeur à deux ou trois reprises différentes. Il survient une eschare, de l'épaisseur de la main, qui resserre la peau et amène la réduction des tumeurs goutteuses, quelquefois même la guérison radicale.*

On se trouvera bien dans une foule de cas de l'emploi des granules Landrin de salicylate de lithine ou de benzoate de soude, d'hypophosphite de strychnine et du Sedlitz Landrin.

Nous ne conseillons pas l'ablation de la tumeur, ce qui pourrait occasionner parfois des désordres graves. Mieux vaut livrer la bête à la boucherie si les traitements indiqués ne procuraient pas guérison.

Hématurie (Pissement de sang)

Nous ne traiterons ici que de la maladie spéciale qui attaque les poulains et les jeunes mulets peu de temps après leur naissance et qui se traduit par l'hématurie et les convulsions.

Quant à l'hématurie des grands animaux, elle est un des symptômes de la *Néphrite*, de la fièvre charbonneuse, de l'anémie ; nous traiterons aussi à l'article *Mal de Brou* l'hématurie des herbivores.

L'hématurie des poulains peut provenir de trois causes bien distinctes :

1° De l'état maladif des mères lymphatiques, sujettes aux

engorgements froids ou atteintes du crapaud, eaux aux jambes ou maladies de la peau ;

2° D'une trop grande richesse du lait qui provoque ainsi l'irritation des reins ;

3° De l'irritation de l'air ou du froid dont l'impression subite réagit sympathiquement sur les reins.

Le mulet y est plus spécialement sujet que le poulain, on en a cherché la cause dans l'accouplement pour ainsi dire hors nature de la jument et du baudet, ce qui est très contestable.

Quoiqu'il en soit, le traitement le plus rationnel consiste en une légère saignée à la cuisse ou à la queue, en sina-pismes sur le corps, en lavements d'eau de graine de lin camphrée, et en breuvages d'eau de lin coupée avec du lait. Bien tenir chaudement dans des couvertures.

Comme moyen préventif, nous ne saurions trop recommander de surveiller la nourriture des mères aux approches de la parturition ; donner des farineux, des betteraves, des tisanes de mauve ou lin, diminuer les rations ; surveiller le tétage des nouveau-nés en ne les laissant prendre que modérément et les tenir très chaudement.

Hémorrhagie

On appelle ainsi l'écoulement de sang produit par les vaisseaux sanguins, soit extérieurement, soit dans les tissus ou cavités du corps.

Le traitement comprend les réfrigérants sous toutes les formes, eau froide, glace pilée ou neige, douches, etc., appliqués sur la partie affectée et même sur le périnée, les testicules, où l'impression produit toujours une vive sensation. L'amadou est très bon pour pratiquer le tamponnement.

Si les réfrigérants sont insuffisants, faire des pansements au perchlorure de fer, et donner des breuvages astringents, toniques et amers.

Si l'hémorrhagie se produit par les naseaux, à la suite de chocs, de coups, de corps étrangers irritant la muqueuse, d'insolation ou autres causes, employer l'eau froide vinaigrée, l'eau de ronces ou d'écorce de chêne additionnée de sulfate de zinc, d'alun ou d'eau de Rabel dans les narines, sur le front et le chanfrein.

Un emplâtre composé de craie ou plâtre avec du vinaigre peut être avec succès appliqué sur le chanfrein.

Nous recommanderons enfin les sinapismes aux extrémités.

Si l'hémorrhagie est traumatique, veineuse ou artérielle, il faut laisser au patricien expérimenté le soin d'opérer la ligature, le tamponnement ou la compression.

Ne jamais négliger dans toutes les hémorrhagies l'emploi des granules Landrin d'ergotine.

Hépatite

Inflammation du foie.

Cette maladie est assez rare et se reconnaît assez difficilement à cause de la situation profonde de l'organe. Cependant, à la percussion du flanc droit, on perçoit un son mat, le flanc est dur, l'animal éprouve des coliques, des ballonnements et de la constipation opiniâtre ; l'hypocondre droit est gonflé et cette région très douloureuse ; l'animal se couche souvent, plutôt à droite qu'à gauche, il ne reste jamais longtemps couché, se relève vivement pour se coucher encore ; les reins sont voussés en contre haut, la soif vive, les muqueuses jaunâtres (ictère ou jaunisse), les urines troubles et difficilement expulsées.

Nous avons eu quelquefois l'occasion de traiter cette affection chez le cheval seulement, jamais chez le bœuf qui cependant y est plus sujet.

A cet effet nous avons pratiqué la saignée, la diète, et employé le Baume Caustique en frictions étendues et répétées sur l'hypocondre droit.

A l'intérieur, nous recommandons les breuvages et les lavements adoucissants.

S'il y a constipation, administrer l'huile de ricin, la manne, la magnésie, la crème de tartre, le sulfate de soude (50 à 200 grammes par jour), le bi-carbonate de soude (10 à 40 grammes).

Le calomel est excellent à l'intérieur quand le foie continue à rester engorgé. On le donne en électuaires à la dose de 4 à 8 grammes par jour. Seulement, il est bon de faire observer que le calomel se transformant facilement au contact du sel marin et des substances végétales en bi-chlorure de mercure, il ne faut jamais l'administrer qu'à jeun et deux heures avant le manger, sans quoi il pourrait se produire des symptômes d'empoisonnement.

— Dans le début de cette maladie, le traitement dosimétrique donne presque toujours une solution rapide. Il faut avant tout faire le lavage intestinal par le Sedlitz Landrin et administrer coup sur coup les granules d'hyosciamine ou d'atropine ainsi que l'arséniate de strychnine.

S'il y a fièvre intense, ce qui arrive fréquemment, recourir aux granules défervescents d'aconitine, de digitaline, de vératrine.

Il faut aussi ne pas négliger, dans les cas où l'engorgement paraît persister, les granules de calomel, de proto-iodure de fer; ce dernier pourra être continué pendant la convalescence avec la quassine et l'acide tannique.

Hernie

Sortie de l'intestin ou de l'épiploon par une ouverture naturelle ou accidentelle des parois abdominales.

Nous ne traiterons ici que de la *Hernie ombilicale* ou *exomphale* qui est assez fréquente chez les poulains. Si elle est peu grave par elle-même, elle peut le devenir par les pertes qu'elle cause à l'élevage, la moins-value qu'elle entraîne et les frais qu'elle nécessite.

C'est rendre service que d'indiquer un traitement facile et peu coûteux que personne ne devra négliger.

On emploie à cet effet le Baume Caustique en friction énergique sur la région ombilicale. On fait suivre la friction de deux applications à vingt-quatre heures d'intervalle. Huit à dix jours après, on recommence la friction et les applications. Le plus souvent même la première friction suffit. On provoque ainsi une infiltration séreuse sous la peau escharrifiée, et on produit l'oblitération du sac et du collet.

Il ne reste jamais de traces de l'application du Baume Caustique.

Un autre procédé, très en faveur aujourd'hui, consiste dans l'application de l'acide nitrique sur la tumeur. Mais cette cautérisation laisse une cicatrice plus ou moins large toujours dépourvue de poils et souvent de pigment.

Nous avons aussi très souvent employée avec grand succès le Baume Caustique dans des cas de hernies provoqués par suite d'éventration, de coups de corne, après avoir refoulé l'intestin et pratiqué la suture quand il y avait déchirure de la peau et de l'épiderme.

Mais on comprendra que, dans notre modeste ouvrage, nous ne puissions pas entrer dans tous les détails que comporte le titre de cet article. Il faut dans tous ces cas avoir recours au vétérinaire diplômé, qui seul peut rendre les services qu'on est en droit d'attendre de ses lumières et de son expérience.

Hydarthroses

Les hydarthroses sont des épanchements séreux qui se forment dans les cavités articulaires et dans les gaînes synoviales tendineuses. C'est une hydropisie de gaine synoviale.

Les points où cette affection se montre le plus ordinairement sur le cheval sont les suivants :

A la face antérieure et interne du jarret (*vessigon articulaire ou hydarthrose du jarret*) ;

Au creux du jarret (*vessigon proprement dit*) ;

A la face interne et antérieure du jarret (*vessigon articulaire général*) ;

Près du métatarse, sur le trajet du tendon de l'extenseur des phalanges (*vessigon tendineux*) ;

Au grasset, en avant de la rotule (*vessigon rotulien*) ; ce dernier est très rare ;

Au genou, à la face antérieure (*vessigon carpien*) ;

A la même articulation, à l'extrémité inférieure de l'avant-bras, à 8 ou 10 centimètres du genou, dans le creux latéral (*vessigon du genou*) ;

Au-dessus du boulet, de chaque côté des tendons fléchisseurs du pied (*mollettes*)..

L'hydarthrose se présente sous forme de tumeur, molle et fluctuante, circonscrite de toutes parts par les limites de la membrane synoviale, sans que les parties molles et la peau qui la recouvrent présentent d'altération. Parfois il existe un peu de chaleur, surtout quand la tumeur s'est développée rapidement; quelquefois il y a de l'œdème du tissu cellulaire sous-cutané, de la douleur à la pression des doigts et dans ce cas boiterie plus ou moins révélatrice, avec gêne dans les mouvements de locomotion, et plus souvent à froid qu'à chaud.

Le plus ordinairement, l'hydarthrose est occasionnée par des coups, des heurts, des efforts violents, des courses rapides, un travail excessif, des luxations, des entorses, etc. Les vessigons sont dus généralement à des mouvements brusques, à des sauts répétés, à de la fatigue, au travail prématuré.

Quand les hydarthroses sont à l'état aigu, le Baume Caustique est le meilleur remède à leur opposer et généralement deux frictions suffisent.

On peut même dire que c'est le remède par excellence, attendu qu'il calme l'inflammation, modifie la sécrétion, et en amenant à la surface de l'hydarthrose une inflammation œdémateuse du tissu cellulaire, exerce un compression salutaire sur la tumeur. Nous parlerons d'ailleurs de ses effets à chaque article particulier.

Mais les hydarthroses sont souvent négligées parce qu'elles ne font pas toujours boiter le cheval, ou du moins pas assez pour suspendre son service; et alors elles sont susceptibles de devenir *indurées*. Le tissu des organes étant enflammé, le sang finit par cesser peu à peu d'y aborder, la chaleur y devient moins vive, et les fluides exsudés passent à l'état de matière organique solide ou demi-solide, de globules granuleux, ou à l'état de tissu fibro-plastique.

Dans ce cas, nous ne pouvons recommander un agent plus actif et plus fidèle que le Fondant Gombault, exempt dans tous les cas de l'inconvénient de tarer les animaux, et qui a le double avantage d'être vésicant et fondant et de faire complètement disparaître l'induration. On peut comprendre facilement que notre affirmation ne peut être mise en doute quand on a lu, à notre article *Exostoses*, que ce même remède jouit de la précieuse propriété de faire fondre les tumeurs osseuses. Le mode d'emploi est des plus simples, puisqu'il consiste en une seule friction, d'une durée de quinze à vingt minutes et que généralement cette seule friction suffit quand elle est bien faite et qu'on s'est appliqué à saturer convenablement la peau.

~~~~~~~~~~~~~~~~~~~~~

Hygroma

Épanchement séreux dans les bourses muqueuses souscutanées, souvent désigné sous le nom d'*hydropisie des bourses muqueuses*, formant une tumeur indolente et fluctuante. Ces bourses muqueuses sont des cavités creusées dans le tissu cellulaire sous-cutané, qu'on trouve partout où la peau recouvre des parties destinées à de grands et fréquents mouvements et qui contiennent un liquide onctueux assez analogue à la synovie, mais moins visqueux.

Les bourses muqueuses naturelles sont situées à la pointe du calcanéum, au-devant du genou. à l'angle de l'épaule, au-devant du boulet. Dans ces régions l'hydropisie de ces bourses s'appelle le *capelet*, l'*hygroma du genou*, l'*hygroma de l'épaule*, l'*hygroma dn boulet*.

Il y a aussi l'hygroma du coude qui constitue l'*éponge*, celui du garrot qui constitue le *mal de nuque* et le *mal du garot*, l'hygroma de la hanche, le tout résultant de chocs et de froissements répétés exercés sur les régions du corps pourvues de bourses muqueuses.

Nous avons indiqué le traitement approprié dans chacun de ces cas. (Voir *Capelet*, *Éponge*, etc.)

Dans presque tous les cas les frictions de Baume Caustique sont très utiles ; on peut les faire suivre, sauf lors de capelet, de la ponction au trocart suivie de l'injection iodée. On prend de la teinture d'iode allongée de deux parties d'eau avec un peu d'iodure de potassium pour maintenir l'iode en solution, et on injecte le liquide par le tube du trocart qui a servi à faire la ponction.

La cautérisation échoue presque toujours quand la poche séreuse est très développée, seulement elle peut arrêter le développement des hygromas d'un petit volume.

Mais de tous les produits préconisés jusqu'à ce jour, le Fondant Gombault est encore celui qui, comme dans les cas d'hydarthroses et d'exostoses, donne les meilleurs et les plus sûrs résultats. (Voir le mode d'emploi à l'article *Exostoses*.)

Immobilité

Cette maladie a toujours passé pour incurable. Rien de plus vrai, car on n'en connaît pas les causes et on est encore à trouver le remède.

Les signes caractéristiques de l'immobilité sont le trouble dans les fonctions de locomotion, l'assoupissement, l'engourdissement, l'apathie, l'insensibilité. Si l'on croise les jambes de devant, l'animal conserve quelque temps cette position sans en avoir conscience. Il est impossible de le faire reculer, quelquefois même de le faire avancer, malgré les coups. Il saisit le fourrage et le retient entre ses lèvres sans le mâcher : il se nourrit mal et boit de même. Souvent il tombe dans les traits sujet à des étourdissements.

On a recommandé une bonne hygiène, un travail modéré, de bons aliments, le bouchonnement fréquent de la peau, des bols faits avec poudre de gentiane (30 grammes), poudre d'écorce de saule (15 grammes), fleur de tan (15 grammes), houblon pulvérisé (8 grammes), camomille (8 grammes), et miel quantité suffisante ; et aussi l'usage des salins, de l'émétique (10 grammes) de l'aloès (50 à 60 grammes) et du

calomel (5 à 10 grammes) ; on peut employer aussi les diurétiques, et de préférence l'essence de térébenthine, le camphre, etc.

Comme en principe l'immobilité est déclarée incurable et
qu'avec presque tous les traitements indiqués on a obtenu
bien des déceptions, nous engageons à tenter celui-ci après
qui ne nous est a pas toujours été fidèle, il faut bien l'avouer,
mais qui dans trois cas bien déterminés nous a donné grande
satisfaction. Ce traitement peut être intéressant si le sujet
est jeune, si la maladie n'est qu'à son début ou près de son
début.

Il consiste, dès qu'on reconnaît quelques-uns des symptômes que nous avons signalés plus haut, à administrer des
breuvages avec de l'émétique, des lavements purgatifs, à
poser des sétons à l'encolure et aux fesses, et à faire sur toute
la région des reins, depuis le garrot jusqu'à la croupe, deux
larges et pénétrantes frictions de Baume Caustique à douze ou
vingt quatre heures d'intervalle, suivies de plusieurs applications afin d'entretenir une irritation permanente sur la
partie.

Dès que le Baume Caustique a produit ses effets inflammatoires, nous conseillons d'administrer la noix vomique en
poudre à la dose croissante de 12 à 20 grammes dans des
breuvages aromatiques de benjoin et de camphre, de deux
jours en deux jours, pendant huit à dix jours ; faire des fumigations aromatiques dans lesquels entre la colophane pulvérisée,
les bourgeons de sapin, le benjoin, le camphre, projetés par
pincées sur des charbons ardents. Administrer l'huile empyreumatique si l'on craint la présence de vers dans les
intestins.

— La loi range l'immobilité au nombre des cas rédhibitoires. Le délai pour intenter l'action est de neuf jours.

Indigestion

Troubles de la digestion occasionnés par l'interruption des fonctions de l'estomac et des intestins.

Les principales causes consistent dans l'avidité que témoignent les animaux fatigués par de grandes courses ou pressés par la faim, ou dans les dérangements survenus dans les fonctions digestives ; dans le séjour trop prolongé à l'écurie, ce qui occasionne l'atonie de l'intestin et de l'estomac. Le passage du sec au vert, la mastication et l'insalivation insuffisantes, la mauvaise qualité des fourrages vasés, poudreux, mal fanés ou récoltés pendant les pluies peuvent encore occasionner non seulement l'indigestion, mais encore des affections gastro-intestinales très graves.

L'animal éprouve des coliques, les reins sont raides, la tête lourde, le ventre est ballonné, la bouche sèche et pâteuse, le pouls lent, les veines tendues et gonflées, les urines intermittentes.

Si l'indigestion est légère, donner des breuvages de tilleul additionnés d'éther à la dose de 30 à 60 grammes, des lavements d'eau tiède salée, et faire des frictions sèches sous l'abdomen et des promenades au pas. Ne jamais pratiquer la saignée, elle aggrave l'indigestion.

Si l'indigestion est causée par la surcharge des aliments, administrer des infusions de camomille, de mélisse, d'eau alcoolisée, de café, pour tonifier le tube digestif, ou bien encore des breuvages avec addition de cannelle, de noix muscade, d'anis dans lesquels on ajoute, s'il y a météorisation, 30 grammes d'éther ou 20 grammes d'ammoniaque. Seulement, si on se sert de l'ammoniaque, il faudra bien agiter le mélange pour que cet agent soit bien réparti, autrement il pourrait causer de graves désordres et occasionner des brûlures sur son passage. Donner des lavements d'huile, de savon ou de sel étendus d'eau. Bouchonner fréquemment sous le ventre et promener au pas.

Nous dirons avec Zundel (tome II, page 283), que le remède le plus efficace lors d'indigestion stomacale est l'eau vinaigrée (dix pour cent), qu'on a rendue un peu amère par de la teinture d'aloès ou de gentiane, et qu'on administre lentement ; on peut, au lieu d'eau ordinaire, se servir d'eau salée, et l'on n'a que plus d'effet ; ce médicament équivaut à la présure qu'on a quelquefois recommandée.

Le cheval ayant beaucoup de peine à déglutir les breuvages, il faut ne lui en donner que le moins possible, et surtout aussi quand il y a surcharge de l'estomac.

Si la maladie s'aggrave après ces premiers soins consciencieusement donnés, il survient une tympanite plus ou moins accusée ; le cœcum rempli de gaz vient gonfler démesurément le flanc droit ; il faut faire la ponction du gros intestin à l'aide du trocart.

A la suite de l'indigestion et même pendant l'indigestion, il survient quelquefois une congestion intestinale. (Voir l'article *Coliques*.)

L'usage des granules Landrin à base de strychnine, la picrotoxine et le sulfate de calabarine, combiné avec les lavages au Sedlitz Landrin, donnent souvent des résultats inespérés.

Indigestion des Ruminants

Tous le monde sait que les quadrupèdes ruminants domestiques sont pourvus de quatre estomacs : le rumen, le réseau, le feuillet, la caillette.

Le *rumen*, communément la panse est le premier estomac.

Il est d'un volume considérable, situé obliquement dans la cavité abdominale, partagé selon sa longueur en deux masses ou sacs inégaux dont le gauche, qui est supérieur, communique en haut avec l'œsophage, en bas avec le réseau. C'est le réservoir qui sert de magasin aux aliments fibreux que l'animal avale et qu'il fait revenir ensuite par parties dans la bouche pour les mâcher à son aise. C'est là le travail de la rumination. Il retient les substances qui ont besoin d'être ruminées, tandis que les fluides coulent successivement dans le réseau.

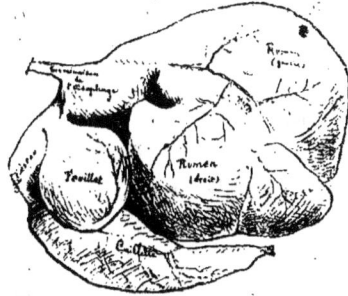

Fig. 31.

Le *réseau* appelé aussi le *bonnet*, est plus petit ; il sert de réservoir aux substances fluidifiées dont une partie a besoin d'être reprise et élaborée par le feuillet.

Le *feuillet* sert de réservoir dans lequel les aliments fibreux éprouvent les derniers changements dont ils ont besoin pour être complètement digérés ; c'est celui qui reçoit le plus de vaisseaux et dont la fonction de sécrétion est la plus abondante.

Enfin la *caillette* est le réservoir où les aliments préparés subissent le dernier degré d'altération gastrique, et celui qui joue le principal rôle dans l'acte de la digestion.

Nous avons cru devoir donner ces quelques détails de façon à nous faire bien comprendre quand nous aurons occasion, dans le cours de cet article, d'employer les termes dont s'agit.

Nous distinguerons quatre sortes d'indigestions propres aux ruminants :

1° *L'indigestion gazeuse du rumen ;*

2° *L'indigestion du rumen avec surcharge d'aliments ;*

3° *L'indigestion du feuillet ;*

4° *L'indigestion laiteuse de la caillette.*

16

1° **Indigestion gazeuse**

Cette indigestion, appelée aussi *tympanite*, *météorisme*, est produite par le dégagement de gaz occasionnés par la présence dans le rumen d'aliments de nature fermentescible.

Elle est caractérisée par un gonflement énorme du ventre, surtout au flanc gauche qui parfois dépasse la hanche et le dos ; par une difficulté telle de la respiration que l'animal peut tomber asphyxié si on n'intervient pas à temps. Le ventre résonne comme un tambour ; l'animal ne mange plus, la rumination est suspendue, la langue est pendante, les naseaux dilatés, la face inquiète, le bout des oreilles et du nez froid, les yeux ternes. Pressez le rumen, vous ne sentirez qu'une résistance éphémère, cet organe n'étant rempli que de gaz et de peu d'aliments. Dans le cas d'indigestion par surcharge d'aliments, au contraire, la résistance est bien plus grande et on ne peut déprimer le rumen comme dans l'indigestion gazeuse, à cause de la présence de la masse alimentaire qui est quelquefois énorme et dure.

L'indigestion gazeuse est déterminée par l'usage du regain de luzerne et surtout de trèfle, mangés dans les champs par des temps chauds et humides, quand ils sont à peine fanés ; par l'usage de choux, de feuilles de navets, de betteraves, etc.; en un mot de tous les produits verts fermentescibles.

On devra se hâter d'administrer deux à trois litres d'eau fraîche alcoolisée ou d'eau additionnée de 60 grammes d'alcoolat de genièvre par litre. On recommande aussi un breuvage salé (250 grammes à 300 grammes de sel pour le bœuf, 20 à 40 grammes pour le mouton et la chèvre). L'ammoniaque à la dose de 20 grammes dans un demi-litre d'eau, l'eau de Javel, l'eau de chaux, sont excellents et plus efficaces. Il faut proscrire l'éther, car il aurait l'inconvénient de communiquer à la viande un mauvais goût si l'animal devait être livré à la boucherie. Le bâtonnement du pharynx avec une tige garnie de linge huilé peut provoquer l'éructation et la sortie des gaz par la bouche.

Mais souvent ces moyens ne réussissent pas et on est obligé de recourir à la sonde œsophagienne et à la ponction au trocart. Ces deux opérations sont essentiellement du domaine vétérinaire, car elles demandent l'expérience, la pratique et la connaissance parfaite des organes.

Une fois les gaz neutralisés ou évacués, la rumination se rétablit ordinairement. Il est bon de continuer l'usage de l'eau salée pour arrêter la fermentation des aliments contenus dans le rumen.

On peut encore provoquer la rumination par l'ingestion d'infusions vineuses et aromatiques, et ainsi que le conseille M. Trasbot, l'éminent professeur de l'Ecole d'Alfort, administrer de la poudre d'ipécacuanha, dans l'eau simple ou vineuse, à la dose de 5 à 10 grammes pour les grands ruminants, de 1 à 2 grammes pour les petits.

2° Indigestion avec surcharge d'aliments

Cette indigestion, qui se complique aussi de météorisme, est occasionnée par une trop grande quantité d'aliments dans le rumen ou d'aliments indigestes.

Les symptômes sont à peu près les mêmes que dans l'indigestion gazeuse, l'animal se plaint continuellement, a les yeux hagards et proéminents, l'anus et la vulve sont saillants, l'animal cherche à se coucher et écarte les membres pour distendre le ventre ou s'empêcher de tomber. Mais en palpant le rumen on sent qu'au-dessous de la partie météorisée il y a une masse dure, résistante, qui garde quelquefois l'empreinte des doigts et qui constitue l'amas d'aliments pris en trop grande quantité.

Les breuvages doivent être ordonnés en première ligne. Nous conseillons de verser dans deux litres de camomille, 50 grammes d'acide chlorhydrique et 120 grammes d'alcool et de les administrer à trois ou quatre reprises différentes, en une demi-heure. Trois ou quatre heures après, renouveler ce breuvage. Si l'animal veut boire de l'eau de graine de lin, donnez-lui en de dix à quinze litres en vingt-quatre heures.

L'eau salée, comme nous l'avons recommandé dans l'indigestion gazeuse, est aussi d'un bon effet.

Nous recommanderons aussi l'usage du sulfate de soude et de l'aloès, comme purgatifs, à la dose de 250 grammes pour le premier et 125 grammes pour l'aloès.

Donner ces médicaments à petites gorgées pour qu'ils ne tombent pas dans le rumen, mais pour qu'ils provoquent un meilleur fonctionnement du tube digestif qui fait alors agir parfois sympathiquement sur le rumen qui se met aussitôt à fonctionner. (Zundel.)

Donner quelques lavements ainsi composés :

Séné . . . .   100 grammes.
Aloès. . . . . , ...   30   —
Sulfate de Soude   150   —
Eau. . . . .   3 litres.

La diète doit être complète jusqu'au rétablissement de la rumination et on doit donner fréquemment à boire de l'eau légèrement blanchie.

Lorsque la maladie s'accentue et que la respiration devient gênée, on peut recourir à la ponction au trocart et quelquefois à la gastrotomie, opération très délicate et très compliquée qui a pour but de faire sortir du rumen toutes les matières alimentaires qu'il contient, mais qui seule souvent peut sauver l'animal.

Quand le malade est rétabli, surveiller le régime pendant quelques jours et rationner les aliments.

3° Indigestion du Feuillet

Nous avons dit que le *feuillet* était le troisième estomac des ruminants. Il arrive souvent, si on donne aux animaux du fourrage haché, des menues pailles, des balles de blé, du son, des balayures de grange, etc., qu'ils les avalent goulûment ; et en raison de ce que ces matières sont sèches elles viennent s'engouffrer dans le feuillet ; ce dernier n'a plus assez de suc pour leur faire subir la transformation naturelle et elles finissent par l'obstruer.

On devine cet état à l'absence de météorisation et à l'arrêt des fonctions digestives. L'animal se plaint et pousse des gémissements, trahissant une douleur profonde et constante ; il reste anéanti, le nez près de la mangeoire et refuse tout ce qu'on lui présente, même ses aliments favoris ; l'urine est foncée, noirâtre, les excréments noirs et durs. On sent que le rumen n'est pas surchargé, mais la rumination est suspendue. C'est l'obstruction du feuillet qui cause cet arrêt.

Le traitement consistera à administrer l'acide chlorhydrique dans une infusion de camomille ou d'absinthe, 20 grammes d'acide et 60 grammes d'alcool dans un litre d'eau ; donner un litre à la fois et renouveler de deux en deux heures, sans s'inquiéter de la salivation qui survient ou des coliques qui peuvent apparaître.

L'essence de térébenthine (30, 45 et même 70 grammes) produit aussi d'excellents effets ; on peut même l'alterner avec l'acide chlorhydrique.

La valériane et le camphre sont bien recommandés chez les vaches pleines.

L'alcoolat de genièvre (60 grammes dans un litre d'eau) et l'eau-de-vie de gentiane (100 grammes par litre) produisent aussi de très bons effets.

Il peut être très utile de faire sur le ventre des frictions avec l'essence de térébenthine, de donner des lavements mucilagineux (feuilles de mauve, graine de lin, son de blé) et de tenir le corps chaudement enveloppé.

La diète doit être absolue, au moins pendant deux ou trois jours, afin d'éviter une rechute. Ceci est un point essentiel et le propriétaire ne doit pas avoir peur de voir l'animal épuisé par ces quelques jours de diète. Voulant même imposer nos idées à ce sujet, nous conseillerons l'emploi de la muselière pour qu'on soit bien sûr que l'animal ne prendra aucune espèce de nourriture à sa portée. Donner peu de boissons, de l'eau blanchie, fraîche plutôt que tiède.

Bien surveiller le régime, donner petite demi-ration après la diète, et augmenter petit à petit chaque jour.

4° Indigestion laiteuse de la Caillette

Cette maladie ne s'observe guère que chez les jeunes ruminants à la mamelle. Elle peut être occasionnée par une absorption trop forte de lait, par l'usage prématuré des menus fourrages et des farineux.

L'animal refuse de téter et vomit quelquefois du lait caillé. Il paraît abattu, a le ventre sensible et en se couchant ramasse les membres sous lui.

Le traitement consiste à donner de la manne à la dose de 60 à 120 grammes ou des infusions de camomille salée.

— Ce que nous avons dit au sujet du traitement dosimétrique des coliques est en tous points, suivant les indications déjà tracées, applicable au traitement des indigestions.

Jardon, Jarde

On nomme *jardon* une tumeur osseuse de la face externe du jarret, en arrière et en bas, à l'opposé de l'éparvin (A, fig. 33), et qui résulte du gonflement de la tête du péroné externe du canon et presque toujours lèse les ligaments qui lient les os du jarret à cet endroit.

Quand le volume de cette tumeur est assez considérable pour déborder la ligne droite du bord postérieur du jarret et du tendon, on l'appelle *jarde*.

Cette affection est toujours occasionnée par de grandes fatigues et de grands efforts, par l'extension forcée des tendons et le tiraillement des ligaments. C'est une des exostoses les plus graves à cause de la gêne qu'elle occasionne et de la structure complexe et délicate du jarret.

Nous ne conseillerons pas d'employer les réfrigérants, les astringents, ni même le Baume Caustique en frictions.

Mais, nous ne cesserons de le recommander, quand vous avez à traiter des exostoses, traitez tou-

Fig. 32.
Jarret sain.

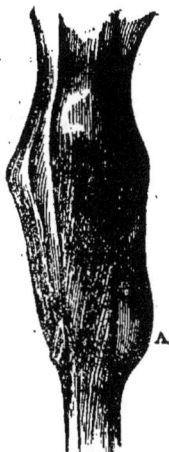

Fig. 33.
Jardon.

jours au début sous peine de voir le mal empirer. Et ne pas hésiter un instant à recourir au Fondant Gombault, dont le mode d'emploi est détaillé à l'article *Exostoses* : deux frictions à un mois d'intervalle.

Comme dernière ressource on peut recourir à la cautérisation par le fer rouge qu'on applique en pointes pénétrantes. Mais à cet endroit, l'opération est toujours très délicate à cause du voisinage de l'articulation et de la gaine postérieure du jarret, et nous affirmons qu'on obtiendra de meilleurs résultats avec le Fondant Gombault.

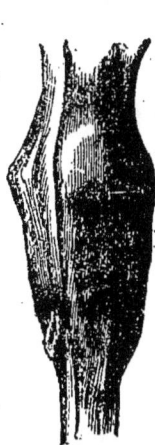

Javarts

On donne ce nom à plusieurs maladies qui diffèrent par la nature des tissus qu'elles attaquent, par leur siège, leur marche, leur terminaison et leur gravité ; maladies qui affectent les régions inférieures des extrémités locomotrices du cheval, du mulet, de l'âne et même du bœuf, plus communément aux membres postérieurs qu'aux membres antérieurs.

On distingue quatre sortes de javarts :

1° Le *javart cutané* ;

2° Le *javart tendineux* ;

3° Le *javart encorné* ;

4° Le *javart cartilagineux*.

1° **Javart cutané**

Le javart cutané simple, furonculaire, consiste dans la mortification d'une petite portion de tissu cellulaire cutané. Presque toujours il attaque les membres postérieurs, et il peut occuper le pli ou les côtés du paturon, les côtés de la couronne.

Il consiste en une tumeur inflammatoire, chaude, occasionnant une grande douleur, une boiterie intense et une grande difficulté même dans l'appui du pied. Il a toujours tendance à se former en abcès, laisse sourdre du pus sanguinolent, se perce et laisse entrevoir le *bourbillon* qui se détache par la suppuration, en même temps que la peau.

Les causes de cette affection sont les contusions, piqûres, atteintes, le séjour du pied dans les fumiers épais, humides, chargés d'urine ; elle attaque principalement les chevaux dont les poils à la couronne sont longs, mal soignés, qui travaillent dans les boues âcres, sur un sol marécageux, dans la neige, etc. Elle est d'autant plus grave qu'elle peut se compliquer de javart tendineux si on n'y porte pas un prompt remède et si on laisse le travail d'élimination des tissus mortifiés se communiquer aux tendons ou ligaments de la région.

On traite le javart cutané par les bains chauds, les cataplasmes émollients, pour hâter la maturité de l'abcès ; on fait des incisions pour dégager et dégorger la partie et calmer

l'élément douleur ; mais ces divers modes de traitement font
perdre un temps précieux et entraînent souvent des complications. Le feu lui-même, appliqué dans cette région où la
peau est épaisse et peu élastique laisse des traces ineffaçables
en raison de la chute de peau qu'il détermine le plus souvent,
sans parler des tares inhérentes à son application.

Il faut recourir immédiatement au Baume Caustique dont
on fait deux frictions qui provoquent la maturité de l'abcès
et donnent à la suppuration le temps d'éliminer les exfolia-
tions. Les deux frictions se font à vingt-quatre heures d'intervalle.

Il ne reste plus qu'à donner des soins de propreté, sitôt
la chute du bourbillon. Pendant et après le traitement tenir
le cheval sur une litière propre et sèche et lui mettre une
guêtre pour le travail.

2° **Javart tendineux**

Le javart tendineux, plus grave, se présente sur la corde
tendineuse du canon avec engorgement et sensibilité extrêmes. On ne saurait mieux le comparer qu'au panaris de
l'homme.

Il se montre presque toujours aux membres antérieurs ; il
admet les mêmes causes que le javart cutané, comme ce dernier est un furoncle, mais qui, au lieu de se borner à la peau,
attaque les tendons et les ligaments, et principalement les
tendons fléchisseurs, et a son foyer situé souvent très profondément.

Cette affection est très difficile à guérir par la raison que
lorsque les symptômes de la suppuration apparaissent il y a
déjà bien des ravages de causés. En effet, le cheval boite et
rien ne décèle la présence du javart. Le premier mouvement
est de lever le pied, de chercher dans le sabot, car on voit
l'animal tenir la jambe en avant, le pied levé et prendre
mille précautions pour le poser à terre. Ce n'est que trois,
quatre ou cinq jours après qu'on aperçoit une tumeur qui

commence au-dessus des talons pour s'étendre au boulet au canon, jusqu'au genou, tumeur chaude, très douloureuse, plus douloureuse que dans le javart cutané ; qu'on voit au pli du paturon de petits boutons sécrétant une humeur fétide, sanguinolente, espacés sans ordre et présentant déjà l'aspect d'une gangrène diffuse. L'animal éprouve de la fièvre, n'a plus d'appétit, lève le pied en l'air, ou le plus souvent reste couché. Les conséquences des abcès profonds qui surviennent sont terribles si l'inflammation envahit la gaine phalangienne, s'il y a infiltration purulente sous la boîte cornée, car alors on a à craindre le décollement du sabot, la carie du cartilage, etc.

Chez le bœuf la douleur est plus grande encore que chez le cheval. Il cesse de ruminer et est comme anéanti.

Pour le traitement, en première ligne il faut placer l'incision pour permettre l'écoulement du pus par le débridement et empêcher qu'il fuse dans les articulations, les gaines et dans l'intérieur du pied.

Cependant, comme l'inflammation doit toujours se terminer par suppuration, si l'on a la bonne fortune de découvrir le siège véritable du mal avant qu'il ait été envahissant, notre méthode consiste à provoquer une irritation locale de la région pour y ranimer la vitalité et amener un travail inflammatoire qui facilite la suppuration. Le Baume Caustique employé en frictions énergiques sur toute l'étendue de l'engorgement (deux frictions en douze heures) remplit admirablement ce but et empêche la carie des tissus tendineux. Nous dirons même qu'en raison de l'expansion de la peau, il y a déjà grande diminution de douleur, les articulations, les tendons ne sont plus aussi comprimés ; et la peau, par ses pores dilatés par l'inflammation se prête à l'exsudation. Et alors si la suppuration ne s'établit pas assez vite, au moins vous avez tout préparé pour ponctionner avec le bistouri et pour drainer la plaie.

On peut vingt-quatre heures après la dernière friction faire une ou deux applications de Baume Caustique dans le but d'activer le travail de la suppuration.

Il reste ensuite à employer les soins de propreté : lotions d'eau alcoolisée, d'eau phéniquée tiède.

Nous venons d'indiquer un bon et excellent traitement ; mais, disons-le, il n'est pas toujours praticable, soit parce qu'on a trop attendu pour se décider à donner des soins, soit parce qu'il est résulté une série de complications dont le traitement est du domaine vétérinaire et chirurgical. Nous n'entrerons pas, dans ce modeste ouvrage, dans les détails que comporte la grave maladie qui nous occupe ici. Et nous croirons avoir rendu service en appelant sur elle l'attention sérieuse du propriétaire, en l'engageant à appeler immédiatement le vétérinaire et en le prévenant que le javart tendineux peut se terminer par l'ankylose, la gangrène, la perte ou la déformation de la dernière phalange.

3° **Javart encorné**

Inflammation phlegmoneuse dont le siège est sous la corne.

Le javart encorné diffère du javart cutané en ce que ce dernier se manifeste dans le corps même de la peau, tandis que l'autre est une affection sous-onglée du tissu cellulaire. Il survient le plus ordinairement à l'un des quartiers, en mamelles ou au talon et se montre vers le biseau de la muraille.

Les tissus enflammés se trouvant comprimés dans la boîte cornée du sabot, on comprend que la douleur soit considérable et qu'elle se trahisse par une forte boiterie et tous les symptômes décrits dans les autres javarts. Les causes sont les contusions, les heurts, les atteintes, etc.

Il débute par la chaleur de l'ongle, par un gonflement très chaud au-dessus du biseau, par le décollement de la corne à son origine occasionné par un suintement de matière purulente.

En cet état le traitement est facile. On emploie les bains émollients, les cataplasmes de mie de pain, de farine de lin, on panse avec glycérine ou axonge, ou mieux encore avec l'huile chloroformée qui, tout en attendrissant la corne, calme la douleur; on amincit la corne avec la rainette ou la feuille de sauge, sur une hauteur de 4 centimètres environ. Dès que le pus s'est fait jour, on sollicite la cicatrisation par des bains astringents faits avec le sulfate de fer ou la décoction d'écorce de chêne et de cachou; si elle tardait à se produire on pourrait introduire une pointe de feu assez pénétrante et appliquer aussitôt après un cataplasme de miel térébenthiné ou camphré.

Mais, il s'en faut de beaucoup que la marche de cette affection soit toujours aussi simple. Le pus peut fuser sous l'ongle si on ne débride pas et si on n'entaille pas le sabot; il peut fuser aussi soit dans la direction du cartilage latéral de l'os du pied, soit sous la muraille dans le tissu feuilleté. Dans le premier cas on arrive au javart cartilagineux; dans le second il y a détachement de l'ongle qui nécessite le retranchement de la partie du sabot qui couvre la région; c'est ce qu'on appelle l'opération du javart encorné. Cette opération est grave et douloureuse et on fera bien d'y préparer le sujet en le mettant à la diète pendant un jour ou deux.

4° **Javart cartilagineux**

Ce javart est ainsi appelé parce qu'il attaque le fibro-cartilage placé latéralement, de chaque côté, sur la face externe de l'articulation du premier avec le second phalangien. Le fibro-cartilage est destiné à protéger l'os du pied et à amortir, de concert avec le coussinet plantaire, auquel il se confond à la région des talons, la poussée de l'appareil de locomotion.

Les causes du javart cartilagineux sont : l'atteinte, qui entame la partie postérieure du talon ; l'entorse, les contusions sur le sabot, les piqûres, enclouures, bleimes, ulcères, foulure de la sole, toutes causes qui déterminant formation de pus l'obligent à fuser par en haut ; et comme il ne peut

traverser la boîte cornée, il remonte, enflamme le tissu
feuilleté, le bourrelet et parvient ainsi au cartilage. Le javart
peut être occasionné par le javart encorné à la suite d'infiltration du pied. C'est le plus rebelle et le plus dangereux de
tous ; car il peut entraîner la désorganisation plus ou moins

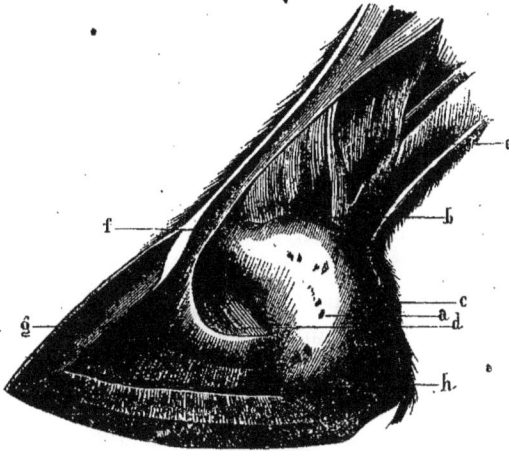

Fig. 34.

Appareil cartilagineux du pied du cheval

a, fibro-cartilage latéral, face externe ;
b, bord supérieur ;
c, bord postérieur ;
d, ligament latéral antérieur bordant en avant le cartilage
e, tendons fléchisseurs ;
f, tendons extenseurs ;
g, os du pied ;
h, apophyse rétrorsale.

(HURTREL D'ARBOVAL, *Dict. de méd., de chir. et d'hyg. vétér.*).

complète du pied et par conséquent la perte de l'animal qui
meurt par la gangrène ou qu'on est obligé d'abattre.

On le reconnaît de la même façon que le javart encorné, par
la tuméfaction de la couronne, par le biseau qui blanchit et
laisse suinter une matière séro-purulente ; on dit que la
matière souffle aux poils ; et quand on a opéré le dégagement
à la rainette et à la feuille de sauge, le cartilage étant
presque à découvert il est facile de se rendre compte de son
état.

Divers modes de traitement sont indiqués : la cautérisation potentielle, la cautérisation par le fer rouge, l'extirpation ou l'ablation du cartilage.

— Pour la cautérisation potentielle, c'est-à-dire pour la cautérisation par les Caustiques on a recommandé l'usage du sublimé-corrosif (bi-chlorure de mercure). Mais cet agent est un altérant des plus énergiques ; il détruit presque tout le cartilage et même souvent le bourrelet ; il détermine une inflammation vive et aussi une fièvre intense, et l'eschare qu'il produit sur le cartilage résiste longtemps et se détache lentement.

Nous donnons la préférence au traitement que nous avons indiqué pour le crapaud et dans lequel le Baume Caustique joue le principal rôle. Nous mettons dans un vase en grès 325 grammes de Baume Caustique et, en y ajoutant à plusieurs reprises 175 grammes d'acide sulfurique, nous obtenons après refroidissement une pommade semi-fluide. C'est cette pommade que nous préconisons pour remplacer le cône de sublimé. Ce nouveau composé n'attaque que la portion cariée et ménage toute les portions saines, ce qui est bien avantageux en ce sens qu'il ne convertit en eschare que les portions cariées du fibro-cartilage et non le cartilage entier et les parties circonvoisines. Le Baume Caustique ainsi modifié change en même temps le mode d'inflammation et détermine le travail de l'exfoliation.

On amincit le quartier dans une plus ou moins grande étendue, jusqu'au talon, pour bien mettre le mal à découvert ; on met un fer à planche si la fourchette est bonne ; on excise les parties molles qui recouvrent et entourent le point carié et on prend des plumasseaux d'étoupes très fins qu'on imbibe fortement de Baume Caustique additionné d'acide sulfurique comme il est dit ci-dessus et on les applique dans la plaie, sans trop presser. On introduit d'autres étoupes sèches ou imbibées d'eau alcoolisée ou d'eau phéniquée et on les maintient par une ligature en observant que la compression doit être modérée et uniforme, ce qui est un point essentiel si l'on veut éviter les accidents secondaires qui pourraient résulter de compressions inégales ou trop fortes. Deux jours après on renouvelle ce pansement après avoir fait avec une petite seringue une injection de Baume Caustique pur pour laver l'intérieur de la plaie et on enlève les eschares soulevées par le pus, mais jamais en arrachant. Après cinq ou six pansements semblables, on obtient en quinze à vingt jours l'élimination rapide des produits altérés et la guérison radicale suit sans délabrements. Dans beaucoup de cas, dès le troisième ou le quatrième pansement nous avons substitué le Baume Caustique pur à la pommade obtenue par son mélange avec l'acide sulfurique, quand nous pensions que les premiers effets caustiques avaient été assez puissants.

On peut faire précéder l'opération de bains et de cataplasmes émollients pendant un ou deux jours.

Nous conseillons, avec Hurtrel d'Arboval, de préparer et ajuster la veille de l'opération un fer léger et dégagé, destiné seulement à faciliter la pose et le maintien de l'appareil. Ce fer doit être semblable à celui dit à dessolure; de plus, tronqué à l'une de ses branches, à celle correspondante au quartier qu'on enlève; la branche du côté opposé se prolongeant assez en arrière du talon, pour fournir un point d'appui à la ligature de l'appareil qui passe entre la face inférieure de ce talon et l'éponge du fer.

On fixe ce fer pendant que le cheval est couché et avant qu'on place l'appareil de pansement.

On remplace ce fer après une quinzaine de jours, par le fer à planche que l'on doit continuer longtemps.

On ne devra pas oublier, ce qui est si utile à la suite de toutes les opérations qui affectent ou avoisinent la couronne, d'enduire d'onguent de pied toute la partie extérieure du sabot.

— La cautérisation par le fer rouge est un mode opératoire dont nous ne sommes pas partisan; nous lui préférerions l'ablation du cartilage. C'est plus radical, mais peut-être plus rationnel. Car, vraiment, comment limiter l'action du fer rouge? Il y a danger à aller trop avant, et inconvénient à faire une cautérisation trop superficielle. Puis, le feu n'agit que partiellement, et comme il produit une inflammation intense, nous l'accuserons, comme le sublimé, d'exciter trop violemment la partie malade et de disposer peut-être l'organe à contracter de nouvelles caries.

Cependant, pour ne pas faire preuve d'exclusivisme, nous décrirons sommairement le traitement : On applique pendant un ou deux jours des cataplasmes émollients ; on prépare le pied comme nous l'avons dit plus haut et après avoir assujetti l'animal debout on plonge le cautère chauffé à blanc dans la direction de la fistule. Le talent de l'opérateur doit consister à bien toucher les parties cariées pour les convertir en eschare, soit par une seule, soit par une deuxième application, et on sème quelques pointes de feu sur la couronne si elle est engorgée. On fait ensuite des injections de liqueur de Villate, répétées tous les jours pendant huit jours, quinze jours, un mois même. On fait prendre des bains de sulfate de cuivre (500 grammes dans dix litres d'eau) deux fois par jour.

Mais, nous le répétons, cette opération est assez souvent infructueuse et ne doit être faite qu'avec discernement.

— Le troisième procédé est l'extirpation du cartilage ; il ne doit être tenté à notre avis que quand la cautérisation potentielle a été insuffisante. Il consiste dans l'excision par couches successives du cartilage en entier ou par parties ; mais nous nous contentons seulement de l'indiquer ici laissant aux praticiens exercés et bons opérateurs la responsabilité de l'ordonner et le talent de la mener à bonne fin.

Kyste

Production membraneuse accidentelle ayant la forme d'un sac sans ouverture, qui se développe dans l'épaisseur des tissus et même des cavités et forme des tumeurs circonscrites indolentes et molles.

Le kyste sous-cutané est le seul dont nous nous occuperons ici. Il adhère aux parties environnantes par un tissu cellulaire facile à disséquer. On le voit fréquemment chez le cheval au coude, à la hanche, à la fesse, à la nuque, à la ganache, au cou, sur l'épaule, au garrot, à la face extérieure du boulet, à la pointe du jarret, au canon, etc., et en un mot partout où les téguments, en contact presque immédiat avec des surfaces osseuses, sont exposés à des frottements répétés ou à des pressions longtemps continuées.

Sans être dangereux le kyste est souvent désagréable et surtout préjudiciable à la vente.

Dès le début, le traitement consiste à faire la ponction au trocart et l'injection iodée; la première est le mode préparatoire et l'injection la complète. L'injection vineuse aromatique produit quelquefois aussi de bons effets.

On réussit bien rarement avec les vésicants, les astringents ou les fondants; le séton à travers la tumeur ne donne pas non plus de bons résultats, pas plus que la cautérisation.

Mais toutes les fois que le kyste n'est pas situé dans le voisinage d'un organe important, le vrai traitement consiste à faire une incision de la peau, longitudinale, circulaire ou en croix; on la dissèque avec précaution pour éviter l'hémorrhagie, et on saisit la tumeur qu'on dissèque également, sans la percer, et on l'extirpe complètement. On réunit les lèvres de la plaie par quelques points de suture et on panse avec de l'eau alcoolisée sur des étoupes maintenues par un bandage légèrement compressif.

Ladrerie

Maladie particulière aux porcs, caractérisée par le développement spécial dans le tissu cellulaire de nombreuses vésicules qui ne sont autre chose que le cysticerque, la larve du *tœnia solium* de l'homme.

La ladrerie n'est reconnaissable, du vivant de l'animal, que par un signe difficile à constater : la présence sous la langue de petites vésicules qu'on ne peut apercevoir que lorsque le porc étant saisi et maintenu malgré sa résistance, on lui a violemment écarté la mâchoire avec un levier pour pouvoir le *langueyer*, c'est-à-dire examiner le dessous de la langue.

Cette maladie est incurable. Le seul parti à prendre est de sacrifier les animaux ; et encore la viande doit-elle être répudiée de la consommation comme malsaine et dégoûtante puisqu'elle peut donner à l'homme la larve du ver solitaire. La graisse même ne devrait servir qu'à des usages industriels.

La loi de 1838 ne reconnaissait pas la ladrerie comme vice rédhibitoire. Il y avait bien des experts, connus sous le nom de *Langueyeurs de porcs*, qui recherchaient et constataient ce symptôme au moment de la vente pour une très légère rétribution. Mais la vérification très difficile en principe était souvent rendue impossible par le soin qu'avaient les vendeurs de faire disparaître les grains de ladrerie au moyen de ce qu'ils appelaient l'épinglage ou le râclage. Ces vendeurs prétendaient même que l'acheteur n'avait pas le droit de faire langueyer les porcs. Après de nombreuses réclamations, après l'assurance formelle du danger résultant pour l'homme de la consommation de cette viande malsaine, la Société de médecine vétérinaire a reconnu l'importance pour la santé publique de placer la ladrerie au nombre des vices rédhibitoires. C'est ce qu'a consacré la loi du 2 août 1884.

Si la constatation de cette affection est difficile en raison de la fraude du vendeur et aussi par ce motif qu'on ne peut réellement la découvrir qu'à l'autopsie, c'est déjà un grand point que le charcutier, trompé dans son marché, et s'apercevant du mal, puisse exercer son recours contre le vendeur. Car, n'ayant pas de recours, il s'empressait de déguiser la maladie et, pour éviter une perte, faisait entrer la viande dans la consommation.

L'exposé des motifs dit avec raison que là où les porcs sont achetés un à un pour la consommation des ménages ru-

raux et même pour celle des petites villes, il sera facile de
retrouver le vendeur; et c'était pour ces petites ventes, dans
les campagnes et les petites villes que la surveillance de
l'autorité faisant défaut, il importait le plus de protéger la
salubrité en autorisant l'exercice de l'action rédhibitoire, qui
offrait ainsi plus de facilités là où surtout elle était nécessaire.

Lumbago

Inflammation des muscles de la région dorso-lombaire
causée par les surcharges de poids chez les limoniers, ou
fatigue des bêtes de selle, par un travail excessif dans de
mauvais chemins avec de lourds fardeaux, et surtout par un
refroidissement, un chaud et froid.

Raideur du rein, tuméfaction et douleur pressentie au toucher et à la pression, engourdissement et alourdissement de
tout le train de derrière, tels en sont les symptômes les plus
accentués.

Le traitement consiste à faire sur les reins une ou deux
frictions de Baume Caustique, à administrer des laxatifs en
breuvages et en lavements, et des électuaires dont voici la
formule pour quatre doses :

Carbonate de soude. .	40 grammes.	
Scille maritime . . .	15	—
Colchique	15	—
Extrait de genièvre. .	30	—
Camphre	20	—
Miel.	quantité suffisante.	

Repos absolu. Nourriture modérée et de bonne qualité.

Luxation

On entend par luxation une lésion dans laquelle les surfaces des os qui forment une articulation cessent de se correspondre en totalité ou en partie : la lésion consiste par conséquent en un déplacement complet ou incomplet des extrémités articulaires des os, et dans leur situation hors des rapports que ces surfaces osseuses ont entre elles.

Les luxations présentent de nombreuses variétés, suivant leur siège, le sens et l'étendue du déplacement, le degré d'ancienneté, l'état de simplicité ou de complication de la lésion.

On dit *luxation complète* quand les surfaces osseuses ont entièrement cessé de se correspondre, et quand l'os déplacé est plus ou moins éloigné de la cavité d'où il est sorti. Elle est heureusement fort rare, car il faut, pour la produire, qu'il y ait rupture des ligaments et quelquefois des tendons.

La luxation est dite incomplète lorsqu'il n'y a qu'extension des ligaments, que l'os se porte seulement hors de la cavité, ou s'écarte du centre de l'os dont il est voisin.

Nous n'avons pas l'intention, dans notre modeste ouvrage, de passer en revue les diverses espèces de luxations susceptibles d'affecter nos animaux domestiques. Le traitement et la réduction réclament impérieusement la présence du vétérinaire.

Mais nous n'avons abordé cet article que pour arriver à parler de la LUXATION DE LA ROTULE qui est très fréquente, principalement dans nos pays d'élevage.

De toutes les articulations mobiles, celle de la rotule est en effet la plus exposée peut-être aux luxations. Les poulains de lait en présentent assez fréquemment des exemples ; bien que cet état soit souvent congénial chez eux, il ne se mani-

feste le plus ordinairement qu'après la naissance. D'autres
fois, et presque toujours dans les sujets adultes ou avancés
en âge, cet accident est la suite d'un effort violent des muscles rotuliens. Dans l'un et l'autre cas on dit que le cheval
est *décliqueté*.

Cette luxation peut aussi arriver subitement, sans qu'on
puisse remarquer comment ; elle survient quelquefois à
l'écurie au moment du lever ou du coucher ; quelquefois
après un saut, un coup de pied, lorsque l'animal a passé le
pied par-dessus un obstacle un peu élevé.

Le diagnostic est facile ; on reconnaît la luxation au déplacement de la rotule en haut et en dehors du lieu qu'elle doit
occuper et à l'impossibilité où se trouve l'animal de fléchir
le membre qu'il tient raide et qu'il traîne, sans pouvoir
exercer dessus le moindre appui. Dans la locomotion, qu'on
ne peut obtenir que par force, la pince rabote le sol et, en se
plaçant derrière l'animal, on peut apercevoir toute la partie
inférieure du pied boiteux. La rotule ne fait plus saillie
en avant, mais on la rencontre en dehors de l'extrémité
inférieure de la cuisse ; quelquefois elle est retirée et comme
perdue dans les chairs, ce qui peut arriver quand l'accident
s'est plusieurs fois répété et que les ligaments qui assujet-
tissent l'os rotulien sont dans l'état de relâchement et d'a-
tonie.

Il arrive chez certains chevaux dont les muscles sont mous,
chez des sujets lymphatiques et sans éléments de tonicité,
qu'au sortir de la salle, de l'écurie, à la charrue, à la voiture,
la rotule se déboite. L'animal fait alors des efforts violents,
fait quelques pas en traînant le membre, comme s'il avait
une crampe ; et presque aussitôt la rotule se replace et
l'animal peut marcher et continuer son travail.

Le plus ordinairement, la luxation de la rotule est un accident peu grave et la réduction s'obtient facilement et spontanément en faisant reculer le cheval à outrance et surtout en
provoquant quelque mouvement latéral en même temps que
le recul. Si ce moyen simple ne suffit pas, il faut redresser
le coude formé par le fémur et le tibia. A cet effet, on fixe

une plate-longe dans le pli du paturon, on la fait passer par-dessus le garrot, on fait porter le membre fortement en avant, on maintient même le boulet à la hauteur du coude, et on réduit alors facilement; il s'agit seulement de tâcher de faire glisser la rotule dans la trochlée en donnant à cet os une secousse un peu violente. On reconnaît que la réduction est opérée à un mouvement brusque, accompagné d'un bruit très sensible, par lequel les extrémités articulaires séparées sont reportées l'une vers l'autre. La douleur cesse instanta-nément, la difformité disparaît, et le membre reprend ensuite la liberté des mouvements.

C'est alors qu'il faut chercher à éviter la récidive.

Nous conseillerons de faire usage du Baume Caustique en frictions très énergiques, deux frictions en quarante-huit heures, suivies tous les trois ou quatre jours d'une copieuse application.

Et nous disons cela, aussi bien s'il s'agit d'un accident, d'un vice congénial chez le poulain, que d'un manque de tonicité dans les muscles chez l'adulte.

Les frictions de Baume Caustique font naître un gonfle-ment inflammatoire qui tient lieu de bandage, qui comprime les tissus et immobilise l'articulation pendant le temps qu'on continue ses effets au moyen des applications consécutives. Après quinze ou vingt jours de traitement, de repos absolu, la peau s'est épaissie, l'articulation s'est singulièrement affer-mie et les ligaments entourant l'articulation fémoro-rotu-lienne ont repris le ton nécessaire pour permettre de faire faire au cheval quelques promenades, d'abord légères, et de le remettre progressivement au travail.

Au besoin même, s'il n'y avait que demi-succès, il n'y au-rait pas d'inconvénient à recommencer le même traite-ment.

Il est plus facile d'employer ainsi le Baume Caustique que d'appliquer des bandages, des éclisses, des bandes, des cour-roies; on peut dire que même c'est souvent impraticable. L'inconvénient de les desserrer de temps en temps, de les réappliquer, de les surveiller, nous engage à insister sur notre mode de traitement que nous déclarons très efficace dans la majorité des cas.

Nous citerons cependant avec plaisir l'invention de Chabert qui consiste en un ferrement qui monte le long du membre, et offre simplement deux plaques garnies de coussins qui embrassent chaque côté du grasset; et aussi le système de Bénard qui contient la luxation chez les poulains au moyen d'une application de térébenthine sur laquelle il enroule un bandage de toile, offrant une fente ourlée pour loger la rotule, et des fentes et des passants pour attacher ces deux chefs.

Lymphangite

Appelée aussi lymphite, angéioleucite, la lymphangite est une maladie assez fréquente chez le cheval et occasionnée par une abondance assez considérable de lymphe qui circule et s'amasse dans les vaisseaux lymphatiques qui rayonnent sous la peau, dans la trame des tissus. C'est la maladie des anémiques et cependant on la confond presque toujours avec le coup de sang dont elle est

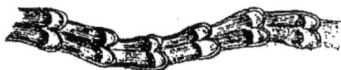

Fig. 36.
Coupe d'un vaisseau lymphatique
avec ses valvules destinées à favoriser la circulation et à empêcher le reflux de la lymphe.

tout à fait l'opposé. Que de fois dans notre clientèle nous avons été appelé en toute hâte par des propriétaires qui nous disaient : « Mon cheval a eu un coup de sang. » Quand nous arrivions, nous trouvions le cheval affecté d'œdème sur les membres postérieurs, sur le plat de la cuisse, vers les ganglions inguinaux, près du fourreau. C'est là le symptôme du début de la lymphangite. Bien-

tôt cet œdème s'étend jusqu'au jarret et au sabot en suivant
le trajet de la saphène. Le membre affecté est gêné dans
ses mouvements, le genou et le jarret ne peuvent quelquefois plus plier, et l'animal traîne en marchant. Quand on
presse l'œdème avec les doigts, il en garde l'empreinte ; c'est là
un signe bien caractéristique. La fièvre accompagne toujours ces symptômes, et le cheval ne mange plus, a la respiration accélérée et des frissons par tout le corps. Les vaisseaux
étant engorgés forment des plaques, des cordons durs et
saillants ; la lymphe se décompose et s'infecte, et les matières
septiques pénètrent par infiltration dans le tissu cellulaire où
elles occasionnent des abcès même très profonds.

La lymphangite s'observe surtout sur des sujets lymphatiques, sans cependant qu'ils soient épuisés ; sur ceux qui
sont nourris au foin artificiel, qui n'ont pas un régime régulier. Elle est surtout fréquente en été et en automne et
souvent occasionnée par un certain refroidissement des
chevaux d'un fort pelage qui les fait transpirer vite et refroidir de même, et aussi quand on les mène à l'eau avant qu'ils
aient été bien séchés et bien bouchonnés.

On doit pratiquer la saignée, mais avec beaucoup de circonspection, et elle doit plutôt être locale que générale,
c'est-à-dire qu'elle doit être faite aux veines près desquelles
l'engorgement paraît le plus violent, afin d'éviter la formation du pus. Quand le sujet est pris de deux membres
seulement, et le plus souvent ce sont les membres postérieurs,
on met un séton à chaque fesse dans ce dernier cas, au poitrail si c'est aux membres antérieurs. Il arrive quelquefois,
mais bien rarement, que la lymphangite attaque les quatre
membres à la fois. On ne devra pas laisser les sétons plus de
douze jours, quinze jours à peine, attendu qu'ils débilitent
toujours l'animal. Sur les membres les plus engorgés on fait
une bonne et copieuse friction de Baume Caustique qui a
pour but de produire dans l'inflammation un effet substitutif
excessivement salutaire. A une inflammation qui se produit
au dedans on en substitue une autre factice qui permet
l'épanchement de la sérosité, dégorge les vaisseaux capil-

laires et amène la résolution, tout comme dans les cas d'abcès, de coups de pied, etc. Si l'animal est affecté des quatre membres, comme nous l'avons dit, prenons d'abord deux des plus malades pour y faire la friction et cinq ou six jours après on entreprend les deux autres.

On donne à l'intérieur des salins, du nitre notamment. On administre tous les trois jours un bol de quinquina jaune à la dose de 40 à 50 grammes, et dans l'intervalle un bol tonique ainsi composé :

Carbonate de fer	64 grammes.
Poudre de gentiane	32 —
Farine de froment.	125 —
Eau miellée	quantité suffisante.

Cette dose est pour quatre ou cinq bols.

Donnez une bonne nourriture, des mashs, tourteaux farineux, etc.

Huit à dix jours après la dernière friction nous recommanderons de faire administrer des douches froides, en ne faisant doucher que les parties qui ont été engorgées ou le sont encore et faire bien attention de ne pas éclabousser ni le ventre, ni les côtes, ni le dos.

En été, la maladie a une durée de quinze jours, trois semaines ; mais à l'automne, en hiver, il ne faut pas s'étonner si on la voit durer un mois, deux mois même.

— On peut tenter le traitement dosimétrique qu'on prépare par l'administration journalière du Sedlitz Landrin.

Puis on fait prendre, quatre à six fois par jour, les granules d'iodure de soufre, d'iodure d'arsenic, de proto-iodure de fer. Pour soutenir la vitalité, on donne aussi trois fois par jour l'arséniate ou l'hypophosphite de strychnine, l'arséniate de fer et la quassine.

Mal de Brou

Maladie des herbivores affamés par le régime d'hiver et qu'on envoie prématurément et sans transition paître dans les bois, où ils se nourrissent de jeunes pousses de chêne, hêtre, troène, frêne, saules, aubépine, genêts, etc., lesquels contiennent des principes astringents, irritants et toniques.

Elle est caractérisée par l'hématurie ou pissement de sang qui apparaît au début de la maladie; l'urine est rejetée avec difficulté et douleur. La peau est sèche, le poil hérissé, les reins voûtés et douloureux, la bouche brûlante, le mufle sec, le ventre dur et serré, les excréments secs et sanguinolents; il y a constipation et coliques. Chez les femelles le lait diminue et se tarit. Survient enfin la dyssenterie et la suspension des défécations et du rejet de l'urine.

Le première indication consiste à supprimer la cause, à cesser d'envoyer les animaux dans les bois. C'est presque déjà le meilleur remède. Cependant il est utile aussi de faire prendre des breuvages avec de la mauve et graine de lin additionnés d'huile de ricin ou de lait; administrer des lavements émollients et appliquer des cataplasmes chauds de même nature, sous le ventre et sur les reins.

Dans ce genre de maladie il faut être excessivement sobre de la saignée; on ne doit l'employer que dans des cas bien déterminés, c'est-à-dire si l'état général est grave et si les sujets sont un peu pléthoriques. Car il est avéré que cette maladie ne survient qu'à des animaux anémiques, et l'envoi dans les bois, au pacage, prouve que ces animaux vivent dans un pays malheureux, où il y a disette de fourrages.

Si les coliques sont trop fortes, les lavements doivent être additionnés d'opium ou de laudanum. On fait aux extrémités des frictions d'eau sinapisée ou de vinaigre chaud. Les frictions d'ammoniaque sont spécialement recommandées dès qu'on voit apparaître les tumeurs.

S'il y avait des complications d'indigestion, on se reportera à l'article *Indigestion* des ruminants traité plus haut.

~~~~~~~~~~~~

Mal de Garrot, Mal d'Encolure

Carie des apophyses épineuses des vertèbres qui concourent à former cette région, occasionnée par le frottement de la selle, du bât, du collier, par des morsures, des coups ou des excoriations produites par le frottement des animaux atteints de rouvieux.

Cette affection est grave, très préjudiciable aux intérêts du propriétaire. Elle doit être traitée avec vigilance dès sa première apparition, car elle débute par une foulure, une meurtrissure ; ce n'est encore qu'un engorgement ; plus tard c'est un abcès, ensuite une fistule, enfin un mal de garrot véritable.

N'est-ce qu'un kyste ? — Gardez-vous bien de l'ouvrir. Appliquez le Baume Caustique une bonne fois et vous obtiendrez une résolution rapide. Une friction suffira.

Sera-ce un abcès ? — Employez encore le Baume Caustique. Vous hâterez ainsi la maturité, et vous avez intérêt à ce que le pus ne cause pas de profonds ravages dans cette région à structure complexe. On fera des frictions qui pourront être suivies de deux ou trois applications et même d'un débridement s'il y a lieu.

Mais, déjà voici une plaie suppurante, sanieuse, fistuleuse ; c'est un cloaque infect d'où s'échappent des parcelles ligamenteuses, osseuses, putréfiées, etc.

Prenez alors des plumasseaux d'étoupes, imbibez-les fortement de Baume Caustique et appliquez-les dans la plaie.

Renouvelez ce pansement tous les jours, pendant cinq à huit jours; vous obtiendrez rapidement l'élimination des produits altérés.

Le même traitement s'applique au *mal d'encolure* qui n'est lui-même qu'un mal de garrot prolongé et au *mal de taupe* qui est une nécrose de la corde du ligament cervical, à la région de la nuque.

Le mal de garrot, comme les deux autres, peut entraîner de graves complications. Dans cette partie où se trouve réunie une quantité de muscles et ligaments qui sont presque toujours en fonctions, même au repos, puisqu'ils agissent au moindre mouvement du cheval, on comprend les désordres graves qui peuvent résulter du séjour prolongé et de l'infiltration du pus. C'est ainsi que, fusant entre les deux épaules, le pus vient sortir au poitrail; la pyohémie peut survenir par suite d'absorption du pus, les embolies pouvant être entraînées dans le torrent de la circulation; il peut survenir des abcès métastatiques dans les poumons, même dans le foie; on a parfois à redouter la gangrène, les étranglements de la plaie par des masses calleuses, par des parties du ligament cervical, etc., etc. On comprendra que, dans un ouvrage que nous avons tenu à rendre pratique, nous ne pouvons indiquer des modes de traitements difficiles, compliqués, qui ne peuvent être lus avec fruit et qu'un vétérinaire sérieux peut seul ordonner suivant la marche du mal qu'il surveille et dont il se rend compte des progrès *de visu*.

A titre de conseil nous ajouterons qu'on devra enduire le bord des plaies d'huile empyreumatique, en été, pour éloigner les insectes et empêcher qu'ils tourmentent l'animal; qu'on peut le faire travailler même pendant le traitement, quand il n'y a pas de graves complications, en lui mettant une bricole au lieu du collier, et que, quand le mal est guéri, on devra placer sous la selle ou la sellette une couverture pour les empêcher de toucher le garrot ou bien raccourcir la croupière. Enfin dès que le mal a l'air de prendre une mauvaise tournure, que le propriétaire n'hésite jamais à appeler le vétérinaire qui seul est capable de donner les soins voulus et d'abréger ainsi la durée des traitements.

Nous terminerons cet article en disant que, dans les cas où on ne pouvait faire l'opération de l'amputation des extrémités nécrosées des apophyses épineuses des vertèbres, l'irrigation continue s'est souvent montrée très efficace.

Mal de Sologne

Cette maladie tient le milieu entre la pourriture et le sang de rate et est particulière aux moutons des départements du Loiret et du Loir-et-Cher (Sologne) dont le sol est imperméable à l'eau, couvert d'eaux stagnantes qui rendent l'atmosphère humide et malsaine. Elle peut aussi être occasionnée par les mauvais pâturages et la mauvaise nourriture à l'étable pendant la saison d'hiver.

Dès que la végétation commence, les moutons mangent avec avidité la nouvelle herbe et les jeunes pousses et contractent une maladie analogue au mal de brou des bêtes à cornes, caractérisée par le pissement de sang.

La mortalité est souvent considérable; elle tient à l'état anémique des sujets.

Tout d'abord, il faut changer le régime et supprimer les pâturages humides et la nourriture débilitante.

Nous préconiserons avec Delafond le pain suivant :

Farine de blé non blutée.	5 kilogrammes.
— d'avoine	10 —
— d'orge	5 —
Proto-sulfate de fer pulvérisé . .	15 grammes.
Bi-carbonate de soude.	15 —
Sel marin.	1 kilogramme.

Faire une pâte, laisser apprêter, cuire au four, et donner matin et soir à la dose de 30 à 40 grammes par mouton.

M. Raynaud a préconisé la suie de cheminée, une à trois cuillerées à bouche par jour, incorporée dans une galette de farine de lupin fortement salée.

Ces deux moyens sont complexes.

On obtient aussi d'excellents effets de l'avoine donnée en nature, un demi-litre à un litre par jour et du sel-gemme en morceaux placé dans la bergerie à portée des moutons. Donner aussi les jeunes pousses de pin, de genévrier et de bruyère à raison de leurs qualités toniques, stimulantes et anti-helmintiques.

On peut dire que le traitement de cette maladie est bien plus du domaine de l'hygiène que de celui de la thérapeutique.

Quand les pâturages sont défectueux il faut donner à l'étable un supplément nécessaire; on doit y laisser les animaux pendant les jours de pluie et de brouillard et éviter de les sortir de grand matin.

— Ce que nous avons indiqué comme traitement des affections où la décomposition du sang est manifeste, comme cela se produit ici, est parfaitement applicable au mal de brou : sels de strychnine, acide tannique et comme ferrugineux le proto-iodure de fer, l'arséniate de fer et la quassine.

Maladie des Chiens

Les jeunes chiens sont très sujets à une maladie qui revêt souvent des formes bien différentes où se rencontrent de nombreuses complications, et qui occasionnent souvent la mort. Cette maladie est une espèce de tribut que la gent canine doit payer à la nature; elle a beaucoup d'analogie avec la gourme du cheval.

Elle commence toujours par un catarrhe nasal qui cause de la tristesse, de la lourdeur, de l'abattement. Le chien perd sa gaieté, a les yeux chassieux, une fièvre ardente avec soif continuelle; il éprouve une grande gêne pour respirer à cause des mucosités qui encombrent le conduit nasal et il s'ébroue fréquemment. Puis, viennent la toux, vomissements, diarrhée fétide.

Simple, la maladie peut durer dix ou douze jours; autrement elle peut varier d'un mois à trois ou six mois s'il survient des complications de bronchite, pneumonie, gastro-entérite ou de phénomènes nerveux. Le chien peut rester sourd, aveugle et conserver

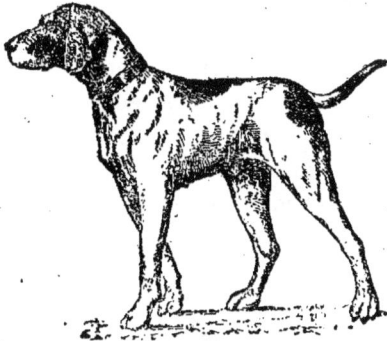

Fig. 37.

beaucoup de faiblesse et un tremblement nerveux dans le train de derrière.

En thèse générale, nous dirons qu'il faut complètement proscrire la saignée et les sétons.

Nous avons opposé le Baume Caustique aux trois formes que revêt la maladie dite des chiens : pulmonaire, intestinale et nerveuse, et nous comptons de nombreuses guérisons même dans des cas qui paraissaient désespérés.

Le Baume Caustique doit être employé en frictions énergiques à cause de la contexture particulière de la peau du chien.

Y a-t-il *bronchite* ou *catarrhe pulmonaire*, nous recommandons une forte friction de Baume Caustique, de chaque côté de la poitrine, et ce tout à fait au début de cette affection.

Dans bien des cas où elle était déjà avancée, nous avons fait imbiber chaque jour, pendant cinq à six jours, avec le

Baume Caustique, les endroits déjà frictionnés. A l'intérieur, administrer l'émétique à la dose de 3 à 5 centigrammes, et le kermès à la dose de 2 grammes, pendant huit jours, en potion gommeuse qui peut être facilement introduite en dilatant la lèvre sur le côté et en versant le liquide avec précaution. Comme tonique, le café noir est excellent et les animaux en deviennent même assez friands ; on donne aussi le vin de quinquina.

Est-ce un catarrhe intestinal, faites deux ou trois frictions de Baume Caustique qui agit comme dérivatif, donnez des tisanes adoucissantes de fleur de mauve avec têtes de pavot, d'eau mucilagineuse édulcorée avec du sirop de gomme. Et si la dyssenterie, si fréquente, se produit, ajoutez aux boissons émollientes d'eau de riz cinq à six gouttes de laudanum et administrez des lavements de même nature ou amylacés.

La *méningite*, la *myélite*, la *paralysie* menacent-elles l'animal, nous frictionnons vivement le chien depuis la nuque jusqu'à la naissance de la queue avec une bonne quantité de Baume Caustique, après avoir bien préparé la place par un coup de tondeuse sur l'échine. Et, suivant les circonstances, nous employons tantôt le bromure de potassium à la dose de 1 à 2 grammes par jour, longtemps continué (chorée, convulsions, etc.), tantôt les granules si avantageux d'arséniate de strychnine du docteur Burggraeve (cas de paralysie) à la dose de six, huit et dix granules par jour, au besoin jusqu'à l'apparition d'une légère contraction ou raideur des membres ; l'huile de foie morue produit aussi de bons effets ; on peut en donner deux cuillerées à bouche par jour.

On a préconisé un grand nombre de remèdes, de recettes préventives et curatives qui doivent être prudemment négligés quand on a à traiter la maladie des jeunes chiens.

Le vrai traitement consiste à administrer le moins possible de médicaments et à entourer les animaux de tous les meilleurs soins d'hygiène, de propreté, à leur donner une nourriture saine, réconfortante, le grand air et la liberté.

Pendant toute la durée de l'affection, il faut sustenter les malades ; nous conseillons l'usage du lait, du bouillon et surtout de l'élixir de Ducro (trois cuillerées à bouche par jour.)

Dès qu'on voit le chien maladif, le meilleur préventif est encore le sulfate de soude administré dans la soupe, à petites doses.

On devra proscrire l'emplâtre sur la tête et le bâton de soufre dans l'eau, ce dernier comme étant de nul effet, et l'emplâtre comme pouvant aggraver la maladie et provoquer la méningite.

Jenner avait préconisé l'inoculation du virus vaccin pour préserver les chiens de la maladie du jeune âge.

Il y a eu bien des controverses à ce sujet. Cependant nous pouvons affirmer que nous avons bien souvent pratiqué cette inoculation depuis une vingtaine d'années et qu'elle nous a parfaitement réussi.

— Nous allons indiquer sommairement le traitement dosimétrique qui réussit fort bien sur le chien et a l'avantage d'être facile à pratiquer.

Pour lutter contre les symptômes généraux accompagnant la maladie, *dans tous les cas*, on donne au début, s'il y a fièvre aconitine, vératrine, digitaline et buccine, un granule de chaque tous les quarts d'heure ou toutes les demi-heures jusqu'à sédation ; chez les chiens de petite taille, on remplace la vératrine par l'émétine.

Puis on administre les sels de quinine (arséniate, salicylate ou hydro-ferro-cyanate) contre la périodicité et l'infection, toutes les heures un granule.

A la fin de la maladie, la quassine ou l'arséniate de fer sont donnés quatre fois par jour pour activer la convalescence.

Lorsque la maladie se présente sous la forme de *catarrhe nasal* ou *bronchique* (et c'est le cas le plus ordinaire), on ajoute au traitement général indiqué plus haut l'administration du kermès minéral, 5 à 6 grammes par jour, pour favoriser l'expectoration ; puis on donne l'hyosciamine, l'iodoforme, la codéine, la narcéine, pour combattre le spasme et la douleur, cinq à six granules par jour.

Lorsqu'il y a *pneumonie*, ce qu'on reconnaît à l'existence du souffle labial, de la matité de la poitrine, on donne l'émétine et l'arséniate de soude, un ou deux granules toutes les demi-heures ou toutes les heures.

On combat les spasmes de l'*estomac* et de l'*intestin* par l'hyosciamine, l'atropine (un granule de chaque) dont on précipite l'administration suivant l'acuité et l'intensité des vomissements. On fait matin et soir le lavage intestinal en donnant une cuillerée à café de Sedlitz en dissolution dans un verre d'eau.

Lorsqu'il y a *diarrhée* et surtout diarrhée sanguinolente, on prescrit, quand il est nécessaire de l'arrêter, l'acide tannique ou l'ergotine, un granule toutes les deux heures.

S'il y a *constipation*, on donne un ou deux granules de podophyllin, trois fois par jour.

L'ictère est combattue par l'usage du calomel (un granule quatre fois par jour), l'arséniate de strychnine et l'hyosciamine (un granule toutes les heures).

C'est surtout lorsque la maladie se complique d'accidents nerveux (*chorée, épilepsie, paralysie*) qu'on doit insister sur l'emploi des médicaments constituant la dominante du traitement. On y ajoute l'administration des alcaloïdes préconisés contre ces diverses complications.

Enfin, dans le cours de la maladie du jeune âge, la peau est souvent le siège d'une *éruption* à forme vésiculeuse, répandant une odeur infecte. Il faut alors beaucoup de soins de propreté, appliquer sur l'éruption un glycérolé d'hydrate de chloral, administrer la cicutine pour détruire l'hyperesthésie cutanée et l'iodure d'arsenic contre l'état général (quatre à six granules de chaque substance par jour).

Quelles que soient les formes que revêt la maladie, chaque fois que l'animal tombe dans le marasme et que la fièvre persiste, il faut s'empresser de donner l'arséniate de caféine, un granule toutes les heures. On arrive souvent ainsi à faire cesser la fièvre de consomption et à empêcher la dénutrition.

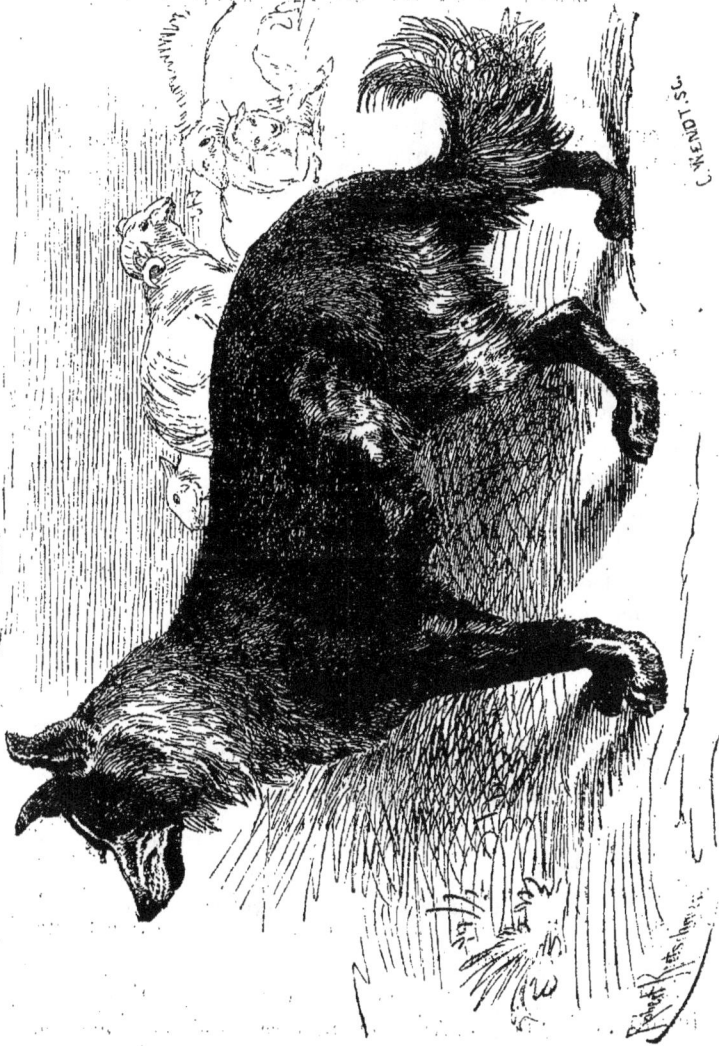

Fig. 38

BREHM, *Les Merveilles de la nature* (Mammifères).

Maladies des Chiens

Nous traiterons sommairement en cet article les maladies les plus fréquentes des chiens, préférant les réunir plutôt que de disséminer le traitement dans le cours de notre ouvrage.

Acrobustite

Inflammation du fourreau, assez fréquente et très tenace.

On la combat par des injections de tannin ou d'alun, 5 grammes dans 125 grammes d'eau. Si elle persiste, on emploie 25 centigrammes d'azotate de potasse et 10 centigrammes de chlorhydrate de morphine dans 125 grammes d'eau de rose. Il y aura toujours du temps de gagné par l'administration des granules de benzoate de soude ou d'acide benzoïque (un ou deux toutes les deux heures); on ajoutera avec avantage les granules de cubébine.

Aggravée

Inflammation des tubercules plantaires (dessous des doigts) de la patte du chien.

Cette maladie survient à la suite de fatigue, marches forcées. Le chasseur qui ne sait pas ménager son chien ou qui abuse de sa bonté, l'expose à contracter l'aggravée. L'état du sol peut à lui seul en être aussi la cause s'il est dur, rocailleux, couvert du chaume, etc.

Généralement peu grave, cette maladie s'exprime par la difficulté de la marche. Aussi le chien reste-t-il couché et on a peine à le faire lever; il rappelle le cheval fourbu. Les pattes sont chaudes, douloureuses; il crie quand on serre l'extrémité dans la main; il y a du gonflement.

Un chien qui a l'aggravée d'une façon légère va mieux après un repos de deux ou trois jours, sans qu'on lui fasse rien. S'il est plus malade, lotions d'eau froide, de décoction froide de feuilles de noyer; jamais d'astringents minéraux que l'animal peut lécher. Tisane de chiendent et bouillon de veau.

Il n'y a jamais à craindre de complications.

Ascite

Voir le même article traité au commencement de notre ouvrage (page 28).

Catarrhe auriculaire

Sécrétion sanieuse, d'une odeur insupportable, qui s'écoule de l'intérieur de l'oreille du chien affecté de *catarrhe chronique*. Elle tient à un vice du sang et revient souvent. Cependant le Baume Caustique agit comme modificateur puissant de la muqueuse du conduit auditif. Transporté à l'aide d'un pinceau jusqu'au fond de la conque, il transforme le pus, en atténue la mauvaise odeur, et après plusieurs applications guérit souvent cette maladie si rebelle et si repoussante. Le séton au coup est aussi de grande utilité.

A l'état aigu, il suffit de mélanger le Baume Caustique avec moitié d'huile d'olives.

Chancre aux oreilles

Le Baume Caustique est d'une efficacité sans égale dans ce cas. Tremper une ou deux fois l'extrémité de l'oreille dans le Baume pur et mettre un béguin.

Diarrhée

Administrer le sous-nitrate de bismuth à la dose de 50 centigrammes à 2 grammes par jour. Peu d'aliments et de digestion facile. On peut donner les granules Landrin d'acide tanique et d'hyosciamine et chlorhydrate de morphine.

Dyssenterie

Le·cachou en poudre se donne en breuvages contre la dyssenterie du chien ; les sinapismes sous le ventre complètent le traitement. Si la dyssenterie est rebelle on donne l'ipécacuanha, 50 centigrammes à 1 gramme en une seule fois. Diète et eau de riz; granules Landrin d'acide tanique, ergotine, hyosciamine, bromhydrate de morphine et cicutine.

Gastrite

La gastrite est assez fréquente chez le chien qui mange gloutonnement et a dans l'estomac des fragments d'os compacts, mal broyés. Elle est caractérisée par des vomissements fréquents, par la rougeur excessive de la langue, par de la tristesse, de l'inappétence, par une odeur fétide qui s'exhale de la bouche et un sédiment jaunâtre qui se dépose sur les dents et les ternit. L'animal cherche les endroits sombres et frais, cherche à appuyer l'estomac sur la pierre, le marbre, sur un terrain mouillé, paraissant éprouver un soulagement de l'action du froid.

Le traitement consiste à faire prendre au chien 2 grammes par jour de magnésie calcinée et 50 centigrammes de sous-nitrate de bismuth, six fois par jour (sous forme de granules Landrin si l'on veut, deux ou trois granules à la fois). Si les vomissements étaient fréquents, les combattre par le chlorhydrate ou le bromhydrate de morphine, l'hyosciamine et même le cyanure de potassium, quatre à six granules par jour.

Donner comme aliments des soupes légères, du bouillon froid dans lequel on délaye un blanc d'œuf. Le lait n'est pas bon à donner quand la gastrite est à l'état aigu parce qu'il se coagule trop vite dans l'estomac et est le plus souvent rendu.

La saignée n'est pas utile; il est préférable d'appliquer un sinapisme comme dérivatif ou quelques sangsues et des compresses d'eau froide si l'on voit le chien rechercher le frais.

Hydropisie

L'ascite ou hydropisie du ventre du chien est très fréquente, consécutive à la péritonite ou due à l'existence de lésions abdominales organiques, au foie surtout.

Cette affection a le plus souvent une terminaison fatale. C'est à tort que l'on redoute pour les animaux la ponction ou paracentèse. Nous la recommandons comme étant le seul mode opératoire pouvant donner chance de guérison. Il ne faut pas hésiter à recourir rapidement aux administrations de colchicine, de scillitine (granules Landrin), tout en soutenant l'organisme par l'emploi de la quassine et de l'arséniate de fer, six granules par jour.

Jaunisse

Maladie très commune chez le chien, caractérisée par des frissons, des convulsions même, soif ardente, vomissements et diarrhée sanguinolents, par la coloration jaune de toutes les muqueuses apparentes, de la peau même aux endroits dépourvus de poils.

Chez le chien, la mort termine presque toujours cette maladie. Nous conseillerons les sangsues sous le ventre et le calomel à doses fractionnées et répétées coup sur coup par granules de 2 milligrammes, en même temps que des granules d'hyosciamine et de sulfate de strychnine ou d'arséniate de la même substance pendant quatre à cinq jours. Comme aliment, du lait coupé et du bouillon de légumes. Cesser le calomel dès qu'il y a commencement de purgation, que l'on pourra provoquer par l'administration d'un à trois granules de podophyllin. Bains de son tièdes et bi-carbonate de soude; glace et jus de citron.

Maladies de la Peau

Le chien, en raison de son tempérament, du régime auquel il est soumis, et souvent par suite du défaut d'hygiène, contracte des affections nombreuses de la peau.

La gale est la plus fréquente ; mais il en est d'autres qui sont aussi rebelles à la guérison et tout aussi repoussantes ; ainsi, le *lichen agrius*, improprement appelé *gale rouge*, les tannes, etc.

Dans ces différentes affections, il est nécessaire de favoriser rapidement les sécrétions morbides ; leur abondance débarrasse le tissu dermique et favorise la résolution.

Le Baume Caustique est le remède par excellence. Déterminant un suintement abondant il abrège les éruptions, fait dégorger la peau, en modifie les sécrétions et les ramène à l'état normal. Aucun traitement n'est plus expéditif et plus simple. Il devra être suivi, une fois la chute des croûtes, de lotions légèrement alcalines et d'applications de poudres absorbantes et calmantes, riz, amidon, glycérine, etc.

Nous allons décrire l'*impetigo*, l'*eczéma* ou *dartres* et la gale.

— L'*impetigo* est fréquent chez le chien ; il est caractérisé par la formation de croûtes jaunâtres épaisses à la surface cutanée ; on les voit au cou, au garrot, sur le dos, les épaules ; les poils sont agglutinés par la sécrétion, la plaie est rouge et suppurante.

Une friction de Baume Caustique avec moitié d'huile d'olives favorise la résolution de cette maladie particulière aux chiens lymphatiques.

Quelques purgatifs salins sont d'excellents adjuvants, en particulier le Sedlitz Landrin, une cuillerée à café tous les jours.

— Le plus souvent accompagné d'altération morbide de

l'estomac et de l'intestin, l'*eczéma* ou *dartre* est quelquefois plus rebelle que la gale.

Tantôt sèches, tantôt humides, les dartres réclament un traitement rapide. Par sa composition, le Baume Caustique répond aux exigences de ce traitement. Son action intime se produit dans l'épaisseur du tissu dermique et tarit les dartres les plus rebelles. Ce qui n'empêche pas l'usage des dépuratifs connus; les granules d'iodure d'arsenic et des différents arséniates. On peut employer aussi en friction la teinture d'iode, 1 à 2 grammes dans 5 grammes de glycérine, et l'acide azotique même dose dans 10 grammes d'eau.

— La *gale* est caractérisée par des petites plaques grisâtres, dénuées de poils, qui, d'abord isolées les unes des autres, finissent par se réunir et s'accompagnent de prurit insupportable. De-ci, de-là, quelques élevures rougeâtres, pointues, qui renferment les *demodex*.

Le Baume Caustique est un agent énergique et efficace. Du même coup il débarrasse la peau des corps étrangers ou gênants et tue les acares On ne doit pas craindre d'agir energiquement avec cette préparation en l'employant en larges frictions partielles et pénétrantes.

Lorsqu'on aura à traiter une *gale chronique invétérée*, deux frictions au plus, en huit jours, doivent suffire; après ce temps faire prendre au chien un bain de son, afin de bien nettoyer la peau.

Dans les cas de gale isolée au début, de simples badigeonnages aux endroits malades font disparaître les plaques. Mais n'indiquons cette méthode qu'avec la plus grande réserve, parce que quand le chien n'est pas tondu de près on croit aisément que la gale est bénigne lorsque, au contraire, elle a déjà envahi plusieurs parties du corps. Par conséquent on attribuerait à tort l'insuccès à notre préparation employée partiellement. Voilà pourquoi, confiant dans notre remède, nous recommandons bien de ne jamais soigner par notre procédé un chien galeux sans l'avoir convenablement fait tondre.

Pneumonie

Une friction de Baume Caustique de chaque côté de la poitrine, précédée d'une saignée moyenne à la jugulaire, arrête instantanément le développement de cette affection prise à son début. Dans bien des cas où elle était déjà avancée, nous avons cependant obtenu succès complet en imbibant chaque jour, pendant cinq à six jours, avec le Baume Caustique, les endroits déjà frictionnés.

A l'intérieur, on administre en potions gommeuses l'émétique (3 à 5 centigrammes) et le kermès (2 grammes) pendant huit jours. On doit tenir les animaux très chaudement et leur donner des aliments de facile digestion.

On peut avec succès leur donner les granules de kermès Landrin au centigramme ; et au début, pour juguler la maladie, les granules d'aconitine, de digitaline, de vératrine, de brionina, de lobeline associés avec les sels de strychnine (arséniate, sulfate ou hypophosphite).

Rhumatisme

Le chien, surtout en vieillissant, éprouve des rhumatismes qui le font boiter tantôt d'un membre, tantôt de l'autre. Le Baume Caustique additionné d'un tiers d'huile d'olives fait disparaître les douleurs en quelques jours. Il est bon aussi d'administrer un purgatif; 30 à 60 grammes d'huile de ricin, et de donner à l'intérieur les granules de benzoate de lithine ou de salicylate de soude. Quand il y a fièvre, on la combat par les granules de vératrine, de colchicine, de digitaline, d'asparagine.

Vers

Contre les vers on donne la racine de fougère mâle, l'écorce de racine de grenadier, la mousse de Corse, le semen-contra ; on en fait des bols ayant pour excipient la mélasse ou le sucre. La benzine et l'huile empyreumatique de Chabert sont aussi d'excellents vermifuges.

Mais, rien n'est plus héroïque que les granules Landrin de santonine, de kousséine donnés coup sur coup et suivis de l'administration des granules de podophyllin.

~~~~~~~~~~~~~~~~~~~~~~

Le chien est très difficile à traiter parce qu'il vomit très facilement et qu'il rend presque tous les médicaments qu'on lui donne, sans compter qu'il n'est jamais facile de les lui administrer et qu'il lasse souvent la patience des personnes chargées de le soigner. C'est ce qui fait la supériorité des médicaments donnés sous formes de granules parce qu'ils sont faciles à administrer, qu'ils sont toujours supportés par l'estomac et que de plus ils sont très vite absorbés à cause de leur solubilité.

Il est essentiel d'empêcher le chien de se lécher quand on l'a frictionné ; à cet effet on emploie la muselière à corbeille qui est aussi très utile pour l'empêcher de mordre et déchirer les serviettes ou linge dont il est bon de recouvrir le corps aux endroits frictionnés, par raison de propreté.

Pour éviter qu'il se gratte avec ses pattes de derrière, on les lie avec de larges rubans ou des courroies, assez près l'une de l'autre pour qu'elles ne puissent que peu s'écarter.

Enfin, il est indispensable en général que le chien soit tondu tout au moins dans la région où doivent se faire les frictions; et ces dernières doivent être faites énergiquement, car la peau du chien est dure et peu absorbante, et le Baume Caustique, de même que n'importe quel vésicatoire, prend beaucoup moins bien sur la peau du chien que sur celle du cheval.

Maladie de Sang

Nommée aussi *sang de rate,* cette maladie affecte particulièrement les bêtes à laine. Elle n'est autre que le *charbon des moutons.*

Toute bête attaquée est frappée à mort. Nous conseillons donc, dès les premiers symptômes, le plus vite possible, de tuer le mouton afin d'utiliser sa chair, car la putréfaction est spontanée; et les symptômes sont assez appréciables pour qu'on soit mis en garde.

L'animal cesse de manger, paraît étourdi, trébuche, a la tête basse, les lèvres convulsives, urine avec beaucoup de difficulté quelques gouttes sanguinolentes; les yeux sont injectés de sang, les muqueuses de la bouche suintent une bave visqueuse et la bête meurt en quelques heures au milieu des convulsions en rendant par les naseaux et la bouche un sang noir et épais.

Cette maladie est occasionnée par la trop grande richesse des pâturages. Pour la combattre, faites changer de pâturage, et pratiquez l'inoculation préventive suivant la belle méthode du grand savant Pasteur.

Malandres

Crevasses de la peau au pli du genou.

Le traitement consiste en une application de Baume Caustique avec moitié d'huile d'olives. On fait cette application à la main, sans frictionner.

Nous ne conseillons pas les cataplasmes, les lotions émollientes, qui font perdre du temps. Le Baume Caustique mitigé change le mode d'état de la peau et fait naître une production épidermique parfaitement saine qui se substitue aux crevasses.

Pour faciliter la chute des croûtes, faire une lotion avec de l'huile tiède, le quatrième ou le cinquième jour qui suivra l'application du Baume.

Mammite

Inflammation des mamelles, assez commune chez la vache.

Elle se traite heureusement par une application du mélange suivant :

Baume Caustique. . . . . . une cuillerée
Crême fraîche. . . . . —
Huile d'olives . . . . —

On en fait l'application à la main sur toute la mamelle.

S'il y a une véritable congestion, pratiquer la saignée à la jugulaire.

Nous ne conseillons pas les compresses d'eau sédative, d'eau vinaigrée, d'eau glacée qui peuvent provoquer une induration. Les cataplasmes sédatifs ne seront employés que s'il y a grande douleur.

A l'intérieur, donner dans des breuvages d'eau mucilagineuse, le sulfate de soude à la dose de 500 grammes en y ajoutant 50 grammes de nitre et autant de bi-carbonate de soude, à défaut du Sedlitz Landrin plus facilement accepté et agissant sous un petit volume. Le bi-carbonate de soude peut être continué pendant plusieurs jours et produit de très bons effets, car il aide à dissoudre le lait qui s'est coagulé dans les trayons.

Il est utile d'essayer de traire souvent, toutes les deux heures ; on le fait avec beaucoup de patience et de précaution. On peut enduire les trayons de beurre frais pour rendre la mulsion moins douloureuse. La sonde trayeuse rend de grands services dans la cocotte et lors d'obstruction du trayon.

Si l'inflammation est chronique et susceptible d'amener la perte d'un ou plusieurs trayons, employer le Baume Caustique avec huile d'olives au cinquième. Lotions légèrement savonneuses ensuite. Bouchonner fréquemment le corps pour rétablir les fonctions de la peau, et soutenir la mamelle avec un suspensoir.

On a obtenu aussi de bons résultats de la pommade d'ammoniaque, de l'onguent populéum, de belladone, de la pommade camphrée ; mais nous préférons le mélange ci-dessus indiqué qui, dans la cocotte, rend les mêmes services.

S'il survient des abcès, il faut les ponctionner ; mais ne le faire que quand il y a certitude d'abcès ; on panse ensuite avec l'infusion de camomille miellée, au vin chaud, ou la teinture d'aloès en injections.

En cas de gangrène, il faut faire des incisions profondes dans la mamelle et panser au perchlorure de fer, à l'essence de térébenthine, à l'acide phénique ; appliquer des cataplasmes émollients pour faire tomber l'eschare. Il est nécessaire quelquefois d'amputer une partie de la mamelle.

Mélanose

On désigne ainsi des tumeurs ou productions morbides formées en grande partie par des granulations pigmentaires. Elle est le résultat d'une perturbation de la propriété de naître dont jouissent les tissus anatomiques, d'où l'apparition d'un tissu différent de celui au sein duquel il est né. C'est donc en un mot une déformation, une altération de structure.

Chose bizarre, cette maladie s'observe presque exclusivement chez les chevaux à poil blanc, dont la peau manque de pigment. Elle se présente sous l'aspect d'une substance noire homogène, grisâtre ou ardoisée, du volume d'une noisette, d'une noix, d'un œuf, mais susceptible de s'accroître dans des proportions incroyables et gênantes pour le service auquel l'animal est appelé

Les mélanoses sont fréquentes, chez le cheval, au pourtour de l'anus, à la base de la queue, aux environs de la vulve, affectant des formes irrégulières et finissant par former un amas de végétations anormales semblables à des glandes adhérentes, sans suppuration et sensibles au toucher.

La maladie est incurable. En effet, il ne faut pas songer à prévenir le dépôt de la matière pigmentaire, à en arrêter le développement, ou à la faire disparaître par voie de résolution. Si la tumeur ne gêne pas, gardez-vous d'y toucher ; car souvent le mal se propage plus rapidement après l'extirpation. Mais, si elle s'oppose à l'exécution de fonctions importantes, il faut recourir à la main habile d'un vétérinaire pour en faire l'extirpation. Si les tumeurs s'enflamment et suppurent, il faut ponctionner les points fluctuants et même cautériser les tumeurs abcédées.

~~~~~~~~~~~~~~~~~~~~~~~~~~~~

Métrite

Inflammation de la muqueuse de la matrice causée par une parturition longue et laborieuse, par un refroidissement après la mise-bas, par des manipulations longues et mala-

droites, par la meurtrissure occasionnée par les mouvements
du nouveau-né, et par la présence trop prolongée des enveloppes du délivre. .

La métrite peut cependant aussi se produire pendant la
gestation et avoir pour cause des chutes, des convulsions,
des coups ayant pu déterminer la mort du fœtus après que
ce dernier s'est plus ou moins agité, et alors il y a fatalement
avortement.

La métrite peut devenir chronique soit qu'elle succède à
la métrite aiguë survenant après le part, soit qu'elle soit
occasionnée par le séjour du fœtus qui tend à se momifier,
soit enfin qu'elle soit tout à fait primitive chez de vieilles
femelles anémiques, épuisées qui ont alors des fausses
chaleurs et deviennent taurelières. Elle peut engendrer des
abcès, l'hydropisie de l'utérus et quelquefois la gangrène.

Nous ne nous occuperons ici que de la métrite consécutive
au part. Elle peut se compliquer de péritonite et a beaucoup
d'analogie avec la fièvre vitulaire ou puerpérale que nous
avons décrite plus haut. Les symptômes sont à peu près les
mêmes ; seulement, dans la métrite l'animal est plus agité et
n'éprouve pas autant d'accablement ; s'il reste couché il tend
toujours à se relever sans pouvoir mouvoir le train de derrière sans qu'il y ait cependant paralysie ; mais il ne se
laisse pas manier les membres comme dans la fièvre vitulaire
et cherche à se défendre. Le ventre est plus ou moins douloureux, et la vulve sécrète un liquide séreux, parfois séro-
purulent ; au col de l'utérus on sent une forte chaleur qui
rayonne dans toute la partie et il y a grande sensibilité au
moindre attouchement.

Nous avons dit que la métrite survenait ordinairement aux
animaux épuisés ; par conséquent il faut généralement être
très prudent pour pratiquer la saignée qui est utile quand le
sujet est pléthorique. On la fait à la jugulaire ou à la veine
mammaire. trois à cinq litres au plus. On fait sous l'abdomen des fomentations émollientes, des injections émollientes
dans le vagin et l'utérus, s'il y a catarrhe avec de l'infusion
de camomille, s'il y a crainte d'empoisonnement, de septico-

hémie, avec du permanganate de potasse (5 grammes par litre), ou de l'eau phéniquée et surtout avec une solution d'acide tanique. Et on donne dans le rectum des lavements de graine de lin et de guimauve additionnés, de baies de laurier ou de camphre. Les lavements seront donnés plutôt froids que tièdes.

On devra tenir l'animal chaudement, le bouchonner fréquemment et au besoin lui faire sur les reins et même sur les membres des frictions d'essence de térébenthine ou d'eau-de-vie ; donner des boissons farineuses dans lesquelles on fait dissoudre du sulfate de soude. Les toniques sont aussi d'un grand secours : quinquina, gentiane, vin aromatique, écorce de saule, etc.

Diète plus ou moins sévère et aliments de facile digestion et de bonne qualité. Quand il y a fièvre la combattre par les granules d'aconitine, de digitaline et de vératrine ; relever les forces par l'administration des granules de sels de strychnine et de sels de quinine ; contre la douleur employer la morphine et la cicutine.

~~~~~~~~~~~~~~~~~~~~~~

Mollettes

Gonflement des gaines tendineuses (A fig. 40) et articulaires (B fig. 40) du boulet, produit par l'accumulation de la synovie. On le voit plus communément aux membres de derrière qu'à ceux de devant.

Les mollettes peuvent venir entre le canon et le ligament suspenseur du boulet ou sur le trajet des tendons. Souvent il y a plusieurs boursoufflements et quelquefois ils existent de chaque côté des tendons, en dedans et en dehors. On les appelle alors mollettes chevillées ou mollettes soufflées.

Les mollettes sont presque toujours occasionnées par un travail trop fort; une allure forcée, un manque de ton chez les chevaux aux extrémités grêles; souvent aussi par un séjour trop prolongé à l'écurie, par un pavage défectueux trop élevé du côté de la mangeoire, par une ferrure faussant les aplombs, par des coups, chutes ou distensions forcées.

Cette affection est très rebelle et souvent sujette à récidive, toujours par la raison qu'on ne cherche à y porter remède que quand la boiterie qu'elle occasionne devient trop intense et désagréable pour le service du cheval. Lorsqu'elles sont anciennes, le plus souvent elles sont *indurées*.

Devenant très volumineuses chez les chevaux fins, les mollettes réclament un traitement actif, un remède énergique, mais exempt de l'inconvénient de tarer les animaux.

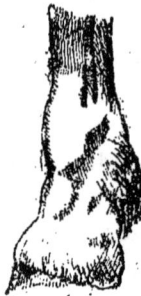

Fig. 39.

Mollettes articulaires.

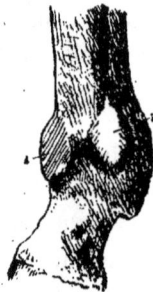

Fig. 40.

B, mollette tendineuse; *A*, hydarthrose tendineux du devant du boulet (hygroma du boulet).

On a beaucoup préconisé au début la compression au moyen de bandes de flanelles ou de toile qu'on applique autour du boulet et du canon; les douches froides matin et soir; les compresses d'eau alunée, d'argile ou terre glaise délayée avec du vinaigre; on a même osé ordonner la ponction, l'injection iodée, le séton, etc. Mais ces divers modes de traitement sont inefficaces et même nuisibles, surtout les trois derniers.

Nous conseillerons d'employer sans tarder le Baume Caustique dont on fera deux frictions à deux jours d'intervalle. On provoque avec cet agent un engorgement et un suintement considérables; on modifie la vitalité du sac hydropique et on exerce sur la tumeur une compression salutaire. Et le service du cheval n'est ainsi suspendu que pendant une huitaine de jours.

Si les mollettes sont invétérées, trois ou quatre frictions de Baume Caustique faites à deux, trois, quatre, huit jours d'intervalle ne tareront jamais le cheval le plus fin et en déplaçant la surexcitation détermineront l'absorption du liquide épanché.

Si elles sont indurées, ce qui arrive souvent quand elles sont articulaires, il faut alors recourir aux frictions de *Fondant Gombault* (voir le mode d'emploi à l'article *Exostoses* ; enfin on peut aussi recourir au feu en pointes pénétrantes dont on continue l'action à l'aide d'une friction de Baume Caustique. Mais le *Fondant Gombault* doit toujours être préféré à la cautérisation au fer rouge.

Combien ne voit-on pas de superbes chevaux affreusement tarés par des applications d'onguents et de liniments spéciaux que leur auteur conseille même d'étendre avec un pinceau, tellement il redoute lui-même les effets de sa drogue, sans que pour cela les mollettes soient disparues. Jamais le Baume Caustique, ni le Fondant Gombault, même sur les chevaux à peau la plus fine, n'a donné lieu au moindre désordre. Leurs effets, après les frictions réglementaires, soutenues par les applications successives laissées à l'appréciation et l'intelligence de l'opérateur, en font deux agents thérapeutiques hors ligne, dignes de mériter l'attention de toutes les personnes s'occupant de l'élevage et s'intéressant au bien-être des chevaux.

Morve

On a tant écrit sur la morve, on a émis tant d'opinions sur cette terrible maladie, que nous n'oserions pas, dans ce modeste ouvrage, émettre notre humble avis. Elle est contagieuse et d'autant plus fâcheuse qu'il est difficile de la découvrir et ensuite de la circonscrire dans le lieu où elle prend naissance, car elle y demeure à l'état occulte longtemps même avant qu'on l'y soupçonne; et elle est l'écueil où viennent échouer toutes les ressources de l'art, malgré les découvertes que l'on croit avoir faites.

Nous nous contenterons d'en indiquer les trois principaux symptômes :

1° L'*engorgement*, la *tuméfaction des glandes lymphatiques sous-linguales* qui sont arrondies et adhérentes à la mâchoire ;

2° Le *jetage* par les deux narines ou par une seule, et dans ce dernier cas le plus souvent par la gauche, d'une matière jaune verdâtre, grumeleuse, parfois striée de sang, s'attachant à l'ouverture des naseaux ;

3° L'*ulcération* de la membrane muqueuse qui revêt la cloison médiane des narines ou les cornets ; c'est ce qu'on appelle *chancre de l'intérieur du nez*.

Le cheval est dit *douteux* quand il présente un ou deux des symptômes que nous venons d'indiquer ; ordinairement le jetage ou la glande paraissent les premiers ; les ulcères ou chancres ne se manifestent qu'ensuite.

Que les deux premiers symptômes aient apparu simultanément ou l'un à la suite de l'autre, ils restent souvent stationnaires pendant des mois, même des années, la membrane pituitaire paraissant normale ou simplement colorée ou blafarde. Le cheval paraît jouir d'une bonne santé et se nourrit bien. Mais un jour l'œil devient chassieux, larmoyant, du côté où l'écoulement a lieu, les ulcères apparaissent, l'écoulement augmente, le front se gonfle, les tissus sont engorgés d'un mucus épais qui rend la respiration difficile et irrégulière.

Bien que le cheval morveux puisse fournir, quoique incurable, une carrière assez longue, les règlements de police sanitaire en prescrivent l'abattage.

Indépendamment de cette morve appelée *morve chronique*, il en existe une autre dite *aiguë*, dans laquelle les mêmes symptômes se produisent simultanément, mais très rapidement, avec trouble général des fonctions et fièvre. Et la mort survient dans un laps de temps assez court.

Souvent aussi la morve chronique se complique de farcin.

Nous avons dit que la morve était incurable et toute tentative de traitement doit même être considérée comme nuisible aux intérêts des propriétaires et à l'hygiène publique quand on songe surtout aux dangers que la contagion fait courir à la santé de l'homme. Mieux vaut abattre un cheval injustement suspect que de laisser vivre celui qui peut communiquer la morve aux autres animaux et aux personnes qui le soignent.

La loi du 2 août 1884 met la morve au nombre des cas rédhibitoires. Le délai pour intenter l'action est de neuf jours, non compris celui de la livraison.

Mouches Œstres

Les œstres ou mouches œstres sont des insectes, de l'ordre des diptères, ressemblant au bourdon pour la disposition des stries et le velu de l'abdomen.

On les trouve dans les bois et pâturages ; il y en a de différentes espèces, et chacune choisit l'espèce animale qui lui convient pour déposer ses œufs. Ainsi, l'œstre du cheval n'est pas le même que celui du bœuf, du mouton, et réciproquement.

— L'œstre du cheval dépose ses œufs sur les poils, aux endroits les plus exposés à être léchés par l'animal, principalement aux jambes de devant, au-dessous des genoux, sur les tendons, de chaque côté du canon, et quelquefois même

aux lèvres. La larve descend avec la salive et les aliments
dans l'estomac où elle fait souvent de grands ravages en
irritant les parois avec ses crochets mandibulaires. En mai
et juin, elle suit les matières alimentaires et sort par l'anus
où l'on voit quelquefois pendant plusieurs jours une certaine
quantité de ces larves attachées et ramassées en pelotte,

ŒSTRE DU CHEVAL

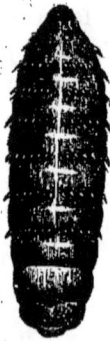

Fig. 41.
Larve d'Œstre.

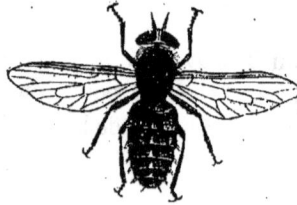

Fig. 42.
Insecte parfait.

(Hurtrel d'Arboval, *Dict. de méd., de chir. et d'hyg. vétér.*)

Après cinq à six semaines de séjour sur terre l'insecte est
devenu parfait.

La présence des œstres est souvent fort difficile à déterminer ; on ne peut guère que la supposer quand on voit les animaux maigres malgré leur bonne ration, le poil terne et
piqué, la mue retardée ou imparfaite ; parfois l'appétit est
irrégulier, quelquefois vorace ; les mâchoires sont souvent
ouvertes et en contraction ; l'animal éprouve les symptômes
des coliques, mais bien moins accentués, il trépigne, regarde
fixement le flanc gauche, se frappe le ventre avec les pieds de
derrière ; une petite toux stomachale vient compléter ces
symptômes. La croissance des jeunes animaux est comme
suspendue ; on dit communément qu'ils sont noués.

On sait qu'en mai et juin, l'animal doit être débarrassé par
la nature. Il faut donc attendre avec patience, d'autant
mieux que la plupart des remèdes sont inefficaces, nous

dirons même tous les remèdes. Cependant, si les douleurs sont vives, si l'animal dépérit, on peut lui administrer de l'huile empyreumatique dissoute dans une petite quantité d'éther (25 grammes d'huile pour 10 grammes d'éther) pendant deux jours, le matin à jeun. Ces deux agents sont dilués dans un breuvage fait avec des décoctions de semen-contra, cévadille, fougère, etc. Nous ne les indiquons pas comme traitement curatif, mais bien pour calmer l'irritation gastro-intestinale et engourdir la larve.

Il est bon de les renouveler à intervalles de quatre à cinq jours, tant que le malaise paraît persister.

Les granules de santonine agissent plus sûrement, sans cependant être infaillibles, car ces larves résistent souvent à tous les agents thérapeutiques.

— L'œstre de bœuf apparaît aussi en juin et, comme celui du cheval, met un an pour faire développer sa larve. D'après Hertwig, la femelle dépose ses œufs sur la peau du bœuf; c'est là qu'ils subissent leur incubation, et, après l'éclosion, la larve perce elle-même cet organe, se rend dans le tissu cellulaire pour s'y nourrir et y croître, jusqu'au moment de sa transformation en nymphe. Cette larve occasionne le développement de tumeurs qui deviennent

ŒSTRE DU BŒUF

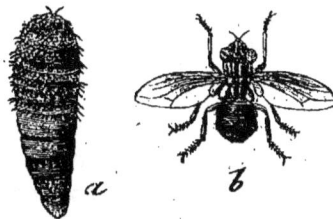

Fig. 43.
a, larve; b, insecte parfait.
(HURTREL D'ARBOVAL, Dict. de méd.,
de chir. et d'hyg. vétér.)

de la grosseur d'une noisette, d'un œuf de pigeon. Quand elle a pris son accroissement voulu, elle sort à reculons de la tumeur, tombe à terre où elle s'abrite et devient chrysalide.

Pour en débarrasser le bœuf, il suffit d'ouvrir les tumeurs avec le bistouri et d'en extraire la larve en pressant à la base latéralement et avec force. La plaie est bien pansée, entretenue en état de propreté et la cicatrisation est prompte.

— L'œstre du mouton est plus petit que les précédents. Il dépose ses œufs sur le bord interne des narines ; la larve éclôt bientôt et monte dans les sinus frontaux et le larmier où elle occasionne des désordres amenant un dépérissement complet, des convulsions et la mort. L'instinct porte les moutons à fuir dès qu'ils aperçoivent leur mouche ; et souvent on les voit la tête contre terre, le nez dans une ornière, pour éviter d'être piqués.

ŒSTRE DE LA BREBIS

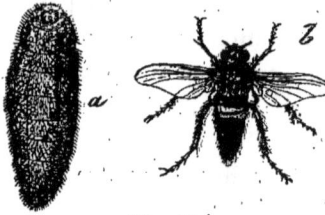

Fig. 44.
a, larve ; b, insecte parfait.
(HURTREL D'ARBOVAL, Dict. de méd.,
de chir. et d'hyg. véter.)

Les premiers symptômes sont l'éternuement fréquent, le tournoiement, l'appétit irrégulier et l'écoulement purulent par les naseaux.

Le traitement est difficile, car on ne peut guère atteindre la larve. On a préconisé les injections d'eau phéniquée ou benzinée, d'huile empyreumatique étendue d'eau, les fumigations de goudron, de coaltar et d'huile empyreumatique, le tabac en poudre, l'hellébore mêlés aux fourrages, etc., le tout pour provoquer des éternuements fréquents et par suite la sortie des larves ; mais ces divers moyens ne peuvent être employés à peu près utilement que tout à fait au début, alors que les larves ne sont pas encore fixées.

Muguet

Maladie de la bouche, fréquente chez les veaux et surtout les agneaux, caractérisée par l'apparition de petits boutons blancs serrés qui occupent les gencives pour de là s'étendre à la commissure des lèvres, à la face interne des joues, à la langue, au palais, à l'œsophage ; elle met ces petits animaux dans l'impossibilité de saisir les tétines et par défaut d'alimentation occasionne le dépérissement et la mort.

Le muguet est bien connu par les éleveurs sous le nom de *chancre*.

Il a été tour à tour considéré par divers observateurs comme une éruption papuleuse ou aphtheuse de la muqueuse buccale ; comme une affection ulcéreuse de la muqueuse gastro-intestinale ; et enfin comme une inflammation de la muqueuse buccale, avec exsudation pseudo-membraneuse.

Il est prouvé de nos jours que le muguet est une *stomatite parasitaire* dont la cause est attribuée à la production de cryptogames se développant dant les follicules de la muqueuse. Ce champignon qui apparaît à la surface de l'épithélium, sous forme de petites taches blanches ressemblant à du lait caillé, est l'*oïdium albicans*.

Cette affection se remarque surtout chez les animaux habitant dans des bergeries malpropres, situées dans les lieux bas et humides, mal aérées et renfermant un trop grand nombre d'animaux.

Pour obtenir la guérison rapide de cette maladie, il faut placer les jeunes animaux qui en sont affectés dans des conditions opposées à celles que nous venons d'indiquer, en veillant cependant à ce que la température soit plutôt basse qu'élevée, et surtout sèche, où l'air puisse être facilement renouvelé, et non dans ces locaux chauds et impurs où ils puisent le germe d'une foule de maladies. On force les malades à prendre du lait, lait coupé, bouillie ou autres aliments de facile digestion, car ils refusent de téter leur mère. On leur gargarise la bouche soit avec de l'eau d'orge ou de riz, des décoctions de feuilles de ronces avec du miel rosat, additionnées de quelques grammes d'alun, soit avec du chlorate de potasse ou de l'acide phénique étendu d'eau. On fait sur les parties malades des badigeonnages avec le borate de soude, le chlorure de sodium, et, de préférence, avec le jus de citron. En même temps, on devra faire prendre des granules Landrin de sulfate de calcium.

S'il y a des ulcères, cautériser au nitrate d'argent. S'il y a diarrhée ou coliques, donner de l'eau de sauge en breuvages.

Naviculaire

Cette maladie, particulière aux chevaux de sang, d'allures rapides et steppeurs, est produite par l'inflammation de la membrane synoviale étendue sur la face postérieure de l'os naviculaire et la face antérieure du tendon fléchisseur de l'os du pied ; par suite se développe une ulcération qui peut s'étendre au cartilage, atteindre et corroder l'os lui-même. Elle n'affecte jamais que les pieds de devant, quelquefois un seul et a beaucoup d'analogie avec l'encastelure. On les confond souvent ; et souvent aussi elles existent simultanément.

Le diagnostic de la maladie naviculaire présente beaucoup de difficultés au début ; c'est alors cependant, que la contraction seule existe, qu'il importe de la reconnaître et d'employer un remède énergique.

La corne du pied est sèche et dure, la paroi droite, la fourchette petite, raccornie et profondément remontée, la sole concave, les talons rapprochés ; à l'écurie, l'animal porte le pied en avant ; s'il fait une course rapide, il a la marche embarrassée, pénible et finit par boiter. Le membre s'atrophie, devient raide, le pied rase le sol, l'épaule s'amaigrit, s'aplatit. Le cheval butte facilement et souvent, et est très sujet à tomber et à se couronner. Si le pied ne présente aucune lésion, le cheval éprouve de la douleur quand on appuie fortement à la base de la fourchette et qu'on presse le paturon.

La ferrure doit d'abord jouer un grand rôle au début de la

maladie ; et nous conseillons d'adopter le fer plat ou à siège pour permet're l'extension du pied. Le fer Charlier est bon aussi parce qu'il se prête très bien à la dilatation du pied. Le fer à planche est également à recommander, mais à la con-

dition qu'il soit bien fait, et qu'on prenne soin de ne pas trop abaisser les talons, parce qu'alors il comprimerait la fourchette et occasionnerait de la douleur et une boiterie plus intense.

Notre traitement consiste à employer préalablement un cataplasme émollient de bouse de vache. Le lendemain, bien laver à grande eau ; et quand la jambe est bien sèche, faire à la brosse de crin une friction très énergi-

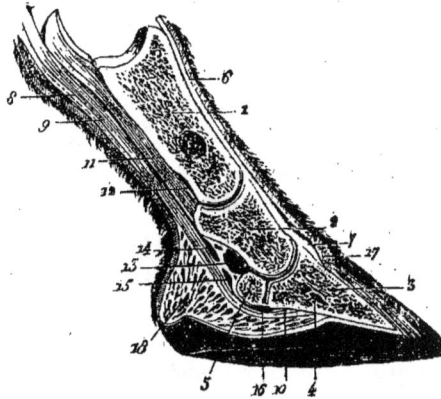

Fig. 45.

Coupe longitudinale et verticale de la région digitée.

1, première phalange ; *2*, deuxième phalange ; *3*, troisième phalange ; *4*, sinus semi-lunaire de cette dernière ; *5*, petit sésamoïde ou *os naviculaire* ; *6*, tendon de l'extenseur antérieur des phalanges ; *7*, son insertion à la 3ᵐᵉ phalange ; *8*, tendon du perforé ; *9*, tendon du perforant ; *10*, son insertion à la 3ᵐᵉ phalange ; *11*, *12*, cul-de-sac postérieur de la première synoviale intérieure phalangienne ; *13*, cul-de-sac de la deuxième ; *14*, cul-de-sac inférieur de la grande gaine sésamoïdienne ; *15*, cul-de-sac de la petite gaine sésamoïdienne ; *16*, cul-de-sac inférieur de la même ; *17*, coupe du bourrelet ; *18*, coupe du coussinet plantaire.

(A. Chauveau et S. Arloing, *Traité d'anat. comp. des animaux domestiques.*)

que de Baume Caustique sur la couronne, le paturon, l'étendre même jusqu'au boulet. Vingt-quatre heures après, faire une seconde friction. Autant que possible laisser le cheval en liberté dans sa stalle fermée et lui donner comme litière de la sciure de bois légèrement humectée. Vers le quatrième ou le cinquième jour, le promener au pas sur un terrain doux, deux fois par jour.

Si vers le huitième ou le dixième jour, le cheval paraît encore boiter ou éprouver de la sensibilité dans le mouvement de flexion du boulet, on peut recourir sans hésitation à deux nouvelles frictions de Baume Caustique à intervalle de vingt-quatre ou quarante-huit heures.

Dans presque tous les cas la guérison est assurée et nous l'avons souvent obtenue dans notre clientèle. Dans le rapport présenté à la Société des Agriculteurs de France, M. Garnot, rapporteur, Président de la Société des Agriculteurs d'Avranches (Manche) dit :

« Avec le Baume Gombault, j'ai obtenu personnellement « des résultats extraordinaires, entr'autres, celui de la guéri- « son radicale d'une jument de chasse atteinte de mal navi- « culaire, et cela après un traitement de soins réguliers, « sans avoir entravé le travail exigé de cette jument. »

Dès que le cheval reprend un service modéré, bien surveiller la ferrure, amincir les talons qui doivent être flexibles et être prodigue d'onguent de pied. Nous recommandons d'une façon toute spéciale l'onguent de pied de Hevid, qu'on applique en dedans et sur le sabot.

En cas d'insuccès avec le Baume Caustique, ce qui est l'exception, on peut alors recourir à la *névrotomie* pratiquée dans la région du paturon sur la branche postérieure des nerfs plantaires. Mais cette opération est presque toujours suivie de complications, du ramollissement des ligaments, des tendons, de décollements de corne, etc. ; et les chevaux ne peuvent plus être utilisés qu'à un léger service et au pas.

Nous n'indiquerons que pour mémoire le séton de la fourchette, au travers du coussinet plantaire. Nous n'avons pas confiance dans son application et nous la réputons même dangereuse.

Néphrite

Inflammation des reins, caractérisée le plus souvent par la couleur rouge de l'urine qui contient du sang et dépose un sédiment semblable à de la brique pilée.

Maladie grave, à marche rapide, très fréquente chez les bœufs, mais dont les symptômes sont très appréciables et permettent de la combattre à temps.

On doit se hâter de pratiquer une copieuse saignée et mettre sur les reins, dans un sachet, des cataplasmes de farine de lin fréquemment renouvelés; et laisser l'animal au repos, bien couvert, à la diète. A l'intérieur on administre à discrétion des boissons émollientes de graine de lin infusée à froid, en y ajoutant 5 à 10 grammes de bi-carbonate de soude ou de sulfate de soude; boissons adoucissantes de bourrache et d'asperges ; donner souvent des lavements émollients additionnés d'opium ou de camphre. Nous n'hésitons même pas à conseiller l'essence de térébenthine, comme diurétique, à l'intérieur, dans les néphrites occasionnées par le froid, la préhension d'aliments altérés ou âcres, par les coups ou efforts violents. On peut lui associer la camphre à petites doses (15 grammes d'essence et 10 grammes de camphre, en électuaires).

Et pour peu que la maladie reste à l'état stationnaire faire sur toute la région des reins et même au delà une large friction de Baume Caustique suivie de deux en deux jours d'une application de Baume Caustique faite à la main. Continuer les boissons, breuvages et lavements. Comme tonique donner des électuaires dont voici la formule :

Quinquina.	30 grammes.	
Poudre de gentiane.	30	—
Écorce de saule.	15	—

Fleur de tan.	15	grammes.
Houblon.	10	—
Camomille.	10	—
Miel.	quantité suffisante.	

L'administration des toniques implique la bonne nourriture qui, nuisible, à l'état de néphrite aiguë devient très utile si la néphrite tend à devenir chronique.

Dans le cas où la maladie paraîtrait incurable, il ne faut pas employer le camphre qui ne permet plus d'utiliser la viande pour la boucherie. Nous en dirons autant de l'essence de térébenthine employée même en frictions.

Nous recommanderons le traitement dosimétrique par l'administration des granules Landrin d'hyosciamine ou même d'atropine auxquels on ajoutera les granules de cicutine, de chlorhydrate ou de bromhydrate de morphine et de benzoate de soude, en ayant soin de ne pas négliger les lavages de l'intestin par le Sedlitz Landrin.

Nerf-Férure

Engorgement douloureux des cordes tendineuses (fig. 46),
Cette affection se voit principalement aux membres de devant et a pour cause soit un tiraillement des tendons résultant d'efforts violents et répétés, soit une distension occasionnée par les maladies du pied, resserrement du sabot, encastelure, naviculaire, bleimes, seime quarte, etc. Aux membres de derrière, elle est presque toujours déterminée par des contusions, des ruades.

On s'aperçoit de l'accident par la claudication; on en découvre le siège et la nature en portant les doigts le long du canon; il y a enflûre; dureté, sensibilité, douleur. Quelque-

fois on rencontre un engorgement ovoïde; la peau est généralement engorgée si elle n'est pas toujours entamée. Les
douleurs que l'animal éprouve le forcent quelquefois à tenir
le genou demi-fléchi, de telle sorte qu'on
dirait le membre arqué.

Les chevaux ensellés, ceux dont le derrière chasse trop, ceux dont les membres
antérieurs ne sont pas assez libres, ceux
qui forgent, sont plus exposés que les autres ,à la nerf-férure. Les chevaux de
chasse, de course, qui galopent en deux
temps, en sont fréquemment affectés.

C'est perdre son temps que d'employer
tous les petits moyens, frictions d'alcool
camphré, eau sédative, émollients, astringents, blanc d'Espagne, vinaigre, etc.

Nous conseillerons de laisser s'il est possible le cheval en liberté, en boxe, afin de
lui permettre l'appui que son instinct lui

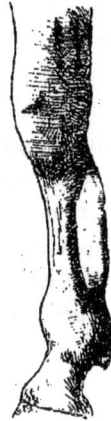

Fig. 46.

fera rechercher. Ainsi que le recommande M. H. Bouley,
on devra raccourcir le sabot le plus possible, surtout en
pince, et appliquer un fer bien nourri en éponges, ou, ce qui
vaux mieux, muni de crampons assez
élevés (fig. 47); plus la pince sera
raccourcie, plus aussi les talons auront de hauteur, et plus les tendons
seront soulagés.

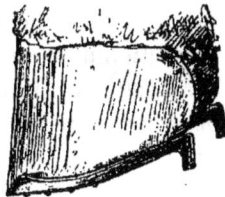

Fig. 47.

Puis, employer le Baume Caustique
en frictions de dix minutes (un quart
de flacon au besoin); imbiber le len-
demain les croûtes déjà formées avec une nouvelle quantité
de Baume et quatre jours après lotion d'huile légèrement
tiède. Dès que les croûtes seront tombées faire prendre des
bains de rivière ou des douches froides pour résoudre l'engorgement. On arrive ainsi, après huit à douze jours de traitement et de repos, à pouvoir faire reprendre au cheval
son service.

Si le nerf-férure est de date ancienne, s'il y a induration plus ou moins considérable, nous dirons qu'il faut d'emblée faire une friction, une seule friction, mais très énergique, vingt minutes au moins, avec le *Fondant Gombault*. Nous l'avons employé dans une infinité de cas et nous pouvons affirmer que quinze jours de repos suffisent pour remettre le cheval en parfait état. Nous en avons usé ainsi récemment sur un cheval de course de grande valeur, que l'on considérait comme hors de service et comme incapable de pouvoir jamais reparaître sur le théâtre de ses exploits. Et après vingt jours de repos, le cheval a pu être entraîné à nouveau et a remporté un premier prix sur l'hippodrome de Chantilly. A peine un mois s'était écoulé entre la friction et ce succès.

Cette cure nous a mérité les éloges des nombreux sportman qui en ont été témoins.

Si l'on veut aller plus vite et surtout si l'on ne craint pas de tarer l'animal, on peut mettre le feu en pointes sur tout le tendon, avec précaution, et faire aussitôt après une friction de Baume Caustique. De cette façon on peut espacer les pointes de feu puisque le Baume vient augmenter l'effet et on évite la tare indélébile que laisse subsister le cautère trop largement employé. Mais mieux vaut patienter huit jours et conserver, par le traitement du Fondant Gombault, la valeur du sujet.

Enfin, comme dernière ressource, nous indiquerons la *ténotomie* ou section d'un ou des deux tendons (perforant et perforé). Mais cette opération a les mêmes inconvénients que la *névrotomie* dont nous venons de parler à l'article *Naviculaire*.

Noir-Museau

Maladie parasitaire, particulière aux bêtes à laine, se développant sur le museau et même sur les côtés de la tête, jusqu'aux oreilles, sous forme de dartres à croûtes brunes et larges. Elle est de même nature que la gale et due à la présence d'un acare.

Pour la combattre, il s'agit de frictionner la peau malade avec une pommade de sulfate de cuivre à la dose de quatre pour cent, ou d'azotate d'argent à dose moitié moindre. L'huile de cade, et aussi la pommade d'Helmérick donnent de bons résultats.

Nymphomanie

Fureurs utérines, manifestations excessives des ardeurs génésiques.

Les vaches qui en sont atteintes portent le nom de vaches 'aurelières.

Aucun traitement médical ne peut triompher de cette hystérie. Il faut recourir à la castration, c'est-à-dire à la suppression des ovaires de la femelle (voir *Castration*).

Nous avons obtenu souvent la disparition de tous les symptôme caractérisant cette affection par l'administration répétée des granules Landrin, de bromure de camphre combinés avec les granules d'iodoforme.

Œdème

Infiltration séreuse du tissu cellulaire occasionnant une tumeur molle et diffuse, peu douloureuse, de l'empâtement; la pression exercée par les doigts s'efface lentement.

L'œdème n'est qu'un symptôme de telle ou telle maladie;

20

c'est ainsi qu'on le voit survenir à la suite de plaies, phlegmons, contusions, gourme, anasarque, lymphangite, maladies anciennes de poitrine, maladies de cœur, de cou, etc., etc., à la suite de fatigue excessive ou commencement d'usure des membres.

Partout où il apparaît, il ne faut pas hésiter à recourir au Baume Caustique en frictions, ce qui a pour but, en provoquant une abondante sécrétion, de favoriser la résolution de l'infiltration séreuse en excitant la contractilité des vaisseaux capillaires.

Suivant le degré plus ou moins intense de l'œdème, le traitement doit être inspiré par celui que nous avons indiqué pour l'*anasarque*.

Ophthalmie

Inflammation du globe de l'œil qui peut survenir à la suite de la conjonctivite, dépendre des coups violents, commotions de la tête, contusions, morsures, déchirures, introduction de corps étrangers dans son intérieur, de l'action de l'humidité, de la fraîcheur de l'air, des vapeurs âcres qui se dégagent des fumiers, de l'action d'une lumière intense en sortant de l'obscurité; elle peut aussi être occasionnée par le coriza, l'angine, les fluxions de la tête, la dentition; par les irritations des membranes gastro-intestinales; par les maladies cutanées, etc., etc.

On voit donc, à l'examen des causes qu'on peut distinguer, plusieurs sortes d'ophthalmie. Elle peut être aiguë, chronique, épizootique, symptomatique et intermittente ou périodique. Cette dernière est spécialement traitée à l'article *Fluxion périodique*.

— L'*ophthalmie aiguë* est celle qui se remarque le plus

généralement. Il s'agit de s'assurer de la cause occasionnelle, c'est-à-dire, de retirer les corps étrangers qui ont pu être introduits dans l'œil; puis on le bassine avec quelques émollients aqueux.

Si on est en présence d'une ophtalmie bien caractérisée il faut mettre l'animal à la diète blanche, lui couvrir l'œil ou les deux yeux, sans le gêner, pour tamiser la lumière et éviter l'action de l'air ou des courants d'air; de temps en temps on décolle les paupières agglutinées par l'humeur à l'aide d'une éponge imbibée d'eau tiède ou d'une légère infusion de fleurs de sureau; et on applique des collyres faits avec la racine de guimauve, feuilles et fleurs de mauve, bouillon blanc, etc.

Si l'inflammation devient intense, le larmoiement continuel, et si la fièvre s'accentue, il faut pratiquer la saignée à la jugulaire, mettre des sangsues au voisinage des yeux, aux tempes et au-dessus des salières, après avoir bien rasé le poil. Et pour éviter que l'ophthalmie ne devienne chronique on doit substituer aux émollients des solutions astringentes d'acétate de plomb ou de sulfate de zinc, salicylate de zinc, dans une infusion d'eau de rose, de plantain ou de fenouil, ou bien le sulfate de zinc à la dose de 50 centigrammes allié à 10 centigrammes de chlorhydrate de morphine dans 125 grammes d'eau de rose. On peut rendre ces collyres plus ou moins énergiques suivant la gravité du mal. Entretenir la liberté du ventre par des lavements et l'administration du Sedlitz Landrin; administrer des boissons blanches nitrées et faire de fréquents pansages et bouchonnements.

Les collyres narcotiques faits avec la décoction de pavot ou même quelques gouttes de laudanum apaisent la grande irritation et la douleur; de même les cataplasmes faits avec de la mie de pain, du lait, du safran, de la pulpe de pommes de terre cuites au feu, de la farine de graine de lin, etc., mis dans un sachet arrosé ou non de laudanum, selon les cas, qu'on applique sur l'œil après avoir couvert ce dernier d'un léger bandage.

— *Si l'ophthalmie devient chronique*, de légers purgatifs deviennent nécessaires, ainsi que les sétons au cou. Nous les proscrivons au tempes et aux joues à cause des marques qu'ils laissent subsister Mais à ces endroits et au frontal, le Baume Caustique peut être utilement employé en frictions; car, en établissant un point d'irritation voisin du siège du mal et une irritation morbide qui détermine de la suppuration, on peut espérer la guérison. On déplace de cette façon le phénomène pathologique qui entretient l'ophthalmie.

Nous avons indiqué, sans prévention, les divers collyres qui peuvent être utiles dans les cas d'ophthalmie. Nous laisserons à l'initiative du praticien de décider dans beaucoup de cas s'il n'y aurait pas avantage à user du Baume Caustique mitigé par une addition d'huile d'olives, ainsi qu'il a été dit à l'article *Fluxion périodique*

— *Si l'ophthalmie est épizootique*, on doit conseiller le changement de pays, de contrée, les toniques n'ayant alors aucune influence.

— *Si l'ophthalmie est symptomatique*, c'est-à-dire si elle coïncide avec une autre maladie, il faut combiner le traitement qui lui est propre avec celui de cette maladie en s'attachant surtout à traiter cette dernière, car la cause cessant l'effet cesse presque aussitôt.

— Nous n'avons parlé ici de l'ophthalmie qu'au point de vue pratique et on comprendra facilement que dans un ouvrage aussi modeste que le nôtre nous ne pouvions pas entrer dans les détails sur l'hydropisie, les tumeurs et dégénérescences, les lésions physiques de l'œil, sur l'atrophie du globe oculaire, ses déviations, ses anomalies et difformités. Nous laissons aux auteurs classiques, à nos maîtres, le soin d'aborder et de traiter ces questions délicates et complexes.

Os (Maladie des)

Les os constituent la charpente du corps des animaux domestiques, et leur assemblage forme le squelette.

Ils peuvent être affectés de diverses maladies que l'on classe comme suit :

1° L'*ostéite*, inflammation des os ;

2° L'*atrophie*, ou résorption, usure, destruction ;

3° L'*hypertrophie* ou accroissement anormal de l'os dans toutes les dimensions ;

4° Les *altérations de la solidité des os* (ostéoclastie, rachitisme, ostéomalacie) ;

5° Les *tumeurs des os* ;

6° Les *solutions de continuité* ou autrement dit les plaies par incision, et les plaies par fractures.

Nous n'avons pas la prétention de décrire ici chacune de ces affections qui sont essentiellement du domaine scientifique et excessivement rares chez les animaux domestiques.

Mais, nous en retiendrons une, l'*altération de la solidité des os*, et principalement l'*ostéoclastie*, parce que nous avons souvent été consulté pour ce cas qui était ignoré de beaucoup de propriétaires et d'éleveurs.

On appelle *ostéoclastie* une maladie souvent enzootique des bêtes bovines, essentiellement chronique, caractérisée particulièrement par une nutrition incomplète du système osseux, les os devenant plus légers, moins compacts et surtout cassants ; en même temps et le plus souvent on observe une émaciation générale et du pica.

Cette maladie est admirablement décrite et étudiée dans le dictionnaire de médecine et de chirurgie vétérinaires de Zundel, vétérinaire supérieur d'Alsace-Lorraine, récemment décédé (J.-B. Baillière et fils, éditeurs, 19, rue Hautefeuille, Paris). Nous avons plaisir à en extraire tout ce qui suit :

Les premières atteintes de l'ostéoclastie passent souvent inaperçues, car elle se développe lentement ; et quand on constate des douleurs articulaires, de la boiterie, c'est que le mal est loin d'être récent; et alors il est déjà accompagné d'une certaine atrophie osseuse. C'est une espèce de consomption qui se porte sur le système osseux. L'animal a peine à se tenir debout, il est raide et a peur de tout déplacement; s'il se déplace, il a l'air courbaturé; s'il se relève c'est avec beaucoup de peine et quelquefois ses membres sont comme paralysés et ne parviennent pas à soulever le tronc. Si on l'oblige à se tenir debout, les quatre membres sont écartés, la queue raide, le dos voussé, l'encolure et la tête tendues, les naseaux dilatés, la respiration accéléré; et les gémissements annoncent la douleur que subit l'animal. Encore il faut l'aider à se tenir ainsi, sans quoi il retombe, s'affaisse et risquerait de se fracturer un ou plusieurs os, tant est grande leur friabilité. Quand il est couché, le calme reparaît et le sujet paraît ne plus souffrir.

La maladie s'accompagne d'un amaigrissement d'autant plus fort qu'elle frappe surtout les animaux mal nourris. La peau est sèche, adhérente, le poil sec et piqué.

Quelquefois la maladie n'est constatée que par ce qu'on appelle le pica. Ce n'est pas à proprement dire un appétit dépravé, engageant les animaux à manger des ordures, des matières corrompues, des chiffons, etc.; mais c'est un malaise par suite duquel les animaux lèchent constamment les murs et surtout les mangeoires, au point d'user en quelques jours planches et madriers. La bouche est écumeuse, une forte salivation se produit, l'animal bave partout, surtout, oublie de manger et ruminer; de là de fréquentes indigestions avec météorisation. Ils ne pensent plus à s'essuyer le mufle et les naseaux en se léchant et les ailes du nez sont encroûtées par un mucus abondant.

Les autres fonctions s'exécutent le plus souvent normalement, à moins que l'animal ne soit devenu très faible. Il n'y a pas ou peu de fièvre; les vaches entrent régulièrement en chaleur et conçoivent encore bien; les vaches pleines avortent rarement; les veaux naissent dans de bonnes conditions et il n'y a à craindre du côté de la mère que la déformation ou la fracture du bassin. Le lait est généralement assez abondant, mais aqueux et fade.

La fracture peut survenir quand le sujet fait un effort, quand on l'excite à se lever, quand il saute un fossé, quelquefois aussi lors de la mise bas, de la saillie, quelquefois au repos, sans qu'on puisse en saisir la cause. Ce qui, en effet, caractérise cette maladie, c'est la fragilité extrême des os.

Les fractures peuvent être nombreuses, au bassin, au col de l'ilium, aux côtes, aux extrémités des os longs; elles sont peu douloureuses et ne provoquent qu'assez peu d'altération dans les tissus environnants; rarement il survient des abcès.

La maladie peut durer quelques semaines, quelques mois. Elle se rencontre sur des animaux de tout âge et principalement chez les vaches laitières et celles en état de gestation, qui dans les deux cas ont besoin d'une grande quantité de phosphate de chaux, tant pour nourrir le fœtus que pour la formation du lait. Et c'est justement le manque de phosphate pour l'assimilation qui est le point de départ de l'ostéoclastie. On peut affirmer qu'elle est particulièrement influencée par la nature du sous-sol de la région, par les terrains ou par suite de l'abondance de silice et aussi un peu de calcaire, les joncées et les cypéracées sont en excès, et les bonnes graminées ont de la peine à pousser. Dans ces terrains les prairies artificielles ne réussissent pas, les fourrages-racines restent petits, ne fournissent que peu de foin, aussi peu recommandable par sa composition botanique que par sa composition chimique; et s'il y a moitié de foin utile, l'autre moitié se compose d'herbes indifférentes ou nuisibles. Le bon foin doit renfermer 3 p. sur 1,000 d'acide phosphorique et 10 de chaux; les mauvais dont nous parlons plus haut ne donnent que 1 à 1,5 d'acide phosphorique et 7 à 8 de chaux. Les sols marécageux, à sous-sol imperméable ne nous paraissent pas devoir engendrer l'ostéoclastie, mais plutôt le rachitisme ou l'ostéomalacie.

La guérison s'obtient difficilement, à moins qu'on ne puisse changer les conditions économiques dans lesquelles l'animal est entretenu. On l'a vu quelquefois spontanée par l'émigration, le changement de saison, par l'apparition des fourrages nouveaux. Mais, si elle ne mène pas à une mort rapide, on sacrifie le plus souvent les animaux pour pouvoir utiliser la viande, et pour n'avoir pas à constater les excoriations de la peau, les plaies purulentes, les complications vers la poitrine, la diarrhée, l'amaigrissement, etc.

Comme traitement thérapeutique, on peut ordonner un bon régime, un supplément de nourriture, des tourteaux, des farineux, des condiments voir même des phospho-calcaires. Mais, si le résultat est lent, les frais son énormes. On peut recommander l'administration directe de l'acide phosphorique, de phosphate, de poudre d'os ; mais ces substances ne s'assimilent pas aussi bien ainsi que quand elles font déjà partie constituante de l'aliment végétal. Mieux vaudrait répandre la poudre d'os sur les champs, pour que son phosphate pénètre dans l'herbe et reste dans le foin.

Nous ne conseillons pas les amers, les empyreumatiques, le camphre, l'essence de térébenthine ; il n'ont que peu ou point d'effet. Mais, si ce n'était qu'il revient trop cher, nous conseillerons, et pour cause, le traitement par l'huile de foie de morue qu'on peut remplacer par l'huile ordinaire, les corps gras, les tourteaux d'huile ; à continuer pendant plusieurs semaines.

Disons, en terminant, qu'il faut tout attendre du progrès agricole. Il faut que l'animal trouve dans les fourrages de sa région les éléments minéraux et surtout l'acide phosphorique qui manque dans le sol, surtout dans les années de sécheresse. Il faut user des amendements, des engrais propres à modifier les propriétés physiques et la composition de la terre de ces prés ; il faut drainer dans les endroits marécageux et répandre avec intelligence les phosphates que l'herbe s'assimilera facilement.

Le prétendu *rachitisme* sur les adultes est ce qu'on appelle l'ostéomalacie. Le *rachitisme* ne s'observe que sur de jeunes animaux, et fréquemment sur les porcs, les moutons, les lapins, rarement chez les solipèdes et les bêtes bovines; on l'observe surtout à l'époque de la première et de la seconde dentition. Il est caractérisé par la déformation des os qui présentent des gonflements, des courbures, des torsions, des déviations, surtout dans les parties inférieures du corps, dans les membres. Le plus léger effort suffit pour briser les os. La mort peut survenir après une consomption générale; parfois aussi l'animal guérit quand survient l'âge adulte, mais il reste petit et difforme.

Une bonne hygiène contribue encore à la guérison, ainsi que la bonne aération, le régime analeptique, les condiments convenables, les promenades au soleil, etc. Mais une fois les déviations osseuses produites, il n'y a plus guère d'espoir.

Osselets

On nomme *osselets* de petites tumeurs osseuses, de véritables *exostoses* qui ne diffèrent des sur-os et fusées, autres tumeurs de même nature, que par le nombre et la différence de situation.

Les osselets ont leur siège soit à côté du boulet, soit au genou. Ce sont de véritables sur-os et nous ne saurions mieux faire que de renvoyer pour leur mode de traitement soit à ce dernier article, soit à l'article *Exostoses*. Le *Fondant Gombault* est le seul agent capable de les faire disparaître sans laisser ni marques, ni tares, ni traces de son application.

Paralysie, Paraplégie

On appelle *paralysie* l'absence de mouvement de la sensibilité dans la partie qui en est atteinte, pouvant tenir à plusieurs causes, s'attaquer à différentes régions, mais toujours plus fréquente derrière que devant.

Nous avons traité avec grand succès des paralysies *scapu-laires* et *humérales*, *fémorales*, *rotuliennes*, *lombaires*, à l'aide du Baume Caustique employé en frictions énergiques suivies d'applications répétées. Dans chacun de ces cas nous avons été prodigues de l'emploi de cette préparation et nous avons eu raison. Nous avons remarqué que lorsque l'issue de la maladie devait être fatale, le Baume Caustique lui-même ne produisait aucun effet extérieur. Il devient donc facile de juger le mal du jour au lendemain.

Il est utile d'administrer à l'intérieur des stimulants tels que camomille, valériane, camphre, arnica en infusions tièdes. Les globules dosimétriques Landrin de sulfate, d'hypophosphite et d'arséniate de strychnine sont d'excellents agents; on les donne jusqu'à ce qu'ils produisent effet. On peut donner aussi avec avantage des purgatifs drastiques, et même les laxatifs de Sedlitz de préférence.

Mais la saignée ne doit être pratiquée qu'avec circonspection et seulement dans les cas de congestion active vers les centres nerveux.

La *paraplégie* est une paralysie de l'arrière-train; elle est fréquemment observée sur nos animaux domestiques et principalement chez le cheval. Le plus souvent l'animal tombe comme une masse et comme frappé d'apoplexie ; il ne peut plus se relever, fait des efforts désordonnés en se soulevant sur les membres de devant, mais peut à peine fléchir ceux de derrière. Il faut faire sans tarder une copieuse saignée à la

jugulaire, à la veine de la cuisse, là où la position de l'animal
le permet; et aussitôt une large friction à la brosse de crin
avec du Baume Caustique (un demi-flacon, deux tiers même),
depuis le garrot jusqu'à la croupe; le lendemain, nouvelle
friction moins énergique à cause de l'inflammation produite;
et douze heures après une copieuse application à la main. Il
peut être quelquefois utile de renouveler ces applications fréquemment; c'est à l'observateur à juger de l'opportunité,
selon les cas.

Nous croyons bon de recommander ici encore les excellents granules dosimétriques Landrin. La facilité de les
administrer permet d'éviter au malade les fatigues des breuvages et des purgatifs. On donnera donc, dès le début, aussitôt la première friction, toutes les demi-heures et même tous
les quarts-d'heure, le sulfate ou l'hypophosphite de strychnine, l'acide phosphorique et l'hyosciamine. Procurer à
l'animal le repos et le calme, l'assister et lui maintenir la
tête en l'empêchant de chercher à se relever, mais sans pression et en le caressant au contraire comme pour l'apaiser
dans ses mouvements violents. Lui mettre une bonne couverture et une épaisse litière. S'il veut ou peut boire on devra
lui mettre du bi-carbonate de soude dans ses boissons.

Le troisième ou le quatrième jour au plus tard, le cheval
se relève, la sensibilité se trahit. Pendant toute la durée du
traitement il faut tenir l'intestin libre par des lavages répétés
de Sedlitz Landrin (deux ou trois cuillerées en dissolution
dans les barbotages).

Quelques lavements oléagineux pourront être administrés
pendant les trois premiers jours.

Dès que le mieux commencera, on donnera une nourriture
modérée. Dans la plupart des cas, le cheval peut reprendre
son service après sept à huit jours de repos à l'écurie.

Si la paralysie persiste dans l'un des membres, faire des
frictions de Baume Caustique sur toute la surface externe de
la cuisse.

Quand le Baume Caustique n'a pas produit d'effet après la
première friction on peut considérer l'animal comme perdu;

sinon il y a neuf chances sur dix pour qu'on espère le sauver. Nous avons par ces moyens guéri des chevaux dont la paraplégie remontait déjà à cinq ou six jours et dans des cas où nous n'avions été appelé qu'en désespoir de cause.

Parotidite

Inflammation des glandes salivaires placées de chaque côté de la partie supérieure du cou, au-dessous de l'oreille.

Elle est souvent produite par l'introduction de graines barbues, de grains d'avoine dans le canal excréteur débouchant dans la bouche, quand elle n'est pas l'indice ou la complication de la gourme, de la pharyngite ou de la stomatite.

Elle est caractérisée par la tuméfaction des glandes, par la déglutition difficile, presque impossible ; l'animal tient la tête raide sans oser l'abaisser sur l'encolure, comme s'il avait le torticolis.

Une friction de Baume Caustique détermine une inflammation exsudative, favorise la maturité d'un abcès et abrège singulièrement la durée de la maladie. On doit préférer ce mode de traitement à celui qui consiste à appliquer des cataplasmes émollients ou des pommades anodines.

On gargarise avec du vinaigre étendu d'eau et on donne des breuvages farineux et des aliments de facile mastication.

Péripneumonie

Nous décrirons ici la *Péripneumonie contagieuse*, affection générale et virulente, particulière aux bêtes bovines, caractérisée par l'inflammation du poumon et de son enveloppe, par une exsudation fibrino-séeuse, non inflammatoire, mais assimilable au mouvement fluxionnaire éruptif qui, dans la clavelée, occasionne les pustules, dans le charbon donne naissance aux tumeurs du tissu cellulaire.

Elle est fréquente à l'état enzootique et épizootique. Maladie grave, presque aussi meurtrière et préjudiciable que la Peste Bovine, et autant à redouter à cause de sa marche insidieuse, de sa longue période d'incubation, de ses débuts souvent ignorés et ne pouvant par conséquent être combattus à temps.

Quand les premiers symptômes sont perceptibles, on peut être assuré que l'animal est malade depuis un certain temps déjà, quinze jours au moins S'il mange et boit bien, l'appétit n'est plus normal, la rumination plus rare et plus lente; les crottins plus secs alternent avec un peu de diarrhée, l'urine est plus rare et a une odeur ammoniacale très prononcée. Il se fatigue vite et la respiration s'accélère. Puis, étant à côté de l'animal, on peut percevoir de temps en temps une petite toux sèche, excessivement faible, mais qu'il est utile de reconnaître, car c'est le premier symptôme un peu caractéristique de cette terrible maladie. Si on pince sur le dos, un peu en arrière du garrot, quand la bête est debout, elle fléchit fortement et cherche à se défendre en même temps qu'elle fait entendre une plainte étouffée. Est-elle couchée, si on la frappe en arrière du coude avec le pied ou le poing, elle se lève vivement et se plaint aussi. La sensibilité de l'organe thoracique commence à s'accentuer et même l'oppression se remarque après le repas. Les poils perdent leur lustre, et ceux du chanfrein, de la joue, du pourtour de l'œil sont comme rebroussés et la peau y fait beaucoup de petits plis. A mesure que la maladie avance, les symptômes s'accentuent, la respiration devient difficile, saccadée, et on entend comme un bruit de souffle dans le poumon. La toux devient plus fréquente et plus pénible, et on voit l'animal se fléchir fortement pour s'aider à tousser ; il ne se couche plus facilement, se plaint et ne s'étire plus en se levant.

Alors, déjà on est renseigné. Survient un écoulement muqueux par les narines ; l'œil devient larmoyant, le mufle sec, les cornes et les extrémités alternativement chaudes et froides, et si on pince sur le dos la bête se plaint et tomberait même, tant la sensibilité est grande. L'engouement pulmonaire se produit des deux côtés, la fièvre apparaît, l'appétit disparaît, et surviennent toutes les complications que cette maladie est susceptible d'engendrer. La durée est variable ; sa moyenne est d'un mois, mais on l'a vu de neuf à dix jours et quelquefois moins encore.

Le plus ordinairement, la bête meurt par asphyxie et épuisement ; rarement la maladie prend le caractère d'une phthisie lente, plus rarement encore elle se termine par la résolution.

On a cherché bien longtemps à déterminer les causes de cette maladie ; on a beaucoup dit, beaucoup écrit à ce sujet. Et pour conclure il n'y en a qu'une : *la contagion*, la transmission, par voie de cohabitation des animaux malades aux animaux sains de même espèce. L'on ne sait rien de positif sur la nature intime de cet agent de contagion, sur sa volatilité ; mais on sait qu'il se trouve dans l'haleine, dans les fourrages, les fumiers ; que les émanations, les sécrétions, les exhalaisons le fixent dans telle partie de l'étable, dans telle partie du wagon transporteur. Et, chose bizarre, dans le même local, 15 à 20 0/0 des animaux contaminés peuvent échapper à la maladie, quelquefois plus. Sur une rangée de 10 bêtes, la 1re, la 3e, la 5e sont malades, la 2e, la 4e ne le sont pas.

On a essayé bien des remèdes pour combattre cette maladie. Mais nous n'en citerons aucun par la raison qu'il n'existe aucun moyen de la traiter efficacement. On ne guérit pas la péripneumonie, et si on a trouvé quelquefois des palliatifs, on n'a pas fait disparaître le mal et la contagion reste.

Le seul moyen économique de la combattre est l'inoculation pratiquée à la queue, avec la sérosité fraîche puisée dans le poumon d'une bête malade, récemment sacrifiée pour la boucherie.

On obtient ainsi le résultat que la médecine humaine a obtenu de l'inoculation du vaccin pour la variole, qu'en médecine vétérinaire on tire de la clavelisation pour la claveléе.

Nous ne cacherons pas toutefois que si l'inoculation a de réels avantages, elle a aussi quelques inconvénients. Elle entraîne par elle-même une certaine mortalité qu'on estime de 2 0/0 à 10 0/0 ; les animaux opérés sont un danger pour les bêtes saines avec lesquelles ils se trouvent en contact ; la gangrène peut survenir et rendre la viande impropre à la consommation, ce qui n'a pas lieu avec la péripneumonie ; puis 10, 15, 25 0/0 des animaux inoculés perdent tout ou partie de la queue ; enfin on peut inoculer la tuberculose avec la péripneumonie et engendrer la phthisie.

Tout en admettant que l'inoculation est de tous les moyens le plus économique pour combattre la péripneumonie, notre devoir est de ne pas la conseiller dans les étables saines où la péripneumonie n'existe pas encore et en général dans une contrée où si elle vient d'être importée, elle peut facilement être étouffée ; et cela afin de ne pas l'acclimater. Et, dans le cas où on jugerait ces inoculations utiles les animaux doivent être soumis à la même surveillance, à la même séquestration qu'une étable directement infectée.

Il faut donc bien juger les résultats de l'opération et bien calculer s'il n'y aurait pas avantage à vendre à la boucherie tout le bétail malade et sain.

Nous admettons l'inoculation quand la maladie a pris un grand développement, quand elle exerce de grands ravages dans une contrée; dans ce cas on hâte la durée de l'épizootie dans l'étable, tout en prévenant de nouvelles manifestations de la maladie.

Comme complément de mesures, il faut livrer à la boucherie les sujets atteints avant l'inoculation et dont l'existence est compromise.

Péritonite

Inflammation de la membrane séreuse qui tapisse la cavité abdominale et les organes que cette dernière renferme.

Toujours grave chez le cheval, la péritonite peut être locale ou générale, essentielle ou traumatique et demande beaucoup d'attention et de soins. Elle peut être causée par un refroidissement subit de la peau, par l'ingestion de boissons froides l'animal étant en sueur, par des contusions, des coups, par perforation, par suite de l'inflammation de l'intestin ou d'un des organes contenus dans le péritoine, des cordons testiculaires à la suite de la castration, etc.

La péritonite est caractérisée par des coliques et une grande sensibilité du ventre, par une constipation opiniâtre, une soif ardente; le cheval regarde fréquemment son flanc, gratte avec impatience, se roule, reste couché sur le dos pour soulager le péritoine du poids des intestins, se relève avec peine et se tient le dos voussé, les membres ramassés sous lui. Les symptômes d'ailleurs sont à peu près les mêmes que dans l'entérite.

Le traitement consiste à pratiquer une petite ou moyenne saignée si le pouls est déprimé, assez copieuse si la fièvre persiste; on peut même faire des saignées locales aux veines sous-cutanées abdominales et appliquer sous le ventre des cataplasmes émollients bien chauds arrosés avec du laudanum ou une décoction de jusquiame. Donner des tisanes de chiendent, de bourrache, édulcorées avec du miel ou de la gomme ; présenter souvent à l'animal des boissons mucilagineuses et en donner peu à la fois. Mais on ne doit pas craindre d'en faire prendre le plus possible, car les boissons calment la fièvre. On peut donner le calomel à la dose de 2 à 4 grammes par jour, ainsi que l'huile coupée avec de l'eau miellée, même la sulfate de soude (100 à 300 grammes), et fréquemment des demi-lavements pour faciliter la défécation.

Disons une fois pour toutes que nous n'avons pas l'intention d'imposer à nos lecteurs le traitement par la médecine dosimétrique ; et la preuve c'est que nous n'indiquons ce mode de traitement, dans le cours de notre ouvrage, qu'après avoir donné celui qu'on emploie journellement et avec le plus d'à propos dans les diverses maladies que nous exposons. Mais comme il nous a souvent réussi et qu'il entre de plus en plus dans le domaine vétérinaire nous nous faisons un plaisir, même un devoir de le signaler en raison des services qu'on peut en attendre.

Nous recommanderons donc, à ceux qui voudraient le mettre en pratique dans la péritonite, d'administrer tous les quarts d'heure ou toutes les demi-heures des granules Landrin d'aconitine, de vératrine, de digitaline, de brionine. C'est un excellent moyen de faire cesser la fièvre ; contre le spasme, on donnera les granules d'atropine, d'hyosciamine ; contre la douleur, les granules de sels de morphine, de cicutine et de sel de Grégory ; et comme spécifique les granules de calomel à doses fractionnées et répétées, réussissant mieux ainsi que comme on le prescrivait autrefois. Nous dirons aussi qu'il ne faut pas négliger l'emploi du Sedlitz Landrin, si héroïque comme rafraîchissant et laxatif.

Dès que la fièvre est un peu calmée, il ne faut pas hésiter à produire une révulsion prompte et intense. A cet effet, faire d'énergiques frictions de Baume Caustique sur l'endroit

malade ou sous le dessous du ventre et avec la pommade
mercurielle sur le plat des cuisses. On accélère ainsi la résolution et on empêche l'inflammation de passer à l'état chronique.

La péritonite chronique peut être considérée comme incurable ; il en est de même de la péritonite générale quand elle
se complique de suppuration, et de celle consécutive à la
rupture ou la perforation.

Phlébite

Inflammation des veines et des vaisseaux, plus particulièrement à la jugulaire ou veine du cou, à la suite de la saignée, occasionnée par la coagulation du sang avec adhérence
aux parois du vaisseau, ce qui interrompt la circulation.

Dès l'apparition de l'engorgement, faire une friction légère
de Baume Caustique qui a pour but d'établir vivement la
suppuration. On évite ainsi les dangers d'extravasion du pus
qui pourrait se mêler au sang, et tout en achevant le travail
de la cicatrisation, on fait avorter l'induration.

Il est très utile d'empêcher l'animal de se gratter et de se
frotter.

— S'il y a suppuration émanant de la membrane interne
de la veine enflammée, le Baume Caustique est encore un
excellent adjuvant. On doit en faire une ou deux frictions
qui ont pour résultat une irritation locale qui ranime la vitalité et provoque un nouveau travail inflammatoire faisant
aboutir l'abcès en formation, en évitant ainsi les opérations
souvent dangereuses de l'incision, de la ponction ou de la
cautérisation.

— S'il y a hémorrhagie, il faut avoir recours au tamponnement avec le perchlorure de fer et à la compression de la jugulaire entre la saignée et la parotide, à l'aide de tampons d'étoupes solidement soutenus. On doit recourir à la ligature de la veine à la limite de l'engorgement et en deçà de la piqûre de la saignée; on la pratique sur la partie saine de la veine après avoir ramoné cette dernière pour la purger des caillots.

Nous recommandons pour faire les ligatures d'envelopper la veine avec de la baudruche ou du parchemin avant de serrer le lien.

Donner, pendant ce temps à l'intérieur, les granules Landrin d'ergotine jusqu'à cessation de l'hémorrhagie.

Phthiriasis

Maladie qui consiste dans le développement des poux (pouillottement) qui pullulent à la surface de la peau et y occasionnent une vive démangeaison.

Son siège chez le cheval est au toupet, à la crinière et à la base de la queue; chez le bœuf, à la nuque, au chignon et près la queue. Chez le mouton et le porc, les poux pullulent sur tout le corps.

Cette maladie est contagieuse, mais entre individus de même espèce attendu que chacun a son poux différent.

Le traitement doit être principalement basé sur l'hygiène, car on remarque généralement que les poux se développent sur les animaux débiles, mal nourris, et auxquels on refuse les soins journaliers de propreté et d'entretien. Il faut donc recommander les pansages à l'étrille et à la brosse deux fois par jour, le tondage chez les animaux à grand poil, et le nettoyage avec le savon noir, la lessive de cendres, l'infusion de tabac ou les décoctions d'absinthe, de cévadille, la benzine, l'huile de pétrole, et l'huile grasse ordinaire quand le pouillottement n'est que partiel. Nous conseillons de s'abstenir complètement du sublimé, du vinaigre arsenical ou des préparation à base d'arsenic et de mercure, parce qu'ils peuvent non seulement être absorbés par la peau, mais encore occasionner de graves désordres, des symptômes d'empoisonnement si l'animal vient à lécher les parties enduites avec ces agents.

Pour le mouton on fait des fumigations sulfureuses avec un soufflet spécial dans lequel on introduit le soufre enflammé dont les vapeurs s'échappent à chaque pression et pénètrent profondément dans la laine.

Il ne faut pas négliger de placer les animaux malades dans des habitations saines, bien aérées, de les envoyer paître au grand air et au sec, et de leur donner une bonne et réconfortante nourriture.

Phthisie pulmonaire
Pommelière

On nomme *phthisie pulmonaire* ou *pommelière* une maladie causée par la présence des tubercules dans le poumon. On devrait plutôt l'appeler *tuberculose*.

Elle ne s'observe guère que dans l'espèce bovine et principalement sur la vache à lait où elle est assez fréquente et très meurtrière. Elle affecte les animaux de divers âges, mais surtout ceux qui sont arrivés au quart ou au tiers du terme ordinaire de leur vie.

Les symptômes ne sont pas très accentués, surtout au début ;

et souvent on la confond avec la pleurésie, la pneumonie ou la bronchite.

Mais, afin de bien mettre les propriétaires en garde contre cette redoutable affection, nous dirons qu'elle est incurable, qu'elle est même contagieuse ; et nous recommandons en principe de vendre les animaux pour la boucherie dès qu'ils dépérissent, car la maladie peut traîner des mois, des années, et quand elle est arrivée à un certain degré de gravité, non seulement elle peut s'être propagée dans l'étable et chez les animaux qui ont été en contact avec ceux contaminés, mais encore la viande peut et doit être répudiée de la consomma- tion. Au début, on peut encore engraisser l'animal et lui faire acquérir une certaine valeur. En attendant trop longtemps, cette valeur se déprécie énormément et le vendeur peut être inquiété par l'acheteur et passible de dommages-intérêts.

Ceci bien établi, décrivons les symptômes.

Tout d'abord, le poil se hérisse, la peau devient sèche et comme adhérente ; une toux légère et toute particulière se manifeste surtout après le repas du soir, mais elle ressemble à un râlement traîné, prolongé, pénible, plutôt qu'à une toux caractéristique de la bronchite ou de la pleurésie ; les cornes et les oreilles deviennent froides alternativement; la sensi- bilité est grande à la partie antérieure du thorax, derrière les coudes ; puis viennent la tristesse, le larmoiement, l'essouffle- ment qui se traduit par des soubresauts comme dans la pousse; la toux devient quinteuse et rauque et on voit apparaître un jetage purulent qui finit par devenir sanguinolent et gangré- neux ; auparavant la maigreur s'accentue, la peau devient de plus en plus sèche, l'animal flageolle sur ses membres, les mamelles se rident et se flétrissent et la lactation diminue et se tarit ; les indigestions sont fréquentes ; les vaches phthi- siques sont presque constamment en chaleur même après avoir été saillies et même fécondées ; mais voici déjà trop de symp- tômes accusateurs pour penser qu'on attendra qu'ils se soient tous révélés avant de prendre le meilleur parti, celui de se défaire de la bête.

Nous ne parlerons pas aussi longuement des causes de

cette maladie. On a beaucoup écrit, on a bâti des théories plus ou moins ingénieuses à ce sujet ; ou a prétendu que la phthisie pulmonaire pouvait être occasionnée par de mauvais fourrages, par les émanations des fumiers dont on laisse l'étable encombrée, par l'humidité du sol, de l'air, par l'influence du froid, par la chaleur des étables entretenues à dessein par les nourrisseurs pour pousser à la sécrétion plus active du lait, par la fatigue des voyages occasionnés par le transport des animaux sur les marchés ; on a dit que cette maladie pouvait être consécutive aux pleurésies, pneumonies, bronchites, catarrhes, etc. Nous croyons qu'elle est due principalement à la contagion et qu'elle se communique par un virus spécial comme la péripneumonie, la morve et les maladies charbonneuses.

— La loi du 20 mai 1838 rangeait la phthisie pulmonaire ou pommelière des bêtes bovines au nombre des cas rédhibitoires. Mais la loi du 2 août 1884 a supprimé tous les cas concernant les bêtes bovines. Les acheteurs d'animaux atteints de cete maladie pourront quand même actionner leurs vendeurs, soit en dommages-intérêts, soit en résiliation. Seulement, le vice ne sera pas censé exister au moment de la vente, comme il l'est pour toutes les maladies inscrites dans la nomenclature de la loi. Et par conséquent, pour que la demande de l'acheteur soit recevable, il faudra qu'il prouve non seulement que le vice existe, mais encore qu'il existait au moment de la vente.

Piétin

Ulcère du pied du mouton, contagieux et susceptible de complications.

Les litières imprégnées d'urine, l'humidité des saisons, le pacage au marais, la chaleur et la sécheresse du sol peuvent être des causes directes de cette maladie, mais surtout et avant tout la contagion.

Le piétin n'est particulier qu'au mouton et ne peut se communiquer aux autres animaux. Entre moutons il ne se communique que par contact immédiat, c'est-à-dire qu'il faut que l'humeur provenant du pied malade touche la couronne des animaux sains, ce qui a lieu par la litière, l'herbe du sol, etc.

Il se caractérise par une rougeur de la peau entre les onglons, le *décollement du biseau*, et une boiterie accentuée ; il se produit un suintement visqueux et fétide sous le biseau désuni ; il se forme des pustules qui s'ulcèrent et désorganisent la corne, et cette désorganisation s'accentuant de plus en plus toutes les membranes du pied finissent par s'altérer. Plusieurs pieds peuvent être atteints ; et il se déclare une fièvre intense qui jette la perturbation dans les fonctions digestives et amène le marasme et la mort.

Un bon berger doit surveiller de près son troupeau et dès qu'il s'aperçoit du *décollement du biseau*, avant même que la boiterie apparaisse il doit nettoyer le pied, amincir la corne et, après avoir reconnu la place blanche de la pustule, cautériser avec un pinceau trempé dans l'acide nitrique. C'est là le traitement le plus simple et le plus efficace au début. On peut se servir également de la liqueur de Villate, d'une solution de sulfate de cuivre, de zinc, de fer, de l'onguent égyptiac, de la pâte de Plasse, de l'axonge avec de l'acétate de cuivre (vert-de-gris), et disons-le aussi du Baume Caustique Gombault appliqué avec un pinceau sur tous les tissus découverts. Malingié a conseillé de placer une auge ou une caisse en bois, peu profonde, à l'entrée de la bergerie, d'y mettre un lait de chaux, d'autres disent du chlorure de chaux, de façon à ce que les moutons y trempent les pieds en entrant et en sortant de la bergerie. C'est là certainement un moyen ingénieux et surtout fort pratique ; mais il est malheureusement insuffisant si le piétin est arrivé à sa deuxième période qui est celle de l'ulcération et du décollement.

Dans cet état, on doit bien nettoyer le pied, enlever avec

la rainette ou un couteau toute la corne désorganisée et décollée ; et pour éviter d'attaquer l'os ou les tendons avec des caustiques trop violents nous recommanderons d'appliquer à chaque pied malade un pansement avec de l'étoupade imbibée de Baume Caustique qu'on laisse séjourner dans la plaie en l'y maintenant à l'aide d'un chiffon. Trois ou quatre jours après, on visite la plaie et si les tissus sont encore hypertrophiés on enlève encore une partie de la corne et on recommence le même pansement qui doit être le dernier.

Tenir le pied à un endroit propre et sur la litière sèche.

Ce traitement est simple et facile et, ce qu'il y a de plus intéressant, c'est que nous pouvons affirmer par de nombreux précédents que le Baume Caustique modifie à tel point la nature des secrétions qu'elles perdent leur propriété contagieuse.

Plaies

Solutions de continuité faites aux parties molles de diverses parties du corps par des causes qui agissent le plus ordinairement d'une façon mécanique, et ayant une tendance marquée vers la guérison spontanée ou *cicatrisation*.

Le nom de fracture est réservé aux solutions de continuité des os.

Lorsqu'une plaie est produite, il y a immédiatement un *écartement* des lèvres de la solution de continuité, une *hémorrhagie* plus ou moins considérable suivant la vitalité des tissus atteints, et de la *douleur* qui varie avec le mode d'organisation des tissus et les causes qui ont déterminé la plaie.

Si la peau s'établit en contact avec elle-même, il se forme

ce qu'on appelle une *cicatrisation adhésive* ou par première intention. Elle est favorisée par les conditions suivantes : 1° parfois affrontement des lèvres de la plaie ; 2° communication des parties avec les centres dont elles reçoivent la vie ; 3° il faut que la plaie soit récente ; 4° il faut que les tissus blessés soient homogènes ; 5° que la netteté de la plaie soit parfaite ; 6° qu'il y ait absence de corps étrangers ; 7° que le sujet soit jeune et sain.

Si le contact des lèvres de la plaie ne peut s'établir exactement, il se forme à la surface de celle-ci de petites éminences confluentes qui ont un aspect chagriné. Ces petites élevures sont appelées *bourgeons charnus*, nom qui caractérise la membrane des bourgeons. Cette membrane protège les tissus dont elle forme le revêtement et se nomme la *membrane pyogénique*. Quand elle est réduite à l'état linéaire, les bourgeons cessent de sécréter, forment une *croûte* qui se détache et son support sécrète un épiderme qui se desquame. Enfin, quand le travail de réparation est achevé, il y a un tissu de nouvelle formation appelé *tissu cicatriciel* qui a l'aspect et les propriétés du tissu fibreux.

Dans le cas où une plaie persiste et où le travail de cicatrisation est empêché par la présence d'un corps étranger, il y a ce qu'on appelle une *fistule*.

Il y a aussi les plaies *réfractaires* ou *ulcéreuses*.

Les *plaies* sont dites *fongueuses* lorsque les bourgeons charnus par suite des mouvements des parties, ne peuvent se cicatriser, comme cela arrive pour les plaies de l'aine ou de l'aisselle.

Sous l'influence d'une température élevée, les plaies résistent à la cicatrisation et sont le siège d'un prurit tellement intense que les animaux se grattent, se frottent ou se déchirent avec les dents, et déterminent des lésions graves qu'on nomme *plaies d'été* ou plaies granuleuses.

Les *plaies calleuses* résultent d'une induration du tissu cicatriciel par suite d'une organisation définitive des tissus infiltrés. Elles existent surtout dans les régions inférieures des membres.

Les *plaies par piqûres* sont des solutions de continuité produites par l'introduction dans les tissus d'un instrument aigu; les causes des piqûres sont les coups de fourche, de crocs à fumier, pointes de ciseaux, baïonnettes, clous, dents de herses, etc.

Les *plaies contuses* sont celles produites par percussion, par un heurt violent, en un mot par un écrasement, une contusion.

On distingue encore les plaies par arrachement, par morsure, par incision, par arme à feu et par inoculation.

TRAITEMENT. — La première indication est d'arrêter l'hémorrhagie et d'attendre que le sang ait cessé de couler pour qu'il ne vienne pas former un caillot susceptible d'empêcher le rapprochement; ensuite on fait des lotions à l'eau tiède ou à l'eau froide selon la saison, on sèche les lèvres de la plaie et on opère le rapprochement à l'aide d'une suture.

Si la plaie est ancienne, ou bien encore s'il y a des parties déchirées, broyées, on ravive les bords avec un bistouri bien tranchant et on fait ensuite le rapprochement.

On panse avec la glycérine, l'alcool plus ou moins étendu, l'alcool camphré, la teinture d'arnica, d'aloès, d'iode, de myrrhe, et on donne des douches sur la plaie.

Tel est le traitement des *plaies simples*.

Dans le cas de déchirures intéressant la peau et le tissu cellulaire sous-cutané, on emploie des emplâtres agglutinatifs qu'on fait avec de la poix, du goudron et de la térébenthine pour les grands animaux; pour les petits on se sert du taffetas gommé ou du diachylon gommé. Au lieu d'emplâtres on peut faire usage de bandelettes agglutinatives garnies à leur surface interne de colle chaude de menuisier ou de collodion assoupli avec quelques gouttes d'huile de ricin.

Il est très important de soustraire les plaies en général à l'action de l'air, non pas de l'air proprement dit, mais des matières organiques qui y pullulent.

Lorsque les bourgeons charnus prennent un excès de développement, on doit employer l'alun calciné, l'azotate d'argent (pierre infernale), et même recourir à la cautérisation au fer rouge. Le Baume Caustique peut être employé comme agent modificateur en le mitigeant par l'addition de moitié ou deux tiers d'huile d'olives.

Pour les *plaies d'été*, empêcher l'animal d'y porter les dents ou de se gratter, de se frotter; cautériser avec la pâte de Vienne et même au fer rouge, mais alors en mettant le feu en pointes de façon à ce que toutes les pointes se touchent pour former un eschare. Les douches froides et les lotions d'eau phagédénique réussissent souvent d'une façon très satisfaisante.

On saupoudre les *plaies calleuses* avec de la poudre d'alun calciné.

Les *plaies contuses*, s'il n'y a qu'excoriation, se traitent avec l'eau blanche additionnée de glycérine. Si la lésion est sérieuse et profonde, on peut avoir recours à l'irrigation, mais il faut qu'elle soit continue. Un autre mode de traitement aussi efficace et bien plus simple consiste à faire une friction de Baume Caustique dans tous les cas de plaies contuses suppurantes, profondes et sinueuses, pour favoriser la formation de la membrane granuleuse.

Ce même traitement est excellent dans les cas de *plaies par arrachement* et *plaies par piqûres* après avoir dans le premier cas régularisé le fond et les bords de la plaie, et dans le second cas après avoir fait saigner et débrider plus ou moins suivant la direction de la piqûre. Nous recommandons de ne rien mettre dans l'ouverture, ni corps gras, ni étoupes, mais de la laisser entièrement libre pour permettre l'écoulement du pus. Les soins de propreté sont très nécessaires.

Nous avons vu des chevaux qui étaient tombés sur des dents de herse profondément enfoncées dans la cuisse, guérir en huit et dix jours sans autre traitement que celui résultant de deux frictions de Baume Caustique.

Il est bien entendu que nous ne parlons ici que des piqûres intéressant le tissu cellulaire et musculaire et non de celles intéressant les aponévroses, un ligament, un cordon nerveux,

un vaisseau ou des organes internes. Ces graves complications
ne peuvent être abordées dans notre modeste ouvrage.

Les *plaies par instruments tranchants* et *par incision* se
traitent comme les plaies simples.

Les *plaies par armes à feu* rentrent dans le domaine chirurgical. Nous ne ferons que les indiquer.

Les *plaies par morsure* se traitent comme les plaies par
arrachement et les plaies contuses pour prévenir ou limiter
le gonflement inflammatoire, à moins qu'on ne puisse les
réunir par première intention, ce qui les ferait rentrer dans
la catégorie des plaies simples.

Enfin, les *plaies par inoculation* sont celles qui résultent de
l'inoculation d'un *poison*, d'un *venin* ou d'un *virus*.

Dans le cas de plaie empoisonnée, on cautérise avec le
nitrate acide de mercure, le beurre d'antimoine, la perchlorure de fer acide, la teinture d'iode, l'acide phénique ; tous
ces agents doivent être préférés au cautère dont l'action pourrait ne pas atteindre toutes les parties de la plaie.

Pour détruire le venin et le virus, la cautérisation profonde au fer rouge doit être recommandée de préférence aux
caustiques et même concurremment avec eux. Inutile de dire
combien dans ces cas on doit se hâter d'enrayer la marche
quasi-foudroyante du venin et celle envahissante du virus.
Avant la cautérisation, il est utile de presser fortement la
plaie et de faire une forte succion sur la plaie à l'aide d'une
ventouse. A l'intérieur on administre des breuvages alcoolisés et stimulants, des granules de sels de quinine, d'iodoforme, d'acide salicylique ou de ses sels, et de sulfate de calcium en même temps que des sels de strychnine. Pendant la
durée du traitement, faire usage du Sedlitz Landrin.

Pleurésie

On nomme *pleurésie* l'inflammation de la plèvre, membrane séreuse qui entoure les poumons et tapisse la cavité de la poitrine.

Elle accompagne presque toujours la pneumonie ; mais nous ne nous occuperons ici que de la pleurésie franchement aiguë qui est occasionnée par un arrêt subit de transpiration ou par le passage trop brusque du chaud au froid, l'ingestion de boissons froides ou l'immersion quand l'animal est en sueur. Elle succède souvent aussi aux maladies cutanées aiguës ou chroniques, aux inflammations des organes voisins du poumon, et peut provenir de chocs, de coups sur les parois de la poitrine, de fracture des côtes, de coups de corne ou d'instruments aigus qui perforent la peau et la plèvre.

La respiration est courte, accélérée, entrecoupée, le pouls est dur, précipité ; l'animal éprouve des douleurs dans la poitrine qui l'obligent à se coucher, à se rouler ; il survient une petite toux, sèche, pénible, comme avortée ; la sensibilité est extrême quand on exerce une pression sur les côtes et surtout en arrière des coudes (point *pleurétique*). L'animal éprouve des frissons, de la tristesse, de l'abattement, a les reins raides, la bouche chaude, les excréments durs, l'urine claire. Après cinq à six jours il se forme autour du poumon un épanchement séreux, quelquefois sanguinolent qui va toujours en augmentant et finit par envahir la moitié, les deux tiers de la poitrine, et produit un déplacement et une modification du poumon avec discordance dans les mouvements respiratoires. A ce dernier état, la pleurésie est incurable.

La pleurésie est très grave et très fréquente chez le cheval ; elle nécessite des soins immédiats et demande une dérivation prompte et sérieuse.

Dès le début, il est bon de faire une saignée à la jugulaire, proportionnée à la force de l'animal ; mais être très prudent, car, dans beaucoup de cas, chez des chevaux anémiques, malheureux, ce serait plutôt nuisible. En tous cas, ne jamais la faire après le cinquième jour de la maladie.

On applique sur les reins des cataplasmes de farine de graine de lin ; on fait sur les côtés de la poitrine, sous le ventre et même au plat des cuisses une friction de Baume Caustique, très étendue, très énergique, qu'on renouvelle le lendemain et qu'on fait suivre de deux en deux jours de quelques applications à la main. On modère ainsi par la révulsion la marche de l'inflammation. On administre à l'intérieur des diurétiques composés de 10 à 20 grammes d'azotate de potasse avec 3 à 6 grammes de poudre de digitale ou de poudre d'aconit, en deux fois dans la journée dans une décoction de graine de lin ; ou bien encore des électuaires de scille et de colchique. Le kermès est excellent, 20 grammes en électuaire. L'émétique est souvent recommandé au début, 5 à 10 grammes dans l'eau claire ; mais il produit ici moins d'effet que dans la pneumonie. Boissons tièdes, lavements fréquents, alimentation substantielle, suivant l'appétit du malade ; tenir chaudement et éviter surtout les courants d'air.

Disons que le Baume Caustique a sur le vésicatoire l'avantage immense de pouvoir être employé sur de grandes surfaces sans jamais occasionner le moindre tare ; qu'il peut être employé plusieurs fois de suite sans que la peau subisse le moindre dommage, et comme ses effets sont aussi intenses que ceux du vésicatoire on peut, par les applications successives, doubler, tripler, quadrupler l'action révulsive en un même endroit ; disons aussi qu'avec le Baume Caustique on obtient une inflammation considérable de la peau qui par ses pores dilatés laisse suinter facilement la sérosité, tandis qu'avec le vésicatoire on est obligé de faire des mouchetures, des incisions pour faciliter la suppuration.

Nous répéterons qu'il est imprudent d'administrer de force des liquides avec une bouteille, parce que le cheval fait toujours beaucoup de résistance, et que le liquide peut tomber dans les bronches et axphyxier l'animal, surtout s'il est irritant ; ce qui indique l'avantage qui résulte de l'administration des granules Landrin. Pour combattre la fièvre, on aura recours aux granules d'aconitine, de digitaline, de vératrine et d'hypophosphite de strychnine. On donnera en même temps ceux de colchicine, de scillitine. Pour relever les forces, on aura recours à l'arséniate de fer, au proto-iodure de fer et à la quassine ; et aux granules d'arséniate ou de sulfate de quinine s'il y a intermittence pendant la durée du traitement.

— La pleurésie, après le quinzième ou le vingtième jour, peut passer à l'état *chronique*. On voit l'appétit renaître, la gaieté semble reparaître, la bouche redevient fraîche, les reins souples ; mais ces symptômes de mieux sont bien trompeurs et on voit que le cheval respire toujours avec difficulté, que les mouvements respiratoires sont discordants, que le sujet maigrit, que les membres s'engorgent, que l'épanchement dégénère en ce qu'on nomme l'*hydropisie de la poitrine*. Le cas devient désespérant ; alors il faut insister sur les diurétiques et les toniques tout en recourant aux frictions répétées de Baume Caustique.

On a préconisé une opération très délicate, qui a pour but de ponctionner le thorax ; on la nomme *thoracenthèse* ou *empyème*. Nous nous contentons seulement de l'indiquer.

Pneumonie

Inflammation des poumons.

Les causes sont les mêmes que celles que nous avons indiquées à l'article *Pleurésie* ; ajoutons-y cependant l'action des corps étrangers pénétrant dans les voies respiratoires, des breuvages qui font fausse route, de la poussière de charbon, de minerai ou autres.

On l'observe à tous les âges, mais principalement chez les sujets jeunes ou vieux, et chez les chevaux affaiblis, vivant dans la misère et maltraités de toutes façons. Elle est fréquente chez le cheval, s'observe aussi souvent chez le chien, rarement dans l'espèce bovine.

La pneumonie peut compliquer la gourme, la bronchite,

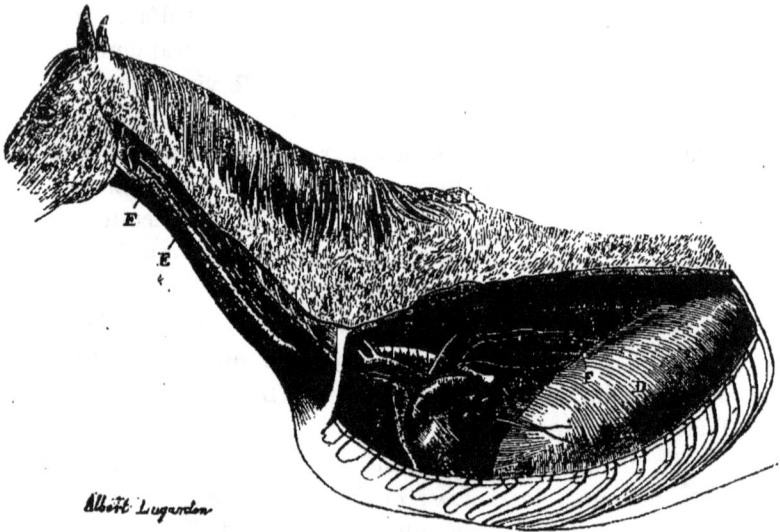

Fig 48.

Cavité pectorale et médiastin, avec le trajet de la trachée et de l'œsophage

A, médiastin antérieur; B, médiastin postérieur; C, le cœur et le péricarde dans la partie moyenne du médiastin; D, diaphragme; E, trachée; F, œsophage.

(A. Chauveau et S. Arloing, *Traité d'anat comp. des anim. domest.*)

l'angine, la fourbure, et souvent elle est une des formes des affections typhoïdes.

De même que les causes, les symptômes sont à peu près les mêmes que dans la pleurésie ; cependant le cheval refuse toute nourriture et prend très peu de boissons malgré la fièvre et la chaleur de la bouche ; les muqueuses sont injectées et safranées. En appuyant l'oreille derrière les épaules, on entend dans le poumon des râles caractéristiques ; on voit apparaître par les narines un jetage séreux qui s'attache aux parois et a la couleur de l'ocre, de la rouille, brique pilée, quelquefois jaune safran.

La pneumonie tend à arriver à l'exsudation plastique dans les alvéoles du poumon au bout de trois, quatre ou cinq jours. Alors les symptômes sont bien accusés, et nous recommandons de ne pas attendre pour combattre énergiquement cette grave maladie.

La saignée doit être pratiquée timidement; en général, elle doit être proscrite à moins que le sujet soit de bonne et robuste constitution; et encore elle ne doit pas dépasser 2 à 4 litres chez le cheval, 3 à 5 litres chez le bœuf, 50 à 250 grammes chez le chien. Chez les jeunes chevaux, chez les vieux et ceux épuisés, affaiblis, il faut bien se garder de saigner. Et, dans tous les cas, s'abstenir des sétons qui débiliteraient inutilement le sujet et pourraient aider à la gangrène.

On emploie avec succès l'émétique en lavage dans les boissons, à la dose de 8 à 10 grammes par jour, pendant cinq à six jours. Si l'animal refuse de le prendre dans les boissons blanchies à la farine d'orge, on peut le lui donner en barbotage ou en électuaires, mais jamais en breuvages. Ces derniers peuvent faire fausse route; et puisque nous disions en commençant que seuls ils pouvaient engendrer la pneumonie on comprend qu'on ne devra pas les administrer dans le cours de cette maladie; ils peuvent aussi provoquer la toux et fatiguer, ruiner même le cheval. L'émétique n'agit pas comme vomitif, puisque le cheval et le bœuf ne peuvent vomir; mais il a un effet contre-stimulant et sédatif du cœur.

On combine l'émétique avec 10 à 20 grammes de sel de nitre pour combattre efficacement la fièvre.

Le traitement externe consiste, comme dans la pleurésie, à produire vivement une dérivation très énergique pour dégorger la poitrine. On emploie dans ce but le Baume Caustique dont on fait deux frictions énergiques à vingt-quatre heures d'intervalles, suivies d'applications copieuses de deux en deux jours. On fait ces frictions sur les côtés de la poitrine, sous le ventre et même au plat des cuisses.

22

Il ne faut pas craindre d'user largement du Baume Caustique ; plus on lui fera produire d'effets, plus on accélèrera la résolution et la guérison. On peut même appliquer des sinapismes de farine de moutarde qu'on fixe, au bout de quelques heures, avec le Baume Caustique, qu'on emploie comme il vient d'être dit.

Vers le cinquième jour, on cesse l'émétique et on donne le nitrate de potasse à la dose de 8 à 16 grammes par jour; c'est un excellent diurétique.

De temps en temps on administre des lavements simples, à l'huile, pour soulager l'animal.

L'appétit est à peu près nul ; on devra ne donner que des aliments peu nutritifs et de facile digestion ; supprimer l'avoine : donner des boissons blanchies à la farine d'orge, légèrement dégourdies, fréquemment et peu à la fois ; elles sont très utiles pour servir d'excipient aux médicaments. Tenir l'animal chaudement et à l'abri des courants d'air.

La résolution doit se dessiner franchement au plus tard vers le dixième jour; sinon, et si après quinze jours elle n'est pas opérée, trois cas peuvent se présenter : il y aura *gangrène* ou *suppuration*, ou *état chronique*. Dans ces trois cas, la terminaison est presque toujours pour ne pas dire toujours fatale. Mais souvent la mort survient avant ces complications.

La gangrène se manifeste par un jetage fétide, noirâtre, brunâtre et tous les symptômes des désordres respiratoires arrivés à leur paroxysme. Dans ce cas on préconise l'essence de térébenthine en électuaires, de 25 à 30 grammes ; mais bien rarement on obtient du succès.

La suppuration se trahit par un jetage séro-purulent occasionné par des abcès profonds du poumon ; on la combat, mais aussi sans grand succès, par la térébenthine, l'essence de térébenthine avec baies de genièvre en électuaires, et on administre en même temps des bols toniques composés de :

> Poudre de gentiane. . . . . 30 grammes.
> Poudre d'écorce de saule. . . 15   —
> Fleur de tan. 15   —

Carbonate de fer. . . . .   30 grammes.
Camomille. . . . . :   10   —
Miel. . . . .   quantité suffisante.

On peut faire des fumigations avec du goudron de bois ou
des baies de genièvre qu'on brûle sur des charbons ; mais
mieux encore des fumigations de vapeur d'eau chargée d'acide
phénique.

La troisième terminaison est l'état chronique. Nous tom-
bons alors dans cette maladie que la loi de 1838 a désignée
sous le nom de *maladies anciennes de poitrine ou vieilles
courbatures* et qu'elle avait rangée au nombre des cas rédhibitoires, ce que n'a pas maintenue la loi de 1884.

L'animal qui en est atteint n'est pas curable. On ne peut
l'utiliser à un travail soutenu et régulier ; il mange plus ou
moins bien, profite peu, maigrit, a la peau sèche et adhérente, la toux, le jetage, les soubresauts de la pousse, le
moindre travail le fatigue et le met en sueur et il n'attend
pour mourir qu'un redoublement de la maladie et les mauvais
traitements qu'on lui prodigue en cet état. On peut lui donner
de temps en temps de l'essence de térébenthine et du sel de
nitre à petites doses et l'entourer de tous les soins hygiéniques possibles si on tient à le conserver et à en tirer quelque peu de travail. A cette période, il faudra recourir à
l'emploi des granules d'iodoforme, d'arséniate de soude, des
sels de strychnine, d'arséniate d'antimoine.

— Aux partisans de la dosimétrie nous recommandons le
traitement suivant :

Dès que les applications de sinapismes et les frictions de
Baume Caustique Gombault auront été faites, on devra
employer tous les médicaments héroïques contre la fièvre
qui est susceptible d'entraîner rapidement la mort. Il faut
avant tout chercher à éviter l'apparition des lésions anatomiques ou organiques toujours difficiles à combattre.

Il faut, dès le début de la maladie, faire tomber la température du corps et régulariser, abaisser le pouls, tâcher en
un mot d'obtenir la jugulation de la maladie.

Pour obtenir ce résultat, on administre coup sur coup et

à doses fractionnées les granules Landrin de digitaline, de vératrine et d'aconitine auxquels on doit adjoindre ceux de sulfate, d'hypophosphite ou d'arséniate de strychnine, afin d'empêcher la paralysie des nerfs vaso-moteurs, cause incessante de la congestion et de l'inflammation des viscères, et, dans le cas présent, du poumon.

S'il y a des rémittences de fièvre, on devra éviter ces accidents toujours graves par l'administration du sulfate, de l'iodhydrate, de l'hydro-ferro-cyanate de quinine.

Les forces seront relevées, surtout à la fin de la maladie par les granules d'arséniate, d'iodure de fer et les fonctions de l'estomac par la quassine.

Quand il y a amaigrissement, que l'assimilation s'exécute mal, il faut employer les granules de caféine ou de citrate ou mieux d'arséniate de caféine.

Il est bon aussi de ne pas négliger, quand il s'est déjà produit quelques-unes des lésions signalées ci-dessus. l'usage du sulfure de calcium et de l'iodoforme.

Quand il y a douleur à la poitrine et que la toux est accusée, il faut employer alors les granules de codéine, de chlorhydrate ou d'iodhydrate de morphine combinés avec ceux de cicutine ou de bromhydrate de cicutine. Pendant toute la durée du traitement, faire usage du Sedlitz Landrin.

Poireau

Excroissance charnue prenant naissance dans l'épaisseur de la peau.

Le traitement est des plus simples. Il consiste à enlever le poireau avec des ciseaux ou avec un bistouri, par couches minces jusqu'à ce qu'il soit au niveau de la peau. On le presse

avec les doigts pour arrêter le sang qui en découle et on
cautérise avec l'acide azotique.

Pousse

Essoufflement saccadé et par soubresauts de l'expiration de
l'air déterminé par la dilatation et la déchirure des vésicules
pulmonaires.

Ce n'est pas une maladie bien définie, mais bien un
ensemble de symptômes qui dénotent quelque chose d'anormal dans les mouvements de la respiration, un vice caractérisé par une difficulté, une altération de la respiration.

Cette affection survient ordinairement aux chevaux de
sang, énergiques, ardents, soumis à de rudes labeurs, à des
courses prolongées, à des efforts qui nécessitent une contraction musculaire demesurée et qui dilatent les vésicules pulmonaires par la trop grande quantité d'air inspiré.

Les chevaux qui mangent beaucoup de foin et qu'on fait
travailler sitôt le repas ont tendance à devenir poussifs, parce
que la distension du ventre, rendant la respiration plus difficile, peut entraîner la dilatation et la rupture des vésicules.

Par la même raison, les mauvais fourrages, poudreux,
vasés, récoltés dans de mauvais terrains, peuvent engendrer
la pousse en rendant les digestions plus longues et plus
laborieuses.

Elle peut être causée par l'emphysème pulmonaire aussi
bien que par une affection cardiaque, ou par une indiposition
quelquefois légère, ou même par une cause accidentelle
facile à provoquer chez l'animal.

La pousse est incurable.

Au premier et au deuxième degré on peut la pallier. A cet

effet, on devra donner des aliments nutritifs en petite quantité, une forte ration d'avoine, de la paille de blé à discrétion, pas de foin surtout, des barbotages clairs de farine d'orge dans lesquels on ajoute progressivement 10 centigrammes d'acide arsénieux en commençant par 50 centigrammes pour finir par 2 grammes. On peut donner 50 centigrammes pendant huit jours, 60 huit autres jours, 70 huitaine suivante, 80 encore pendant huit jours. On cesse pendant quinze jours et on reprend avec 1 gramme pendant quinze jours, 1 gramme et demi pendant quinze autres jours. On cesse encore pendant une quinzaine et on reprend par 1 gramme et demi en augmentant progressivement jusqu'à 2 grammes.

Mieux vaut saturer l'économie en administrant l'arsenic pendant trois ou quatre mois consécutifs que de l'employer pendant quinze jours ou un mois à trop haute dose.

— Le traitement dosimétrique par les granules Landrin donne parfois des résultats que l'on croyait impossibles à obtenir.

Il faut toujours recourir à l'administration prolongée et régulière d'arséniate de strychnine, d'hyosciamine ou d'atropine et de cicutine, auxquels on ajoute de temps en temps le bromure de camphre et le sulfate de calcium.

— D'après Lafosse, on peut administrer des électuaires ainsi composés :

1° Extrait aqueux d'opium . . . 4 grammes.
   Kermès. . . . . 12 —
   Poudre de guimauve. . . . . 32 —
   Miel . . . . 300 —

2° Poudre de stramoine. . . . . 6 —
   Sulfure d'antimoine . . . . . 16 —
   Poudre d'aunée . . . . 32 —
   Miel . . . . 300 —

3° Sirop diacode. . . . . 16 —
   Oxymel scillitique. . . . . . 16 —
   Poudre de réglisse. . . . . . 32 —
   Miel . . . . 300 —

4° Poudre de bouillon blanc. . .	8	—
— d'aconit.	2	—
— de lierre terrestre. . .	16	—
Emétique.	6	—
Miel	300	—

On donne ces médicaments en deux doses, matin et soir, pendant huit et quinze jours en alternant ces préparations s'il y a lieu de continuer le traitement.

Ne jamais donner de breuvages pour les raisons que nous avons indiquées en traitant la pleurésie et la pneumonie.

On peut encore faire des fumigations avec des baies de genièvre, du goudron, de l'huile de cade, de la myrrhe, de l'encens et mieux avec des vapeurs d'eau phéniquée. Enfin, on peut faire prendre au cheval des fourrages mouillés, du vert, des carottes, et surtout des fourrages arrosés d'une solution diluée de mélasse.

Donner des mashs que l'on fait ainsi : on met de la graine de lin dans un vase quelconque, on y jette de l'eau bouillante, on couvre avec un linge pour laisser macérer, puis on donne froid avec quelques poignées de son et un peu d'avoine pour exciter à manger.

Au troisième degré la pousse est incurable et les palliatifs n'ont même plus d'effet.

La loi du 2 août 1884 a supprimé la pousse du nombre des cas rédhibitoires et l'a remplacée par l'*emphysème pulmonaire*. (Voir cet article, p. 168).

~~~~~~~~~~~~~~~~

Rage

La Rage est une maladie virulente, transmissible par inoculation et par contact d'un animal malade à un animal sain et à l'homme, caractérisée par une vive exaltation des organes des sens, l'envie de mordre, les accès de fureur.

Tous nos animaux domestiques, sans excepter les oiseaux de basse-cour, peuvent contracter la rage et la transmettre par la salive aux autres animaux.

Cette maladie est, bien à tort, très souvent désignée sous le nom d'hydrophobie. Jamais dénomination n'a été plus faussement employée, car il est bien certain que le chien enragé n'a pas horreur de l'eau. Si l'impossibilité de la déglutition des liquides se fait vers la période de terminaison de la maladie, ce fait est dû à une névrose des organes de la déglutition qui, en somme, n'est que le résultat de l'impossibilité d'accomplir cette fonction. Mais le chien, même à cette période, loin de manifester la crainte de l'eau, se jette au contraire avec avidité sur elle, sans pouvoir arriver à calmer la soif qui le dévore.

La rage peut-elle se développer spontanément chez le chien ?

Beaucoup de médecins et de vétérinaires admettaient autrefois que la rage était fréquemment spontanée. Pour ceux-là les causes invoquées pour le développement de la maladie étaient tellement nombreuses qu'on aurait pu sans difficulté, en les réunissant, en faire une longue monographie. Ils ont invoqué la privation des aliments ou leur mauvais choix et surtout la privation des boissons, les extrêmes de la température supportés par les victimes, la privation de la satisfaction des appétits sexuels.

D'autres observateurs, parmi lesquels nous citerons deux grandes autorités, MM. Renault et Henri *Bouley* croyaient les cas de rage spontanée très rares ; ce dernier n'y croyait plus vers la dernière période de sa vie.

Enfin, il existait aussi bon nombre de praticiens et d'écrivains qui niaient complètement la spontanéité de cette affection. Nous avons toujours été de l'avis de ces derniers.

C'est-à-dire que nous ne connaissons qu'une cause de transmission de la rage, *la contagion*.

Jusqu'à l'époque où M. Pasteur est venu faire connaître le résultat de ses études sur cette affection, on savait que la rage était une maladie contagieuse par inoculation accidentelle, en particulier de celle qui résulte d'une morsure, ou de l'inoculation expérimentale de la bave d'un animal enragé.

On croyait, parce que c'était tout ce que l'on savait, que seule la salive des animaux atteints de la rage renfermait le virus.

Cette inoculation restait cependant parfois sans effet.

Les expériences faites par M. Renault et MM. Lafosse et Hertwig ont prouvé que sur un grand nombre de chiens mordus par des sujets atteints de la rage, la maladie ne s'est déclarée que dans la proportion de trois sur huit.

MM. Tardieu, d'Auterey et Barthey ont remarqué que chez l'homme, cette proportion est de quatre sur dix.

Cette immunité remarquée sur un grand nombre de sujets, et qui peut provenir de ce que certains d'entre eux sont réfractaires à la maladie ou de ce que la bave n'a rien de fixe dans sa composition, au point de vue de la virulence, explique parfaitement les prétendus succès des nombreux charlatans qui exploitent la crédulité publique en vendant des médicaments préventifs de la rage.

M. Pasteur a démontré d'une façon rigoureuse que la rage a son siège dans le système nerveux et que l'élément de la virulence, bien qu'il n'ait pu jusqu'à ce jour être isolé, se rencontre constamment dans la substance nerveuse de l'encéphale ou de la moelle épinière.

Ne pouvant découvrir, ni isoler, ni cultiver le microbe de la rage, M. Pasteur a tourné la difficulté en ensemençant la substance nerveuse reconnue virulente sur des animaux dont l'organisme remplit l'office de bouillons de culture. Chez le singe, le virus rabique s'atténue, il lui suffit de le faire passer par une série de quadrumanes pour le rendre inoffensif, même si on inocule par trépanation. C'est en inoculant ce virus atténué qu'on a au début conféré l'immunité aux animaux d'expérience.

Au contraire, ce même virus s'exalte en passant par l'organisation du lapin ou du cobaye ; par des passages successifs à travers une série de ces animaux, on arrive à produire un virus doué d'une énergie supérieure à celui du chien atteint de ce qu'on appelle la rage des rues, c'est-à-dire celle qui s'entretient depuis le déluge par des inoculations suite de morsures accidentelles.

C'est en faisant passer par divers organismes le virus rabique que M. Pasteur est arrivé à l'atténuer et qu'il a pu constituer sa méthode prophylactique de la rage.

Nous ne pouvons, dans un cadre aussi restreint que celui dont nous disposons, suivre, dans toutes ses phases, la découverte de M. Pasteur. Ceux de nos lecteurs que cette question intéresserait plus spécialement trouveront dans des ouvrages spéciaux tous les détails relatifs à cette découverte (*Traité sur le chien*, par A. Landrin, *Lecture sur la rage*, par M. C. Leblanc, *Bulletin de la Société des Agriculteurs de France*, 15 mai 1887).

M. Pasteur, pour obtenir un virus rabique d'une pureté parfaite, toujours identique à lui-même ou à peu près, a inoculé par la trépanation la moelle rabique d'un chien à rage des rues à un lapin.

Cette inoculation produit la maladie après une durée moyenne de quinze jours.

En passant des virus de ce premier lapin à un second, puis à un troisième, etc., on arrive après une série d'inoculations dépassant vingt-cinq passages, à diminuer la durée de l'incubation de la rage chez les lapins successivement inoculés, au point que cette durée n'est plus que de sept jours. Les moelles de ces lapins sont rabiques dans toute leur étendue avec constance dans la virulence.

En détachant de ces moelles des longueurs de quelques centimètres et en suspendant dans un air sec, la virulence disparaît lentement jusqu'au point de s'éteindre complètement.

Ceci dit, voici comment procède M. Pasteur pour rendre le chien ou l'homme réfractaire à la rage.

Chaque jour on inocule sous la peau du sujet une pleine seringue de Pravaz de bouillon stérilisé, dans lequel on a délayé un petit fragment d'une moelle en dessication, en commençant par une moelle d'un numéro d'ordre assez éloigné du jour où l'on opère, pour être bien sûr que cette moelle n'est pas du tout virulente.

Les jours suivants, on opère de même avec des moelles plus récentes, séparées par un intervalle de deux jours, jusqu'à ce qu'on arrive à une dernière moelle très virulente, mise en dessication depuis un jour ou deux seulement.

Le chien ou l'homme est, d'après M. Pasteur, rendu complètement réfractaire à la rage. Un chien qui a subi ces inoculations préventives peut être impunément inoculé sous la peau ou à la surface du cerveau par trépanation sans que la rage se déclare.

Les résultats obtenus par M. Pasteur lui ont paru assez évidents pour déclarer que « *la prophylaxie de la rage après morsure est fondée.* »

Voilà certes un fait d'une importance capitale qui n'est rien moins que la possibilité de faire disparaître à tout jamais la terrible maladie qui nous occupe en ce moment.

Espérons que les nombreuses expériences faites jusqu'à ce jour, en se continuant viendront, malgré les doutes exprimés par quelques savants, démontrer l'efficacité réelle et constante de ce procédé.

Une fois le fait déjà admis par presque tout le monde, reconnu définitivement bien certain, qui empêchera de rendre l'inoculation préventive de la rage obligatoire pour tous les chiens ?

Quoiqu'il en soit, lorsqu'on se trouvera en présence d'un sujet mordu par un chien enragé, il ne faudra jamais négliger de recourir au lavage à grande eau de la région mordue, après application préalable d'une ligature, et la cautérisation au fer rouge de la plaie, au besoin débrider au bistouri afin de cautériser toutes les parties ayant été en contact avec le virus.

Rétention d'Urine

Accumulation dans la vessie de l'urine qui ne peut être évacuée qu'avec difficulté. Elle est le plus souvent occasionnée par la présence de matières cébacées dans la fossette naviculaire et se remarque le plus fréquemment chez le cheval hongre. Chez le bœuf et le mouton elle est due à des calculs.

Dans cette maladie, le diagnostic est facile à raison des efforts que fait l'animal qui se traduisent par des piétinements, des coliques, des émissions sanguinolentes, etc.

Nous ne conseillerons pas de visiter la vessie en introduisant le bras huilé dans le rectum et d'y exercer des pressions, même légères, avec la main, pour faciliter l'écoulement de l'urine. Une main peu expérimentée pourrait provoquer la déchirure de la vessie.

‹ Nous préférons recommander d'administrer des breuvages d'eau de graine de lin avec addition de sel de nitre. Dans quatre litres d'eau de graine de lin on fera fondre 30 grammes de sel de nitre et on donnera cette quantité en trois fois dans la journée. Ou bien encore 60 grammes d'acétate de potasse avec 8 grammes de camphre en poudre, deux jaunes d'œufs, le tout délayé dans deux litres de décoction de graine de lin ; à donner en deux fois à quelques heures d'intervalle.

Comme complément de ce traitement, on donnera des lavements camphrés et nitrés avec émollients, et si le temps le permet on fera prendre un bain de rivière.

— En dosimétrie, dans la plupart des cas, s'il n'y a pas spasme du col de la vessie et même de la membrane charnue du corps de la vessie, les granules de digitaline, colchicine, scillitine (d'asparagine chez les petits animaux), produisent toujours la diurésie.

S'il y a spasme, les granules de sel de strychnine conjointement avec l'hyoscamine ou l'atropine, accompagnés de ceux de cicutine, auront raison rapidement de la maladie en faisant disparaître le spasme des fibres circulaires et longitudinales de la couche charnue.

Rhumatisme

Inflammation des muscles ou des articulations sans lésion apparente ni appréciable, mais occasionnant une douleur assez vive lors de l'exercice.

Le rhumatisme existe aussi bien chez nos animaux domestiques que chez l'homme ; il fait souffrir, entrave la marche et rend l'animal impropre au travail. Il ne peut parfois se coucher, a de la peine à trouver une position dans laquelle la pression des muscles soit moins forte ; le sommeil est troublé, la fatigue continuelle et l'appétit s'en ressent.

Quand le rhumatisme est à l'état aigu, nous permettons la saignée si l'animal est vigoureux et de bonne constitution, et encore la saignée très modérée ; mais jamais de sétons. On appliquera sur les articulations des cataplasmes émollients, on tiendra sur le corps de bonnes couvertures bien chaudes et si possible on fera prendre des bains de vapeur. Une réaction à la peau est souvent salutaire ; nous avons vu des chevaux exercés au trot avec une couverture, guéris presque instantanément de rhumatismes aigus bien caractérisés. A l'intérieur, on donnera l'émétique à la dose de 5 à 10 grammes combiné ou alterné avec 30 grammes de sel et 30 ou 40 grammes de bi-carbonate de potasse.

Pour peu que le rhumatisme résiste à ce traitement, il faudra recourir à deux frictions de Baume Caustique. Le rhumatisme est toujours amoindri par les sécrétions qu'on fait naître à l'endroit où il est fixé. Par suite des frictions, la douleur cesse presque aussitôt et au bout de quelques jours la guérison est complète. Le repos est nécessaire pendant une huitaine au moins.

— Les granules Landrin réussissent très bien aussi. Au début, on emploie la vératrine pour faire tomber la fièvre, puis le salicylate de soude ou de quinine, le benzoate de lithine, de quinine et de soude, en même temps que les granules de colchicine et de scillitine.

— Si le rhumatisme est chronique, il faudra recourir d'emblée aux frictions de Baume Caustique, administrer les remèdes internes indiqués ci-dessus et des toniques.

Si le repos est recommandé pour le rhumatisme aigu, il n'en est pas de même pour le rhumatisme chronique. Dans ce dernier cas, on ne laissera l'animal que trois ou quatre jours à l'écurie, pendant l'effet du Baume et on lui fera subir un exercice régulier avec ménagements. On entretiendra une douce chaleur à l'endroit affecté et on donnera une nourriture modérée avec mise au régime du vert à l'écurie, mais non en liberté.

Pendant le traitement du rhumatisme ne jamais omettre l'usage du Sedlitz Landrin.

Saignée

Opération qui consiste à ouvrir une veine ou certains vaisseaux pour en tirer du sang.

Pratiquée sur un gros vaisseau, elle est appelée générale, et saignée locale quand on la pratique sur de petits vaisseaux qui se trouvent dans le voisinage de la partie malade.

A moins d'urgence, le cheval doit être mis à la diète cinq ou six heures avant la saignée. Elle se fait :

A la jugulaire (veine du cou) de chaque côté sur le bord inférieur de l'encolure ; celle de gauche est celle où l'on saigne le plus ordinairement ;

A la saphène, veine qui rampe au milieu de la face interne de la cuisse ;

A la veine sous-cutanée antérieure de l'avant-bras (veine de l'ars qui descend le long du poitrail) ;

A la veine sous-cutanée thoracique (veine de l'éperon) ;

L'opération se fait à l'aide d'une flamme, instrument spécial à trois branches de différentes grosseurs ; la veine étant reconnue, on place la flamme dans sa direction et non dans sa largeur, dans la crainte de la couper ; avec un bâtonnet, on tape un coup sec sur le dos de la tige pour faire pénétrer la flamme dans le vaisseau.

On ne saurait déterminer la quantité de sang que l'on peut tirer chez le cheval, car elle doit varier suivant l'âge, la taille, la santé, la constitution du sujet, la nature, le siège et l'état plus ou moins avancé de la maladie. Mais nous recommanderons d'être très sobre de saignée et de ne la faire que dans les cas où elle est bien indiquée, dans les cas urgents, et surtout de ne pas la faire contre toutes les fièvres à cause de son état déplétif ; et surtout aussi de ne pas pratiquer cette saignée déplorable qu'on appelle saignée de précaution, qu'on voit faire au printemps sur des chevaux sains et aussi sur des chevaux fatigués, le tout sous le fallacieux prétexte de leur renouveler le sang quand, au contraire, dans la plupart des cas, il faudrait leur en donner. La saignée ordinaire chez le cheval est de quatre à cinq litres.

Pour arrêter l'écoulement du sang, on saisit entre le pouce et l'index les deux lèvres de l'incision pour les rapprocher, mais surtout sans écarter la peau de la veine, ce qui pourrait déterminer une extravasion de sang dans le tissu cellulaire sous-cutané et occasionner un thrombus. On appuie au contraire légèrement sur l'encolure, et on passe une épingle, la tête en haut, pour retenir les deux lèvres ; on pique l'épingle le plus près possible de la peau. Puis on prend une mèche composée de quelques crins mouillés avec de la salive, et bien égalisés, qu'on lie par un nœud particulier, formé par la super-position de deux anses, et connu sous le nom de *nœud de la saignée* (fig. 49). On doit serrer ce nœud, toujours en ayant soin de ne pas tirer la peau à soi. On coupe les deux extré-mités à 3 centimètres des nœuds et on tamponne légèrement l'endroit de la saignée avec de l'eau fraîche.

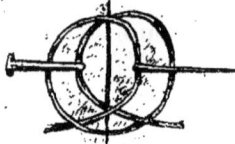

Fig. 49.

Il faut éviter avec soin les com-pressions soit sur la veine, soit à la base de l'encolure, pour aider à trou-ver la veine où doit se pratiquer la saignée ; le meilleur moyen est de mouiller légèrement afin de coller les poils et la veine apparaît plus facilement.

Après la saignée, le cheval doit être attaché au râtelier pendant trois ou quatre heures et on ne doit qu'après ce temps lui donner des aliments.

Le bœuf se saigne comme le cheval à la jugulaire et à la veine sous-cutanée abdominale sur les parois latérales et in-férieures du ventre. La moyenne que l'on peut extraire est de cinq à six litres.

Le mouton se saigne à la joue (veine angulaire), au niveau de la racine de la quatrième dent molaire, et mieux encore à la saphène externe (veine de la cuisse). La saignée se fait avec une lancette et l'ouverture de bas en haut. On peut lui retirer un demi-litre de sang.

Chez le porc, on peut tirer la même quantité à la veine auriculaire, à la veine sublinguable ou à la saphène ; mais cette dernière est difficile à trouver.

Le chien se saigne à la veine du jarret et aussi à la jugu-laire. On ne doit pas dépasser 300 grammes.

On doit apporter beaucoup de soin et d'attention à la saignée ; car cette opération qui paraît si simple peut entraî-ner parfois de graves accidents : thrombus, phlébite, hémor-rhagie, entrée de l'air dans la veine, piqûre des os, des nerfs, blessure de la carotide. Ce dernier accident peut se produire quand on saigne trop près du poitrail ou de la tête, car à ces endroits l'artère carotide touche presque à la jugulaire.

Le même accident peut arriver si la lame de la flamme est trop longue ou si l'on fait appuyer sur l'encolure du côté opposé à celui où l'on doit saigner, dans le but de rendre la veine plus visible, ce qui alors rapproche la carotide de la jugulaire.

~~~~~~~~~~~~~~~~~~

Seime

Fente longitudinale au sabot, à partir de la couronne, déterminée le plus souvent par la sécheresse du sol et des pieds, la mauvaise ferrure, et disons-le aussi par la mauvaise habitude de certains maréchaux de râper la muraille des sabots. Ces fentes occasionnent des boiteries souvent assez intenses pour empêcher de mettre le cheval en service.

La *seime* peut exister *en pince* (fig. 51) ou *en quartier* (fig. 50)

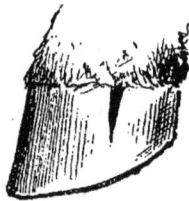 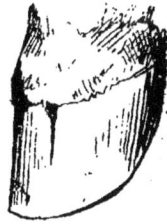

Fig. 50.   Fig. 51.

(seime quarte) ; les premières plus fréquentes aux pieds de derrière, les secondes au contraire attaquant plutôt le quartier interne des pieds de devant. Dans les premières, la fente de la seime s'ouvre au moment du lever et se ferme lors de l'appui du pied ; le contraire a lieu pour la seime quarte.

Dès que la boiterie trahit la seime (nous disons la boiterie parce que souvent la seime est interne) ou dès que la fissure est produite, il faut songer au traitement.

On a souvent employé les courroies en cuir, les tours de bande, les fils de fer en spirale, les forts pinçons aux fers sur

23

le devant, les demi-cercles de fer avec crampons rabattus, les clous brochés dans le sabot, en travers de la fente, etc.

Mais, à notre avis, le meilleur traitement consiste en l'amincissement de la corne avec cautérisation et en friction révulsive sur la couronne pour modifier la vitalité du tissu sécréteur de la corne et ramener une sécrétion normale.

La veille de l'opération, on fait mettre le pied dans un bon cataplasme de bouse de vache; on en met dans un sac quantité suffisante pour que le pied et même le boulet trempent complètement et on lie sans serrer au dessous du genou. Après un bon lavage à l'eau tiède, on essuie le pied et on amincit la corne de chaque côté de la fente, jusqu'à pellicule avec la rainette et le bistouri, en ayant soin d'exciser les bourgeons, mais aussi en prenant pour principe que mieux vaut laisser des lambeaux douteux que de les exciser et en évitant de faire couler le sang; et quand la seime ne s'étend pas jusqu'au bord inférieur de la muraille, on fait deux rainures obliques qui se réunissent à leur partie inférieure et forment un V, au-dessous de la fente longitudinale de la seime, pour que cette dernière ne puisse plus s'agrandir et pour éviter le pincement. Quand cette opération est bien faite, on trempe les barbes d'une plume dans l'acide azotique ou sulfurique ou encore dans la liqueur de Villate et on touche légèrement toute la partie longitudinale de la fente. On fait autour de la couronne une friction de Baume Caustique qui a pour but de produire un engorgement général du bourrelet et une augmentation de sécrétion de la corne.

Enfin on panse la seime avec des plumasseaux imbibés de Baume Caustique et on fait un bandage avec de la tresse, tout autour du pied, en serrant fortement, afin de prévenir la formation de cerises. On enlève une partie du quartier correspondant à la seime pour que le sabot ne porte pas sur le fer

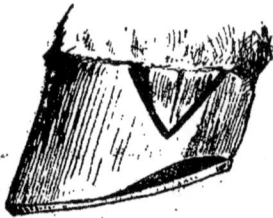

Fig. 52.

et on applique un fer à planche ou un fer ordinaire très fort
en branche. Il est nécessaire, dès que le bandage est enlevé,
de tenir toujours le pied bien gras en dedans et en dehors en
y appliquant un bon onguent de pied.

Ce traitement s'applique aux deux sortes de seimes.

Lorsque le pied n'est pas souffrant et la boiterie nulle
nous conseillerons l'usage des agrafes de Vachette qui sont
un excellent moyen mécanique et d'une application facile.
Nous disons si la boiterie est *nulle* parce que si elle existait
elle serait certainement aggravée par l'emploi des agrafes.
On peut en mettre trois ou quatre et on les recouvre d'une
couche de gutta-percha. Seulement on ne peut les adapter
qu'aux seimes en pince parce qu'en quartier la corne n'est
pas assez épaisse et qu'on risquerait de toucher les parties
vives avec les pointes de l'agrafe.

Les agrafes Vachette sont toutes préparées, faites en fort
fil de fer courbé aux deux extrémités et un peu aiguës en
dedans. On prépare leur place avec un cautère spécial, dont
les extrémités fourchues, distantes de l'épaisseur de l'agrafe,
servent à faire l'empreinte dans la corne. Les pinces sont
disposées pour recevoir l'agrafe et, en pressant les branches,
on fixe cette dernière aussi solidement qu'on le désire, réunissant ainsi les bords de la seime.

— Quand il y a des lésions profondes dans le tissu sous-
corné, il ne faut pas hésiter à recourir à l'*opération de la seime*,
qui ordinairement est sans danger, mais nécessite une main
exercée.

Séton

Corps étranger qu'on engage sous la peau et qui y produit
inflammation et suppuration.

Il faut être très prudent dans l'application des sétons et ne pas les employer à tout propos comme on le faisait autrefois ; car s'ils sont utiles dans beaucoup de maladies, ils peuvent être dangereux dans les cas d'inflammation interne et d'inflammation de la muqueuse intestinale ; et comme nous l'avons dit pour la saignée, on ne doit jamais poser de sétons de précaution.

On distingue trois sortes de sétons : le *séton à mèche*, la *rouelle* ou séton anglais et le *trochisque*

Le premier est le plus usité. Il consiste en une tresse de chanvre d'une longueur d'environ 70 centimètres qu'on introduit sous le peau au moyen d'une aiguille spéciale dite aiguille à séton. On perce la peau avec le bistouri, à l'endroit où doit entrer l'aiguille dont la pointe sort à l'extrémité en l'appuyant sur un des anneaux des ciseaux. Quand le séton est placé, on en réunit les deux bouts ou on fait un nœud d'arrêt à chaque extrémité.

Le séton à rouelle s'emploie sur les chevaux de luxe ou sur ceux qui arrachent les mèches de séton ; mais il produit moins d'effet que le premier en raison de sa moindre étendue. Il consiste en l'introduction sous la peau d'une rondelle, feutre ou cuir, de 5 à 6 centimètres de diamètre et percée à son centre d'une ouverture assez large pour donner passage au pus. On fait pour l'introduire une incision de 4 à 5 centimètres de longueur, et, à l'aide d'une spatule, des ciseaux ou d'un instrument spécial appelé feuille de myrthe, on détache la peau tout autour de cette incision, de manière à pouvoir y loger la rouelle qu'on fait pénétrer facilement en la pliant en deux. Il faut que le trou de la rouelle corresponde exactement avec l'incision de la peau.

Le trochisque est un séton dont la matière est une substance végétale ou minérale qu'on introduit directement sous la peau par une incision, comme pour la rouelle. Parmi les substances végétales nous indiquerons le garou, l'hellébore noir, la vérâtre, la clématite ; parmi les minéraux, le sulfure ou le deutoxyde d'arsenic, le sublimé, l'orpiment.

On prépare les substances végétales en lamelles minces et taillées comme des allumettes, et on les place l'une contre l'autre, en plusieurs bottes, comme on fait pour la rouelle. Quant aux minéraux, on en prend gros comme un haricot, on mélange avec deux tiers de farine et on en fait une pâte qu'on met dans un petit sachet de linge clair qu'on introduit sous la peau.

Le séton ordinaire se met au poitrail et aux fesses, la rouelle se met aux articulations coxo-fémorales et capsulo-humérales, et le trochisque au fanon des bœufs seulement. Le trochisque est employé de préférence pour le bœuf dont le tissu cellulaire est moins facilement irritable que chez le cheval.

Le séton demande peu de soins; ce n'est que vers le troisième jour, quand la suppuration est bien établie, qu'il faut matin et soir le presser sur tout le trajet de la mèche pour faire dégorger le pus et laver à l'eau tiède. On ne le laisse en place que pendant quinze à vingt jours, après quoi on l'enlève et la plaie se cicatrise d'elle-même en faisant quelques lotions d'eau tiède chaque matin, pendant quatre à cinq jours et en pressant légèrement sur le trajet pour empêcher le pus d'y séjourner.

La rouelle peut rester en place aussi longtemps que le séton et se soigne de même.

Quant au trochisque, on le retire quant il a produit une inflammation suffisante.

On peut, pour produire un effet prompt et considérable, animer les sétons de Baume Caustique, d'essence de térébenthine ou de basilicum, c'est-à-dire tremper dans ces agents la mèche qui doit être introduite sous la peau.

Solandres

Crevasses de la peau au pli du jarret.

Le traitement consiste comme dans les malandres en une application de Baume Caustique mélangé avec moitié d'huile d'olives.

Lotion à l'huile tiède pour faire tomber les croûtes, vers le quatrième jour.

Il n'est pas mauvais, dans les cas ou la maladie résiste, de faire prendre comme modificateurs les granules Landrin d'iodure de soufre, d'iodure d'arsenic, d'arséniate de soude ou d'antimoine.

Sole (Maladie de la)

La sole peut être altérée dans quelques cas et nécessiter des soins très simples, mais qu'on ne doit cependant pas négliger.

Elle peut se ramollir et se diviser en lambeaux séparés ou produire des enfoncements irréguliers. On remarque cet état chez les chevaux à pieds plats ou combles et mous ; on dit alors que la *sole* est *baveuse*, Le seul traitement consiste en l'application d'un fer léger suffisamment couvert.

On dit *sole battue, sole foulée* quand il y a une inflammation causée par des contusions ou des pressions provenant soit d'une pierre engagée entre la sole et fer, soit d'un fer trop usé portant sur la sole et faisant ressort pendant l'appui du pied, soit d'une course ou marche sur une route dure ou nouvellement empierrée, etc. Il faut parer le pied, y mettre un fer couvert et employer les bains prolongés, les douches ou les cataplasmes émollients froids, principalement ceux de bouse de vache.

La *sole, brûlée* par un fer rougi, que quelques maréchaux y appliquent pour l'attendrir, peut occasionner un suitement purulent et, si l'on n'y prend garde, détacher l'ongle dans une étendue plus ou moins considérable et nécessiter l'opération de la dessolure. Dès qu'on s'aperçoit d'un léger suintement, parer le pied jusqu'à la rosée et le panser avec des étoupes imbibées d'un mélange de chaux et d'huile d'olives ou même de Baume Caustique pur, une fois par jour, pendant deux ou trois jours. On maintient les étoupes sous la sole par des éclisses ou une semelle de cuir. On applique un fer léger et on enduit largement le sabot d'onguent de pied.

La *sole desséchée* est une altération qui consiste dans le resserrement de la sole qui a été trop parée. Par les temps secs surtout la corne devient excessivement dure et comprime les tissus vivants du pied au point d'occasionner douleur et boiterie.

Des cataplasmes émollients froids, cataplasmes de bouse de vache arrosée de vinaigre, suffisent pour remédier à cet état; on peut aussi, pendant quelques jours, enduire de terre glaise tout le dessous du pied.

Enfin la *sole* peut être *piquée* (voir *Enclouure*).

Dans toutes les maladies du pied, qu'elles intéressent la sole, la fourchette, la muraille, on devra toujours être prodigue de l'onguent de pied; et combien de maladies seraient évitées si on avait le soin chaque matin d'en enduire le sabot et le dedans du pied.

Sur-Os

Petites tumeurs osseuses qui se développent à la face interne des canons (B fig. 53), affectant diverses formes, les unes arrondies, pisiformes, les autres plus allongées, du volume d'un haricot, d'une fève, fusiformes et susceptibles de gêner le jeu des tendons lorsqu'ils s'étendent vers eux. Le sur-os peut être aussi double ou chevillé, c'est-à-dire exister à la face externe et à la face interne de l'os, et avec une telle symétrie qu'on dirait l'os traversé par une cheville dépassant à chaque extrémité.

Les sur-os font beaucoup souffrir et boiter l'animal, et ils réclament l'usage des vésicants et des fondants.

Mais nous engageons à recourir d'emblée au Fondant Gombault, d'après les indications données plus haut à l'article *Exostoses;* il est sans contredit le meilleur de tous les fondants connus et a l'avantage de ne nécessiter généralement qu'une seule friction. Il a le mérite d'être vésicant et fondant en même temps, ce qui est d'une importance capitale dans le cas qui nous occupe; car, *vésicant,* il fait disparaître la douleur occasionnée par le développement de l'exostose, et prépare la peau à l'absorption facile des agents qui le composent; *fondant,* il agit rapidement en raison de l'état de la peau, et en

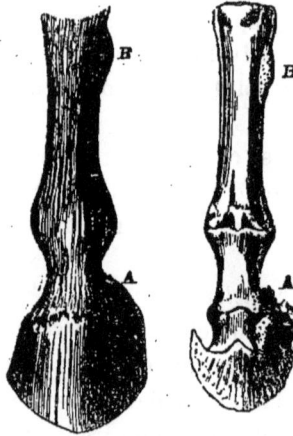

Fig. 53.
BB, **Sur-Os.**

quinze jours ses effets se produisent. Rarement on est obligé de recourir à une seconde friction.

On peut aussi appliquer le *feu* en pointes pénétrantes à travers la peau, et au besoin jusqu'un peu au delà du périoste, espacées de 3 à 4 centimètres; quand l'exostose n'a qu'un petit volume, on l'attaque par un seul point, au milieu.

Dans certains cas, quand l'exostose est très saillante ou comprime quelque organe important, il peut être utile de recourir à l'*ablation* de la tumeur. Mais c'est une opération bien délicate.

On a préconisé aussi la *périostéotomie* qui consiste en une incision avec le bistouri assez large pour introduire la pointe mousse du périostéotome qu'on engage sous la peau dans toute la longueur de l'exostose et qu'on retire en coupant en travers et jusqu'à l'os le périoste épaissi. Si l'exostose est ancienne on peut même passer dans l'incision une mèche de chanvre qui forme séton et détermine la suppuration. Mais, il peut survenir des complications, une grande inflammation, un violent engorgement; et bien que la périostéotomie compte des succès à son actif, nous lui préfèrerions encore le feu, surtout le feu en aiguille qui agit avec énergie et laisse beaucoup moins de traces quand il est mis avec habileté.

Synovite

Inflammation des gaines synoviales tendineuses.

Chargées d'un travail perpétuel, il n'est pas étonnant que ces membranes soient exposées à s'enflammer.

Les causes déterminantes sont les efforts, l'exercice prolongé sur le pavé, les coups, les heurts ; et même il n'est pas rare de voir cette inflammation succéder aux affections de poitrine qui n'ont pas un caractère bien franc et bien déterminé, à la pleurésie, à la péricardite. Dans ce cas on peut la considérer comme un rhumatisme synovial. Il est bon alors de recourir au traitement interne que nous avons indiqué à l'article rhumatisme.

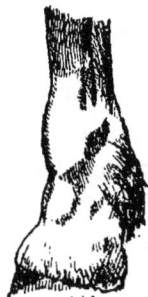

Fig. 54.

La synovite est un peu la maladie du jeune âge; elle survient principalement aux sujets jeunes et délicats, aux chevaux qui n'ont pas l'habitude du pavé. Elle se montre à la région postérieure et inférieure des canons, à peu près à la place où viennent les mollettes (fig. 54). Il y a avec ces dernières cette différence bien tranchante que l'engorgement n'a pas de fluctuation mais qu'il est une infiltration générale du tissu cellulaire sous-cutané de la région, caractérisé par de la chaleur et une grande sensibilité qui se trahit quand, après avoir filé la jambe le long du tendon, les doigts arrivent à la partie inférieure. La boiterie est plus ou moins forte, mais toujours persistante ; elle ne disparaît jamais à chaud.

Quelle que soit la période où se trouve la synovite, il y a toujours avantage à employer immédiatement et exclusivement le Baume Caustique en frictions sur les gaines atteintes.

On fait d'abord une friction ; le lendemain, une application. Trois jours après on enduit les croûtes avec de l'huile d'olives tiède. Déjà, il y a du mieux, l'animal moins souffrant peut se relever et poser légèrement le pied sur le sol.

Le septième jour, nouvelle friction et nouvelle application, s'il y a encore de l'hésitation ; autrement c'est inutile, la guérison a lieu au fur et à mesure de la chute des croûtes.

A l'intérieur on administre des salins, sulfate de soude, bicarbonate de soude, et on donne une demi-ration seulement. Nous conseillons de laisser, quand c'est possible, l'animal en boxe et en liberté, et d'appliquer un fer léger avec forts crampons. L'usage du Sedlitz Landrin et des granules de salicylate de lithine ou de soude unis à la colchicine ne devra jamais être négligé ; ce traitement est d'une incontestable valeur, combiné avec les frictions de Baume Gombault.

On doit poursuivre le mal s'il se montre aux autres membres, dès que l'animal ressent la moindre douleur à la pression des doigts.

Nous avons vu des chevaux atteints de synovite aux quatre membres, qui en étaient arrivés à ne plus pouvoir se tenir debout, se relever comme par enchantement deux jours après la première friction, et guérir complètement en trois semaines, un mois. Sur deux des membres où la synovite se montrait rebelle, nous avons dû pratiquer deux frictions à huit jours d'intervalle.

Le feu en pointes ou en raies est encore le grand réparateur dans les cas où on a laissé la synovite passer à l'état chronique et que l'inflammation est invétérée.

Tétanos

Contraction spasmodique et permanente des muscles extenseurs d'une ou plusieurs régions ou de tout le corps, déterminant la raideur et l'immobilisation des articulations.

Cette maladie est souvent mortelle.

L'action brusque du froid produite soit par l'immersion, la
pluie, la neige, les courants d'air, les boissons froides ou
glacées, etc., occasionnént souvent le tétanos. Il est alors
essentiel. Mais, le plus ordinairement, il est *traumatique* et se
manifeste dans les cas de blessures, plaies d'armes à feu,
déchirures, maladies du pied, piqûres, enclouures, opérations
diverses et surtout à la suite de la castration.

Il est indéniable que le tétanos vient compliquer les blessures les plus diverses, les plus simples même, à de certaines
époques, ce qui n'existe pas dans d'autres conditions. Une
opération mal faite, par une main inhabile et imprévoyante,
n'engendrera pas le tétanos, à certaine époque; et en certaines saisons la même opération faite par l'homme de l'art,
dans les meil'eures conditions possible, sera suivie de cette
redoutable complication et causera la mort du sujet. Il faut
donc admettre qu'il y a là une influence atmosphérique dont
il nous est impossible de préciser la nature, mais qu'il faut
cependant reconnaître.

On appelle communément cette maladie *mal de cerf*, probablement parce que l'animal qui en est atteint a le nez au
vent et tient l'encolure renversée comme le cerf quand il est
en course.

Presque toujours le tétanos apparaît subitement, tantôt sur
une ou plusieurs régions, tantôt sur tous les muscles du
corps. Il donne lieu à des accès de peu de durée, mais qui
se renouvellent fréquemment. D'abord, ce sont les mâchoires

qui commencent à se contracter ; c'est ce qu'on appele le *tris-*
mus ; puis c'est l'encolure, ensuite le dos, les lombes, l'abdomen et les membres. Les muscles deviennent durs comme du
bois ; et quand les membres sont attaqués l'animal ne peut
plus faire aucun mouvement. La rigidité empêche la marche,
les pieds entraînent la litière ; le décubitus est impossible et
s'il a lieu à la suite d'un accès, le sujet ne peut plus se relever.
Le trismus, en rapprochant les mâchoires, l'empêche de boire
et de manger ; et si la contraction vient à s'emparer des
muscles thoraciques, la respiration devient embarrassée et la
mort est proche. Elle peut dans tous les cas survenir en vingt-
quatre heures, parfois en deux ou trois jours, le plus généralement en six, huit ou dix jours. Plus le tétanos dure et moins
il est grave ; plus les animaux sont bien nourris et vigoureux,
moins vite ils guérissent.

On a combattu les tétanos par tous les moyens possibles.
On a prôné les saignées copieuses, mais nous engageons à
ne jamais les pratiquer, ni petites, ni grandes ; les lavements
et breuvages émollients et laxatifs, les fumigations, les lavements d'opium à la dose de 15 grammes dans deux litres
d'eau ; les tisanes de valériane avec 30 à 40 grammes d'opium,
5 à 10 grammes d'éther, 150 grammes d'eau-de-vie et de
l'ail ; les injections d'acétate de morphine, 20 à 25 centigrammes à la fois ; les sudorifiques, bains de vapeur ; le
carbonate, l'hydrochlorate d'ammoniaque ; le camphre à la
dose de 8 grammes avec 16 grammes de nitre trois à quatre
fois par jour, etc.

Mais si tous ces moyens réussissent quelquefois, dans des
cas rares, il faut avouer qu'ils sont souvent bien inefficaces
le plupart du temps. Et ils ont l'inconvénient de tourmenter
beaucoup l'animal en raison de leur multiplicité.

On a conseillé aussi de laisser le mal s'user de lui-même
et de proscrire les médicaments en se contentant des soins
hygiéniques ; bonne nourriture, chaudes couvertures, et
toutes sortes de précautions pour éviter le bruit, la lumière
et le contact des autres animaux.

Il y a là peut-être excès contraire. La médication ne nuit

pas si on en use modérément et voici le traitement que nous recommandons.

On tiendra l'animal très chaudement et on lui évitera le bruit, la lumière et le contact de ses semblables. On s'abstiendra de la saignée ; on fera quelques applications sur la langue de cyanure de potassium, deux ou trois par jour et 20 centigrammes chaque fois ; on donnera quelques lavements un peu tièdes d'eau de son avec mélasse ou sel, ou bien d'infusions de bourrache, de coquelicot, de sureau additionnées de quelques gouttes d'éther ou de chloroforme ; on donnera fréquemment à boire de l'eau blanchie de farine d'orge à laquelle on ajoutera un peu de sulfate de soude, des barbotages à volonté, nourriture facile telle que foin tendre, vert s'il est possible ; et on fera des frictions énergiques de Baume Caustique sur la région dorso-lombaire, sous le ventre et au plat des cuisses, ensemble ou simultanément. Si la raideur se généralise et que l'amélioration ne se prononce pas après quatre jours, on fera des injections sous-cutanées d'atropine ou d'acétate de morphine, 20 à 25 centigrammes à la fois. En général on n'approchera les malades que pour leur donner les soins indispensables.

Dès que le trismus ne s'opposera pas à l'administration des médicaments à l'intérieur, on donnera 15 grammes d'opium matin et soir et on s'efforcera de bien nourrir le malade.

— Un traitement qui réussit souvent consiste dans l'administration de l'hydrate de chloral par la voie stomacale et en injections rectales quand le trismus existe.

L'administration des granules Landrin de chlorhydrate ou d'iodhydrate de morphine et d'atropine, d'hyosciamine, de cicutine, procure souvent des guérisons inespérées. On fera bien d'y ajouter ceux de bromure de camphre, de croton-chloral, de valériane de zinc ou de quinine.

Thrombus

Tumeur formée par l'épanchement ou l'extravasation du sang au voisinage d'une veine, après la saignée.

Elle est souvent occasionnée par un manque de rapport entre l'ouverture de la veine et celle de la peau (saignée baveuse), soit par suite des mouvements de l'animal, soit par la direction oblique de la flamme, soit encore par la traction faite sur la peau quand on pose l'épingle, par la trop grande longueur de la flamme qui perce la veine de part en part, et enfin par les efforts violents du cheval soumis à de rudes travaux après la saignée avec un collier trop étroit ou parce qu'il s'est frotté sur la saignée.

Dès que l'inflammation apparaît, faire quelques douches d'eau froide, mettre des compresses d'eau salée, d'alcool camphré et mieux encore des barbouillages de vinaigre avec blanc d'Espagne.

Il est très utile d'attacher les animaux de manière à les empêcher de se gratter, de se frotter contre les murs, l'auge ou le râtelier, et de leur mettre un collier de bois.

Si la tumeur persiste, il faut, comme dans la Phlébite, recourir au Baume Caustique employé en frictions sur la partie enflammée, de façon à provoquer la maturité de l'abcès en formation et éviter par ce moyen l'ulcération de la veine.

Tic

Le tic est une habitude vicieuse du cheval, caractérisée par la contraction des muscles de la bouche et de l'encolure s'étendant même aux muscles du tronc, et de laquelle il résulte une ingurgitation ou une éructation d'air, quelquefois les deux ensemble et, dans ce cas, l'animal rend immédiatement l'air qu'il a avalé et qui, au lieu d'être conduit dans les voies respiratoires, va au contraire dans les voies digestives.

Le tic se remarque chez toutes les espèces de chevaux, à tout âge, mais principalement chez les adultes.

Il serait bien difficile d'énumérer les causes de cette mauvaise habitude qui est prise on ne sait comment ; dans la plupart des cas, il est produit par l'hérédité, la pousse des dents, le régime stimulant, les affections gastro-intestinales. Souvent c'est une habitude que contracte le cheval à un certain moment s'il reste un peu de temps à l'écurie sans rien faire, par désœuvrement, et beaucoup aussi peut-être par imitation.

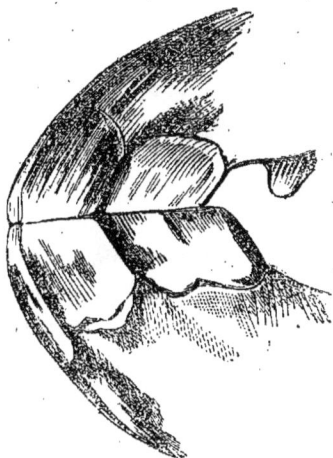

Fig. 55.
Tic avec usure des dents.

Les manifestations du tic sont vraiment bizarres ; certains chevaux ne tiquent qu'à de longs intervalles, d'autres très fréquemment et avec avidité, comme si c'était un besoin impérieux. Les uns tiquent en l'air, ce qui est assez rare ; les autres, et c'est le cas le plus fréquent, tiquent sur la mangeoire tantôt en la serrant fortement avec les dents qu'ils usent, tantôt en la pinçant seulement avec les dents sans les user, tantôt en n'appuyant que le menton ou les lèvres ; d'autres tiquent sur le ratelier, sur les brancards, sur le timon, sur la longe, sur le bois et non sur le fer, quelquefois sur les deux, sur n'importe quoi, sur un voisin même, sur l'épaule de celui qui les soigne, etc., etc. ; certains tiquent à l'écurie et jamais en limons ; certains tiquent au repos dans les champs ou dans la rue, dès qu'ils sont arrêtés, d'autres sur le mors, d'autres quand ils sont seuls et qu'on n'a pas l'air de les surveiller, probablement parce qu'ils se rappellent avoir été souvent frappés pour ce motif-là; il y en a qui tiquent sur la paille et jamais sur le foin, d'autres qui tiquent toujours en mangeant et c'est là où le tic est peut-être le plus désagréable, car il donne lieu à la météorisation, à des coliques sourdes et venteuses; les animaux se nourrissent mal, mastiquent et salivent mal leurs aliments et sont bientôt atteints de maladies chroniques du tube digestif, maigrissent et ne donnent qu'un mauvais service.

Nous n'en finirions pas si nous voulions passer en revue ces habitudes fantaisistes des chevaux. Nous n'en dirons plus que quelques mots; quand ils sont malades, qu'ils ont une blessure à la bouche, ils cessent de tiquer, ce que savent parfaitement certains vendeurs peu scrupuleux qui, pour y arriver, leur font une légère excoriation ou leur mettent des clous entre les dents; mais dès qu'ils reviennent à la santé ou que l'empêchement cesse, le tic recommence. Les uns n'en sont jamais incommodés, d'autres le sont continuellement ainsi que nous l'avons dit plus haut.

Si l'habitude est bizarre, les effets le sont également.

A cela, rien à faire, pas de médication à donner. On peut être affirmatif sur ce point, car on a essayé tous les remèdes possibles, s'adressant à tous 'es organes du corps, digestion, respiration, muscles, intestins, etc.; on a essayé la diète, les antispasmodiques, les vermifuges, les toniques, et jusqu'à la section de divers tendons, mais le tout sans succès. Dans un autre ordre d'idées on a mis les auges à terre, supprimé le râtelier et donné les fourrages au bout d'une corde pendue au plafond, donné l'avoine en muselière, mis du fer blanc dans les mangeoires, changé le licol pour une chaîne en fer, hérissé de pointes les bois aux endroits de prédilection, etc., etc. Rien n'y fait.

Le meilleur est encore le collier ou courroie de cuir qu'on serre autour du cou assez fortement pour qu'on ne puisse y passer la main et qu'on desserre un peu pour l'heure du repas si l'on veut éviter une congestion ou le cornage. Le collier ne guérit pas, certainement, mais au moins il empêche le tic, excepté cependant le tic en l'air auquel il n'y a rien à faire.

Nous ne parlerons pas ici du tic de l'ours caractérisé par le balancement du cheval pendant le repos, par désœuvrement ou quand il attend sa ration, pareil à celui de l'ours dans sa cage.

— La loi de 1838 ne reconnaissait comme vice rédhibitoire que le tic sans usure des dents ; mais la loi du 2 août 1884 a spécifié (art. 2) qu'elle réputait comme vice rédhibitoire le *tic proprement dit*, avec ou sans usure des dents. Il est bien entendu qu'il ne s'agit que du tic caractérisé par une contraction spasmodique des muscles de l'encolure avec éructation, tic qui est rendu manifeste le plus souvent par l'usure des dents. La loi n'a donc pas compris le tic de l'ours, ni plusieurs autres mauvaises habitudes qu'on appelle quelquefois des tics. Elle a voulu seulement protéger les acheteurs peu expérimentés pour lesquels l'usure des dents est souvent très peu visible et appréciable.

Tournis

Maladie cérébrale chronique occasionnée par la présence entre l'encéphale et le crâne de parasites appelés *cœnures* qui exercent une compression douloureuse sous l'influence de laquelle les animaux tournent sur eux-mêmes en marchant, en trottant. C'est là le symptôme caractéristique.

Le tournis fréquent chez le mouton est plus rarement observé chez les autres ruminants. Le chien y est aussi sujet, et c'est le tœnia qui lui cause cette maladie.

Il n'y a qu'un seul traitement à faire, trépaner le crâne et extraire le ou les cœnures. Mais on ne le pratique pas une fois sur mille cas. Le mieux est d'envoyer l'animal à la boucherie dès qu'il est atteint du tournoiement.

Typhoïde

Maladie générale des solipèdes, souvent bénigne, quelquefois redoutable, caractérisée par une altération profonde du sang.

Nous n'insisterons pas sur les causes. Nous dirons seulement qu'on a remarqué que cette maladie sévissait de préférence sur les jeunes animaux qui ne sont pas suffisamment entraînés pour le service des villes ; sur ceux desquels on exige un travail au-dessus de leurs forces. L'agglomération joue aussi un grand rôle.

Cette maladie nous paraît aussi contagieuse. Et il est probable que, grâce aux travaux de M. Pasteur, la lumière se fera sur son mode d'opposition et surtout de contagion. Nous savons, du reste, que l'on rencontre dans le sang des chevaux atteints de fièvre typhoïde, des bactéries.

Il serait bien difficile d'exposer brièvement les symptômes de cette maladie qui est susceptible d'envahir tous les organes des animaux sur lesquels elle sévit.

Quoi qu'il en soit, il existe un certain nombre de symptômes communs à toutes les manifestations de cette maladie. Elle débute toujours par un état fébrile plus ou moins appréciable et d'une durée variable qui peut toujours être reconnue au thermomètre, indication qui doit toujours être prise dans toutes les maladies graves qui sévissent sur nos animaux. La tête est tenue basse et appuyée sur la mangeoire. Le support se fait sur trois membres, l'autre est fléchi ; et cette attitude change vite comme si les membres à l'appui cherchaient à se

soustraire à la fatigue. La marche est nonchalante, mal
assurée, et quelquefois même, dans les cas graves, titubante ;
les reins sont à peine sensibles ; des frissons généraux se font
surtout remarquer aux muscles olécraniens et rotuliens ;
l'appétit est nul et la soif est encore conservée. Le pouls est
vite, faible, inégal ; la conjonctive est injectée, infiltrée avec
une couleur jaune. La température des extrémités s'élève et
s'abaisse alternativement aux oreilles et aux extrémités des
membres.

Après ces symptômes généraux la maladie se localise et
peut revêtir la forme *muqueuse*, la forme *thoracique*, la forme
abdominale ou la forme *nerveuse*.

1° *Forme muqueuse.*

C'est cette forme qui a sévi avec une grande intensité sur
la majeure partie des chevaux du département de la Seine, en
l'année 1881.

Elle était surtout caractérisée par l'injection et la teinte
rouge-acajou de la muqueuse conjonctive. Le larmoiement et
le gonflement des paupières, la toux, avec jetage de matières
muqueuses, épaisses et blanchâtres, la respiration accélérée
et devenant parfois bruyante, le pouls vite et plein, tels étaient
les premiers et les principaux symptômes. La démarche était
difficile et c'était même à cette difficulté que la maladie pouvait se reconnaître au début en même temps qu'à l'inappétence, pour l'avoine surtout. L'appétit pour le foin et la soif
étaient généralement conservés.

Cette maladie durait de cinq à huit jours et tout rentrait
dans l'ordre.

2° Sous la *forme thoracique* cette affection a tous les caractères de la première ou de la pleurésie (voyez ce mot). Mais
il y a en plus une prostration, un accablement qui font défaut
dans les maladies de poitrine franchement déterminées. Au
déclin de la maladie survient souvent une boiterie très intense
qui a son siège dans les synoviales de l'articulation du boulet.

3° *Forme abdominale.*

Elle a tous les caractères d'une inflammation intestinale ;
mais il y a en plus la torpeur et l'abattement des sujets.

4° *Forme nerveuse.*

Indépendamment de tous les symptômes de la maladie, il existe un état comateux interrompu par des grincements de dents, des convulsions des muscles de la face, de l'encolure et du grasset, une agitation vertigineuse et souvent aussi des paralysies du train postérieur. Cette sorte a très souvent un dénouement fatal et se complique de fourbure.

Le premier soin à prendre, c'est d'isoler les animaux malades, afin d'éviter la contagion.

I. Sous la *forme muqueuse*, le malade guérit assez souvent rien qu'avec les simples soins hygiéniques. On donne des lavements phéniqués. deux fois par jour, composés comme suit :

Acide phénique . . . . 10 grammes.
Alcool . . . . 100 —
Eau . . . . 1 litre.

Ces lavements sont bons dans toutes les formes que revêt la maladie. On applique des sinapismes volants sur le dos, les reins et les quatre membres ; on les répète deux ou trois fois à vingt-quatre heures d'intervalle. On administre des boissons tièdes et nitrées ; on donne des aliments de facile digestion ; et on couvre chaudement l'animal. Le plus ordinairement, tout rentre dans l'ordre après six à huit jours.

II. Dans la *forme thoracique*, on pratique au début une saignée légère chez les sujets pléthoriques et bien nourris et on applique le traitement ordinaire de la pleurésie ou de la pneumonie. On fait des frictions de Baume Caustique, deux frictions énergiques à vingt-quatre heures d'intervalle, suivies de copieuses applications pendant plusieurs jours, sur les côtes et sur la poitrine.

Il faut insister sur l'administration des toniques, et donner la préférence au quinquina et à la poudre de gentiane ; donner des lavements d'acide phénique ; et si les battements du cœur sont tumultueux, la poudre de digitale à la dose de 2 à 4 grammes en vingt-quatre heures.

III. Dans la *forme abdominale*, employer les émollients à

l'intérieur, les fumigations émolliente, sous le ventre, sachets sur les reins et couvertures chaudes. Si le foie paraît malade, on emploie les sinapismes et les frictions de Baume Caustique étendu de son volume d'huile d'olives, sur l'hypocondre droit et sous le ventre.

Lorsqu'il y a des coliques, avec constipation, on donne l'huile de ricin en breuvages, 100 grammes dans 500 grammes d'huile, ou bien 200 grammes de sulfate de soude dans un breuvage mucilagineux de graine de lin ou eau de guimauve. On pratique une saignée légère, mais lorsqu'elle est bien indiquée.

IV. Si l'on a à traiter l'affection typhoïde sous la *forme nerveuse*, on doit administrer des purgatifs tels que le sulfate de soude et aloès et même faire sous le ventre et au plat des cuisses des frictions avec 50 à 60 centigrammes d'huile de croton. Donner des lavements purgatifs.

Et, dans le cas de paralysie, recourir d'emblée au Baume Caustique dont on fera de larges et pénétrantes frictions, suivies de quelques applications, sur la colonne vertébrale, dans la région du dos et des reins.

S'il y a complication de fourbure, appliquer des cataplasmes de terre glaise arrosée plusieurs fois par jour avec de l'eau fraîche et suivre le traitement indiqué à l'article *Fourbure*.

Enfin, s'il survient, comme nous l'avons dit plus haut, une boiterie intense dans les synoviales de l'articulation du boulet, on emploiera avec succès le Baume Caustique en frictions.

— Nous ne saurions trop recommander de tenir les écuries bien saines et bien aérées surtout, de veiller à la pureté de l'eau des boissons, de donner des aliments de bonne qualité et d'éviter l'encombrement dans les écuries. Cette dernière recommandation est admirablement suivie dans l'armée, car dès que quelques cas de fièvre typhoïde se sont manifestés on fait quitter aux chevaux les casernes, les forts, pour les parquer en plein air.

Il est utile de faire de fréquents pansages pour maintenir

l'intégrité des fonctions de la peau et de promener les malades au soleil.

Il faut exciter l'appétit au lieu de mettre à la diète, et s'ingénier à procurer des aliments appétissants et de facile digestion, paille, avoine, grains, carottes, luzerne, etc.; car, dans l'affection typhoïde, plus que dans n'importe quelle maladie, le cheval fait une énorme déperdition des tissus. Ce traitement réconfortant est surtout nécessaire pendant la convalescence.

On doit être très prudent pour pratiquer la saignée ; on devrait presque la proscrire.

Les révulsifs sont bien indiqués dans cette grave maladie, car ils ont pour but de produire une dérivation externe et d'ouvrir pour ainsi dire une voie à l'élimination du principe infectieux ; c'est ce qui nous a fait recommander le Baume Caustique dans cette affection, comme nous l'avons fait plus haut déjà et dans le même but à propos des maladies charbonneuses. Il est préférable aux vésicatoires qui parfois donnent lieu à une intoxication cantharidée, surtout dans le cas de fièvre typhoïde, et aux sinapismes qui ont une action peu continue.

Cependant, si l'on fait usage des sinapismes de farine de moutarde qui agissent rapidement, il sera bon de les fixer et de continuer leur action en la rendant plus énergique et plus durable par une friction de Baume Caustique, suivie d'une ou plusieurs applications.

Si l'on juge à propos d'appliquer les sétons, il ne faut pas longtemps les laisser suppurer parce qu'ils affaibliraient l'animal.

L'hydrotérapie a souvent été employée avec succès : eau froide sur tout le corps, pendant un quart-d'heure, trois fois par jour ; eau froide en boissons ; eau froide en lavements. Ce traitement est bon quand il y a stupeur et grande dépression des forces, parce qu'il provoque une stimulation et une réaction salutaires.

Nous répèterons que le quinquina est le meilleur des toniques à employer, et que les ferrugineux n'ont leur raison d'être administrés que dans la convalescence.

L'essence de térébenthine est aussi excellente pour combattre l'atonie générale et la prostration nerveuse.

Nous avouerons en toute sincérité que nous n'avons pas eu l'intention, dans notre modeste ouvrage, d'entrer dans tous les détails d'une affection aussi protéiforme ; nous avons voulu donner honnêtement quelques conseils généraux et pratiques, laissant à chaque vétérinaire le soin de traiter la maladie d'après les divers symptômes qu'il saura toujours reconnaître.

— Nous avons souvent, pour combattre la fièvre typhoïde, institué un traitement dosimétrique qui nous a toujours donné les résultats les plus rapides et les plus heureux.

Nous proscrivons rigoureusement, dans ce cas, l'emploi de la saignée et du séton.

Nous appliquons des sinapismes de farine de moutarde que nous fixons avec le Baume Caustique. Nous entretenons la liberté du ventre par l'administration du Sedlitz Landrin.

Pour ramener aux conditions normales la température du corps, qui peut dans cette maladie monter jusqu'à 41 degrés centigrades, nous employons les défervescents : aconitine, vératrine, digitaline, de quart-d'heure en quart-d'heure ou de demi-heure en demi-heure jusqu'à effet.

Pour réveiller l'organisme, nous donnons l'arséniate de strychnine et l'acide phosphorique, cinq granules de chaque, toutes les demi-heures ou toutes les heures suivant la gravité des cas.

Nous combattons les accès fébriles par l'arséniate, l'hydro-ferro-cyanate de quinine ou le sulfate de quinine.

Enfin, pour détruire l'élément infectieux, nous faisons prendre le sulfure de calcium, l'acide salicylique, le salicylate de quinine.

Pendant la convalescence, nous donnons jusqu'à rétablissement complet les granules d'arséniate de fer, de proto-iodure de fer et de quassine.

Et, dans les cas de formes diverses, nous engageons à recourir aux traitements spéciaux que nous avons indiqués aux articles spéciaux.

Typhus

Maladie épizootique appelée *peste des bœufs*, la plus terrible, la plus meurtrière, qui atteint le gros bétail et par sa contagion exerce d'immenses ravages.

Ce début nous dispense d'en parler longuement. Nous dirons seulement que la police sanitaire s'oppose au traitement, et que les propriétaires sont indemnisés non seulement de la valeur des animaux malades, mais encore de celle des animaux ayant été en contact avec les malades et qu'ils doivent immédiatement les faire abattre.

Verrue

On appelle ainsi des excroissances cutanées plus ou moins grandes, dures, indolentes dont le siège est aux paupières, aux lèvres, aux mamelles, sur le plat des cuisses, le ventre, le cou, la nuque, etc.

On doit les enlever et les cautériser quand elles deviennent grosses, dans la crainte qu'à la suite d'écorchures accidentelles elles ne soient la cause d'ulcères.

On excise avec le bistouri et on cautérise avec l'acide azotique.

Vers

Parasites (entozoaires, helminthes, ascarides) se développant et vivant, pendant une certaine période de leur existence, dans l'intérieur des diverses parties du corps des animaux.

Chaque espèce a ses parasites propres qui, en général, font éprouver des coliques et un prurit insupportable au rectum, et dont l'existence se trahit par leur présence dans les excréments.

Chez le cheval et le bœuf on emploie le semen-contra, la cévadille, l'éther sulfurique, l'essence de térébenthine, l'huile empyreumatique, la mousse de Corse, la fougère mâle, l'écorce de grenadier, le protochlorure de mercure, l'huile de ricin, l'assa-fœtida, etc. On administre ces vermifuges le matin à jeun.

Nous conseillons les bols composés comme suit :

1° Fougère pulvérisée.	30	grammes.
Huile empyreumatique.	30	—
Aloès.	15	—
Assa fœtida	15	—
Gomme gutte	5	—

Cette dose pour deux bols.

2° Sulfure noir de mercure	15	grammes.
Fougère mâle pulvérisée	60	—
Gentiane..	60	—
Absinthe	60	—
Aloès.	60	—
Extrait mou de genièvre	60	—

Cette dose pour quatre bols.

On peut administrer des lavements de décoction de fougère mâle dans lesquels on ajoute essence de térébenthine, benzine et huile empyreumatique, 15 grammes de chaque pour un lavement.

Pour l'ascaride du cheval on donne 2 grammes d'acide arsénieux par jour pendant quinze jours.

Chez le bœuf, pour le débarrasser de l'ascaride lombricoïde, on donne l'émétique en lavages à la dose de 5 à 10 grammes par jour, pendant deux jours, matin et soir.

Il est essentiel de brûler les crottins et défécations du cheval et du bœuf à cause des œufs qui se trouvent dans le corps des femelles et qui des fumiers pourraient être facilement transportés dans les champs.

Chez le chien, on administre le semen-contra, la mousse de Corse, l'huile empyreumatique, la fougère, l'écorce de grenadier et, comme purgatifs, l'aloès, le jalap, le nerprun, l'huile de ricin.

Chez la chèvre et le mouton, on fait usage d'une poudre ainsi composée, la dose pour dix moutons :

Absinthe en poudre	125 grammes.
Fougère mâle	125 —
Suie de cheminée	65 —
Sel marin	65 —
Farine torréfiée	1 kilogramme.

Le tout bien mélangé et arrosé d'un peu d'essence de térébenthine.

Quand on veut agir énergiquement et sûrement, il faut donner les granules de santonine, de kousséine, de deltiérine. Le podophyllin et le Sedlitz Landrin aident à l'expulsion.

Vertiges

Maladie cérébrale due à l'inflammation d'un ou plusieurs des organes contenus dans le crâne, produisant une altération plus ou moins grande dans l'exercice des sens et déterminant des mouvements désordonnés suivis de rémissions dans lesquelles on observe un abattement particulier.

Le vertige se distingue en *vertige essentiel* et *symptomatique*.

Le *vertige essentiel* a son siège au cerveau, est produit par une congestion vasculaire et provient d'une inflammation aiguë des méninges du cerveau.

C'est là le vertige proprement dit du cheval, qui s'observe plus rarement chez les autres animaux. Les causes ne sont pas bien connues ; on les attribue à la grande chaleur, au travail exagéré aussitôt après le repas, aux colliers trop étroits, aux sous-gorges trop serrées, et aussi à la présence de vers dans les intestins.

Dès qu'il apparaît, on voit le cheval chanceler, trembler de tout le corps, chercher un appui ou tourner sur lui-même ; il est égaré, le corps couvert de sueur, tombe quelquefois en syncope, et refuse tout service.

On doit examiner le harnais et voir si rien ne gêne ; si l'animal est pléthorique, il faut le saigner ; et, dans les deux cas, il peut être utile d'employer le Baume Caustique en frictions répétées à dix ou douze heures d'intervalle sur les joues, le sommet de la tête et les côtés de l'encolure. A l'intérieur on administre des purgatifs : aloès, séné, graines de croton avec addition de gentiane, de sulfate de soude ou de magnésie ; et on donne des breuvages d'eau blanche légèrement nitrée et miellée, à peine dégourdie. Rarement ce vertige est mortel.

Le *vertige symptomatique*, appelé aussi *vertige abdominal* ou *indigestion vertigineuse*, se traduit de la même façon que le précédent, mais a pour cause les irritations de la membrane muqueuse soit de l'estomac, soit du tube intestinal, soit du foie. Il est quelquefois difficile de le distinguer du vertige essentiel ; cependant il attaque les animaux moins subitement et les symptômes se rapprochent plus de ceux de l'indigestion. Mais bientôt ils s'accentuent et se compliquent de l'irritation encéphalique qui frappe les animaux de stupeur et d'abattement, puis les pousse à des mouvements désordonnés ; ils reculent, tirent sur la longe et aussitôt poussent en avant, montent dans la mangeoire et au râtelier ; ils ne paraissent plus rien voir et s'ils sont libres tournent sur eux-mêmes ou se portent en avant dans une course vertigineuse jusqu'à ce qu'ils rencontrent un obstacle qui les arrête et contre lequel ils s'appuient hébétés. Ils se débattent et il survient d'horribles convulsions ; ils finissent par devenir insensibles et la mort vient rapidement. Dès le début de l'affection, on peut la juger sûrement, car elle se reconnaît à la douleur qu'éprouve l'animal lorsqu'on presse ou qu'on touche les parois du ventre, ce qui n'a jamais lieu dans le vertige essentiel.

Comme causes, on admet généralement le travail excessif ; la surabondance des aliments de difficile digestion, l'usage des fourrages nouvellement récoltés, qui n'ont pas jeté leur feu, trèfle et luzerne mal récoltés ou engrangés trop tôt, foins poudreux, etc.

Il faut complètement proscrire la saignée qui ne fait au contraire que faciliter les symptômes nerveux du vertige. On doit employer les purgatifs salins, l'émétique en lavages, les lavements émollients même au besoin savonneux et aloétiques, faire sous le ventre des frictions d'huile de croton-tiglium et de Baume de Caustique sur le dos et les membres. Il ne faut pas négliger d'administrer des bols faits avec 40 grammes d'aloès et quinze à vingt gouttes de croton-tiglium, avec miel, réglisse, gomme ou guimauve. C'est quelquefois difficile parce qu'il y a trismus et contraction de la mâchoire, mais on peut saisir pour les administrer les instants de rémittence.

Les sétons, de même que la saignée, sont plus nuisibles qu'utiles.

Cette maladie est rarement guérissable ; mais si on a le bonheur de réussir il faut donner une alimentation bien digestive et peu abondante bien que très nutritive.

— Dans le cas de *vertige essentiel*, on emploie en dosimétrie l'aconitine, un sel de strychnine, la caféine ou ses sels, ainsi que le calomel ; et le Sedlitz Landrin pendant le traitement et la convalescence.

Dans le *vertige symptomatique*, on obtient souvent des guérisons inespérées, dans les cas même les plus graves, avec les granules de sels de strychnine, le sulfate ou l'hypophosphite auxquels on ajoute ceux d'atropine et d'hyosciamine, de concert avec l'emploi du podophyllin et du Sedlitz Landrin. Sous leur influence, les contractions des fibres de la membrane charnue se trouvent rétablies, le spasme de cette couche cesse, l'état général est relevé et les douleurs se calment.

Vessigon

Dilatation des gaînes synoviales du jarret, du genou et quelquefois du grasset.

— Le développement de cette hydarthrose ne s'opère pas toujours de la même manière. Il s'effectue lentement, progressivement ; la tumeur est petite, peu apparente, du volume d'un œuf de pigeon, de poule, du poing ; là, il a lieu d'un seul coup, subitement, sous l'influence d'un violent effort, d'une chute, d'un travail excessif et aussi d'un travail pré-

maturé. Il est facile d'expliquer la production d'une hydarthrose par un effort violent qui distend l'articulation et
facilite davantage l'accumulation de la synovie dans son intérieur.

Le *vessigon du jarret* existe sur les faces latérales de l'arti-

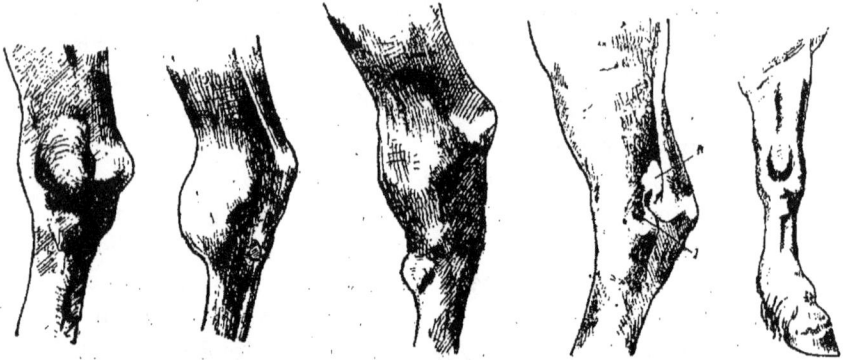

Fig. 56.	Fig 57.	Fig. 58.	Fig. 59.	Fig. 60.
Vessigon articu- laire du creux du jarret.	Vessigon articulaire général.	Vessigon tendineux de l'extenseur des phalanges.	A, Vessigon tendineux, B, Vessigon articulaire.	Vessigon du genou.

culation du jarret. Il est simple s'il n'existe que sur une
face ; lorsqu'il est *double*, il est dit *chevillé*.

Il peut se former en avant et un peu en dedans du jarret ; il
est alors *articulaire* et se nomme *vessigon astragalien*.

Il se forme aussi une hydropisie de la gaine du tendon
d'Achille toujours située postérieurement et à la partie supérieure du jarret et toujours allongée ; c'est ce qu'on appelle
le *vessigon tendineux*.

Un autre *vessigon tendineux* se développe *sur le trajet* de
l'*extenseur des phalanges*, près du métatarse, un peu en dehors ; il est disgracieux, mais ne fait pas boiter.

Le *vessigon* ou *effort du genou* se présente de deux façons,
soit en dehors et au dessus du genou, soit en avant et tout
autour (genou forcé).

Rien de plus fréquent que ces hydarthroses. On exige tant
de travail de nos pauvres chevaux !

Quel que soit son siège, le vessigon se présente toujours sous forme de tumeur ; l'articulation perd ses saillies osseuses et prend un aspect arrondi. Rien de plus facile alors à diagnostiquer, d'autant mieux que la boiterie vient toujours donner l'éveil et permettre de reconnaître le siège du mal.

Les douches d'eau froide, les bains de rivière n'ont pas d'effet dans ces diverses affections. Les compresses d'eau alunée, de solution de sulfate de fer, l'argile délayée avec du vinaigre, les emplâtres d'alun avec du blanc d'œuf n'ont pas d'effet non plus, ne font que perdre du temps et rendent souvent le mal chronique.

Il faut recourir d'emblée au Baume Caustique ; et, dans ces divers cas, les cures obtenues à l'aide de cet agent sont tellement nombreuses que nous pouvons affirmer que l'insuccès est l'exception.

On frictionne le jarret ou le genou avec la brosse de crin fortement imbibée de Baume Caustique, en ayant bien soin de ne pas frictionner dans les plis du genou ou du jarret afin d'éviter les crevasses ; on ne doit pas craindre d'en user largement, et on recommence le lendemain de façon à obtenir un écoulement très abondant de sérosité. Le Baume Caustique agit ici comme substitutif ; il calme l'inflammation, modifie la sécrétion, et en amenant à la surface de l'hydarthrose une infiltration œdémateuse du tissu cellulaire exerce une compression salutaire sur la tumeur. On peut faire suivre les frictions de deux ou trois applications, faites à la main, tous les deux jours.

Quand les hydarthroses sont de date récente, à l'état aigu, le Baume Caustique est le meilleur remède à leur opposer ; mais elles sont souvent négligées et sont alors susceptibles de devenir *indurées*. Le tissu des organes étant enflammé, le sang finit par cesser peu à peu d'y aborder, la chaleur y devient moins vive et les fluides exsudés passent à l'état de matière organique solide ou demi-solide, de globules granuleux, ou à l'état de tissu fibro-plastique. C'est alors que l'emploi du Fondant Gombault est tout tracé. Ce merveilleux médicament, à la fois vésicant et fondant, fait disparaître promptement l'élément douleur, et prépare la peau à l'absorption rapide des fondants qu'il contient. On comprendra d'ailleurs qu'il doit facilement faire disparaître les indurations puisque son mérite va jusqu'à la disparition des tumeurs osseuses. (Voir le mode d'emploi à l'article *Exostoses*.)

Il ne faudra jamais employer l'eau froide pour atténuer les effets de l'inflammation produite par le Baume Caustique, dans ce cas comme dans tous les autres. Pour activer la chute des croûtes, on emploie l'huile tiède ou les lotions tièdes d'eau savonneuse. Avec le Fondant Gombault on doit laisser les croûtes tomber d'elles-mêmes.

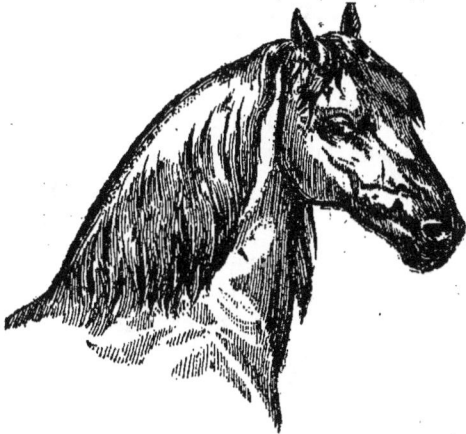

CAS RÉDHIBITOIRES

GARANTIE

—

Code civil ;
Loi du 20 Mai 1838 ;
Loi du 2 Août 1884 ;

—

Conférence de M. Goyau sur le commerce des Chevaux.

Cas Rédhibitoires

La loi garantit à l'acquéreur non seulement la possession paisible et régulière de la chose vendue, mais encore les défauts cachés de cette chose ou les vices rédhibitoires.

C'est une protection accordée à l'acheteur qui pourrait avoir été trompé par fraude ou par ruse du vendeur dans des cas où ce dernier aurait dissimulé à dessein sur le marché soit l'énonciation des vices réels et connus de lui, soit l'affection causée par les diverses maladies qui rendent un animal invendable sans garantie ou qui en auraient diminué le prix si les vices cachés avaient été connus.

Nous ne saurions mieux faire que de mettre sous les yeux de nos lecteurs les articles du Code civil formels à cet égard.

CODE CIVIL

Livre III, Titre IV, Section III

DE LA GARANTIE

ART. 1625. — La garantie que le vendeur doit à l'acquéreur a deux objets : le premier est la possession paisible de la chose vendue, le second les défauts cachés de cette chose ou les vices rédhibitoires.

ART. 1641. — Le vendeur est tenu de la garantie à raison des défauts cachés de la chose vendue qui la rendent impropre à l'usage auquel on la destine, ou qui diminuent tellement cet usage que l'acheteur ne l'aurait pas acquise ou n'en aurait donné qu'un moindre prix s'il les avait connus.

ART. 1642. — Le vendeur n'est pas tenu des vices apparents et dont l'acheteur a pu se convaincre lui-même.

ART. 1643. — Il est tenu des vices cachés quand même il ne les aurait pas connus, à moins que, dans ce cas, il n'ait stipulé qu'il ne sera obligé à aucune garantie.

ART. 1644. — Dans le cas des articles 1641 et 1643, l'acheteur a le choix de rendre la chose et de se faire restituer le prix ou de garder la chose et de se faire rendre une partie du prix, telle qu'elle sera arbitrée par experts.

Art. 1645. — Si le vendeur connaissait les vices de la chose, il sera tenu outre la restitution du prix qu'il en a reçu, de tous les dommages et intérêts envers l'acheteur.

Art. 1646. — Si le vendeur ignorait les vices de la chose, il ne sera tenu qu'à la restitution du prix et à rembourser à l'acquéreur les frais occasionnés par la vente.

Art. 1647. — Si la chose qui avait des vices a péri par suite de sa mauvaise qualité, la perte est pour le vendeur qui sera tenu envers l'acheteur à la restitution du prix et aux autres dédommagements expliqués dans les deux articles précédents ; mais la perte arrivée par cas fortuit sera pour le compte de l'acheteur.

Art. 1648. — L'action résultant des vices rédhibitoires doit être intentée par l'acquéreur dans un bref délai, suivant la nature des vices rédhibitoires et l'usage du lieu où la vente a été faite.

Art. 1649. — Elle n'a pas lieu dans les ventes faites par autorité de justice.

L'interprétation de ces articles du Code a donné lieu à des jurisprudences contradictoires, surtout à raison des termes équivoques et trop larges de l'article 1648 qui laissaient les tribunaux libres d'apprécier et de juger suivant les usages locaux et la nature des vices. Aussi, dans chaque contrée, il s'était établi une jurisprudence spéciale qui prenait le nom de coutumes du pays. Longtemps on réclama une législation uniforme qui vint au moins réglementer le délai dans lequel devait s'introduire l'action en garantie, et la loi du 20 mai 1838 établit ainsi qu'il suit les vices rédhibitoires dans les ventes et échanges des animaux domestiques et le délai de garantie.

LOI CONCERNANT LES VICES RÉDHIBITOIRES

DANS LES VENTES ET ÉCHANGES D'ANIMAUX DOMESTIQUES

Promulguée le 20 mai 1838

Article premier. — Sont réputés vices rédhibitoires et donneront seuls ouverture à l'action résultant de l'article 1641 du Code civil, dans les ventes ou échanges des animaux domestiques ci-dessous dénommés, sans distinction des localités où les ventes et échanges auront lieu, les maladies ou défauts ci-après, savoir :

POUR LE CHEVAL, L'ANE ET LE MULET

La fluxion périodique des yeux ;

L'épilepsie ou mal caduc ;

La morve ;

Le farcin ;

Les maladies anciennes de poitrine ou vieilles courbatures,

L'immobilité ;

La pousse ;

Le cornage chronique ;

Le tic sans usure des dents ;

Les hernies inguinales intermittentes ;

La boiterie intermittente pour cause de vieux mal.

POUR L'ESPÈCE BOVINE

La phthisie pulmonaire ou pommelière ;

L'épilepsie ou mal caduc ;

Les suites de la non-délivrance

Le renversement du vagin ou } après le part chez le vendeur.

de l'utérus.

POUR L'ESPÈCE OVINE

La clavelée : cette maladie reconnue chez un seul animal entraînera la rédhibition de tout le troupeau.

La rédhibition n'aura lieu que si le troupeau porte la marque du vendeur ;

Le sang de rate : cette maladie n'entrainera la rédhibition du troupeau qu'autant que, dans le délai de garantie, la perte constatée s'élèvera au quinzième au moins des animaux achetés.

Dans ce dernier cas, la rédhibition n'aura lieu également que si le troupeau porte la marque du vendeur.

Art. 2. — L'action en réduction de prix, autorisée par l'article 1644 du Code civil, ne pourra être exercée dans les ventes et échanges d'animaux énoncés dans l'article 1er ci-dessus.

Art. 3. — Le délai pour intenter l'action rédhibitoire sera, non compris le jour fixé pour la livraison, de trente jours pour les cas de fluxion périodique des yeux et d'épilepsie ou mal caduc, de neuf jours pour tous les autres cas.

Art. 4. — Si la livraison de l'animal a été effectuée ou s'il a été conduit, dans les délais ci-dessus, hors du lieu du domicile du vendeur, les délais seront augmentés d'un jour par cinq myriamètres de distance, du domicile du vendeur au lieu où l'animal se trouve.

Art. 5. — Dans tous les cas, l'acheteur, à peine d'être non recevable, sera tenu de provoquer, dans le délai de l'article 3, la nomination d'experts chargés de dresser procès-verbal : la requête sera présentée au juge de paix du lieu où se trouvera l'animal Ce juge nommera immédiatement, suivant l'exigence des cas, un ou trois experts, qui devront opérer dans le plus bref délai

Art. 6. — La demande sera dispensée du préliminaire de la conciliation, et l'affaire instruite et jugée comme matière sommaire.

Art. 7. — Si, pendant la durée des délais fixés par l'article 3, l'animal vient à périr, le vendeur ne sera pas tenu de la garantie, à moins que l'acheteur ne prouve que la perte de l'animal provient de l'une des maladies spécifiées dans l'article 1er.

Art. 8. — Le vendeur sera dispensé de la garantie résultant de la morve et du farcin, pour le cheval, l'âne et le mulet, et de la clavelée pour l'espèce ovine, s'il prouve que l'animal, depuis la livraison, a été mis en contact avec des animaux atteints de ces maladies.

Fait au Palais des Tuileries le 20e jour du mois de mai, l'an 1838.

Signé : LOUIS-PHILIPPE.

Par le Roi :

Signé : BARTHE.　　　　　*Signé* : N. MARTIN (du Nord.)

Cette loi, malgré le soin avec lequel elle avait été préparée et débattue, n'avait pas encore atteint le but qu'on se proposait.

Des réclamations nombreuses, persévérantes, se firent entendre; quelques vices, admis comme rédhibitoires, donnaient lieu à de grands abus; partout on demandait que la nomenclature en fût révisée.

Et le *2 août 1884 fut promulguée la nouvelle loi dont le texte suit :*

LOI SUR LE CODE RURAL

VICES RÉDHIBITOIRES DANS LES VENTES ET ÉCHANGES D'ANIMAUX DOMESTIQUES

Le Sénat et la Chambre des députés ont adopté.

Le Président de la République promulgue la loi dont la teneur suit :

ARTICLE PREMIER. — L'action en garantie, dans les ventes ou échanges d'animaux domestiques, sera régie, à défaut de conventions contraires, par les dispositions suivantes, sans préjudice des dommages et intérêts qui peuvent être dus s'il y a dol.

Art. 2. — Sont réputés vices rédhibitoires et donneront seuls ouverture aux actions résultant des articles 1641 et suivants du Code civil, sans distinction des localités où les ventes et échanges auront lieu, les maladies ou défauts ci-après, savoir :

Pour le cheval, l'ane et le mulet : la morve, le farcin, l'immobilité, l'emphysème pulmonaire, le cornage chronique, le tic proprement dit avec ou sans usure de dents, les boiteries anciennes, intermittentes, la fluxion périodique des yeux.

Pour l'espèce ovine : la clavelée; cette maladie reconnue chez un seul animal entraînera la rédhibition de tout le troupeau s'il porte la marque du vendeur.

Pour l'espèce porcine : la ladrerie.

Art. 3. — L'action en réduction de prix, autorisée par l'article 1644 du Code civil, ne pourra être exercée dans les ventes et échanges d'animaux énoncés à l'article précédent lorsque le vendeur offrira de reprendre l'animal vendu, en restituant le prix et en remboursant à l'acquéreur les frais occasionnés par la vente.

Art. 4. — Aucune action en garantie, même en réduction de prix, ne sera admise pour les ventes ou pour les échanges d'animaux domestiques, si le prix, en cas de vente ou la valeur, en cas d'échange, ne dépasse pas 100 francs.

Art. 5. — Le délai pour intenter l'action rédhibitoire sera de neuf jours, non compris le jour fixé pour la livraison, excepté pour la fluxion périodique, pour laquelle ce délai sera de trente jours francs, non compris le jour fixé pour la livraison.

Art. 6. — Si la livraison de l'animal a été effectuée hors du lieu du domicile du vendeur ou si, après la livraison et dans le délai ci-dessus, l'animal a été conduit hors du lieu du domicile du vendeur, le délai pour intenter l'action sera augmenté à raison de la distance, suivant les règles de la procédure civile.

Art. 7. — Quel que soit le délai pour intenter l'action, l'acheteur, à peine d'être non recevable, devra provoquer, dans les délais de l'article 5, la nomination d'experts, chargés de dresser procès-verbal; la requête sera présentée, verbalement ou par écrit, au juge de paix du lieu où se trouve l'animal; ce juge constatera dans son ordonnance, la date de la requête et nommera immédiatement un ou trois experts qui devront opérer dans le plus bref délai.

Ces experts vérifieront l'état de l'animal, recueilleront tous les renseignements utiles, donneront leur avis, et, à la fin de leur procès-verbal, affirmeront, par serment, la sincérité de leurs opérations.

Art. 8. — Le vendeur sera appelé à l'expertise, à moins qu'il n'en soit autrement ordonné par le juge de paix à raison de l'urgence et de l'éloignement.

La citation à l'expertise devra être donnée au vendeur dans les délais déterminés par les articles 5 et 6; elle énoncera qu'il sera procédé même en son absence.

Si le vendeur a été appelé à l'expertise, la demande pourra être signifiée dans les trois jours, à compter de la clôture du procès-verbal, dont copie sera signifiée en tête de l'exploit.

Si le vendeur n'a pas été appelé à l'expertise, la demande devra être faite dans les délais fixés par les articles 5 et 6.

Art. 9. — La demande est portée devant les tribunaux compétents, suivant les règles ordinaires du droit.

Elle est dispensée de tout préliminaire de conciliation et, devant les tribunaux civils, elle est instruite et jugée comme matière sommaire.

Art. 10. — Si l'animal vient à périr, le vendeur ne sera pas tenu de la garantie, à moins que l'acheteur n'ait intenté une action régulière dans le délai légal, et ne prouve que la perte de l'animal provient de l'une des maladies spécifiées dans l'article 2.

Art. 11. — Le vendeur sera dispensé de la garantie résultant de la morve ou du farcin pour le cheval, l'âne et le mulet, et de la clavelée pour l'espèce ovine, s'il prouve que l'animal, depuis la livraison, a été mis en contact avec des animaux atteints de ces maladies.

Art. 12. — Sont abrogés tous règlements imposant une garantie exceptionnelle aux vendeurs d'animaux destinés à la boucherie.

Sont également abrogées la loi du 20 mai 1838, et toutes les dispositions contraires à la présente loi.

La présente loi, délibérée et adoptée par le Sénat et la Chambre des députés, sera exécutée comme loi de l'État.

Fait à Mont-sous-Vaudrey, le 29 juillet 1884.

Par le Président de la République :

JULES GRÉVY.

Le Ministre de l'Agriculture,
MÉLINE.

Le Ministre de l'Intérieur,
WALDECK-ROUSSEAU.

La nouvelle loi repose sur les mêmes bases que celle de 1838. Elle a écarté le système de la suppression de toute garantie, ainsi que le système de retour pur et simple au Code civil.

Elle a l'avantage de consacrer plus nettement le principe de la liberté absolue des conventions et est fondée sur une énumération limitative des maladies réputées vices rédhibitoires ; elle laisse les délits et le dol sous le régime du droit commun ; rend à l'acheteur la faculté de se contenter de l'action en réduction de prix lorsque le vendeur n'offre pas la résiliation totale du contrat ; elle limite la recevabilité de l'une et de l'autre action à un minimum de prix ou de valeur ;

elle indique clairement l'intention du législateur et simplifie la procédure.

L'article 2 de la loi de 1884 énumère 10 cas de vices rédhibitoires. La loi du 20 mai 1838 en comptait 17.

Aujourd'hui, pour le cheval, l'âne et le mulet, sont supprimés :

L'Épilepsie ou mal caduc.

Les maladies anciennes de poitrine ou vieilles courbatures, et les hernies inguinales intermittentes.

La Pousse est remplacée par l'emphysème pulmonaire.

Les dénominations du tic et de la boiterie sont modifiées.

Pour l'espèce bovine, il n'existe plus aucune maladie réputée vice rédhibitoire.

Pour l'espèce ovine, la clavelée seule est maintenue, le sang de rate est supprimé.

Et pour la race porcine, la loi de 1884 reconnaît la ladrerie, tandis que la loi de 1838 ne spécifiait rien

Il y aura donc liberté absolue pour les parties d'adopter les conventions qu'il leur plaît, à moins toutefois qu'il ne s'agisse de maladies contagieuses ; car, dans ce cas, la stipulation de non garantie serait nulle, puisque la loi prohibe la vente d'animaux infectés de ces sortes de maladies. Mais, si à cette exception près la garantie peut être étendue à des vices non compris dans la loi de 1884, il faut que ces vices soient nominativement désignés dans l'acte qui modifie la garantie légale. Ainsi l'acheteur peut demander au vendeur ce qu'on peut appeler une *garantie conventionnelle*, c'est-à-dire de lui garantir que tel autre vice, non mentionné dans la loi, n'existe pas; par exemple, que le cheval n'est pas méchant, qu'il s'attelle bien si c'est à un service d'attelage qu'on le destine, qu'il se monte bien, qu'il a une bonne vue, qu'il n'a que tel âge, etc. ; que la vache laitière qu'il achète donne au moins tant de litres de lait par jour, qu'elle n'a que tel âge, etc., etc.

L'acheteur peut aussi demander au vendeur de *prolonger la durée de la garantie légale ;* et même, si le vendeur ne la spécifiait pas pour tel ou tel vice que redoute l'acheteur, la

prolongation de garantie s'étendrait à tous les vices rédhibitoires.

Contrairement à la loi de 1838, l'acheteur peut choisir
entre la diminution de prix ou l'action résolutoire. Mais le
vendeur a le droit de ne rien diminuer et de reprendre la
bête en remboursant l'acquéreur.

Il n'y a pas de résiliation possible au dessous de cent
francs, à moins de conventions contraires, sauf bien entendu
dol ou maladie contagieuse.

Pour le commerce des animaux de boucherie qui a été laissé
en dehors de la loi de 1884, on rentre dans le droit commun,
c'est-à-dire que la matière est réglée par l'article 1641 du
Code civil.

Quand un marché est fait de confiance, quand l'acheteur,
n'ayant pas vu l'objet du marché, s'en est rapporté à la délica-
tesse et à la bonne foi du vendeur, qu'il lui a demandé un
animal propre à tel service ou devant remplir telles ou telles
conditions, le vendeur est responsable de tous les défauts ou
vices qui empêchent l'animal de remplir le but pour lequel il
a été demandé ou qui diminuent le prix qu'on était convenu
de donner, car c'est là un véritable abus de confiance. Mais
il faut alors que cela résulte clairement d'un échange de
correspondance.

De son côté, le vendeur qui ne veut pas être astreint à la
garantie légale doit le spécifier par écrit et déclarer qu'il
vend sans aucune espèce de garantie.

Nous ne saurions donc trop engager à rédiger en langage
clair et précis les actes relatifs aux ventes et échanges
d'animaux, à bien observer que si l'une des parties contrac-
tantes ne sait pas signer, elle ne doit pas faire une croix
pour tenir lieu de sa signature; dans ce cas l'acte, pour être
valable, doit être signé par devant notaire.

La loi de 1884 a exposé clairement la manière de procéder
pour l'acheteur qui veut faire valoir ses droits dans le cas
d'existence de vices rédhibitoires. Nous n'entrerons pas ici
dans ces détails et dans le commentaire de la loi Mais, nous
engagerons tous nos lecteurs intéressés à la question à se

procurer le *Traité.Théorique et pratique des actions rédhibitoires* par M. Oscar Dejean (Asselin et Houzeau, éditeurs, place de de l'École de Médecine à Paris). Ce traité contient la législation, la doctrine de la jurisprudence sur la matière, la définition des vices rédhibitoires, l'explication détaillée des règles de la procédure et un formulaire complet de tous les actes nécesaires.

Nous avons plaisir à mettre sous les yeux de nos lecteurs les intéressantes et charmantes observations de M. L. Goyau, ex-vétérinaire principal de l'armée, officier de la Légion d'honneur, médecin vétérinaire, 20, rue Bayard, Paris.

Cet éminent professeur connaissait bien à fond les chevaux et les gens. Profitez de ces excellents conseils en lisant sa CONFÉRENCE SUR LE COMMERCE DES CHEVAUX faite à l'École militaire de Saint-Cyr.

MAQUIGNONNAGE ET MAQUIGNONS

Maquignon !!!
N'est pas maquignon qui veut !

I. — PRÉPARATION A LA VENTE

Si le cheval en vente était franchement présenté à l'examen, il ne serait pas difficile d'être fixé sur ses qualités et ses défauts. Mais nombre de gens, dans un intérêt facile à comprendre, cherchent à présenter avantageusement le cheval dont ils désirent se défaire.

Les vendeurs habiles mettent en relief ou simulent *la santé et le gros* par la préparation à la vente, *l'élégance et la distinction* par la toilette et le gingembre, *l'âme et les moyens* par la préparation *à la montre*; ils arrivent ainsi à faire valoir les qualités existantes et à donner, au plus mauvais rossard, certains apparences favorables.

Les éleveurs, les marchands, excellent à préparer le cheval à la vente: c'est-à-dire à lui donner un poil fin, court, brillant, et à le souffler, en interposant entre cuir et chair une épaisse couche de graisse. A cet effet, le cheval est, le plus souvent, enfermé dans une écurie chaude et obscure, laissé au repos, bien pansé et bourré de soupes de grains cuits. En trois mois environ, le jeune cheval perd son poil bourru et sa bedaine avalée, il a le poil *comme une souris* et présente un fastueux embonpoint.

Le cheval étique qui *a souffert, manque d'état, n'est pas marchand, n'est pas de défaite*, est rapidement *refait*. La préparation à la vente compromet gravement la santé du jeune cheval ; la mauvaise graisse, qui encombre, rouille, paralyse, surcharge les organes, doit disparaître pour qu'il soit apte au travail. Dans les circonstances les plus heureuses, cette matière étrangère s'en va peu à peu par les sueurs, est brûlée par le travail. Le plus souvent la gourme se déclare ; la graisse est crachée par les nasaux, c'est le jetage ; ou bien elle s'accumule et forme sous la ganache de volumineux abcès.

Le cheval refait tombe, lui aussi, au premier travail sérieux.

Et si les chevaux préparés à la vente, jeunes ou vieux, manquent de charpente, il faut les voir quand la graisse est tombée. Il faut voir la *claquette au déballage !*

Par suite de quelle aberration en est-on arrivé à priser, chez un animal de travail, cette disgrâce physique qui s'appelle l'obésité ? Comment la graisse du cheval se paye-t-elle sur les marchés ?

Le cheval gras porte sur lui un certificat d'impuissance actuelle, une forte présomption de maladie prochaine ; pour arriver *à le mettre en chair, à le mettre en haleine*, il y a des risques à courir.

Et cependant, on préparera les chevaux à la vente tant que les acheteurs auront le tort de rechercher, en hiver et au printemps, le poil court et luisant de l'été, tant qu'ils prendront pour exubérance de santé une bouffissure maladive.

La pratique de l'engraissement cesse d'être absurde, quand elle a pour but de masquer une faible charpente, de *donner du gros* ; et encore le cheval *soufflé* est il facile à déshabiller de l'œil.

II. — **TOILETTE ET GINGEMBRE**

Le cheval du paysan est par trop nature. Souvent le poil
est long et bourru, le ventre gros, le pied grand et plat ; en
certains endroits, d'énormes masses de crins dérobent en
partie, à la vue, la tête, l'encolure, les fesses, les tendons,
etc. En résumé : ensemble lourd et disgracieux.

Entre les mains du marchand, l'animal est transformé pour
le plaisir des yeux.

Une ou deux purgations font tomber le ventre ; et le cheval paraît plus grand, plus léger, mieux membré. Les longs
crins du pourtour du nez et de la bouche, les poils des gana-
ches et des oreilles sont brûlés. Si la bête *a du gros* et que la
saison le comporte, la tonte complète est effectuée. Le toupet,
la crinière sont toujours émondés, régularisés et parfois
éclaircis aux ciseaux ou arrachés en partie avec une griffe en
fer. La queue est rafraîchie, taillée régulièrement, coupée
bien au-dessus des jarrets, souvent dégrossie et allégée par
l'*écourtage*, quelquefois *niquetée*. Les poils — qui courent sur
le trajet des tendons, forment les fanons, cachent l'origine
des sabots, — sont coupés aux ciseaux. Et puis viennent l'excision des châtaignes et des ergots, l'embellissement des
pieds, que le maréchal raccourcit, creuse en dessous, diminue
fortement à leur pourtour, et transforme en petits moignons
courts et ronds.

Voilà la toilette faite. L'animal est dégagé dans son ensemble ; ses fesses semblent mieux musclées ; il présente un
tout autre cachet d'élégance, de distinction et dispose favora-
blement en sa faveur.

Quelques coups de ciseaux ont suffi à opérer ce changement à vue, et cependant la toilette du cheval se chiffre bien
souvent par le billet de mille.

Le gingembre. — La queue bien portée est un objet de toilette recherché. Le beau port de queue, outre qu'il donne de
l'élégance, de la distinction, du cachet, est considéré comme
indice d'énergie ; il est obtenu artificiellement par l'intro-

duction dans l'anus d'un morceau de *gingembre* préalablement
mâché.

Le gingembre détermine une cuisson et aussitôt la queue
se détache gracieusement du corps, s'arrondit en une courbe
prononcée, ou se renverse sur le rein comme un brillant
panache.

De nos jours, on use et on abuse du gingembre ; aucun
cheval n'est présenté à l'examen, sans avoir un petit morceau
de cette racine grisâtre, discrètement logé à l'endroit propice.

Dans les foires, le garçon maquignon met parfois le gingembre à toute une rangée de chevaux. Les morceaux de gingembre, pris un à un dans la poche du gilet, sont successivement mâchés et introduits avec dextérité. De telle sorte que
la main se promène de la bouche de l'homme à l'anus du
cheval et réciproquement. Aussitôt l'opération faite, des
effets de queue réjouissants viennent produire une illusion
passagère.

III. — LA MONTRE

Partant de ce fait connu, que tout cheval bien présenté
plaît et tout cheval qui plaît est à moitié vendu, les marchands pratiquent, avec succès, une mise en scène d'une
prestigieuse habileté, c'est la *montre*.

Tout est calculé en vue de l'effet à produire : illusion de
l'œil, chez l'amateur, grâce à des attitudes, brillant des allures
chez l'animal.

Dans certaines conditions faciles à obtenir, le cheval paraît
plus grand, plus fort, mieux conformé. Et, pour bien comprendre comment se produisent ces aberrations de l'œil, il
faut savoir :

1° Que tout cheval entouré de petits objets, ou formant seul
la perspective, ou placé sur un plan plus élevé que l'observateur, semble plus grand, plus fort, est *avantagé* ; entouré d'objets lumineux, placé dans un bas-fond, il est au contraire
dominé, écrasé, *désavantagé* ;

2° Pour les mêmes raisons, un cheval de moyenne taille paraît petit près d'un carrossier et grand à côté d'un poney. De même un homme de petite taille favorise à son détriment le cheval qu'il monte ou conduit en main ; inversement, un homme de très grande taille enlève du coup d'œil à l'animal ;

3° Quand le *bout de devant* est élevé et le cheval *placé*, autrement dit lorsque l'avant-main est situé sur un plan plus élevé, et la tête et l'encolure maintenues à bout de bras, le plus haut possible, lorsque le poids du corps porte également sur les quatre pieds, — ceux-ci occupant les coins d'un rectangle, — la tête est mieux portée et paraît plus petite, l'encolure semble plus légère et plus longue, le garrot mieux sorti, le dessus plus droit et plus soutenu, la croupe moins oblique ; et puis les chevaux brassicourts, arqués, bas-jointés, à jarrets coudés se redressent par un placer savant. Au contraire, l'animal perd dans une pose négligée, dans une attitude abandonnée et sur un terrain défavorable.

C'est bien certainement d'après la connaissance raisonnée de ces faits, que les marchands règlent la présentation de leur marchandise.

Dans tous les grands établissements de Paris et de la province se trouve une cour nue et souvent couverte ; contre un mur blanc est un espace préparé, plus élevé que le niveau du sol et formant pente douce. La cour est prolongée par un long couloir vitré et sablé.

C'est là que le cheval à vendre est dressé *à la montre*.

Tous les jours, il prend sa leçon. Contre ce mur, sur ce terrain préparé, on lui apprend à se placer, à se camper, à faire le beau.

Il est exercé au pas et en main par un groom qui, armé d'une cravache, le touche sous le ventre pour enlever l'arrière-main, sur les avant-bras pour actionner l'avant-main, sur la croupe à gauche pour obtenir un rapide demi-tour dans les changements de direction.

Puis, l'animal est trotté dans le couloir. Fortement retenu par le groom qui se pend aux rênes, vivement poussé par les sifflements et les atteintes du fouet, par les roulements exécutés dans le chapeau, par les cris et les ronflements de l'homme qui court derrière, le cheval comprend rapidement ce qu'on lui demande et se conduit en conséquence. Retenu en avant, poussé en arrière, il acquiert très vite un trot enlevé et brillant, un air énergique, une grande spontanéité dans les mouvements, toutes choses qui lui donnent des attitudes séduisantes.

Les répétitions vont bien : tout est prêt pour la première représentation. L'acheteur arrive.

L'animal sort de l'écurie animé, brillant, la queue bien portée. Un homme de petite taille l'amène sur le terrain de la montre. Le cheval est placé et campé ; sa silhouette se dessine merveilleusement sur le mur blanc ; embonpoint fastueux, poil court et brillant, toilette de haut goût : tout y est.

Et les imperfections de la conformation échappent aux yeux charmés par la beauté du tableau.

En action, le cheval est splendide ; il fait feu des quatre pieds, se livre à une fantasia effrénée, à des effets de queue superbes. Exercé dans le couloir, il forme seul la perspective et paraît gigantesque ; il trotte à *hauteur du nez* et semble voler sur le terrain sablé. C'est du mirage, de l'éblouissement, de la fascination. En face des actions hors ligne du brillant animal, on ne pense guère à étudier les irrégularités des allures ; d'ailleurs, sur ce sol préparé, il n'est plus de pieds sensibles, plus de chevaux *pris dans les épaules*.

Donc, tout est parfait !

Quand le marchand a plusieurs chevaux à faire voir, et que le client n'est pas parfaitement connu, il les présente successivement en commençant par le moins bon, par celui qui a le *moins d'œil*. Si l'acheteur se contente de peu, à quoi bon faire voir la *fine fleur de l'écurie*.

Tous les chevaux bons et mauvais sont ainsi préparés par le grand commerce.

Mais, en outre des moyens indiqués, les rosses molles, nonchalantes, lymphatiques, sans courage et sans cœur, reçoivent en distribution journalière : une volée de coups de

fouet et une forte ration d'avoine ; la peur aux flancs, le feu
dans le ventre : voilà qui momentanément donne des apparences d'énergie et de vigueur au plus triste roussin.

L'art de présenter avantageusement les chevaux est aujour-
d'hui fort répandu ; il n'est pas d'homme de cheval qui ne
sache tirer parti d'un terrain quelconque. Glisser le morceau
de gingembre dans l'écurie, *placer* le cheval contre un mur,
le devant plus élevé, la tête à bout de bras, le trotter dans un
couloir étroit, l'animer par derrière, le retenir en avant, sont
choses de pratique journalière.

Enfin, certains vendeurs de bas étage se livrent à de véritables fourberies.

S'agit-il de masquer l'irritabilité et la méchanceté, de rendre momentanément docile et maniable un cheval *rueur*, une
jument *pisseuse*, de calmer les ardeurs d'un *bistourné*, ils
donnent une bouteille d'eau-de-vie, deux onces de laudanum.
L'animal le plus *gâteux*, stupéfié par ces drogues, reste tranquille pendant les quelques heures que dure la vente, et le
tour est joué.

La pousse est momentanément masquée par une forte saignée, suivie d'un séjour de plusieurs semaines dans les
herbages et d'un traitement à l'arsenic.

Rien de plus simple encore que de vieillir le cheval par
l'arrachement des dents de lait, de le rajeunir par la contre-
marque ; et alors de rendre la bête difficile à boucher en
produisant une salive écumeuse à l'aide d'une pincée de sel
gris.

Diminuer les molettes par l'application de bandes imprégnées de sels astringents, — teindre les poils blancs du cheval couronné, — masquer les défauts des pieds à l'aide de la
râpe, — dissimuler les seimes, les traces d'opération avec
la gutta-percha, — échauffer par un exercice préalable les
épaules froides, les pieds sensibles, les jarrets atteints
d'éparvins secs, et diminuer ou faire disparaître les boiteries
à froid, — seller sur les épaules et faire monter à l'anglaise,
par un poids léger, le cheval qui a un vieil effort de rein, —
pratiquer une blessure récente pour donner le change sur

une tare ancienne ou pour expliquer une boîterie chronique
et prétexter la nécessité de vendre immédiatement, — offrir
des certificats de garantie pour les vices rédhibitoires, afin
de se donner un air de bonne foi et de vendre plus cher, —
affirmer sous serment, avec certificats à l'appui, que des chevaux achetés en Normandie, en Allemagne, viennent en
droite ligne d'Angleterre (1), etc., voilà autant de pratiques
fort blâmables.

Quand un cheval est reprochable et déshonnêtement ma-
quignonné, il n'est point de repos pour lui à la montre ;
saccades de bride, coups de chambrière, roulements de chapeau, cris bruyants, tout est mis en œuvre pour que le
pauvre animal se dérobe, par des mouvements incessants,
aux investigations de l'œil et aux attouchements de la main.

Toutes les pratiques et fourberies du maquignonnage
jettent de la poudre aux yeux de l'acheteur novice.

Mais l'homme initié ne s'y trompe pas. Il sait distinguer
le cheval *charpenté* et en *chair* de la claquette obèse, la vraie
santé de la santé factice, l'élégance naturelle de celle qui est
due à la toilette et au gingembre, et surtout le cheval effrayé
et dressé à la montre de celui qui a une énergie vraie.

Pour lui, à la montre, le cheval est un pantin dont un gui-
gnol tient les ficelles ; il assiste impassible et indifférent à la
comédie de la peur.

Si la tête est fièrement portée et mobile, si les yeux sont
brillants et grandement ouverts : c'est que le cheval veut
voir d'où vont venir les coups ;

Si les oreilles sont sans cesse en mouvement : c'est pour
percevoir les bruits menaçants ;

Si la queue s'élève majestueusement : le gingembre est là ;

Si le cheval se campe et fait le beau à la montre : il répète
une leçon apprise ;

Si le trot est enlevé et cadencé, l'action énergique et bril-
lante : c'est que le souvenir des volées reçues donne des
ailes au pauvre animal.

1) Les chevaux d'origine anglaise se paient un prix beaucoup plus élevé.

Pour le vrai connaisseur, toutes les ruses des marchands peu consciencieux sont faciles à éventer.

Il suffit d'un peu d'habitude pour distinguer le cheval endormi du cheval calme.

Le cheval poussif n'est jamais *blanchi* complètement, et quelques jours d'un travail sérieux entraînent une rechute avant l'expiration du délai de garantie.

Les dents travaillées, les poils teints, les pieds préparés, les blessures artificielles, etc., dénoncent un filou et ne trompent que les naïfs.

Qui ne sait que la loi garantit les vices rédhibitoires bien mieux que tous les certificats ?

Enfin, on commence à comprendre qu'avec de l'avoine et un bon dressage, le cheval normand devient l'égal du cheval de service anglais.

Les encouragements multipliés, accordés à l'élevage français, la création des écoles de dressage, le marché de Paris ouvert aux pays d'élevage, par la Société hippique française, doivent, en un temps prochain, en élevant le niveau du marché national, détruire l'engouement du commerce de luxe pour les chevaux d'origine étrangère.

IV. — LE BOUC ÉMISSAIRE

Maquignon ! épithète méprisante adressée aux gens habiles qui vivent du trafic des chevaux.

Par extension, l'épithète de maquignon est appliquée à tous ceux qui achètent pour revendre avec bénéfice. Qu'un amateur brocante avantageusement quelques chevaux ; qu'un officier vende un ou deux chevaux, par an, avec succès ; qu'un vétérinaire s'occupe de commerce, fasse de bons choix, essaye lui-même avant d'acheter, etc., tous maquignons ! Sot préjugé que celui qui fait un crime d'une qualité précieuse et rare : la connaissance du cheval. N'est pas maquignon qui veut ! Demandez-le plutôt à la masse énorme des faux connaisseurs, des incapables et des dupes !

Pourquoi une réprobation universelle s'attache-t-elle au commerce des chevaux ?

Tous les commerçants *font l'article* et cherchent, par les moyens en leur pouvoir, à se défaire avantageusement de leur marchandise ; dans tout commerce l'acheteur est victime de fraudes.

Les marchands de chevaux font-ils autre chose que de présenter l'objet de leur trafic sous le jour le plus favorable, de mettre en relief les qualités et de masquer les défauts ?

Certes ! ce sont d'habiles gens. Et si le savoir-faire est indispensable à l'exercice de leur profession, sous ce rapport, avouons-le, ils ne laissent guère à désirer. Mais le public fait encore les marchands plus malins qu'ils ne sont, et les traite trop volontiers de menteurs et de fripons.

C'est que l'homme dupé, ou plutôt *qui s'est trompé lui-même,* ne subit pas seulement une perte d'argent ; son amour-propre est surtout terriblement froissé. Impossible qu'il en soit autrement.

Comme tout le monde, n'a-t-il pas affiché la prétention de connaître les chevaux ? Et voilà qu'un achat ridicule lui donne un brutal démenti !

De là des histoires lamentables, où l'astuce et la fourberie des marchands sont systématiquement exagérés.

Dire les marchands rusés et fripons, c'est flatteur pour l'homme qui réussit ses achats ; c'est consolant pour le malheureux qui est enrossé : si malin est le maquignon que celui qu'il *a mis dedans* peut ne pas être un imbécile.

Enfin, ce qui explique encore cette mauvaise réputation, c'est que nul commerce ne prête davantage aux récriminations de toute nature.

Il faut payer les chevaux fort cher : c'est chose dure, par exemple, de donner 2 ou 3,000 francs d'un cheval de quatre ans, élevé à l'herbe, bourré de farineux, impropre à tout service immédiat. Que voulez-vous ? c'est à prendre ou à laisser.

Et puis l'acclimatement, des écuries mal aérées occasionnent des maladies et des pertes ; la mauvaise ferrure, le travail sur le pavé amènent parfois des boiteries de suite après la vente ; un attelage mal mené tourne mal ; un cheval mal conduit, se défend, s'emporte et occasionne des accidents ; un animal maltraité prend un mauvais caractère ; par hasard, une jument devient pisseuse ; un cheval est dit de *mauvaise nature*, quand sa ration passe chez le marchand de vin du coin, etc. On crie contre le marchand : *ce pelé, ce galeux...*

Et puis, ne faut-il pas encore s'adresser à l'intermédiaire fort onéreux du marchand, pour échanger et remplacer le cheval qui a *mal tourné ?* Cette dure nécessité est un nouveau grief.

La brutalité, la maladresse, l'ignorance, la vénalité des hommes d'écurie sont le plus souvent la cause de tout le mal ; n'importe.

Tout naturellement, l'homme qui profite de tous désastres devient le bouc émissaire de tous les déboires.

C'est toujours la faute des marchands ! Tous menteurs ! Tous fripons !

V. — TOUS MENTEURS.

Tous menteurs ! A qui la faute ? Neuf fois sur dix l'acheteur veut un cheval sans défauts : c'est-à-dire l'impossible. Le marchand qui signalerait les défauts de ses chevaux *se couperait les vivres.*

Et puis cet homme n'est pas infaillible. Aux reproches, il répond parfois avec raison : je vous l'ai donné pour bon ; je me suis trompé comme vous ; *je ne suis pas dans le cheval.*

Est-on bien fondé, du reste, à demander de la franchise à un homme qui ne sera pas cru sur parole ? Ne va-t-on pas manifester, par un examen approfondi de la marchandise, la méfiance la plus outrée ?

A la montre, la conduite des marchands est d'ailleurs fort différente.

Certains, sans doute, se démènent comme des diables, courent, crient, font un tapage d'enfer, prodiguent les affirmations, les serments, les propositions de garantie, les offres de certificats, prétendent ne rien gagner, et même vendre à perte pour conserver ou acquérir un client.

Ils sèment leurs discours de quelques *lazzis*, de réflexions faites à propos et surtout d'adroites flatteries : Ah ! Monsieur, vous montez bien, vous savez mener ; le cheval est vif, ardent, mais il a trouvé son maître ; c'est un cavalier comme vous qu'il faut à ce cheval ; monté par vous, il vaut mille francs de plus ; vous n'en trouverez jamais un pareil ; comme il *se grandit sous le cavalier !* comme *il sort des brancards !* Il vient en droite ligne d'Angleterre ; il sort de la meilleure écurie de Paris ; Monsieur *** (ici le nom d'un amateur connu) en est *toqué* et va me l'acheter.

Et quand ceux-là sont forcés d'avouer quelques défauts : il n'y a pas de chevaux parfaits ! je le vends pour un morceau de pain ! s'il n'avait rien je ne le donnerais pas à ce prix-là.

Leurs aveux sont, d'ailleurs, pleins de réticences et ils se servent alors d'un jargon palliatif fort singulier. Pour eux, un cheval n'est jamais méchant, taré, poussif, corneur, etc. ; le cheval est *un peu chatouilleux :* c'est le sang ; il n'est pas *net comme un poulain :* çà prouve qu'il *ne rebute pas au travail,* — les mauvais chevaux sont sains ; il a le *vent de* son âge ; il *siffle* un peu, il *chante*, etc.

Certains marchands, loin de chercher à complaire aux acheteurs, affectent, au contraire, un sans-gêne brutal ou gouailleur, ce ne sont ni les moins habiles, ni les moins heureux.

Tout le monde connaît ce marchand des Champs-Élysées, qui *tape sur le ventre* de ses clients les plus riches et les plus titrés : « Ah! vous voulez cette paire de chevaux, — vous n'êtes pas dégoûté. — Mais vous savez, *mon cher,* c'est douze mille *balles.* — Prenez mon piqueur : allez les essayer ; s'ils vous conviennent, vous viendrez me le dire. »

Sur ce, demi-tour sur les talons, sans bonjour, ni bonsoir.

Enfin, il est aussi des marchands qui sont de la plus parfaite convenance dans la présentation de leur marchandise ; ils se taisent ou parlent peu et mettent leur point d'honneur à ne pas faire l'article; à peine risquent-ils quelques observations pour *enlever* l'acheteur hésitant. Ceux-là agissent ainsi de parti-pris et surtout quand ils ont affaire à des connaisseurs avec lesquels *trop parler nuit*.

VI. — TOUS FRIPONS

Ils sont voleurs! Ils vendent trop cher!

Est-il donc si facile de voler?

L'acheteur a pour lui la garantie légale sur les vices rédhibitoires, et la loi qui qualifie de *dol* certaines manœuvres frauduleuses.

Il peut prendre tout le temps nécessaire pour bien voir, se faire assister de connaisseurs, essayer sérieusement avant d'acheter.

Il a, d'ailleurs, son libre arbitre et s'enrosse en toute liberté : le marchand ne fait, en fin de compte, que présenter sa marchandise.

Ils vendent trop cher! Certains, en effet, se servent d'une tactique qui réussit souvent et consiste à étourdir l'acheteur, en demandant un prix impossible de leurs chevaux. Comment oserait-on offrir quinze cents francs d'un cheval que le vendeur fait trois mille? L'acheteur offre deux mille, — cinq cents francs de plus que l'animal ne vaut, — et le tour est joué.

Mais, en général, les marchands ne réalisent pas de grands bénéfices; à part quelques exceptions, le commerce des chevaux fait tout juste vivre ceux qui l'exercent.

C'est que ce commerce entraîne des frais énormes. Il faut des établissements vastes et luxueux, des voitures et des harnais, un personnel nombreux.

Les chevaux ne se trouvent pas sans courir les foires et les pays d'élevage, sans voyager en Angleterre et en Allemagne. Les transports sont coûteux.

Les voyages et l'acclimatement entraînent des risques énormes d'accidents, de maladies, de mortalité.

Et puis les chevaux ne sont pas immédiatement *de défaite;*

il faut les amener graduellement à l'*état de vente*, les dresser au service et à la monture.

Cette marchandise, qui tous les jours consomme, tous les jours augmente de prix; que la vente chôme, qu'une maladie se déclare et le cheval, — comme disent les Anglais, a bientôt *mangé deux fois sa tête*.

Il y a souvent aussi des frais de courtage; il faut donner tant pour cent à un intermédiaire quelconque.

Acheter la bonne volonté du cocher par une forte gratification est chose nécessaire; sans cela les chevaux peuvent devenir d'un service désagréable, dépérir, tomber malades.

Enfin, on ne fait pas que de bons achats et tous les dressages ne réussissent pas.

Le marchand qui n'a pas une clientèle assurée et bien connue ne sait habituellement ni quand il vendra, ni ce qu'il vendra. Quelquefois, la mise est doublée et triplée; le plus souvent un bénéfice raisonnable est réalisé; parfois il y a perte.

De temps à autre de bonnes aubaines se présentent; on peut tomber sur un cheval exceptionnel, réussir de beaux attelages et vendre à des écuries connues : un double profit en résulte, au point de vue de l'argent et de la réputation.

Pour être bien dans ses affaires le marchand de chevaux de luxe doit gagner en moyenne de 40 à 50 0/0.

Le commerce des chevaux est donc une spéculation hasardeuse et peu lucrative. Parmi ceux qui s'y livrent, bien peu s'enrichissent.

La plupart des marchands valent infiniment mieux que la réputation qui leur est faite. On trouve parmi eux des commerçants fort consciencieux. Pratiquer honnêtement une profession si décriée, où les tentations sont si grandes, n'est pas le fait d'hommes ordinaires.

Ceux-là cherchent à se faire une clientèle, et visent à contenter les acheteurs. On peut s'adresser à eux de confiance; ils font payer cher, mais ne trompent pas. La certitude d'être bien servi et loyalement traité, est d'autant plus grande que l'acheteur fait, avec eux, des affaires plus fréquentes et plus suivies.

Ils reprennent à des conditions honnêtes, le cheval qui ne convient pas, et ne se font jamais traîner devant les tribunaux.

La confiance du public est, pour eux, un précieux capital, trop difficilement acquis pour être jamais compromis.

LE COMMERCE

VII. — EN PROVINCE.

Les éleveurs vendent leurs produits à domicile, et, le plus souvent, aux foires des localités avoisinantes.

Les marchands connus achètent facilement en explorant les fermes ; faisant depuis longtemps des affaires dans le pays, ils sont au courant du caractère et des habitudes des gens.

Les amateurs, au contraire, sont presque toujours éconduits par des exigences formidables ; en face d'un acheteur de hasard, qu'il n'a jamais vu et ne verra plus, l'éleveur se lance dans des prix difficilement abordables et cherche *à monter un coup*.

Vendre à un inconnu est, d'ailleurs, imprudent. Combien n'a-t-on pas vu de fripons, supposer un vice rédhibitoire et actionner des vendeurs qui résident à cent lieues de là ; et — combien des gens préfèrent *composer* que de procéder — arriver ainsi à se faire rembourser une partie du prix payé !

Le commerce du pays d'élevage se fait aux foires.

C'est là que se donnent rendez-vous la masse des éleveurs et des marchands, les officiers de remonte et les amateurs. On vient pour vendre et pour acheter ; l'offre et la demande sont face à face.

L'éleveur juge par comparaison de la valeur de ses produits, et l'acheteur, de même, base ses offres sur le prix courant du marché. Entre gens qui ne vont pas là pour perdre du temps et dépenser de l'argent, les affaires se traitent rondement.

En foire, les chevaux ordinaires sont placés sur plusieurs rangées et serrés les uns contre les autres. C'est au milieu du tas qu'il faut jeter son dévolu, et entre les rangées que les animaux sont trottés en main et montés à poil.

Certains vendeurs refusent même de faire voir leur cheval *sous l'homme*, par cette excellente raison : « Il n'a jamais été monté ; je ne veux pas me casser le cou. »

Généralement les chevaux de luxe ne sont pas exposés en foire.

Le mérite se cache, il faut l'aller chercher.

On les trouve dans les écuries de la ville ; là, éleveurs sérieux et gros marchands étalent l'élite de la production.

Les chevaux sont présentés suivant les règles, avec tous les raffinements que comporte le commerce de luxe.

Les commissions de remonte achètent sur un terrain de leur choix, en dehors de la foule et loin des curieux ; les achats se font dans d'excellentes conditions.

Les animaux conduits aux foires des pays d'élevage sont des poulains de fait et d'apparence. Vieillis par l'arrachement des dents, ils ont de trois ans et demi à quatre ans et marquent souvent six mois de plus. Ce sont des chevaux d'herbe et de farine que le jeune âge, l'obésité et la maladie condamnent à l'écurie et qui, durant un temps plus ou moins long, consomment sans produire. Le travail prématuré les ruine rapidement ; il faut les attendre de quatre à cinq ans, les ménager de cinq à six et ne demander un service sérieux qu'après les avoir engrainés, dressés à fond et *endurcis* par un travail sagement progressif.

Dans les contrées qui n'élèvent pas de chevaux, le commerce est tout entier entre les mains des marchands des villes et des maquignons des petites localités ; les premiers vendent des chevaux de luxe, les autres des animaux de travail. La consommation est alimentée encore des réformes de l'armée et de quelques produits élevés par des cultivateurs et des amateurs.

VIII. — A PARIS

Les marchands. — Il existe, à Paris, environ quatre-vingts marchands de chevaux.

Le commerce des chevaux de luxe se fait autour des Champs-Élysées ; les chevaux communs se vendent au marché aux chevaux et dans tous les quartiers de la capitale.

Aux Champs-Élysées se trouvent de somptueux établissements dont l'acheteur doit défrayer le luxe.

Il est de ces marchands qui ont trente mille francs de frais, et ne vendent que soixante ou quatre-vingts chevaux par an. Ceux-là se prétendent déshonorés en laissant sortir un cheval de leur écurie, à moins de trois mille francs. Tel d'entre eux ne vend que trois attelages en cinq mois, et trouve moyen de faire ses frais.

Ces marchands n'ont qu'une raison d'être : c'est de vendre à des prix fantastiques. Ils répondent à la manie de certaines personnes, qui, par habitude de payer cher, par mauvaise opinion du bon marché, estiment le cheval en raison de son prix ; ils s'adressent aussi aux amateurs riches et vaniteux enchantés de pouvoir dire que leur cheval sort de chez X... — ici le nom d'un marchand de réputation — et de citer le prix fabuleux qu'il a coûté.

Outre ces maisons de mode et de caprice, il est des établissements sérieux qui servent une nombreuse clientèle, font beaucoup d'affaires et se contentent d'un bénéfice raisonnable.

Les uns et les autres vendent des chevaux *neufs*, mais confirmés et prêts à entrer en service.

On trouve aussi des marchands qui ne tiennent que des chevaux faits et hors d'âge, comptant plusieurs années de service sur le pavé de la ville, à la queue des chiens, dans les régiments, etc.

Ceux-là sont à la piste de toutes les occasions pour acheter à bon compte, refaire et revendre; ils arrivent à connaître tous les chevaux de Paris, propres à leur genre de commerce, et avoir sur eux des renseignements précis.

A côté de ces hommes qui ont ou peuvent avoir une clientèle — comme tous les commerçants honorables — il en est d'autres qui n'en ont pas et ne peuvent en avoir.

Ces gens vendent peu et cherchent à *monter de grands coups*, ils intriguent dans l'entourage de tous les personnages très riches, s'adressent surtout aux étrangers, aux fils de famille, aux femmes à la mode; ils saisissent aux cheveux toute occasion de faire des dupes, de vendre à crédit à des prix usuraires.

On en a vu reprendre effrontément pour six cents francs, un cheval vendu, par eux, six mille francs quelque temps avant.

Dans ces dernières années, un procès scandaleux est venu divulguer et flétrir d'indignes fourberies.

Le tactique est simple. On vend un attelage de deux chevaux qui ne peuvent aller ensemble. Un premier échange, avec ou sans retour, est proposé. Puis de troc en troc, de retour en retour, un fripon arrive à faire payer un prix fabuleux une paire de tristes rosses, qu'on s'étonne de voir attelées à une voiture de maître.

Lors des pourparlers de la vente, le vendeur stipule souvent une certaine somme *pour l'écurie*. A Paris, en dehors de toute convention, l'habitude est de laisser une gratification aux employés.

Courtiers et chercheurs d'épaves. — Le courtage est un métier bien décrié, quoique compatible avec la plus stricte honnêteté.

Un cheval est à vendre. Le propriétaire dit au courtier qui vient lui faire ses offres de service: « Je veux tant de mon cheval; si vous pouvez en trouver davantage, à vous le surplus. » — Ou bien : « Vendez-le tant, vous aurez dix pour

cent. » — Ou bien encore : « Si mon cheval est vendu tel prix
ii y a tant pour vou3. »

D'autre part, le courtier est chargé d'acheter. Il est des
gens qui viennent lui dire : « J'ai besoin d'un cheval dans
telles conditions; connaissez-vous ce qu'il me faut ? ».

Le cour.ier essaye le cheval, pour être parfaitement renseigné, abouche l'acheteur et le vendeur, et reçoit ses hono-
raires des deux mains.

L'intervention du courtier peut être profitable. Il faut se
méfier cependant ; les bons chevaux se vendent rarement par
cet intermédiaire.

Quand un cheval a *quelque chose à redire* — *bête à chagrin*,
manquée dans son dressage, *tête verte*, mauvaise nature,
tendons compromis, mauvais pieds, etc. — et que le propriétaire ne veut pas prendre la responsabilité de la vente il en
charge le courtier,

Le courtage n'a de raison d'être que pour les ventes
d'occasion. L'acheteur qui se servirait d'un courtier, pour
aller chez un marchand, ne pourrait le prendre qu'à titre de
conseilleur ; or, les dix pour cent prélevés secrètement sur le
prix de la vente, comme frais de courtage, élèvent singulière
ment la valeur du cheval. Et puis les conseils d'un homme,
largement payé par le vendeur, peuvent-ils être profitables à
à l'acheteur ?

A côté de ce courtage qui nettement s'affiche et appelle la
clientèle, il y a, dit-on, un courtage caché et déshonnête.

On voit des gens, paraît-il, qui s'abritent derrière une
honorable profession pour mettre une main dans la poche du
vendeur et l'autre dans celle de l'acheteur, faisant payer
10 °/₀ leur intermédiaire au marchand et un faible prix leurs
conseils à l'acheteur.

Et certains marchands, ceux qui aiment à pêcher en eau
trouble, autorisés, peut-être, par quelques exceptions mal-
heureuses, s'en vont grossissant les faits, faisant de l'exception
la règle ; en habiles gens, ils cherchent à se débarrasser de
tout contrôle gênant par des allégations calomnieuses. En-
tendez-les dire à l'envie : « Vous trouvez que nous vendons

cher ; mais il faut donner deux, trois, quatre et cinq cents
francs au *conseilleur* pour que le marché se fasse ; ajoutez à
cela deux ou trois cents francs au cocher, pour que les
chevaux tournent bien ; si l'acheteur venait seul il payerait
moins cher. »

Acheter seul ! tout seul ! c'est, pour le plus grand nombre,
se livrer pieds et poings liés à la bonne foi du marchand :

> Ah ! le bon billet qu'a La Châtre !

Il y a encore une autre espèce de courtage, plus répandu
qu'on ne se l'imagine : c'est le courtage hypocrite et honteux
de gens qui se servent de leur nom et position, comme d'un
faux nez, pour puiser impunément dans la bourse de leurs
nombreuses connaissances.

Ceux-là sont toujours empressés à rendre service, à
entraîner des dupes chez tel marchand de chevaux, tel
carrossier, tel sellier; ils prétendent connaître la place et
affirment, avec vérité, que vous ne serez pas volés par leurs
fournisseurs; *ils se chargent de ce soin.*

Enfin et pour en finir avec le commerce interlope, il y a les
chercheurs d'épaves, gens bien informés et renseignant à bon
prix.

Ils connaissent toujours des occasions superbes; chevaux
vendus pour cause de décès, de faillite, de réforme, de départ
subit. Ces vagabonds d'écurie sont à la recherche des naïfs
pour en faire des dupes.

Un coup mortel a été porté à tous les courtiers, maquignons
de bas étage, *chercheurs d'épaves*, vagabonds d'écurie, etc.,
par la création de l'établissement Chéri et du Tattersall
français : là se vendent aux enchères publiques un nombre
considérable de chevaux.

Le Tattersall et l'établissement Chéri sont deux marchés
fort importants, qui devraient être plus suivis.

On y trouve souvent de bons chevaux à un prix très avantageux. Il serait à désirer qu'un vétérinaire fût chargé de
visiter les chevaux à vendre, la veille de l'adjudication, et de
renseigner les acheteurs.

La saison et le hasard influent beaucoup sur le marché ; à la saison d'été, alors que Paris est déserté des gens de loisir; en hiver, quand le mauvais temps emprisonne chacun chez soi, les acquéreurs manquent et les chevaux sont vendus à un extrême bon marché.

L'établissement Chéri (1). — C'est un établissement très fréquenté, créé en 1849.

Là sont vendus aux enchères publiques, tous les mercredis à deux heures, chevaux de chasse, de selle, d'attelage, produits de pur sang, voitures et harnais.

Les objets à vendre doivent être envoyés à l'établissement, au moins deux jours avant la vente.

On peut visiter les chevaux et les voitures les lundi et mardi, de midi à cinq heures.

Les chevaux sont présentés et trottés à la main de deux à quatre heures.

La vente est faite au comptant. Les acquéreurs payent en sus des adjudications 10 0/0 applicables aux frais. Les vendeurs versent 5 0/0 et 4 francs de pension par jour.

En cas de rachat par le vendeur, il y 5 0/0 à payer.

La durée de la garantie, pour les aptitudes, est de trois jours. Si des difficultés surgisssent après la vente, un tribunal arbitral est constitué.

Pour acheter dans les conditions les plus favorables, il faut se rendre à l'établissement la veille de la vente (de deux à cinq heures), demander au bureau le catalogue des chevaux à vendre qui contient leur désignation : *numéro d'ordre, nom, robe, âge, aptitudes.*

L'acheteur parcourt rapidement le catalogue, *pointe* les chevaux présentant des conditions à sa convenance, passé dans les écuries pour jeter un coup d'œil sur les sujets, dont note est prise. Si un, deux ou trois chevaux méritent examen, il les fait sortir et trotter en main.

Les chevaux sont vendus avec ou sans garantie des vices

(1) Rue de Ponthieu, 49.

rédhibitoires ; ce qui est spécifié, au moment même de la vente, par le commissaire-priseur.

Si le cheval est vendu aux enchères avec garantie, la loi donne plein recours contre le vendeur pour tous les vices rédhibitoires ; dans le cas contraire, le recours est nul. En cas d'aptitudes affirmées sur le catalogue et non existantes de fait, l'acheteur a trois jours pour en appeler aux expertises ; la vente est annulée, la rédhibition de droit et les frais incombent aux vendeurs. Les expressions : *a été monté, a été attelé*, ayant trait au passé, n'engagent pas de responsabilité.

Dans les ventes aux enchères, les chevaux de pur sang se vendent sans garantie. Les chevaux de service, sortant d'écuries connues, et ceux vendus avec garantie sont souvent bien payés ; les autres sont adjugés à bas prix.

Il est d'ailleurs loisible au vendeur de *miser* sur son propre cheval ; quitte à payer les frais en cas d'adjudication.

L'acheteur mécontent d'une acquisition a aussi un moyen tout trouvé de s'en débarrasser, c'est de remettre l'animal en vente. La perte moyenne sera de 15 0/0, représentant les frais.

Le Tattersall français (1). — C'est un établissement fondé en 1855, pour la vente aux enchères et à *l'amiable* des chevaux, voitures, harnais et équipages de chasse.

Dans les ventes aux enchères, qui ont lieu tous les jeudis à deux heures et exceptionnellement le samedi, il est prélevé sur l'acheteur 9.90 0/0 ; le vendeur paye 3.10 0/0 en cas de vente, 4 0/0 en cas de rachat.

Les chevaux sont vendus avec ou sans garantie des vices rédhibitoires ; ce qui est spécifié sur le catalogue, et au moment même de la vente, par le commissaire-priseur.

Dans les transactions à l'amiable, l'acheteur ne paye aucuns frais, en sus du prix convenu. Les frais de séjour et la commission de vente de 5 0/0, sur le prix fixé par le vendeur, sont à sa charge.

(1) Rue Beaujon, 24.

La liste des chevaux à vendre à l'amiable est publiée, chaque semaine, par le journal *Le Sport*.

L'établissement prend des chevaux en pension au prix de 4 fr. 50 par jour, en stalle, et 5 fr. 50, en boxe. Les chevaux en pension sont promenés tous les jours, montés ou attelés sous la surveillance d'un piqueur.

Une école de dressage et d'équitation est annexée au *Tattersall*. Elle a spécialement pour but le dressage des chevaux de selle et d'attelage et l'éducation des hommes d'écurie.

On y donne des leçons d'équitation et des leçons de guides.

Le Tattersall est un établissement de grande importance.

Tout acquéreur doit savoir que la vérification des aptitudes peut avoir lieu, à sa volonté, au Tattersall, avant ou après la vente, à raison de 5 francs par cheval de selle ou d'attelage.

Un propriétaire veut vendre son cheval à l'amiable. L'animal est étudié en main, monté, attelé et estimé par le directeur d'exploitation.

Un acheteur se présente : il désire un cheval dans telles et telles conditions. Si le sujet demandé est dans les écuries, après nouvel essai sous les yeux de l'acquéreur, l'affaire doit être immédiatement conclue ; n'existe-t-il pas un arbitre désintéressé, entre cette double clientèle de vendeurs et d'acheteurs ?

Tenir la balance égale entre les intéressés : pas de bonnes affaires, pas de mauvaises ! Obtenir un prix rémunérateur pour le vendeur et donner à l'acheteur un cheval pour son argent : quoi de mieux ?

Qu'un tel système soit pratiqué au grand jour, avec honnêteté et impartialité, les éleveurs ont un moyen tout trouvé de se soustraire aux ruineux intermédiaire des marchands. Ils envoient à Paris leurs chevaux débourrés ; en quelques semaines ces animaux sont confirmés dans leur dressage, habitués au pavé de la ville et vendus.

En théorie, donc, la vente à l'amiable est chose parfaite !

CONSEILS AUX ACHETEURS DE CHEVAUX

Méfiance est mère de sûreté.

IX. — ACHETEUR, QUE VOULEZ-VOUS ?

Est-ce le cheval à *deux fins* ? Et alors doit-il porter un fort poids, un poids moyen, un poids léger ?

Est-ce un cheval de selle ? Est-il destiné à la promenade, à la chasse, à la guerre ? quelle charge lui incombe ?

Est-ce un cheval d'attelage pour grand coupé, petit coupé, phaéton, victoria, panier, etc. ?

Est-ce un trotteur, un postier, un cheval de galop, un cheval de montagne ?

Voulez-vous du brillant et du *modèle,* ou du fond et des *moyens* ?

Partagez-vous l'engouement pour le modèle bourgeois, pour le cheval tout rond, sans lignes, *net et propre,* sans vices ni vertus, qui trousse, piétine, *tape quatre fois sur le même pavé* ? Ou bien êtes-vous pour l'ample charpente, la grande silhouette, les longues lignes heurtées de l'anglais ? Alors au rossard qui *a de l'œil,* aux chevaux sans allures et à l'*action sur place*, vous préférez le bon cheval, le tride et le train.

Vous faut-il un cheval à conduire, à tenir dans la main et dans les jambes, qui occupe, donne *du travail, du fil à retordre* ? Ou bien voulez-vous une *bête du bon Dieu* pour porter et traîner, s'en allant *à hue et à dia,* supportant les *à coups de main et de jambes* ? En d'autres termes, êtes-vous pour le cheval chaud, ardent, entreprenant, qui ne veut *ni fer, ni mèche* : c'est-à-dire le cheval du petit nombre ? Préférez-vous, au contraire, le cheval médiocre, froid, tranquille, sûr, qui a besoin d'être poussé : c'est-à-dire le *cheval de tout le monde* ?

Avez-vous des idées arrêtées sur l'âge, le sexe, la taille, la robe, le prix ?

27

Voulez-vous un cheval neuf, débourré, dressé ? et, dans ce dernier cas, le faut-il docile, bien mis, léger à toutes les mains ? Cherchez-vous, au contraire, le cheval *gâté* ou manqué dans son dressage, *maussade de bouche*, mal équilibré, **volontaire**, *ramingue*, sur l'œil, de conduite délicate, qui se monte et s'attelle *quand il veut*, dans le but de *l'avoir pour rien* et avec l'espoir de le remettre et d'en *tirer bon parti ?*

Est-ce pour vous ou pour d'autres que vous voulez un cheval ? et alors, point d'illusion ! Si vous êtes un bon cavalier, habile cocher, il vous est permis d'entreprendre la besogne délicate de mener et monter le bon cheval, le cheval près du sang, dont les qualités sont de graves défauts pour le cavalier novice et le cocher de peu d'expérience.

Cherchez-vous l'article si demandé : le cheval *bon et pas cher ?* N'allez pas chez les marchands, ce sont des gens aussi rusés que vous *pour le moins*, et qui ne sont pas assez ennemis de leurs intérêts pour vendre un cheval au-dessous de sa valeur. Vous trouverez peut-être cet article dans les foires, quoique le plus souvent les bonnes affaires soient conclues avant le marché ; peut-être aussi chez les éleveurs, qui cependant ne prennent pas en grande considération les offres des amateurs et leur tiennent *la dragée haute*. Mais généralement vous ne ferez *une bonne affaire* que dans les ventes d'occasion et surtout au Tattersall et chez Chéri : c'est-là que, le hasard aidant, on peut trouver le cheval bon et pas cher.

Voilà qui est dit. Vous êtes plus avancé que bien des gens : vous savez ce que vous voulez.

X. — EN FACE DU VENDEUR

Dans le commerce des chevaux, il est de règle de ne traiter qu'avec des gens connus solvables ; car si, d'une part, la loi garantit les vices rédhibitoires, d'autre part, cette garantie ne peut avoir d'effet en cas d'insolvabilité du vendeur.

L'acheteur, qui sait ce qu'il veut, ne s'en va pas demander à voir des chevaux : c'est du plus déplorable effet. Il dit : j'ai besoin d'un cheval pour tel service, dans telles conditions ; avez-vous ce qu'il me faut ?

Le marchand fait alors sortir un cheval, puis un autre, etc.

Il faut rester sourd aux bavardages, criailleries, éloges, protestations, serments, et ne pas se donner le ridicule d'accueillir des propositions de garantie et des offres de certificat, concernant les vices rédhibitoires. Un maintien réservé et un silence calculé arrêtent net ces boniments de charlatan.

Traiter le marchand avec politesse, être sobre de questions et de réflexions, voilà de la bonne politique ! Voilà qui vaut mieux que de manifester de la fierté et de poser en connaisseur.

L'acheteur, qui émet hautement son opinion et formule des critiques plus ou moins fondées, est dans son tort ; il a le droit de refuser la marchandise, mais non de la déprécier.

En France, la pose et les prétentions attirent des obséquiosités, des flatteries et souvent aussi des représailles : peu de marchands résistent au plaisir de *mettre dedans un malin*.

En Angleterre, une telle conduite fait tout simplement congédier l'acheteur. Quand un marchand anglais montre un cheval, il garde le silence. Si l'acquéreur touche à plusieurs reprises ou regarde de trop près telle ou telle région, s'il émet des critiques sur ceci ou sur cela, le vendeur intervient : « Rentrez ce cheval ; il ne convient pas à monsieur. Sortez tel autre. »

Et quand les mêmes faits se reproduisent vis-à-vis d'un autre cheval, le marchand intervient encore : « Rentrez, l'animal. Monsieur, il n'y a pas de cheval, ici, pour vous. »

Méfiance est mère de sûreté ! que l'acheteur soit donc cuirassé de méfiance : mais qu'il se méfie en homme intelligent, sans en rien laisser voir, ni dans ses actes, ni dans ses paroles.

Il est de bonne guerre parfois de poser, par-ci par-là, quelques questions sur l'âge, la qualité des pieds, la cause de

certaines tumeurs et cicatrices, etc.; non pas pour être fixé
sur le cheval, mais dans l'unique intention d'être renseigné
sur la moralité du vendeur: un examen ultérieur devant dé-
noncer les affirmations mensongères.

Pas d'achat de confiance surtout! Dans ce singulier
commerce, on voit de fort honnêtes gens se flatter d'avoir
enrossé tel ou tel, et les rieurs se tournent de leur côté.

En fait de chevaux se méfier même de son père : voilà un
vieux dicton qui en dit long, dans son exagération.

Méfiez-vous surtout du cheval d'ami — dans le langage
usuel la rosse s'appelle *cheval d'ami.* — Et la chose se comprend. L'homme embâté d'une rosse peut difficilement
vendre à un étranger : celui qui n'a aucune raison d'être
confiant *veille au grain.* Que faire? Boire un bouillon!
c'est-à-dire perdre une forte somme et faire rire de soi.
Voilà qui est dur!

Alors commence un monologue : « Il y a bien un tel,
un excellent homme, qui cherche un cheval. — Ce
pauvre garçon n'est pas fort et se sert peu de ses chevaux —
Un cheval froid ayant besoin de *fer* et de *mèche :* voilà son
affaire.

Ou bien : « Ce cher monsieur monte et mène mieux que
moi. — Il saura tirer parti de mon cheval. »

Bref, l'excellent ami achète de confiance et avale, les
yeux fermés, le bouillon qui semblait trop amer au vendeur.

Une histoire récente à l'appui. Un commandant d'infan-
terie cherchait un cheval. Il vient un jour, tout radieux, faire
part de la *bonne occasion* qui se présentait.

Un capitaine, ancien camarade de Saint-Cyr, était con-
traint de vendre un cheval excellent qui lui venait d'un de
ses parents, éleveur en Normandie. Il préférait obliger le
commandant que de vendre à la remonte.

« Très-bien, commandant, lui dis-je, je vous félicite. —
Ah! mais vous viendrez tout de même voir le cheval; j'em-
mène aussi un écuyer. — A quoi bon? cheval de parent;
cheval d'ami : *vous êtes sûr de votre affaire.* »

Sur les instances du commandant le voyage se fit. Et nous eûmes le désagrément de nous trouver en face d'un *carcan*, qu'un cocher de fiacre eût dédaigné et que l'écuyer et moi, en veine de générosité, estimâmes cent écus.

Bien en prit au commandant d'être *méfiant*.

En face du marchand, la physionomie de l'acheteur doit être impénétrable : enthousiasme et critique, que tout reste en dedans; il n'est pas bon, non plus, d'afficher de la fortune et le mépris de l'argent.

Sachez que tout bon marchand doit être habile physionomiste. Et, à ce sujet, M. A. Gaume, dans ses intéressantes *Causeries chevalines*, rapporte un propos fort original : « J'ai entendu, dit-il, un jour un marchand de chevaux riche et habile, auquel on vantait les connaissances hippiques d'un confrère moins fortuné, répondre ceci : Le talent du marchand est de connaître, non pas les chevaux, mais les hommes. »

Sachez aussi que le vendeur base son prix sur *le sac* qu'il suppose à l'acheteur. On demandait à un marchand : « Combien vendrez-vous ce cheval? Il répondit : « Je n'en sais rien; peut-être mille cinq cents francs, peut-être deux mille cinq cents francs; *ça dépend du sac.* »

Donc si le cheval examiné semble plaire, si le marchand connaît la position de fortune de l'acheteur, ou est fondé à le croire riche, ses prétentions augmentent d'autant.

Après avoir examiné le cheval et au moment de conclure, l'acquéreur doit prendre le marchand *à part* et lui demander son prix.

Si, comme à l'ordinaire, des prétentions exagérées s'affirment, il est bon de formuler en quelques mots une opinion sur le cheval et de signaler les défauts; non dans le but d'apprendre du nouveau au marchand, — mieux que personne il connaît sa marchandise, — mais pour bien constater que l'on se prononce en parfaite connaissance de cause. En face d'un connaisseur le marchand est toujours de plus facile composition.

Quand il s'agit de débattre le prix, certains marchands ont

toujours refusé plus d'argent qu'on ne leur en offre. Ils prétendent perdre et veulent faire voir leurs livres de commerce ; en y jetant les yeux l'acheteur ferme la porte aux concessions : qu'il s'en garde !

Lorsqu'un cheval récemment acheté ne convient plus, l'échanger, avec ou sans retour, est, en général, chose facile, les marchands étant accommodants tant qu'il ne s'agit pas de rendre l'argent. Mais c'est là un trafic dangereux et qui peut mener loin.

XI. — EN FACE DU CHEVAL

Pas d'enthousiasme pour le cheval ! Pas d'illusions sur soi !

En face du cheval, exiger du marchand que l'animal soit calme et se prête à l'examen.

Il faut bien voir sans trop regarder et ne pas prendre l'empâtement, les formes rondes, les rayons courts pour la belle conformation. Rappelez-vous que le beau cheval est loin d'être toujours bon, et méfier-vous des *beaux voleurs*. Ne croyez-pas au mérite sur quelques enjambées, la tête au vent, la queue sur le rein.

Ne confondez pas l'énergie réelle avec l'énergie factice, et ne vous en laissez pas imposer par les bonds désordonnés du cheval oisif, qui voit rarement le soleil et craint les cours de fouet.

Il y a beaucoup à rabattre de ce qui plaît à la montre. Combien de chevaux ne sont bons, beaux et brillants qu'une fois dans leur vie, le jour de la vente !

Combien voit-on d'acheteurs fiers de faire entrer dans leur écurie un cheval magnifique, et qui, le lendemain, se trouvent en face d'une rosse piteuse !

En fait d'essai, chez le marchand, il faut du sérieux. Vous payez cher ; vous avez le droit de beaucoup exiger.

Se contenter de quelques enjambées sur un terrain préparé, autour de l'écurie, est une duperie.

Les aptitudes, la facilité et l'agrément du service seront

dûment constatés ; l'énergie, le brillant, l'action doivent
être soutenus durant un véritable travail.

Lors de l'essai, l'acheteur ne s'enthousiasmera pas trop,
en face des résultats obtenus par le marchand ou son piqueur.
C'est pour lui le moment de se rappeler qu'une entente cor-
diale s'établit toujours entre l'animal dressé et l'homme de
cheval expérimenté. Or, il se trouve en face de gens qui
savent tirer d'un cheval *tout le parti possible*.

Très rarement un cheval se montre indocile, irritable,
quinteux, se défend, recule, se dérobe entre les mains du
vendeur. Mais il se manifeste parfois un manque de franchise, de légères velléités de rébellion ; rejeter le cheval
avec enthousiasme est, alors, chose de raison, car il y a gros
à parier que l'acquéreur va se trouver en face de résistances
ouvertes ; et peu de gens se soucient et sont en mesure de
se battre avec un cheval.

D'après ce fait connu que l'homme désire ce qu'il ne peut
avoir, ou craint de voir échapper, le marchand cherche à
allumer les convoitises. En montrant un cheval, il dit :
« C'était bien votre affaire, mais je l'expédie à mon meilleur
client, voilà la lettre d'envoi. » Ou bien : « Décidez-vous,
M*** a vu ce cheval : il doit revenir demain. »

L'amateur enthousiaste se *monte le coup*; au lieu de juger,
il approuve. Ses offres sont basées, non sur sa propre appréciation, mais sur les exigences du vendeur.

D'autre part, se montrer trop difficile est un tort, le cheval
parfait n'existant pas, il est fort rare de rencontrer tout ce
qu'on désire.

En face du cheval, pas d'examen superficiel.

Il est des gens qui ont du coup d'œil, l'habitude de voir et
de juger les chevaux, la prétention de s'y connaître et qui se
prononcent trop vite : quelque rude déception les attend.

Que n'a-t-on pas vu en fait d'histoire de ce genre ?

Des chevaux achetés en collaboration — bon mode d'achat
quand chacun opère pour son compte et ne se repose pas sur
le voisin — se sont trouvés être poussifs outrés, éhanchés,
étalons improductifs, etc.

Et ces déconvenues de connaisseurs émérites ! Cet homme de cheval habile et renommé qui achète pour étalon un animal splendide... mais châtré. Ce vétérinaire qui embâte un client d'un cheval atteint d'un tour de rein, etc., etc.

Sur le même sujet, M. A. Gaume (1) narre fort spirituelle-ment une histoire originale : « J'avais fait lever les pieds postérieurs d'un cheval que je voulais acheter et qui m'avait paru disposé à frapper méchamment ; il n'avait pas bougé, et on le rentrait à l'écurie, lorsque le marchand me dit d'un air dégagé : — Voulez-vous, monsieur, qu'on lève aussi les pieds de devant ?

« Ils paraissaient beaux, bien formés, et je n'avais trouvé, en essayant le cheval, aucun symptôme de boiterie ; aussi je répondis étourdiment : — Non, c'est inutile ; il les donne facilement, n'est-ce pas ? — Oh ! parfaitement.

« Le cheval me fut livré le lendemain, et mon domestique me prévint qu'il avait au pied antérieur gauche un fer parti-culier ; en effet, la branche interne était très couverte.

« Je le fis déferrer immédiatement ; sous ladite branche, je trouvai une bande de cuir, sous le cuir des étoupes, et sous les étoupes des bleimes jeunes, vieilles et entre deux âges. Mon bucéphale était archi-bleimeux, et le fut toujours, et, de plus, souvent boiteux, par les fortes gelées ou la grande chaleur.

« J'eus la naïveté de me plaindre au marchand, qui me répondit d'un air candide : « Mais, monsieur, je ne vous ai pas trompé ; je vous ai même demandé si vous vouliez qu'on levât les pieds de devant, et je n'étais pas obligé à cela, je suppose.» Furieux de cette logique à la fois brutale et machia-vélique, j'aurais désiré ce jour-là voir tous les marchands de chevaux accrochés aux ormes des Champs-Élysées. Pourtant cet homme était dans son droit, et, s'il me lit, il verra que je suis calmé ; il m'avait vendu son cheval conformément aux garanties exigées par la loi promulguée pour tout le monde. C'était à moi de faire un examen complet et de choisir un

(1) *Causeries chevalines.* (Garnier frères, éditeurs.)

cheval ayant de bons pieds, puisque je me mêlais de choisir moi-même, etc. »

Or, toutes ces déconvenues et mille autres, qui frappent un homme de cheval en plein cœur, que faut-il pour les éviter? Regarder le flanc, les hanches, visiter les bourses, pincer le rein, lever les pieds, etc., etc... Voilà tout! Et ce *tout* s'appelle : *la méthode*.

Tout homme qui n'a pas adopté une méthode rationnelle et invariable est en péril continuel. L'étude du cheval à la montre est une revue à passer; la marche à suivre toujours identique ne s'improvise pas, et ne peut pas être abrégée. Il n'y a pas d'habitude qui tienne, on ne juge pas le cheval en un clin d'œil.

Avec la méthode, on opère à l'aise et de l'air dégagé d'un homme qui parcourt une belle route, bien familière, dont les étapes sont parfaitement connues. Mais pour les hommes qui errent à l'aventure, il n'est qu'incertitudes, pièges et chausse-trappes.

L'absence de méthode est la pierre d'achoppement où vont se perdre la réputation et la confiance en soi du connaisseur.

Et voilà pourquoi il a été donné dans cet ouvrage un examen du cheval en vente qui mène l'acheteur par la main, pas à pas, lui fait voir et toucher successivement tout ce qui doit être vu et touché : sans rien négliger, rien oublier.

Bon nombre d'acheteurs ne se donnent pas la peine d'essayer eux-mêmes le cheval. Est-ce négligence, impuissance, manque de confiance? Ont-ils la prétention ou l'espérance d'en tirer aussi bon parti que le vendeur ?

C'est là une conduite sévèrement condamnée par les hommes pratiques : « Achetez-vous une paire de bottes sans les essayer, disent-ils ? — Eh bien, ce que vous faites lorsqu'il s'agit d'une somme de vingt francs et d'une gêne momentanée, pourquoi ne pas le faire lorsqu'une forte somme et la vie de l'homme sont en jeu? »

Que l'animal se montre docile, bien dressé, *bienfaisant* entre les mains du marchand ou de son piqueur, l'acheteur n'en est guère plus avancé.

Que l'animal se laisse facilement monter et mener par celui qui doit l'utiliser : voilà l'essentiel. Et alors il faut tout exiger du vieux cheval, et avoir, au contraire, des ménagements et de l'indulgence pour le jeune.

L'acheteur n'a d'ailleurs qu'un moyen d'être fixé sur son talent d'écuyer et de cocher, de ne pas se faire d'illusions et de perdre celles qu'il a : c'est d'essayer lui-même. La brutale franchise du cheval sera le correctif des flatteries intéressées du marchand. Le cheval ne sait pas flatter. Et parfois, en cas de mésintelligence et de conflit, il *décroche proprement* un cavalier maladroit.

La chose a été dite souvent et ne saurait trop être répétée : « Le principal n'est pas que le cheval convienne à l'homme ; c'est l'homme qui doit convenir au cheval. »

Avoir un bon cheval, dont on ne sait pas se servir, est inutile, ridicule et dangereux. Or, parmi les chevaux, certains demandent à être finement conduits ; avec d'autres il est permis de se pendre aux rênes, beaucoup s'accommodent d'un juste milieu. Et ceci est exprimé par un vieux dicton original : « Le cheval est comme le potage, trop chaud pour celui-ci, trop froid pour celui-là, juste à point pour cet autre. »

Les gens qui s'illusionnent sur leur propre compte, se laissent facilement prendre aux flatteries des marchands ; il est si agréable de s'entendre dire : — « Ah ! monsieur, vous connaissez le bon cheval. — Vous avez du coup d'œil. — Rien ne vous échappe. — Vous montez bien. — Vous faites valoir votre monture. — Si vous montiez comme M***, je ne vous vendrais pas ce cheval, etc., etc. »

En face de ces rusés compères, il faut se rappeler :

> Que tout flatteur
> Vit aux dépens de celui qui l'écoute.

XII. — LES CONSEILLEURS

Beaucoup de gens sont incapables d'acheter un cheval en parfaite connaissance de cause.

Qui n'a entendu dire « je connais le cheval, mais je ne sais ni *boucher*, ni juger le flanc ; je ne puis acheter seul. » Achetez seul et exigez une mention de l'âge du cheval sur la quittance; puis, faites visiter par un vétérinaire au point de vue de *la dent* et des vices rédhibitoires.

Bon nombre d'amateurs, par position ou par genre, veulent avoir l'air de s'y connaître. Ils savent un peu de tout, mais la pratique et l'aplomb manquent.

Inutile de les voir longtemps, en face d'un cheval, pour être fixé sur leur compte. Tout dénonce l'indécision, l'inexpérience, le manque de confiance dans la manière d'aborder, d'examiner, de toucher. Pour boucher un cheval, certains se cramponnent aux lèvres et tirent la langue, d'un pied, hors de la bouche ; d'autres, se déconcertent à la moindre résistance. On les voit regarder et toucher plusieurs fois la même région, oublier une manipulation essentielle, s'accroupir entre les jambes de devant pour chercher les éparvins, saisir le canon des deux mains et faire des efforts désespérés pour lever un pied, omettre de pincer le rein ou le faire sans résultat ; il en est qui défendent de mettre du gingembre et font toiser le cheval pour être renseignés sur la taille, ignorant, sans doute, qu'il ne sera tenu aucun compte de leur défense et que la manière de toiser de certains marchands est aussi élastique que leur conscience.

Les malheureux vont se faire voler ! En voilà qui ont besoin d'être assistés.

Ont aussi besoin absolu de conseils ceux qui ne connaissent rien aux chevaux et parlent des *jarrets de derrière*; à moins qu'ils ne préfèrent s'en rapporter complètement à la bonne foi d'un honnête marchand, ce qui n'est pas toujours le plus mauvais parti.

Quand l'achat d'un cheval est à faire, ce ne sont pas les conseillers qui manquent ; mais c'est le moment de se rappeler le vieux proverbe : *les conseilleurs ne sont pas les payeurs*.

Il faut se faire assister d'un vrai connaisseur, d'un homme qui ne soit pas *trop emprunté* pour enjamber un cheval et tenir une paire de guides. Beaucoup de gens qui se servent du cheval ne sont pas pour cela des connaisseurs ; mais *les seuls vrais connaisseurs sont parmi ceux-là.*

Si l'acheteur peut se faire assister d'un vétérinaire homme de cheval, c'est une bonne fortune dont il doit profiter. Mais ce n'est pas en donnant dix francs et vingt francs, pour une indemnité de déplacement, qu'on paye des services de cette importance.

Le vétérinaire entendu et consciencieux, qui toucherait une commission de cent francs ou de deux cents francs, contracterait, vis-à-vis de son client, une responsabilité morale sérieuse ; il serait pour l'acheteur d'un secours inestimable et pour le marchand, un contrôle efficace.

Et puisque le rôle du vétérinaire dans le commerce des chevaux vient d'être abordé, il serait mieux encore, peut-être, d'imiter la manière de faire des Anglais.

En Angleterre. l'acheteur se présente seul chez le marchand ; il choisit un cheval de selle ou d'attelage à sa convenance, le monte ou le mène lui-même ou le fait monter et mener par un homme à lui, et arrête le prix. « Affaire conclue, — dit-il au marchand, — mais je veux que le cheval *passe* devant tel vétérinaire » (passer est le mot consacré). Le cheval est conduit chez le vétérinaire désigné. L'homme de science examine et palpe pour se renseigner sur l'état de santé, les vices apparents ou cachés ; il essaye au point de vue des boiteries et du cornage et donne ou refuse un *certificat de santé.* Dans l'un et l'autre cas, le prix de la visite est de vingt-cinq francs.

L'examen fait dans ces conditions a le mérite de sortir le cheval du lieu où, chaque jour, on lui a fait subir des manœuvres destinées à dissimuler ses défauts.

C'est ainsi qu'en Angleterre les vétérinaires sont arrivés à mettre leur honorabilité à l'abri de tout soupçon de maquignonnage et de connivence avec les marchands.

A chacun son œuvre.

Au vendeur et à l'acheteur à discuter les aptitudes et le prix du cheval ; au médecin vétérinaire à se prononcer sur l'état de santé.

Et à cela tout le monde y gagne.

L'acheteur, parce que nul mieux que lui ne peut savoir s'il est bien ou mal porté sur un cheval ; si la bouche et les allures sont à sa convenance.

Le vétérinaire, parce que, au lieu de perdre du temps à courir les écuries, à débattre les prix, à s'exposer à la médisance du marchand, auquel il aura refusé de prendre un cheval, pour en choisir un meilleur chez le marchand voisin, il reste dans son établissement où il fait de la science, sa vraie mission, et non pas des affaires.

Le marchand y gagne enfin, parce que ce mode d'examen simplifie son commerce et met sa responsabilité à couvert.

Mais, dira-t-on, un vétérinaire peut se tromper.

C'est chose rare en Angleterre. Qui ne comprend la grande attention qu'un homme doit apporter à une mission de confiance, avant d'apposer sa signature en bas d'un certificat : *scripta manent*.

Enfin, quand l'acheteur s'enrosse lui-même, ou avec le concours d'un connaisseur et même avec l'assistance d'un vétérinaire, il a pour se consoler deux vieux dictons bien connus.

L'un est empreint d'une douce philosophie :

> Quand on n'a pas ce que l'on aime,
> Il faut aimer ce que l'on a.

L'autre est trop peu galant, pour être plus d'à moitié vrai :

> De femmes et de chevaux,
> Il n'en est point sans défauts.

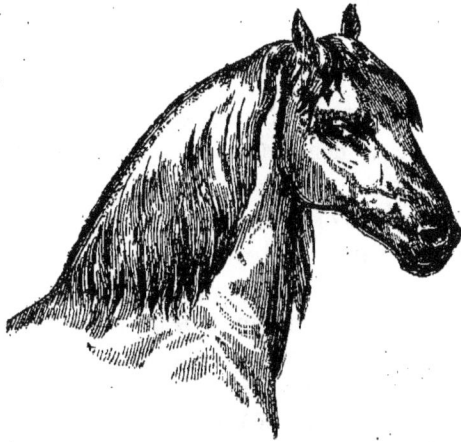

DE L'AGE DES CHEVAUX

PAR

LES DENTS

Age des Chevaux

L'*âge du cheval* s'établit par l'inspection des dents.

Le cheval compte 40 dents dont *12 incisives, 4 crochets, 24 molaires.*

Les crochets manquent ordinairement aux juments ou ne sont qu'à l'état rudimentaire.

Ce sont les *incisives* que l'on consulte pour connaître l'âge.

Au nombre de six à chaque mâchoire. elles portent des noms particuliers selon leur position (fig. 61).

Les deux du milieu se nomment *pinces* (A) ; de chaque côtés on les appelle *mitoyennes* (B B); et on appelle *coins* celles qui touchent aux mitoyennes (C C).

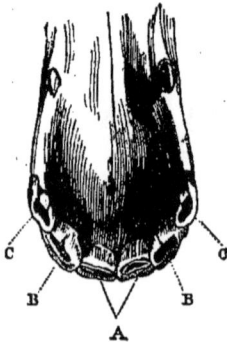

Fig. 61.

La dent se divise en deux parties : la *racine* ou partie enchâssée dans l'alvéole, et la *couronne* ou partie libre.

La couronne présente une face antérieure A (fig. 62), une face postérieure B, un bord interne C, un bord externe D, un bord antérieur E, un bord postérieur F moins élevé, séparé par une cavité profonde teintée en noir, véritable cul-de-sac que l'on nomme *cornet dentaire* ou *germe de fève*. Ce n'est que par l'usure que le fond de cette cavité se nivelle avec les bords; c'est ce qu'on appelle le *rasement*.

On appelle *table* l'extrémité de la partie libre qui frotte contre les dents opposées. C'est au milieu de la table que se trouve le *cornet dentaire* dont nous venons de parler.

La figure 63 montre une incisive sciée en deux dans le sens de sa longueur; *a, a', émail; b, b',* substance éburnée ou *ivoire,* enveloppée complètement par l'émail; *c,* pulpe dentaire.

La figure 64 montre une incisive sciée en travers ; *a*, *émail d'encadrement* ; *b*, émail central ; *c*, étoile dentaire, constituée par de l'ivoire de nouvelle formation qui a rempli la cavité de la pulpe disparue ; *d*, *ivoire primitif.*

La forme de la dent incisive varie beaucoup suivant le point de sa longueur auquel on l'examine. Elle est aplatie

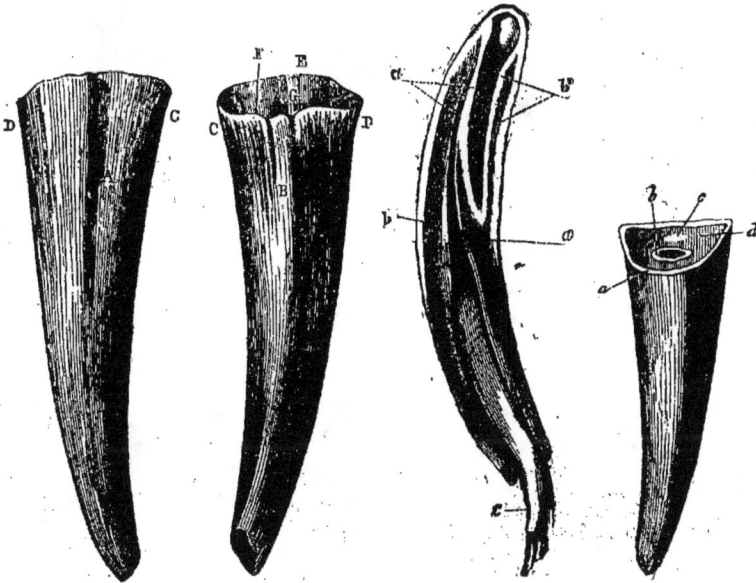

Fig. 62.   Fig. 63.   Fig. 64.

d'avant en arrière, à son extrémité libre ; plus loin, elle devient ovale, puis ronde, puis triangulaire, et en dernier lieu aplatie d'un côté à l'autre, de telle sorte que si l'on divise la longueur d'une incisive en une série de tranches de quelques millimètres d'épaisseur, on obtient successivement une table présentant ces diverses formes (fig. 65).

Nous verrons plus loin que la connaissance de cette disposition forme la base principale de celle de l'âge dans la seconde moitié de la vie de l'animal.

Il y a trois périodes bien distinctes dans l'étude de l'âge du cheval :

1° *La sortie et le rasement des incisives de lait ou caduques ;*

28

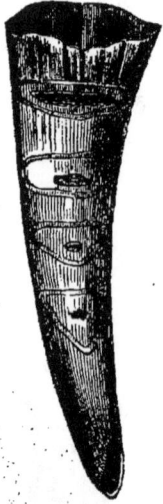

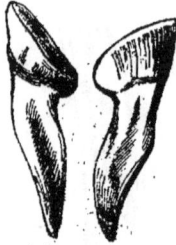

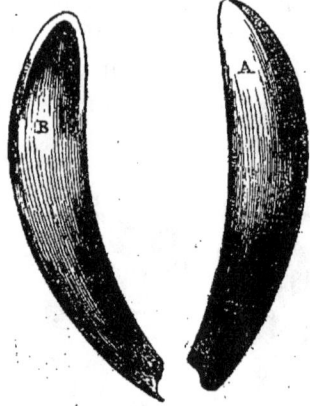

Fig. 66.

Dents de lait.

Fig. 67.

Coins A, face externe; B, face interne.

Fig. 65.

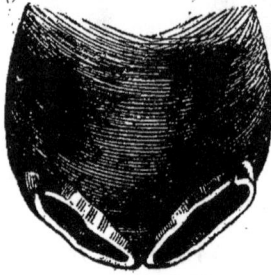

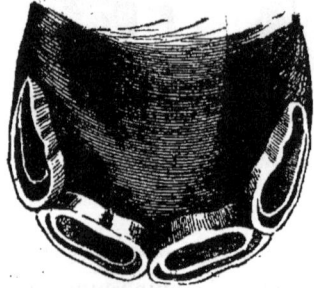

Fig. 68.

Fig. 69.

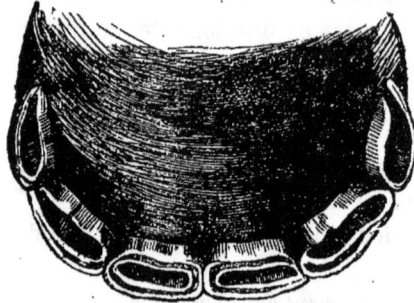

Fig. 70.

2° *La sortie et le rasement des incisives de remplacement dites de cheval* ;

3° *Les formes diverses que subissent les tables des incisives rasées.*

On peut négliger l'inspection des incisives supérieures, car leur rasement est si irrégulier qu'il ne peut être d'aucune utilité pour déterminer l'âge.

Le poulain naît presque toujours sans aucune incisive appa-

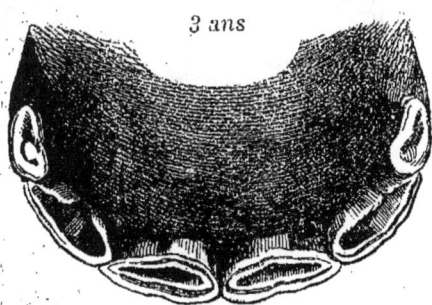

3 ans

Fig. 71.

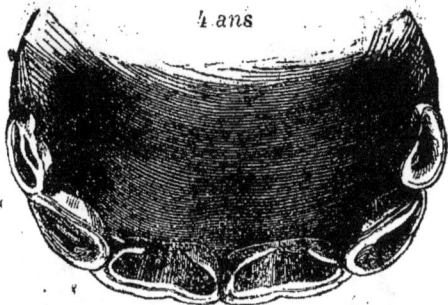

4 ans

Fig. 72.

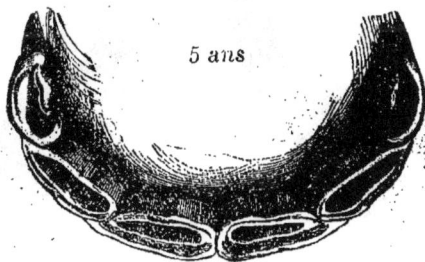

5 ans

Fig. 73.

rente ; mais ces organes ne tardent pas à se montrer ; et du *sixième* au *douzième* jour, les pinces sont sorties par leur bord antérieur seulement, le bord postérieur n'arrivant au niveau qu'à un mois.

Du trentième au quarantième jour a lieu l'éruption des mitoyennes, et les coins apparaissent du sixième au dixième mois.

Nous donnons ci-contre le dessin indiquant ces trois périodes de formation des dents du poulain.

Le rasement des pinces et des mitoyennes de lait a lieu de dix mois à *un an;* celui des coins de quinze mois à *deux ans.*

A *trois ans,* les pinces de cheval ont remplacé les pinces de lait qui sont tombées.

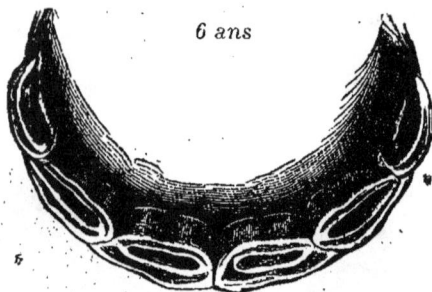

Fig. 74.

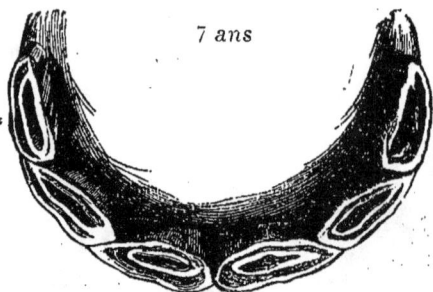

Fig. 75.

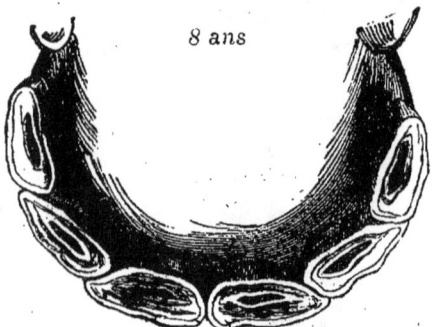

Fig. 76.

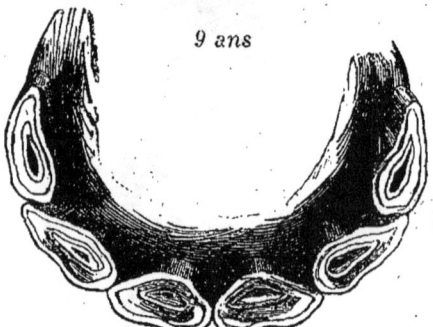

Fig. 77.

A *quatre ans* a lieu le remplacement des mitoyennes ; à *cinq ans* celui des coins ; en sorte qu'à cinq ans le cheval doit avoir toutes ses incisives.

A *six ans* le rasement des pinces a lieu; celui des mitoyennes a commencé et les coins ont frotté par leur bord antérieur.

A *sept ans* les mitoyennes sont rasées, le bord postérieur des coins est très usé, et au coin supérieur commence à apparaître la *queue d'hirondelle,* espèce d'échancrure ou d'encoche déterminée par l'usure.

A *huit ans* toutes les dents sont rasées; elles deviennent

ovales et la cavité de la table est remplacée par le cul-de-sac du cornet dentaire.

Le fond du cornet apparaît toujours noir comme s'il avait son germe de fève.

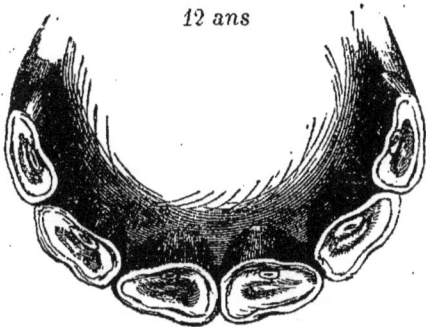

12 ans

Fig. 78.

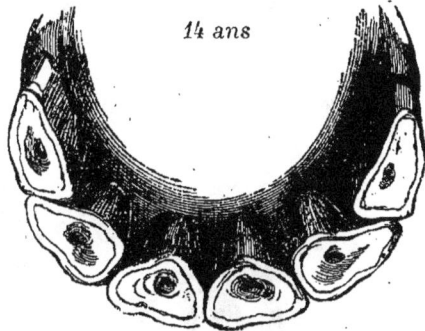

14 ans

Fig. 79.

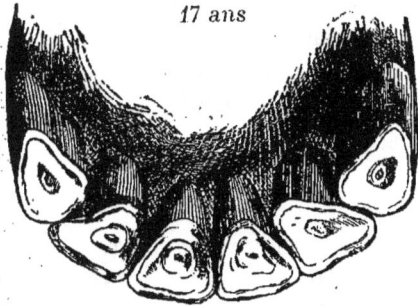

17 ans

Fig. 80.

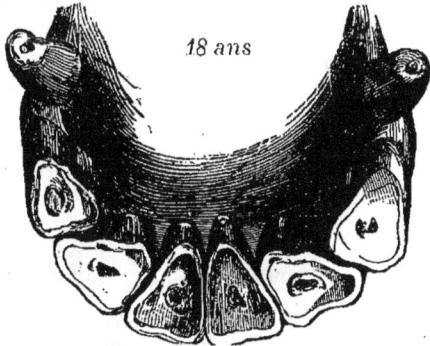

18 ans

Fig. 81.

A *neuf ans*, on voit s'arrondir les pinces ; le cornet den-taire devient très petit, à peine visible, et on voit apparaître l'*étoile dentaire*. L'émail central qui encadre le cul-de-sac du cornet dentaire se rapproche du bord postérieur.

A *dix ans*, les mitoyennes s'arrondissent comme les pinces se sont arrondies à neuf ans ; les coins sont ovales et l'émail central se rapproche davantage du bord postérieur.

A *onze ans*, à leur tour les coins s'arrondissent ; l'émail central est sur le point de disparaître, et à peine l'aperçoit-on près du bord postérieur sous forme de point très étroit.

A *douze ans* la table des incisives inférieures est ronde, l'émail a complètement disparu, et dans le milieu de la table apparaît une bande jaunâtre qui tient la place de l'émail central, et l'étoile dentaire est très apparente.

A *treize ans*, les pinces commencent à devenir triangulaires ; à *quatorze ans* elles le sont complètement et les mitoyennes commencent à le devenir ; à *quinze ans* les mitoyennes sont complètement triangulaires et les coins commencent à le devenir à leur tour.

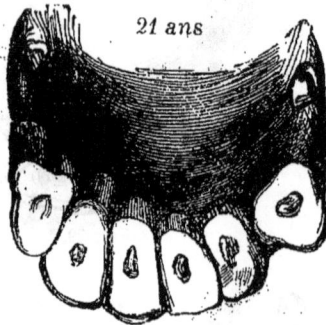

21 ans

Fig. 82.

A *seize ans* et *dix-sept ans* toutes les incisives de la mâchoire inférieure sont devenues triangulaires ; les côtés du triangle sont tous trois de la même longueur.

A *dix huit ans*, les parties latérales du triangle s'allongent dans les pinces.

A *dix-neuf ans*, les triangles formés par les dents après s'être allongés dans les pinces se rétrécissent latéralement et s'aplatissent.

A *vingt ans*, c'est le tour des mitoyennes.

A *vingt-et-un ans* toutes les incisives inférieures sont aplaties et bi-angulaires, c'est-à-dire que leurs parties latérales sont très allongées et les bords antérieurs et postérieurs très étroits et presque angulaires.

Après cette limite, il est impossible de préciser l'âge du cheval ; les dents s'allongent, jaunissent, se projettent en avant. Les signes de la vieillesse s'accentuent de plus en plus sur la tête de l'animal, la tête se décharne, les salières se creusent, et les tempes se recouvrent çà et là de poils blancs.

Les règles que nous avons tracées ci-dessus s'appliquent aux chevaux chez lesquels la pousse et l'usure des dents ont été régulières. L'excès ou le défaut de longueur des incisives peuvent occasionner des erreurs qu'avec un peu d'attention il est facile de rectifier. Ainsi, les dents incisives doivent avoir à peu près 16 millimètres de hauteur au-dessus de la gencive et elles usent 3 millimètres par an en moyenne. Si par suite du mode de nourriture un cheval use moins que normalement la pousse des dents continue et la longueur s'accroît. Dans ce cas, en examinant les tables dentaires d'après les règles que nous avons données, on trouvera que le cheval est plus jeune qu'il ne l'est réellement. Aussi, prévenu par cet excès de lon-

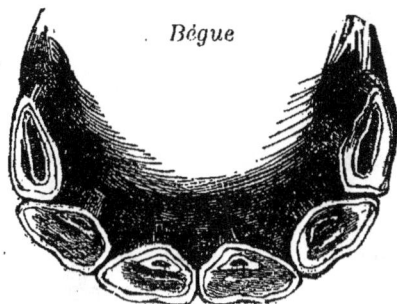

Bègue

Fig. 83.

gueur, on arrivera à l'appréciation aussi exacte que possible de l'âge en ajoutant autant d'années qu'il y a de fois 3 millimètres en trop de longueur. Par exemple, si un cheval par ses tables marque douze ans et que ses dents aient 22 millimètres de longueur il aura bien en réalité quatorze ans puisque ses dents seront trop longues de 6 millimètres.

Réciproquement, quand les dents sont trop courtes, le cheval paraît plus vieux qu'il n'est, et il faut lui retrancher autant d'années qu'il y a de fois 3 millimètres en moins dans la longueur.

Disons cependant qu'il ne faut pas attendre de ce moyen une grande précision.

Les chevaux bégus (fig. 83) sont ceux chez lesquels, à l'époque où la mâchoire devrait avoir rasé, la cavité persiste dans les dents incisives et indique ainsi un âge inférieur à celui qu'a réellement l'animal. Cela tient à la profondeur du cornet dentaire.

Pour reconnaître l'âge réel il faut bien examiner la forme de la dent. Supposons qu'un cheval ait encore la cavité bien marquée dans le coin, on lui donnera sept ans : mais en observant les pinces et les mitoyennes on aperçoit la forme arrondie et l'élargissement de l'étoile dentaire, on est prévenu ainsi que le cheval est bégu et on lui donnera l'âge de dix ans qu'il a réellement.

On dit que le cheval est *faux-bégu* lorsque la cheville émailleuse qui fait suite au cornet dentaire n'a pas disparu à l'époque ordinaire, c'est-à-dire vers douze ou treize ans. Il faut, comme dans le cas précédent, s'en rapporter principalement à la forme de la dent.

L'usure irrégulière produite par le frottement des corps extérieurs sur la mâchoire des chevaux tiqueurs, en détruisant le bord antérieur de la dent qu'elle transforme en plan incliné et en ouvrant même quelquefois le cornet dentaire dans sa longueur, déforme complètement la table et rend la connaissance de l'âge difficile ou impossible.

Les marchands cherchent souvent à tromper les acheteurs sur l'âge de leurs chevaux. La valeur du cheval étant d'autant plus grande que son âge se rapproche de cinq ou six ans, il n'est pas étonnant qu'on ait imaginé un certain nombre de moyens pour rajeunir ou vieillir les sujets.

Dans la plupart des pays d'élevage on a l'habitude, aussitôt que les poulains ont fait leurs dents de trois ans, de leur arracher les mitoyennes caduques pour leur donner un an de plus.

A l'âge de quatre ans, pour leur donner celui de cinq on enlève les coins de lait.

Pour déjouer ces ruses il ne faut qu'un peu d'attention.

Quand l'arrachement est récent, l'état des gencives le trahit; mais s'il n'y a plus de tuméfaction on se convaincra facilement de la fraude. Quand la dent caduque tombe naturellement, c'est qu'elle est poussée par la remplaçante dont on voit aussitôt après la chute apparaître le bord au niveau de l'alvéole. Or, si le dent a été arrachée avant le temps où elle devait tomber naturellement, la dent de remplacement ne s'aperçoit pas puisqu'elle est encore enfoncée dans l'os de la mâchoire et même on ne peut la toucher en enfonçant le doigt dans l'alvéole.

Quand la mitoyenne de lait a été arrachée, on peut le reconnaître à l'état de la pince de remplacement qui doit déjà avoir usé et formé sa table lorsque la mitoyenne sort naturellement, et qui alors se trouve encore presque vierge si sa voisine a été arrachée.

Puis encore, en arrachant les dents de lait, on hâte la sortie des remplaçantes qui, n'ayant pas eu le temps de perdre la position oblique qu'elles occupaient dans l'alvéole et l'arcade dentaire, sortent irrégulièrement et par étages au lieu de présenter un demi-cercle bien dessiné.

Pour donner aux vieux chevaux une apparence de jeunesse, souvent les marchands leur contremarquent les dents en pratiquant à son centre, avec un burin, une cavité dans

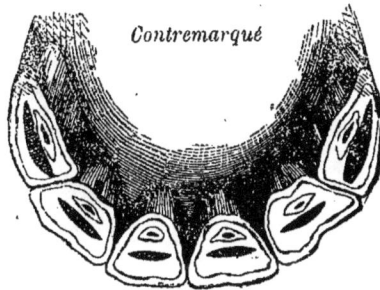

Fig. 84.

laquelle ils mettent un corps gras et noir, de façon à imiter la cavité naturelle ou cornet dentaire avec son germe de fève. Mais il est facile de déjouer cette supercherie, parce que cette cavité n'est pas entourée du ruban d'émail qui environne toujours la cavité naturelle. D'ailleurs la forme de la dent, l'inspection de la table, la présence du cornet ou de l'étoile dentaire font reconnaître l'âge réel; de même la longueur des dents.

Cette longueur des dents étant déjà à elle seule une indice de vieillesse, on cherche aussi à les raccourcir en les sciant. Mais, dans ce cas, le fraudeur n'atteint pas son but. Nous avons dit plus haut que lorsqu'un cheval avait les dents trop longues on devait ajouter à l'âge accusé par elles autant d'années qu'il y avait de fois trois millimètres en sus de la longueur normale, Or, si le cheval marquait par exemple douze ans avant qu'on lui ait scié les dents il en marquera quatorze si on lui en a

retranché six millimètres, treize ans si on lui en a retranché trois.

Puis, la scie n'opère jamais une section bien nette, il faut
la lime pour polir et on en voit les traces sur la dent et par
les éclats du bord.

Et encore, si on a scié les incisives, la longueur des molaires est restée la même et cette différence de niveau dans
l'arcade dentaire vient aider à découvrir la fraude.

TABLEAU SYNOPTIQUE DES CARACTÈRES QUE PRÉSENTENT LES DENTS AUX DIFFÉRENTS AGES

PÉRIODES	AGES	DENTS	CARACTÈRES
	A. — DENTS DE LAIT (blanches, petites à *collets*). *Sortie.*		
	de 6 à 8 jours. . . .	les pinces.	
	de 30 à 40 jours. . .	les mitoyennes . . .	sortent.
	de 6 à 10 mois. . .	les coins	
1re	*Rasement.*		
	à 10 mois.	les pinces.	
	à 1 an	les mitoyennes . . .	sont rasés.
	à 15 ou 20 mois. : .	les coins	
	B. — DENTS DE CHEVAL (plus grosses, jaunes et rayées). *Sortie.*		
	à 2 ans 1/2, 3 ans. .	les pinces.	
	à 3 ans 1/2, 4 ans. .	les mitoyennes . . .	sortent.
	à 4 ans 1/2, 5 ans. .	les coins	
2e	*Rasement.*		
	à 6 ans.	les pinces.	
	à 7 ans.	les mitoyennes . . .	sont rasés.
	à 8 ans.	les coins	
	Changement de forme.		
	à 9 ans.	les pinces.	
	à 10 ans	les mitoyennes . . .	s'arrondissent.
	à 11 ans	les coins	
3e	de 12 à 13 ans . . .	arrondissement de toutes les dents. disparition de l'émail central.	
	à 14 ans	les pinces.	
	à 15 ans	les mitoyennes . . .	sont triangulaires.
	à 16 ans	les pinces.	

A partir de cet âge, les indications à retirer de l'examen des dents sont vagues et des plus incertaines.

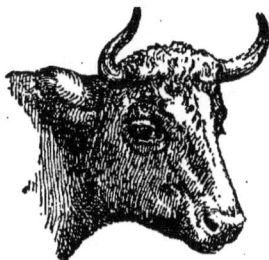

DE L'AGE DU BŒUF

PAR

LES DENTS ET LES CORNES

Age du Bœuf

L'âge du bœuf se reconnaît par les dents et les cornes.

Comme chez le cheval, il y a des dents caduques et des dents de remplacement.

On sait que les bêtes bovines n'ont que huit incisives à la mâchoire inférieure, qu'elles n'en ont point à la supérieure, pas de crochets, et douze molaires de chaque côté.

Les incisives sont placées en clavier à l'extrémité de l'espèce de *paleron* arrondi par lequel se termine l'os maxillaire.

Au lieu d'être fixées dans les alvéoles comme chez le cheval, elles présentent une certaine mobilité qui était nécessaire pour empêcher le bourrelet cartilagineux de la mâchoire supérieure d'être entamé par elles. Au milieu sont les deux pinces, de chaque côté les premières mitoyennes, à côté de celles-ci les secondes mitoyennes et à chaque extrémités les deux coins.

L'incisive du bœuf diffère essentiellement de celle du cheval; la partie libre aplatie de dessus en dessous, plus étroite vers la gencive, est séparée de la racine par un collet; c'est sa face postérieure qui s'use contre le bourrelet de la mâchoire supérieure et forme la table.

Dans la dent vierge, l'émail forme autour de la partie libre une couche continue, beaucoup plus mince à la surface interne de la dent et se propageant avec très peu d'épaisseur sur une partie de la racine.

L'ivoire forme tout le reste de l'organe; et la cavité qui, dès l'origine, occupe dans la dent un large espace de la même forme qu'elle, se remplit à mesure que l'animal vieillit d'un ivoire de nouvelle formation qui présente comme dans le cheval une teinte plus jaune que l'ivoire primitif.

Une fois que la cavité est complétement remplie la dent a cessé de s'accroître et n'est pas poussée comme chez le cheval, au dehors de l'alvéole à proportion de son usure. A peine arrivée à son parfait développement l'incisive commence à user. Lorsque l'usure a fait disparaître l'éminence conique et les sillons qui la bornent, la dent est nivelée.

A mesure qu'a lieu le rasement, on voit apparaître à l'extrémité de la dent une bande jaunâtre qui est l'ivoire dépouillé de l'émail, et plus tard, dans cet ivoire, une bande transversale plus jaune qui se raccourcit, s'élargit et finit par former une marque à peu près carrée, puis arrondie; c'est une véritable étoile dentaire, analogue à celle de la dent du cheval.

A mesure que les incisives s'usent, l'extrémité supérieure s'écarte; cela tient à ce que dans la jeunesse les dents se touchent par le haut et qu'elles vont toujours en diminuant jusqu'à la racine.

Les premières incisives du bœuf sont toutes caduques et leur remplacement est un des signes les plus certains de l'âge de l'animal.

Les molaires sont au nombre de six de chaque côté à chaque mâchoire; mais on ne doit jamais s'en occuper pour arriver à la connaissance de l'âge du bœuf.

— La mâchoire du veau ne comporte guère que vers cinq à six mois la présence des incisives au complet.

L'usure est variable suivant le genre de nourriture de l'animal. S'il est engraissé au lait, l'absence de frottement la retarde; mais s'il se nourrit de fourrages et d'herbages alors les pinces commencent à s'user à six mois et sont rasées vers dix mois.

Le rasement des premières mitoyennes a lieu à un an; celui des secondes vers quinze mois; et celui des coins de dix-huit à vingt mois.

Vers cette époque, les pinces sont chassées par leurs remplaçantes et leur éruption se trouve toujours terminée à deux ans.

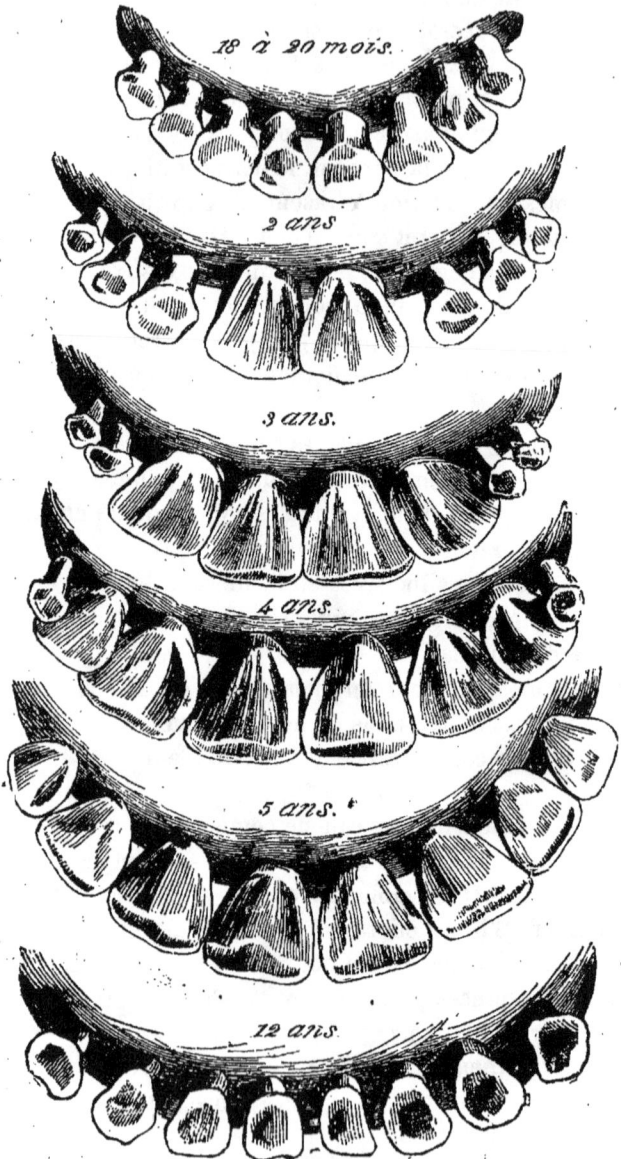

18 à 20 mois.

2 ans

3 ans.

4 ans.

5 ans.

12 ans

Fig. 85.

De deux ans et demi à trois ans le même remplacement a lieu pour les premières mitoyennes.

De trois ans et demi à quatre ans les secondes mitoyennes sont aussi remplacées ;

Et à cinq ans, les coins l'étant également, toutes les incisives caduques sont remplacées.

De cinq à six ans, les coins achèvent leur éruption, et ce n'est guère qu'à cet âge que la mâchoire de l'adulte est *au rond* quoique déjà les pinces commencent à user.

A partir de six ans, il est bien difficile de préciser l'âge des animaux de l'espèce bovine ; on est même exposé souvent à se tromper avant cette époque-là, car les dents sont plus précoces chez certaines races, le genre de nourriture influe plus ou moins sur l'usure et l'excès de nourriture, en accélérant l'évolution des organes, produit le même effet sur la dentition.

L'écartement des dents est le signe de la vieillesse ; il commence vers onze ans et à douze et treize ans l'animal ne présente plus que des chicots très espacés, noirâtres ou jaunâtres.

— Les cornes du bœuf fournissent pour la connaissance de l'âge des indices d'autant plus précieux que ceux donnés par les dents présentent moins de certitude. Elles sont d'un grand secours après l'éruption des remplaçantes, c'est-à-dire à partir de trois ans. Jusque-là on peut s'en rapporter aux dents ; de trois à dix aux cornes, et plus tard on tâche de rectifier l'un par l'autre ces deux moyens d'investigation.

Dans la première année le veau a ses *cornillons*. Pendant la seconde, une nouvelle pousse de corne a lieu et se trouve séparée de la première par un sillon peu prononcé ; un semblable sillon sépare la pousse de la troisième année de celle de la seconde ; mais ces deux dépressions sont peu marquées, diminuent bientôt et même disparaissent. Et à l'âge de trois ans le sillon qui se développe est très accentué et devient le premier sillon profond de la corne. On peut donc compter pour trois ans la portion déjà poussée ; et à partir de ce moment, il se forme chaque année un nouveau sillon séparé du précédent par un cercle ; en sorte qu'en comptant pour trois ans le premier sillon et pour un an chaque sillon ou cercle qu'on rencontre en allant vers la base de la corne, on trouve sûrement l'âge réel de l'animal.

Passé dix ans les cornes se dépriment, les cercles sont moins nets et plus rapprochés et peuvent induire en erreur.

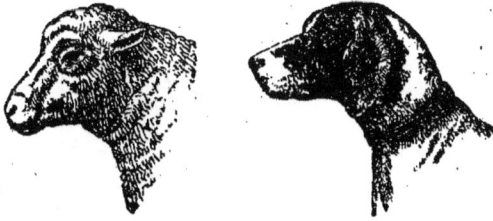

DE L'AGE DU MOUTON

DU CHIEN

ET DU PORC

Age du Mouton

L'agneau naît ordinairement sans dents, mais en vingt-cinq jours elles poussent toutes, et l'arcade est au *rond* à *trois mois* (fig. 86).

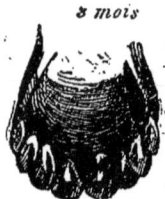
5 mois

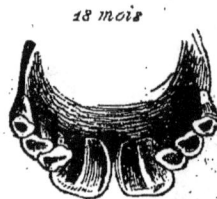
18 mois

Fig. 86.

Fig. 87.

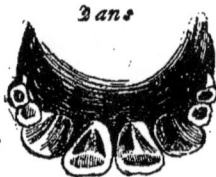
2 ans

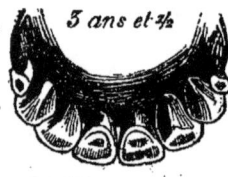
3 ans et ½

Fig. 88.

Fig. 89.

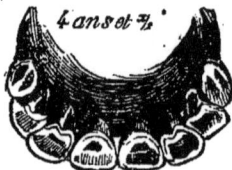
4 ans et ½

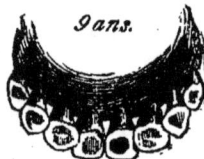
9 ans.

Fig. 90.

Fig. 91.

Vers *dix-huit mois*, remplacement des pinces de lait par les pinces d'adultes (fig. 87). L'agneau prend le nom d'*antenais*.

Vers *deux ans*, remplacement des premières mitoyennes (fig. 88), et l'antenais prend le nom de *bélier*, *mouton* ou *brebis*.

De *trois ans* à *trois ans et demi*, remplacement des secondes mitoyennes (fig. 89).

De *quatre ans* à *quatre ans et demi*, remplacement des coins (fig. 90).

A *cinq ans*, l'arcade est au *rond*.

A *neuf ans*, rasement de toutes les dents (fig. 91).

Pour le mouton comme pour le bœuf, dans les races améliorées, précoces, mérinos et surtout anglaises, les sujets ont leurs premières dents de remplacement avant la fin de la première année, en sorte que la figure 87 représente l'âge d'un an; la fig. 88, dix-huit mois; la fig. 89, deux ans et trois mois;

la fig 90, trois ans, et la fig. 91, six à sept ans. Les races demi-précoces retarderaient de six mois sur celles-ci. (Reynal, d'après Simonds.)

Passé cinq ans il est impossible de trouver l'âge de l'animal; on le déclare plus ou moins vieux selon le degré d'usure des dents et sur le plus ou moins de fraîcheur des coins qui sont toujours rasés et nivelés à neuf ans.

Age du Chien

Les dents du chien sont au nombre de quarante-deux dont douze incisives, quatre canines ou crochets et vingt-six molaires. Les incisives se distinguent en pinces, mitoyennes et coins ; leur partie libre présente, dans la dent vierge, trois petits tuberçules dont l'ensemble, surtout à la mâchoire supérieure, imite assez bien le *trèfle* ou la *fleur de lys*.

Mais les dents étant remplacées de très bonne heure et l'usure pouvant tenir au genre de nourriture et à divers accidents nous n'indiquons que timidement les moyens qu'elles fournissent dans la connaissance de l'âge du chien, car on est très souvent exposé à des erreurs.

Le chien a ordinairement en naissant toutes ses *incisives* et ses *crochets*. A ce moment, ses yeux sont fermés et les paupières ne se séparent que du douzième au quinzième jour. Vers *deux mois* commence le remplacement des dents caduques. Toutes les incisives et les crochets sont remplacés vers cinq mois. L'éruption est complète vers huit mois. Les grands chiens font leurs dents plus tôt que les petits. A *un an*, les dents sont fraîches, blanches et sans traces d'usure (fig. 92).

A *deux ans* (fig. 93), usure des pinces inférieures et disparition de leur *trèfle*.

A *trois ans* (fig. 94), disparition du trèfle aux mitoyennes inférieures et commencement aux pinces supérieures.

A *quatre ans* (fig. 95), les pinces supérieures sont rasées et les dents commencent à jaunir.

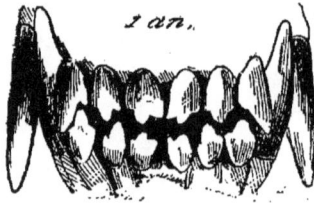

Fig. 92.

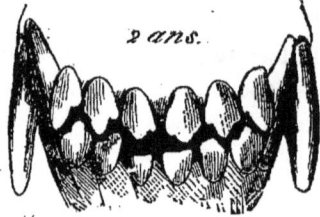

Fig. 93.

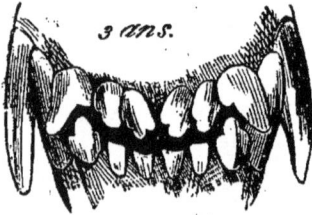

Fig. 94.

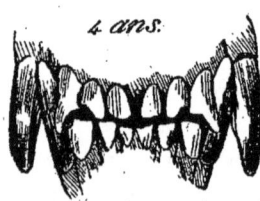

Fig. 95.

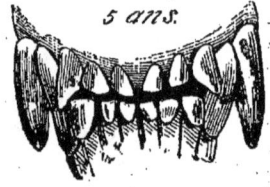

Fig. 96.

A *cinq ans* (fig. 96), toutes les dents sont rasées. A partir de cette époque, impossible d'établir des données exactes sur l'âge du chien..

Age du Porc

L'âge du porc ne peut être reconnu d'une manière à peu près exacte que jusqu'à trois ans. En raison de la difficulté de constater, de l'indocilité de l'animal et surtout du peu de temps qu'on le laisse vivre ordinairement, il n'y a aucun intérêt à nous en occuper ici.

FERRURE

Ferrure

Nous décrirons aussi sommairement que possible les divers modes de ferrure applicables aux pieds des chevaux soit par suite de leurs maladies, soit par suite de leurs défectuosités.

Mais, auparavant, nous avons cru utile d'entrer dans quelques détails au sujet de la composition du pied et du fonctionnement des diverses parties qui le composent.

Le pied du cheval ou sabot est composé de quatre parties : la *muraille* (fig. 97), la *sole* (fig. 98), la *fourchette* et le *périople* (fig. 99).

La *muraille* ou *paroi* (fig. 97) est la partie extérieure du

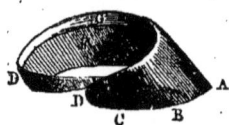 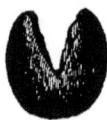 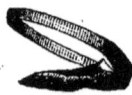 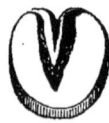

Fig. 97.   Fig. 98.   Fig. 99.   Fig. 100.

sabot qui revêt et protège le pied. C'est une bande de corne en forme de croissant. Sa largeur diminue progressivement en arrière ; ses extrémités terminées en pointe se replient en dedans sous le pied en encadrant la fourchette, présentant ainsi : 1° un bord inférieur en contact avec le sol, dans lequel on fixe les clous pour attacher le fer ; 2° un bord supérieur creusé d'une gouttière (G) où se loge le bourrelet où se trouve l'organe sécréteur de la corne ; 3° une face interne (F) doublée de feuillets de corne blanche, souple, élastique ; 4° une face externe recouverte par le périople.

On appelle *pince* (A) la partie médiane antérieure ; *mamelles* (B) les deux côtés de la pince ; *quartiers* (C) les deux parties latérales ou les ailes de la muraille ; enfin on nomme *talons* (DD) les deux extrémités postérieures, où la paroi se replie en dedans du cercle extérieur pour aller former les *arcs-boutants* (E) ou les *barres*.

Le *périople* (fig. 99) est une bande mince de corne molle qui forme comme une espèce de couronne au sabot (I) et se soude en arrière avec la fourchette (H). Son rôle est très important : il consiste à protéger la paroi contre la sécheresse et l'humidité.

La *sole* (fig. 98) est le plancher du sabot. C'est un large croissant de corne épais, aplati, emprisonné dans l'arc de la paroi. La corne qui le compose au lieu d'être filamenteuse comme celle de la muraille est formée de couches très consistantes, dures et écailleuses à la surface externe.

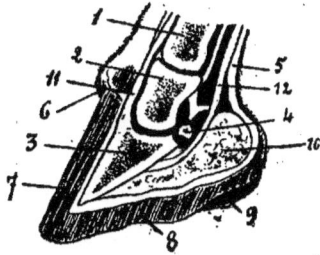

Fig. 101.

Coupe du pied.

1 Os du paturon ou 1er phalangien.
2 Os de la couronne ou 2e phalangien.
3 Os du pied ou 3e phalangien.
4 Os naviculaire ou petit sedamoïde.
5 Peau de l'extrémité du membre.
6 Bourrelet.
7 Muraille du sabot.
8 Sole.
9 Fourchette.
10 Coussinet plantaire.
11 Tendon extenseur du pied.
12 Tendon fléchisseur du pied.

La *fourchette* (fig. 99 H) est destinée à remplir l'espace formé par la muraille, à la partie postérieure du pied, à l'endroit où elle se replie pour former les barres ou arcs-boutants. La corne en est molle et élastique et soudée, par côté avec les barres en arrière avec le périople et à sa face supérieure avec la *chair veloutée du coussinet plantaire* (fig. 101-10).

L'*os du pied* (fig. 101-3) donne sa forme au sabot et sert d'attache en avant et en haut à un *tendon extenseur* (11), en arrière à un *tendon fléchisseur* (12). Ce sont ces deux tendons qui le mettent en mouvement. Il est joint à l'*os de la couronne* (2) avec une charnière qu'on appelle l'*os naviculaire* (4) qui a la forme d'une navette.

Fig. 102.

Enfin les parties intérieures du pied sont enveloppées par ce qu'on appelle la *chair du pied* qui n'est autre chose que la continuité de la peau du membre et qu'on nomme bourrelet (fig. 103-1) autour de la couronne, *chair cannelée* au pourtour du pied (fig. 103-2 et fig. 104-3) et *chair veloutée* en dessous du pied (fig. 104-4). C'est cette dernière qui sécrète la sole et la fourchette.

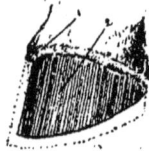 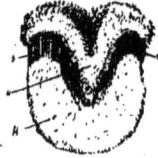

Fig. 103.   Fig. 104.

La grande sensibilité de ces parties charnues explique facilement les vives souffrances que peuvent éprouver les chevaux à la suite de blessures, piqûres, foulures ou de toutes pressions susceptibles d'engendrer la douleur. Et c'est en raison de cette sensibilité que la nature leur a fourni une boîte dure et résistante pour subir les chocs extérieurs.

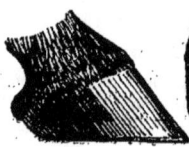 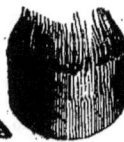 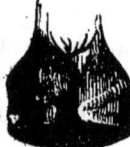 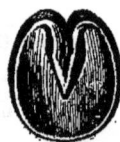

Fig. 105.   Fig. 106.   Fig. 107.   Fig. 108.

Les quatre faces du sabot sont : le *quartier* (fig. 105), la *pince* (fig. 106), les *talons* (fig. 107) et la *sole* (fig. 108).

Par suite de vices de conformation, fatigue, usure, efforts, les pieds sont susceptibles de se déformer. Notre but dans cet ouvrage est d'indiquer le mode de ferrure qu'il y a lieu d'appliquer dans ces diverses anomalies.

Pied grand

Pied trop volumineux par rapport au corps, qui expose le cheval à butter, à forger, à se couper et le rend maladroit dans la marche. Ce pied est sujet à la fourbure et aux bleimes.

On doit le ferrer un peu étroit à la période de croissance, en creusant un peu la sole et en amincissant les barres et la fourchette, mais avec beaucoup de ménagements dans la crainte d'un rétrécissement trop rapide qui pourrait amener la compression, l'atrophie et la boiterie.

Le plus sage est peut-être de se borner à revêtir le pied d'un fer léger, garnissant à peine, bien ajusté, avec les arêtes internes abattues, les éponges de devant très courtes à la limite des talons et la pince de derrière rentrant légèrement.

Pied petit

Cette conformation, qui est le contraire de la précédente, expose le cheval aux bleimes et aux seimes et demande les mêmes soins et précautions que le pied encastelé. (Voir *Encastelure*.)

Pieds inégaux

L'inégalité des pieds est assez grave généralement. Elle provient d'un vice de nutrition du pied le plus petit et ce dernier est exposé aux boiteries.

Le remède à y apporter consiste à ferrer le plus grand à la manière ordinaire et à soigner le plus petit comme le pied encastelé.

Pied plat

Le pied plat est celui dont la sole au lieu d'être concave est plane et de niveau avec le bord inférieur de la muraille et la base de la fourchette. La sole ainsi abaissée participe à l'appui du pied et est susceptible d'être foulée et irritée par les corps durs que peut rencontrer le pied. La paroi est évasée, les talons bas et écartés, les barres inclinées et la fourchette très forte. Il est sujet à la bleime, à la foulure de la sole et à la fourbure.

Il faut ménager les talons, la sole et la fourchette et parer la pince. On enlève avec le boutoir toute la corne qui peut être cariée et on badigeonne à cet endroit avec de l'huile de lin cuite. On arrondit avec la râpe le bord tranchant de la paroi.

Le fer doit être couvert, assez léger, à pinçon très incrusté, à ajusture suffisante pour l'empêcher de porter sur la sole, à garnitures ordinaires, à éponges planes dépassant un peu les talons ; on le fixe avec des clous à lames délicates.

Le fer le plus convenable pour ces pieds, dit Lafosse (tome II, page 823), est celui dit à siège, c'est-à-dire plus épais sur la rive externe que sur l'interne, et dans lequel l'ajusture se prend au dépens de l'épaisseur du fer du côté de sa face supérieure. Du reste, c'est depuis la pince jusqu'à la moitié postérieure des quartiers seulement que le fer doit présenter cette disposition ; il peut et doit même rester plat vers la terminaison de ses branches et à ses éponges qu'on refoule légèrement et qui prennent un point d'appui sur la partie de la corne de la fourchette qui déborde le tissu velouté. On emploie de clous à lames minces.

La ferrure doit être assez souvent renouvelée pour corriger l'obliquité de la pince et des mamelles.

Si les talons sont faibles et la fourchette solide, on met un fer à planche.

Pied comble

C'est l'exagération du précédent. La sole au lieu d'être de niveau avec le bord inférieur de la muraille dépasse celle-ci et fait à la surface plantaire une saillie placée plus souvent entre la pointe de la fourchette et la paroi que partout ailleurs. Il est souvent une conséquence de la fourbure et il y prédispose ainsi qu'à la sole foulée, aux bleimes sèches ou suppurées, etc.

La ferrure du pied comble doit être la même que celle du pied plat ; il faut seulement augmenter l'épaisseur de la couverture et de l'ajusture ou l'épaisseur du siège pour protéger le pied et éviter de faire porter le fer sur la sole.

Lafosse conseille la ferrure suivante, mais à la condition que le cheval ne travaille pas sur le pavé :

Fer à planche couvert, estampé des mamelles aux branches, à pince coupée carrément et affleurant le bord interne
de la paroi ; ce fer est muni de crampons aux angles de la
pince et de la planche. L'intervalle situé entre les crampons
des mamelles est ajusté en voûte plus ou moins bombée
suivant la voussure de la sole. L'appui n'ayant pas lieu sur
cette voûte, mais sur les crampons, elle ne s'affaisse pas.
Dès que les crampons sont assez usés pour que la voûte cède
sous la pression, on renouvelle le fer. Les crampons angu-
leux ou à oreilles de chat pouvant, en portant sur la couronne, la blesser plus ou moins grièvement, on doit avoir le
soin de les arrondir avant de poser le fer. Goudronner le
dessous du pied.

Si le pied comble ou même le pied plat a la paroi trop faible
pour supporter le fer couvert ou le fer à planche, nous conseillons de recourir à la ferrure Charlier dont nous parlerons
plus loin.

Pied long en pince

Ce pied est allongé en pince, aplati et mince en quartiers,
à talons fuyants, avec sole très mince, surtout en pince. Ce
vice de conformation peut survenir si l'on abat trop les talons
et qu'on laisse la pince. Cette dernière doit être parée avec
précaution et les talons ménagés. On applique un fer à demi-
couvert, léger, un peu long, ajusté en pince, ayant soin de ne
pas toucher la sole.

Pied encastelé

Le pied encastelé est affecté d'un resserrement de talons et
des quartiers.

Ce pied est haut et droit, étroit dans le haut, resserré des
côtés, à sole creuse, à fourchette maigre, à talons forts et
rentrés ; la corne est dure et sèche.

Si l'encastelure ne détermine ni sensibilité ni boiterie,

il faut parer le pied à la manière ordinaire et ferrer à demi-couvert en proportionnant la garniture au resserrement.

Si le resserrement est accentué et égal des deux côtés de la muraille, user du fer à éponges couvertes; s'il n'est accusé que d'un côté, user du fer à une seule éponge couverte. Employer des clous à lames délicates et placer le fer bien droit sous le pied.

Si l'encastelure occasionne de la sensibilité et de la boiterie, on fait une rainure sur la paroi dans le sens des fibres et on applique le fer à planches ou le fer à pantoufles et aussi le fer désencasteleur et le fer à lunettes.

Si les pieds sont suffisamment hauts et également serrés, on peut appliquer avec succès le fer à croissant.

Ce fer est incrusté dans le sabot, en sorte que la surface du fer et la surface du pied sont sur la même ligne et ils s'usent ensemble.

Comme nous l'avons dit à l'article *Encastelure*, la ferrure Charlier est excellente, ainsi que la ferrure Adam. (Voir *Encastelure*.)

Pied resserré d'un quartier

Le pied à quartier resserré a la paroi de ce quartier mince et cerclée; le talon du même côté surmonte le talon opposé et comprime les branches de la fourchette.

Le pied ainsi affecté n'est pas d'aplomb, il pousse peu et est très sujet aux bleimes et seimes.

Dans ce cas, il faut parer le quartier sain en ménageant celui qui est resserré, de façon à donner de l'aplomb. On emploie le fer à éponges couvertes et obliques ou bien le fer à une seule branche couverte qui permet de donner une forte garniture.

Si la fourchette est bonne, employer le fer à planche.

Pour le quartier resserré, user des clous à lame mince.

Pied à talons chevauchés

Mêmes indications que pour le précédent.

Pied à talons bas, faibles

Dans ce cas, la fourchette est maigre et les talons appuient sur le sol, ce qui occasionne les foulures. Les tendons se fatiguent vite parce que les aplombs sont faussés; la corne manque de consistance et de force; le poids du corps se porte en arrière et écrase les talons qui poussent peu et tendent à se resserrer. Ils donnent souvent naissance aux bleimes et aux seimes.

La ferrure doit comprendre la diminution de la pince dans la limite du possible et l'exhaussement des talons en garnissant les éponges avec feutres, cuir ou caoutchouc.

Il faut s'abstenir de ferrer à crampons ou à éponges refoulées, car la pression en s'exerçant sur les talons les écrase et occasionne les bleimes.

Le fer à planche portant sur la fourchette et non sur les talons peut aussi être utilemnt appliqué.

Pied à talons serrés

Les talons sont rapprochés, la sole creuse et la fourchette remonte en s'amaigrissant, parce que les branches sont écrasées.

Le fer à planche est le plus convenable dans cette sorte d'affection, surtout si la fourchette est bonne et les talons sensibles. Il doit porter sur la fourchette et ne pas toucher les talons qu'on abat légèrement.

La ferrure Charlier convient très bien aussi; et suivant les cas nous conseillons également le fer à croissant dont nous avons parlé plus haut (pied encastelé).

Pied dérobé

La corne est cassante et éclate au bord inférieur de la muraille, à tel point qu'il est parfois difficile de brocher les clous.

Il faut parer avec précaution, faire tomber les éclats de corne, et arrondir le bord de la paroi avec la râpe. Appliquer un fer à demi-couvert, léger, avec pinçons en pince et en quartiers, en étampant à l'endroit qui correspond à la bonne corne. Brocher le plus haut possible avec des clous à lame mince et ferrer le moins souvent possible.

Nous conseillons d'user largement de l'onguent de pied ; et c'est aussi le cas de faire une ou deux frictions de Baume Caustique autour de la couronne, sur le bourrelet, pour provoquer une nouvelle et abondante sécrétion de la corne.

Pied panard

Le pied panard a la pince tournée en dehors, les talons en dedans : le quartier du dehors est fort et évasé, celui du dedans est faible et resserré.

Les chevaux panards se coupent du talon.

La ferrure consiste à mettre le pied d'aplomb en parant le quartier externe et en ménageant le côté du dedans. Mettre un fer plus épais en dedans qu'en dehors. Employer le fer demi-couvert garnissant également en éponges.

Pied cagneux

Tout le contraire du précédent. Ferrure opposée.

Pied pinçard

Il appuie sur la pince qui est courte et droite ; les talons ne posent pas sur le sol.

Le cheval n'est pinçard que des pieds de derrière.

Il faut parer la pince avec beaucoup de ménagements, ménager aussi les talons et employer un fer léger pourvu de crampons de façon à ce que ces derniers permettent aux talons l'appui sur le sol (fig. 109). Allonger la pince du fer et assouplir les tendons par l'emploi de corps gras et mucilagineux.

Quand l'appui se fait franchement sur les crampons, on les raccourcit

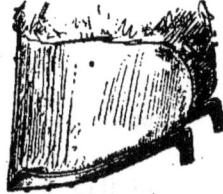

Fig. 109.

peu à peu, à chaque ferrure, et avec ces soins, on ramène souvent le pied à son état normal.

Mais il faut bien se garder d'appliquer un fer à pince prolongée en abattant la corne des talons, car il se produit un tiraillement énorme des tendons qui les force à se rétracter, ce qui rend le cheval de plus en plus pinçard.

Pied rampin

On dit que le pied est rampin quand la paroi présente en pince une direction perpendiculaire et descend verticalement du bourrelet. Parfois même la couronne surplombe le sabot à son bord supérieur, surtout en pince, et les talons sont très hauts, parfois à égale hauteur avec la pince, ce qui fait ressembler le pied à un bouchon conique.

Les pieds de derrière sont le plus souvent sujets à cette déformation qui affecte sur-

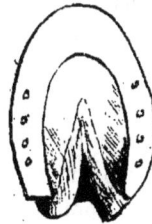

Fig. 110.

tout les limoniers, les bêtes de bât et de selle dans les montagnes, et principalement les mulets.

Appliquer à ces pieds un fer à pince prolongée (fig. 110) dit *fer à la florentine*, conserver la pince et abattre modérément les talons, de façon à toujours leur permettre l'appui soit qu'ils portent sur des éponges bien nourries, ou sur des crampons comme dans le fer pinçard (fig. 109). Faire sur les tendons des onctions de corps gras et mieux encore une ou deux frictions de Baume Caustique mélangé avec moitié d'huile d'olives, pour leur donner de l'élasticité.

Pied de travers

Pied dont le quartier externe ou interne, est plus bas que celui du côté opposé. Il a perdu son aplomb et penche du côté où il est le plus paré. Le quartier surchargé de poids se resserre, le paroi s'amincit et le talon chevauche son voisin.

Il faut remettre le pied dans son aplomb, avec plusieurs ferrures successives, en employant le fer à quartiers, c'est-à-dire à une seule branche correspondant au côté du pied le plus bas, en même temps qu'on rogne le quartier opposé.

Si le vice d'aplomb est ancien, on applique un fer complet garnissant beaucoup en dehors du quartier bas et rentrant sur le quartier haut et écarté du centre du pied.

Pied à talons hauts

La sole est creuse; la fourchette remontée et souvent baveuse est susceptible de s'ulcérer et de rendre le pied rampin.

Le remède à y apporter consiste à abattre les quartiers et les talons le plus possible, de façon à rejeter l'appui en arrière, en laissant toutefois aux talons la hauteur en rapport avec la conformation du pied.

Appliquer la ferrure ordinaire avec éponges légèrement amincies.

Pied à talons fuyants

Ce pied est trop incliné sous le membre : les talons longs et couchés font rejeter le poids du corps en arrière, et fatiguent le cheval au repos comme à la marche.

Il faut raccourcir le pied autant qu'il est possible, en le parant à plat aussi bien en pince qu'en talons, et appliquer un fer ordinaire avec un fort pinçon redressé et incrusté pour remonter le fer le plus possible.

Ferrer long et ne pas brocher en pince.

Pied Gras

Ce pied est formé d'une corne souple et trop humectée ; la paroi et la sole sont minces, molles et ne défendent pas suffisamment les parties intérieures contre les chocs résultant de marche sur des terrains durs et pierreux.

Il faut parer avec précautions, en ménageant la sole, et mettre un fer demi-couvert, léger, avec bonne garniture, légèrement broché.

Les mêmes recommandations sont applicables aux pieds *maigres, cerclés* et *à paroi séparée de la sole.*

Ferrure Charlier

La ferrure Charlier est une demi-ferrure de devant et a pour principe de faire participer la sole et la fourchette à l'appui, comme à l'état de nature, en laissant au pied ferré toute son élasticité.

Le fer est plus épais que large et partout également épais, un peu moins couvert à la branche interne. On lui donne exactement la tournure du pied ; on aplatit légèrement le pourtour, de façon à ce qu'il soit un peu plus étroit à la partie supérieure, celle qui doit s'appliquer au pied. On lui donne six, sept ou huit étampures percées obliquement, plus à gras à la branche externe qu'à l'interne et on lève des pinçons comme au fer ordinaire. Les éponges sont justes, arrondies, inclinées suivant la direction de la paroi des talons.

Le fer doit être incrusté dans la paroi au moyen d'une rainure qui y est pratiquée ; cette rainure ne doit pas dépasser la moitié environ de l'épaisseur de la sole. On la fait d'abord au boutoir et on la complète par l'application du fer chaud.

Après avoir bien donné la tournure au fer et l'avoir bien essayé à chaud, quand il y a adaptation parfaite, on l'attache

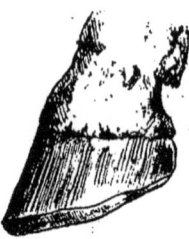

Fig. 111.
Sabot
abattu en chanfrein.

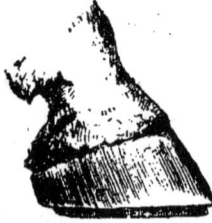

Fig. 112.
Sabot avec la feuillure
pour recevoir le fer Charlier.

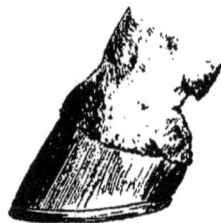

Fig. 113.
Pieds ferrés
au système Charlier.

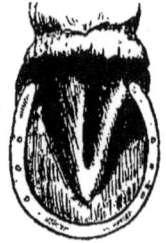

Fig. 114.

en brochant avec des clous à tête tronquée, plus délicats que ceux dont on se sert pour les fers ordinaires et de forme ovale.

On ne doit toucher ni à la sole ni aux barres, ni à la fourchette.

Cette ferrure est excellente pour les pieds à talons serrés et les pieds combles.

Ferrure à glace

La ferrure à glace a pour but d'empêcher les chevaux de glisser sur la neige, la glace, le verglas et de leur permettre un appui assez solide pour les empêcher de tomber.

On emploie dans ce but le fer ordinaire avec des clous à glace et des crampons. Ce mode de ferrure est trop connu pour que nous le décrivions ici.

Par les temps de neige persistante et durcie et par le verglas, la ferrure à crampons mobiles est de la plus grande utilité et a sur la ferrure ordinaire à glace l'avantage d'être

plus solide, plus durable, et n'oblige pas à brocher le pied
chaque jour, ce qui détériore la corne.

On prépare un fer, comme le fer ordinaire (fig. 115), avec
pince et de très légers crampons, ou même sans crampons.
On ménage dans toute son épaisseur quatre trous: deux à la
partie déclive du fer, en avant, et deux à cinq centimètres
de l'extrémité inférieure; on le fixe avec
dès clous à tête plate.

Les quatre trous qui ont été spécialement ménagés sont taraudés à pas de
vis et destinés à recevoir, dès que le
mauvais temps l'exige, une caboche en
acier non trempé, d'une longueur totale
de deux centimètres et demi environ ter-

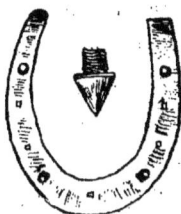

Fig. 115.

minée par une pointe assez proéminente et ayant à sa base un
pas de vis semblable à celui du fer. Au moyen d'une clef
spéciale ou même d'une paire de tenailles on visse cette tête
dans le trou réservé. Quand elles sont placées toutes quatre,
le pied porte parfaitement d'aplomb et le cheval est sûr de
lui. Tant qu'il marche sur la neige durcie ou le verglas, on
les lui laisse; si le travail l'amène dans les endroits déblayés
on les lui retire avec la clef ou les tenailles pour les remettre
ensuite dès que l'état des routes les réclament. On peut boucher les trous avec un bouchon pour éviter que la terre
ou les petits cailloux viennent le remplir et détériorer le pas
de vis. Ces clous à pointes peuvent durer au moins deux
jours par les plus mauvais temps; et d'ailleurs, en passant
chaque matin la visite des pieds, il est facile de remplacer
ceux qui pourraient être trop usés.

Cette ferrure est excessivement commode et facile et
nous ne saurions trop en recommander l'usage dans les
pays où l'hiver est long et où la neige reste longtemps sur
la terre.

Nous terminons notre article sur la ferrure en indiquant sommairement celle qui convient le mieux lorsqu'il y a vice d'aplomb et irrégularité dans la marche. Non pas que nous ayons la prétention de dire que les vices d'aplomb peuvent être combattus et redressés par la ferrure; mais elle permet au moins d'utiliser l'animal plus commodément et de lui procurer du soulagement.

Si le cheval est *sous-lui du devant* ou s'il a les *genoux creux*, il faut parer la pince et ménager les talons, mettre un fer à demi-couvert avec forte ajusture en pince, éponges ordinaires et clous noyés dans l'étampure.

S'il est *arqué*, parer la pince et conserver les talons; appliquer le fer ordinaire.

Bas-jointé du devant. — Parer la pince, conserver les talons et ferrer un peu long.

Bouleté du devant. — Parer la pince, ménager les talons et ferrer à l'ordinaire.

Sous-lui du derrière ou *bas-jointé.* — Parer la pince, ménager les talons et appliquer le fer à crampons en ferrant long.

Campé du derrière. — Fer ordinaire, pinçon bridé et crampons.

Bouleté du derrière. — Fer ordinaire à crampons.

Chez le cheval qui *se croise*, mettre un fer ordinaire, parer comme d'habitude, et ferrer très juste en dedans; surtout ne jamais mettre de crampons aux pieds de derrière.

Si le cheval *se coupe*, quand on a bien constaté quelle est la partie du fer ou du sabot qui frotte, il faut la diminuer le plus possible en arrondissant à la râpe. On emploie le fer à branche tronquée, à deux étampures à l'éponge du dedans et deux pinçons dont un en mamelle externe si le cheval se coupe avec la mamelle ou la partie saillante du quartier; s'il se coupe un peu en arrière de la partie saillante du quartier, appliquer le fer à branche tronquée, droite et sans étampures; on arrondit fortement avec la râpe la paroi du quartier.

Lorsque le cheval *forge*, il faut surveiller la ferrure du devant et du derrière. On pare la pince du pied de devant en ménageant les talons; et on ferre à la manière ordinaire, ni trop long, ni trop court. Pour le pied de derrière, on évite de tronquer la pince en la parant; on se sert d'un fer à pince tronquée (fig. 116), bien ajustée, portant deux pinçons et des crampons. Le fer doit être long et la corne de pince arrondie avec la râpe.

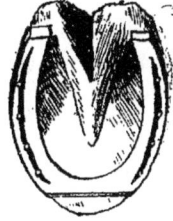

Fig. 116.

La même ferrure est applicable au cheval qui *s'atteint*.

Enfin, quand il s'agit de ferrer un cheval qui *butte*, parer la pince, ménager les talons, et appliquer un fer à demi-couvert, relevé en pince, broché avec des clous noyés dans l'étampure.

PHARMACIE

RATIONNELLE ET USUELLE

Formules diverses

Pour la majeure partie ces formules sont tirées du *Mémorial Thérapeutique* de M. Trasbot, l'éminent professeur de clinique à l'École d'Alfort.

Bols

On appelle *Bol* une préparation médicamenteuse ayant un peu plus de consistance que l'électuaire, et qu'on administre à l'aide d'une stapule en bois légèrement aplatie et arrondie à son extrémité.

Le bol destiné aux grands animaux pèse en moyenne 50 grammes. Il prend le nom de pilules pour les petits animaux et ne pèse que 5 grammes.

Nous donnons ci-après les formules des principales préparations de ce genre :

1° *Bol tonique analeptique.*

Carbonate de fer.	64 grammes.
Poudre de gentiane.	32 —
Farine de froment.	125 —
Eau miellée.	quantité suffisante.

Pour quatre à cinq bols.

2° *Bol diaphorétique.*

Soufre sublimé.	64 grammes.
Sulfure d'antimoine.	64 —
Cannelle pulvérisée.	32 —
Carbonate d'ammoniaque.	32 —
Miel.	quantité suffisante.

Pour quatre bols.

3° *Bol purgatif*

Aloès . . . . 125 grammes.
Savon . . . . 125 —
Gomme gutte . . . . 16 —
Miel . . . . quantité suffisante.

Pour quatre bols.

4° *Bol diurétique.*

Digitale pulvérisée . . . . 8 grammes.
Scille maritime . . . . 16 —
Colchique . . . . 16 —
Extrait de genièvre . . . . 32 —
Miel . . . . quantité suffisante.

5° *Autre diurétique.*

Savon blanc râpé . . . . 30 grammes.
Extrait de genièvre . . . . quantité suffisante.

Faire deux bols roulés dans du son et administrer à jeun.

6° *Bol vermifuge.*

Fougère mâle pulvérisée . . . 32 grammes.
Huile empyreumatique . . . 32 —
Aloès et Assa fœtida . . . . 16 — de chaque.
Gomme gutte . . . . 4 —

Pour deux bols.

Breuvages

Préparations liquides, trop concentrées pour que les animaux les prennent d'eux-mêmes et qu'on leur administre soit avec une bouteille, ce qui est dangereux, soit avec le bidon à breuvages, soit avec une seringue, ce qui est le plus commode et le plus expéditif.

Voici les breuvages les plus usités :

1° *Contre les météorisations.*
(indigestions gazeuses, gonflement des bêtes à cornes).

Ammoniaque . . . . . 16 grammes dans 2 litres d'eau.

On peut administrer ce breuvage deux à quatre fois dans la journée.

2° *Pour stimuler l'accouchement.*

Extrait de genièvre.	65 grammes.
Thériaque.	16 —
Vin vieux.	1 litre.

Donner en une seule fois. On fait tiédir le vin et on y délaie la thériaque et l'extrait de genièvre.

3° *Contre les coliques* (École d'Alfort).

Camphre	15 grammes.
Assa fœtida	15 —
Jaunes d'œufs	2
Eau tiède.	500 grammes.

Emulsionner le camphre et l'assa fœtida dans les jaunes d'œufs, y ajouter l'eau et administrer en une seule fois.

4° *Autre contre les coliques.*

Fleur de tilleul.	30 grammes.
Extrait de jusquiame.	5 —
Ether.	15 —
Huile d'olives	90 —
Eau de guimauve.	1/2 litre.

Dissoudre l'extrait et l'huile dans l'éther. Donner en deux fois.

5° *Contre les maladies charbonneuses.*

Quinquina jaune concassé.	90 grammes.
Camphre	5 —
Acétate d'ammoniaque	120 —
Eau.	2 litres.

Faire une décoction avec le quinquina, tirer à clair et ajouter au liquide ainsi obtenu le camphre et l'acétate, ce dernier émulsionné dans un jaune d'œuf. Donner en deux fois dans la journée.

6° *Purgatif du cheval.*

Aloès.	30 grammes.
Sulfate de soude.	120 —
Eau.	1 litre.

7° Purgatif du bœuf.

Sulfate de soude . . . . 350 grammes.
Décoction de graine de lin tirée à
clair . . . . 1 litre et demi.

A donner en une seule fois, le matin à jeun.

8° Purgatif du chien.

Séné . . . . 10 grammes.
Sirop de nerprun. . . . . 60 —
Eau. . . . . 1 verre.

Faire infuser le séné dans l'eau chaude, passer dans un linge et ajouter le nerprun.

9° Diurétique.

Sel de nitre. . . . . 35 grammes.

Dissous dans un litre de décoction de graine de lin tirée à clair. Répéter deux à trois fois par jour.

10° Autre diurétique.

Sel de nitre. . . . . 35 grammes.
Camphre . . . . 16 —

Emulsionner le camphre dans trois jaunes d'œufs, et verser dans un seau d'eau tiède qu'on présente à l'animal cinq à six fois par jour.

11° Sudorifique.

Infusion de fleurs de sureau. . . . . 1 litre.
Foie d'antimoine. . . . . 35 grammes.
Miel . . . . 65 —

12° Vermifuge pour le cheval.

Huile empyreumatique. . . . . . . 45 grammes.
Racine de fougère mâle . . . . . . 65 —
Miel. . . . . 65 —
Jaunes d'œufs. 2
Eau . . . . 2 litres.

Faire bouillir la racine dans l'eau, jusqu'à ce que la réduction soit de moitié ; passer à clair et ajouter le miel et l'huile délayées dans les jaunes d'œufs. A donner en deux fois.

13° *Vermifuge du chien.*

Huile empyreumatique. . . . . . . 10 gouttes.
Mousse de Corse. . . . . 30 grammes.
Alcool. . . . . 15 —
Eau. . . . . 1 verre.

La mousse de Corse infusée dans l'eau, on tire à clair, et on ajoute l'huile délayée dans l'alcool. Faire prendre en une seule fois.

Le lendemain purger avec l'huile de ricin.

Cataplasmes

Médicaments de consistance molle et pâteuse destinés à être appliqués soit à chaud, soit à froid, sur une région affectée de douleurs vives :

1° *Émollient.*

Mie de pain. . . . . 200 grammes.
Farine de lin. . . . . 250 —
Eau ou décoction de guimauve. . . quantité suffisante.

Faire cuire en bouillie, et appliquer tiède en arrosant avec quelques gouttes de laudanum.

2° *Astringent* (cas de brûlures).

Pommes de terre râpées.

3° *Fourbure et inflammation du pied.*

Suie de cheminée . . . . 500 grammes.
Terre glaise. . . . . 500 —
Vinaigre . . . . quantité suffisante.

4° *Engorgements* (recette Vatel).

Oseille cuite dans l'eau et exprimée. 4 parties.
Ognons cuits sous la cendre. . . . 1 —
Onguent basilicum. 1

Mêler et appliquer chaud.

5° *Mamelles engorgées* (recette Lebas).

Farine de lin . . . . 4 poignées.
Poudre de ciguë. . . . . 2 —
Sel ammoniacal . . . . 45 grammes.
Vinaigre . . . . quantité suffisante.

6° *Autre.*

Mie de pain . . . . 500 grammes.
Fleur de camomille . . . . 60 —
Sel ammoniacal . . . . 15 —
Eau. . . . . quantité suffisante.

Faire bouillir et ne mettre le sel ammonical qu'en saupoudrant quand le cataplasme est prêt à être appliqué.

Collyres

Préparations destinées à être appliquées sur l'œil :

1° *Ophthalmie chronique* (taches de la cornée).

Sel ammoniacal . . . . 2 parties.
Alun calciné. . . . . 2 —
Sucre en poudre. . . . . 5 —

Pulvériser les sels et mélanger intimement au sucre en poudre.

2° *Ophthalmie au début.*

Sulfate de zinc . . . . 1 gramme.

Dissous dans 32 grammes d'eau de rose.

3° *Ophthalmie au début* (collyre Dupuytren).

Oxyde de zinc, calomel, sucre, par parties égales.
Pulvériser et mélanger.

4° *Ophthalmies douloureuses.*

Extrait de belladone . . . . 25 centigrammes.
Extrait d'opium . . . . 25 —
Infusion de jusquiame. . . . . . . 125 grammes.

Ce collyre agit comme narcotique.

5° *Ophthalmie chronique* (collyre appelé *eau céleste*).

Sulfate de cuivre. . . . .   2 grammes.
Eau distillée. . . . .   1 litre.
Ammoniaque liquide. . . . . . .   quantité suffisante.

Faire dissoudre le sel dans l'eau et ajouter de l'ammoniaque jusqu'à ce que le précipité qui s'est formé d'abord se soit complètement dissous. Agitez vivement.

Electuaires

Préparation médicamenteuse qu'on administre avec une spatule comme le bol, mais qui a moins de consistance que ce dernier ; le miel qui lui sert d'excipient sert à masquer le goût des diverses substances qu'il contient, et permet aux animaux de les prendre plus facilement.

Les plus généralement recommandés sont les suivants :

1° *Émollient.*

Réglisse en poudre. . . . .   64 grammes.
Guimauve   64   —
Gomme arabique pulvérisée. . . .   32   —
Dextrine   32   —
Miel . . . .   quantité suffisante.

A donner en deux fois.

2° *Calmant.*

Gomme arabique en poudre. . . .   64 grammes.
Poudre de racine de guimauve. . .   64   —
Extrait aqueux d'opium.   15   —
Miel   250   —

Donner en deux fois dans la matinée.

3° *En cas de bronchite.*

Manne grasse . . . .   65 grammes.
Miel   190   —

Bien mélanger et administrer à jeun. Répéter pendant quelques jours.

4° Diurétique.

Poudre de colophane. . . . . 8 grammes.
Poudre de poix. . . . . 8 —
Bourgeons de sapin. . . . . 64 —
Baies de genièvre. . . . . 64 —
Miel . . . . quantité suffisante.

Pour deux doses.

5° Autre diurétique.

Sel de nitre. . . . . 35 grammes.
Camphre . . . . 10 —
Oxymel. . . . . 120 —
Jaunes d'œufs pour y mélanger le camphre.
Poudre de réglisse. . . . . quantité suffisante.

6° Autre diurétique (Zundel).

Baies de genièvre pulvérisées. . . . 40 grammes.
Carbonate de soude. . . . . 20 —
Térébenthine . . . . 30 —
Miel. . . . . 150 —
Poudre de gentiane. . . . . quantité suffisante.

Pour faire deux doses.

7° Purgatif.

Sulfate de soude. . . . . 65 grammes.
Aloès pulvérisé . . . . 35 —
Séné . . . . 15 —
Miel ou mélasse. . . . . quantité suffisante.

En trois doses, à donner à jeun.

8° Tonique.

Poudre de gentiane. . . . . 64 grammes.
Poudre d'écorce de saule. . . . . . 32 —
Fleur de tan . . . . 32 —
Houblon pulvérisé. . . . . 16 —
Camomille . . . . 16 —
Miel . . . . quantité suffisante.

Donner en deux doses.

31

9° Vermifuge.

Sulfure noir de mercure . . . . . . 16 grammes.
Fougère mâle pulvérisée. . . . . . 64 —
Gentiane . . . . 64 —
Absinthe . . . . 64 —
Aloès. . . . . 64 —
Extrait mou de genièvre . . . . . . quantité suffisante.

Pour quatre doses.

10° Toux et gourme.

Poudre béchique. . . . . 100 grammes.
Kermès minéral. . . . . 20 —
Miel . . . . 200 —
Vin rouge. . . . . 1 litre.

Bien mélanger et donner consistance avec poudre de réglisse
et son. Administrer à la dose de 120 grammes chaque fois.

11° Stimulant.

Cannelle de Chine. . . . . 30 grammes.

Infuser dans un litre de vin rouge chaud. Administrer
après avoir tiré à clair.

12° Antispasmodique (palpitation de cœur).

Digitale. . . . . 2 grammes.
Opium . . . . 4 —
Camphre . . . . 8 —
Valériane. . . . . 15 —
Miel . . . . 30 —

Faire deux doses.

13° Antiparalytique.

Noix vomique. . . . . 4 grammes.
Valériane. . . . . 8 —
Camphre . . . . 16 —
Miel . . . . 30 à 40 —

A donner en une seule fois.

14° *Stomachique.*

Poudre de gentiane	125 grammes.
Assa fœtida, ...	65 —
Camphre	30 —
Miel	quantité suffisante.

Pour quatre doses.

Fumigations

On donne ce nom aux gaz et vapeurs qui sont dirigés soit sur la peau, soit dans les voies respiratoires.

En voici quelques formules :

1° *Astringente.*

Goudron	125 grammes.
Suie de cheminée.	250 —
Vinaigre	500 —
Eau	4 litres.

Chauffer et placer sous le nez des animaux.

2° *Inflammation des voies respiratoires.*

Têtes de payot.	8 têtes.
Morelle noire.	2 poignées
Jusquiame	2 —
Belladonne	2 —
Eau	5 litres.

Faire bouillir et placer sous le nez des animaux.

3° *Résineuse.*

Colophane pulvérisée.	4 parties
Bourgeons de sapins.	4 —
Encens.	8 —

Jeter par pincées sur charbons ardents.

4° *Affection vermineuse des bronches.*

Essence de térébenthine.	3? grammes.
Benzine.	32 —
Teinture éthérée de fougère.	16 —
Acide phénique	8 —

Placer le tout dans un vase sur des cendres chaudes.

Lavements

Nous donnerons les principales formules des lavements thérapeutiques, évacualifs et alimentaires :

1° *Mucilagineux.*

Feuilles de mauve ou racine de guimauve.	65 grammes.
Graine de lin.	35 —
Son	1 poignée.
Eau	3 litres.

Faire bouillir, passer et donner tiède.

2° *Autre, plus relâchant.*

Graine de lin.	150 grammes.
Huile douce de pavots.	120 —
Miel.	150 —
Eau.	2 litres.

3° *Amylacé.*

Riz.	65 grammes.
Amidon.	65 —

Dans trois litres d'eau. Faire cuire, passer et administrer.

4° *Astringent.*

Noix de Galle.	60 grammes.
Écorce de chêne.	60 —

Faire bouillir dans quatre litres d'eau et passer à clair.

5° Calmant.

Têtes de pavots blancs.	250 grammes.
Feuilles de bouillon blanc.	80 —
Feuilles de mauve.	80 —
Feuilles de guimauve.	80 —

Faire bouillir le tout, passer dans un linge et au moment d'administrer ajouter dans la seringue 120 grammes d'huile d'olives.

6° Mise-bas.

Une poignée de rue, infusée dans deux litres d'eau bouillante ; après tirage clair ajouter 60 grammes de sel de cuisine.

7° Autre.

60 grammes de sabine et 15 grammes de sel ammoniacal dissous dans 2 litres d'eau tiède.

8° Irritant et purgatif.

Feuilles de séné.	60 grammes.

Infuser dans trois litres d'eau, passer et ajouter 30 grammes de sulfate de magnésie.

9° Autre plus irritant.

Feuilles de tabac.	60 grammes.
Sel ammoniacal	30 —
Feuilles de séné	30 —
Essence de térébenthine	15 —
Eau.	4 litres.

Faire bouillir les feuilles une demi-heure dans l'eau ; après tirage à clair ajouter l'essence et le sel et administrer en deux doses.

10° Purgatif.

Feuilles de séné	90 grammes.
Aloès	30 —
Sulfate de soude.	150 —
Eau.	3 litres.

Faire infuser le séné pendant quatre ou cinq heures dans l'eau, passer et ajouter l'aloès et la soude.

11° *Vermifuge.*

Essence de térébenthine.	15 grammes.
Huile empyreumatique.	15 —
Savon vert	60 —
Semen-contra	30 —
Fougère mâle.	30 —
Écorce de grenadier.	30 —
Mousse de Corse.	30 —

Faire bouillir les quatre dernières substances dans deux litres d'eau, ajouter le savon et bien le délayer, puis ajouter l'huile empyreumatique émulsionnée dans l'essence. Faire précéder ce lavement d'un autre bien miellé.

12° *Nutritif.*

Fécule de pommes de terre.	30 grammes.

Dans deux litres de lait bouillant, retirer du feu et ajouter quatre à cinq jaunes d'œufs, le tout bien délayé.

13° *Autre nutritif.*

Faire un bouillon de viandes, et dans 3 litres de ce bouillon délayer 120 grammes de farine.

14° *Diurétique.*

Sel de nitre.	30 à 40 grammes.

Dissous dans un litre et demi de décoction de graine de lin.

15° *Stimulant.*

Sel ammoniacal	15 grammes.

Dissous dans un litre et demi d'infusion d'absinthe, avec 30 grammes de savon noir.

Onguents de pieds

L'onguent de pied a pour but d'entretenir la souplesse de la corne, de la conserver, de la rendre plus ferme et plus élastique.

En voici les meilleures formules ; on peut le préparer soi-même pour être sûr de sa qualité.

> 1° Faire fondre 250 grammes de cire jaune de bonne qualité (cire à frotter) dans un litre d'huile de pieds de bœuf chaude, y ajouter 100 grammes d'axonge, 250 grammes de térébenthine suisse et 200 grammes de miel.
>
> 2° Axonge . . . . 500 grammes.
> Cire jaune. 100   —

Faire fondre et ajouter 100 grammes de goudron et 100 grammes de miel.

> 3° Graisse de cheval. . . . . 500 grammes.
> Goudron végétal. 500   —
> Huile de pieds de bœuf. 250   —
> 4° Cire jaune, axonge, térébenthine et huile de pieds de bœuf, par parties égales.

On fait fondre la cire, on ajoute l'huile et l'axonge, puis la thérébenthine et le miel.

On colore en noir l'onguent de pied avec du noir animal qu'on ajoute quand le mélange est encore chaud.

Le graissage journalier des sabots a une grande importance au sujet de la conservation des pieds et il est nécessaire pour les chevaux qui sont souvent dans l'humidité, sur une litière trop sèche, sur un sol dur et pavé.

On ne doit pas seulement graisser la paroi, mais encore la sole et la fourchette qui en ont tout autant besoin.

Il y a aussi à prendre une précaution essentielle et qui n'est que trop négligée : c'est qu'il ne faut réappliquer une couche d'onguent que lorsqu'on a soigneusement enlevé l'ancienne, afin de la faire pénétrer dans les pores de la corne

— La glycérine est très utile pour donner de la souplesse à la corne trop dure : on l'emploie en frictions sur le sabot après l'avoir soigneusement lavé et séché.

— De tous les onguents de pied répandus dans le commerce celui que nous croyons devoir recommander d'une façon toute spéciale est l'*onguent de Hévid* dont le bureau de vente à Paris est *rue de Maubeuge*, 98. Cet excellent onguent est approuvé par les Écoles vétérinaires d'Alfort, Lyon, Toulouse, et de Belgique.

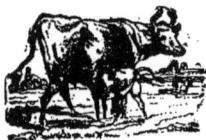

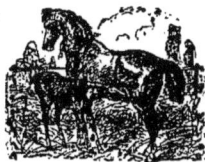

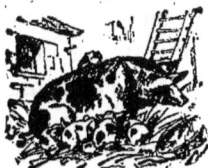

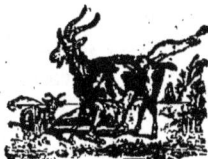

Condiments

Indépendamment des médicaments, nous parlerons ici des *condiments* qui sont certaines substances qu'on ajoute aux aliments dans le but d'en relever la saveur, d'en favoriser la digestion, d'aider à la nutrition et de fournir à l'économie des éléments que les aliments ne renferment pas en qualité suffisante.

Le *sel* donne aux aliments une saveur agréable qui excite l'appétit, provoque la sécrétion de la salive, aide à la digestion et a en général des effets favorables sur toutes les fonctions de nutrition de l'animal. Son usage est plus avantageux aux ruminants qu'aux solipèdes. La dose est assez difficile à indiquer; mais le mieux est de mettre à la disposition des animaux un bloc de sel gemme ou un salignon sous forme de brique qu'ils peuvent lécher à volonté. Il est utile d'en donner aux ruminants qui sont nourris de résidus divers, d'en répandre en solution sur les fourrages avariés, d'en mettre dans la nourriture cuite et pour donner du goût à celles dont les substances salines ont été entraînées par l'eau lors d'inondation ou de grandes pluies.

Le *sulfate de soude* est excellent pour le cheval; à la dose de 30 à 60 grammes dans les boissons, il augmente l'appétit, donne la liberté du ventre, pousse aux urines, rend le poil souple et brillant. Il n'en est pas de même du nître qui est un médicament fatiguant et irritant les organes.

L'*acide arsénieux* est aussi un bon condiment, mais dont il faut user avec discernement. Il est employé pour donner de la force et de la vigueur aux herbivores, combattre la maigreur, la convalescence, la fièvre typhoïde. Nous en avons parlé comme médicament aux articles Bronchite, Eaux aux Jambes, Crapaud, Gale, Dartres, Pousse, etc. Voir ce dernier article pour le mode d'administration.

Le *phosphate de chaux*, sous forme de poudre d'os, est utile à administrer quand les aliments ne contiennent pas la quantité de phosphate nécessaire à la nutrition des os. Nous en avons parlé à l'article *ostéoclastie*. Il est excellent aussi dans les cas d'*arthrite des jeunes animaux*. Certains éleveurs le donnent aux poulains, aux juments qui allaitent, pour favoriser le développement de la charpente osseuse. On le donne dans les années de sécheresse et quand il y a pénurie de fourrages, à la dose de 15 grammes par tête et par jour. Nous n'engageons pas à faire usage de la poudre d'os calcinée, mais de celle préparée soit avec des os bien pulvérisés à froid ou en soumettant les os à l'action de la vapeur. Dans ces deux cas seulement le phosphate de chaux est facilement soluble dans les sucs gastro-intestinaux.

Le *vinaigre* plus ou moins étendu d'eau est excellent comme tempérant ou rafraîchissant. Mais il ne faut jamais l'administrer trop concentré ni trop longtemps, car alors il nuit à la digestion, irrite la muqueuse, cause des coliques, de la diarrhée et débilite l'animal. On l'emploie étendu d'eau pour laver la bouche et les naseaux pendant les grandes chaleurs ou quand les animaux travaillent dans la poussière.

La *crème de tartre* est aussi un très bon rafraîchissant; on la donne dans des barbotages et nous préférons son usage à celui de la *limonade minérale* qui se prépare avec des acides sulfurique, nitrique ou chlorhydrique dont on met 5 à 10 grammes par litre d'eau.

Le *bouillon d'herbes* est aussi un bon tempérant, on le fait avec l'oseille, la patience, l'alleluia, plantes acidulées d'un excellent usage.

Les *baies de genièvre* renferment une essence stimulante et éminemment *tonique* et même nutritive; il en est de même des baies de laurier, du houblon, du fenu-grec. On les administre dans les cas d'inappétence.

La *gentiane*, la *chicorée*, les *glands torréfiés*, l'*écorce de chêne*, les *préparations de fer*, le *vin* et les *autres alcooliques* sont aussi d'excellents *condiments toniques*. Ils conviennent tous quand les aliments sont incomplètement digérés ; aux jeunes solipèdes, alors qu'on s'attend à la gourme ; aux adultes quand règne dans la région la maladie typhoïde ; aux bêtes ovines pour leur donner la force de résister à l'infection cachectique ; enfin on s'en sert utilement pour corriger les effets des eaux insalubres.

Les *corps gras* sont des intermédiaires nécessaires de l'assimilation des diverses particules constituant les tissus. On les emploie avec succès dans les cas d'ostéoclastie et dans l'arthrite des jeunes animaux.

Enfin l'*assa-fœtida*, gomme résine fétide, est un bon stimulant du tube digestif et du reste de l'économie ; anti-spasmodique énergique et usité dans diverses maladies comme médicament. Nous en parlons ici parcequ'il est pour le bœuf un excellent condiment d'un emploi avantageux dans beaucoup de cas. Il entre dans la composition des bonnes poudres dites : *poudres d'engraissement*. On peut le donner à la dose de 15 à 30 grammes pour l'espèce bovine, en en modérant ou suspendant l'usage suivant les besoins de la cause.

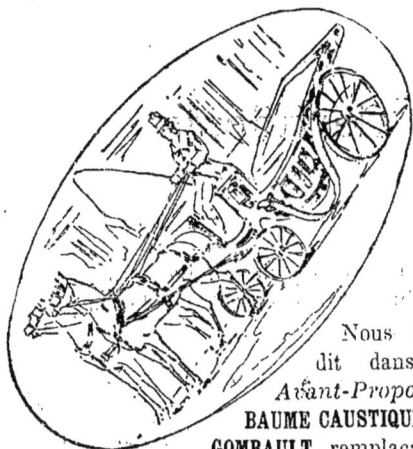

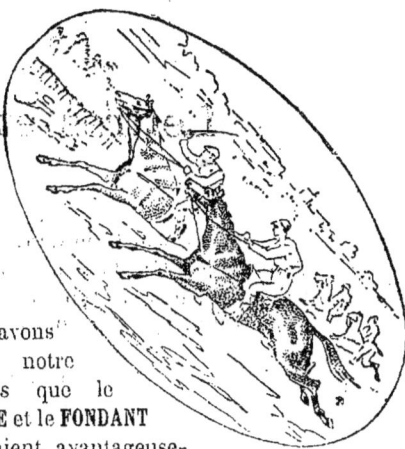

Nous avons
dit dans notre
Avant-Propos que le
BAUME CAUSTIQUE et le **FONDANT**
GOMBAULT remplaçaient avantageuse-
ment les vésicatoires, les sinapismes, le feu. Qu'on ne nous fasse
pas un reproche de les avoir indiqués partout où ces agents sont
généralement ordonnés.

Nous prierons même nos lecteurs d'employer dans leurs traitements ceux avec lesquels ils sont familiarisés : vésicatoires, feux
liquides, préparations diverses; voulant ainsi bien faire comprendre
que ce n'est pas de parti-pris et à titre d'exclusivisme que nous avons
recommandé le **BAUME CAUSTIQUE** et le **FONDANT GOMBAULT**.

Mais, nous dirons que ces derniers sont une arme puissante entre
les mains de praticiens intelligents, et qu'en s'habituant à la manier
toute personne, même étrangère à l'art de guérir, ne sera pas longtemps à s'apercevoir que nous sommes plutôt au-dessous qu'au-dessus
de la vérité.

Nous n'en voulons pour preuve que les nombreux certificats que
nous avons reçus et que nous recevons tous les jours. Nous ne
résistons pas au désir d'en placer quel-
ques-uns sous vos yeux, espérant
ainsi vous familiariser d'a-
vantage avec ces
préparations

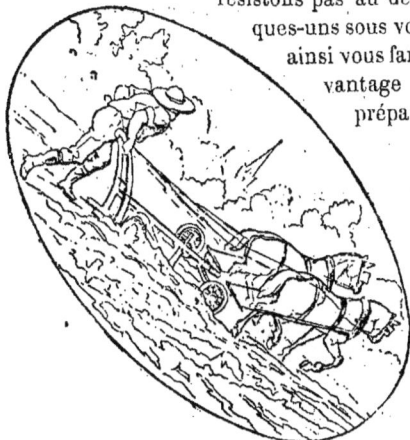

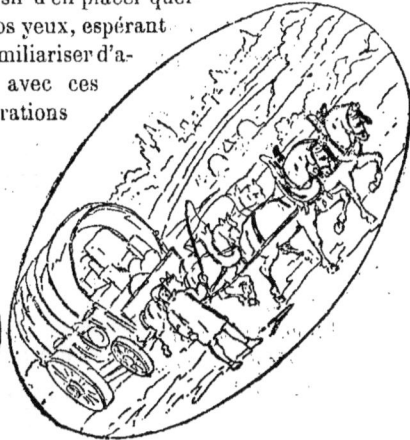

Lettres et Certificats

Castres (Tarn), 31 août 1862.

Monsieur GOMBAULT,

Votre Baume Caustique a été employé avec un *plein succès* par nos vétérinaires ; aussi la vente s'est faite très rapidement. Veuillez m'en faire un nouvel envoi de 50 flacons.

Agréez, M...

J. PARAYRE, Pharmacien-Droguiste.

Bruxelles, 14 septembre 1864.

Monsieur GOMBAULT,

Ayant fait rapporter, il y a quelque temps, une bouteille de votre Baume Caustique, *j'ai pu, après en avoir fait l'essai, en constater les bons effets.* Je m'adresse directement à vous pour vous prier de m'en faire un envoi immédiat de 20 flacons.

Agréer, M...

DOUTERLUIGNE aîné,

Médecin-Vétérinaire de la Maison du Roi, 26, avenue de la Toison d'Or.

Solesmes (Nord), 2 mars 1872.

Monsieur GOMBAULT,

Veuillez m'expédier par petite vitesse, en gare du Cateau (Nord), une caisse de 225 flacons de votre Baume Caustique.

Recevez, M...

DELAPORTE-LABBEZ, Négociant-Vétérinaire.

Brignoles (Var), 21 juillet 1875.

Monsieur GOMBAULT,

Veuillez m'expédier 10 flacons de votre Baume Caustique.

J'ai employé l'an dernier votre préparation, *avec succès*, sur des *mollettes et engorgements tendineux* d'un cheval de sang d'un de vos correspondants, M. Victor German de Besse.

J'ai l'honneur, M...

REQUIN, Médecin-Vétérinaire.

Cuxac (Aude), 2 septembre 1875.

Monsieur GOMBAULT,

Veuillez, je vous prie, m'expédier contre remboursement, aux conditions d'usage, 12 flacons de votre Baume Caustique.

J'en obtiens toujours de très satisfaisants résultats.

Agréez, M...

DEMARQUE, Médecin-Vétérinaire.

Courtenay (Loiret), 24 août 1875.

MONSIEUR,

Ayant employé avec succès votre Baume résolutif, je viens vous prier de bien vouloir m'en adresser 12 flacons à la gare de Sens.

LAMBRY, Médecin-Vétérinaire.

Marmande (Lot-et Garonne), 8 septembre 1875.

Monsieur GOMBAULT,

Veuillez m'envoyer 10 flacons de votre Baume Caustique. *J'en ai jusqu'à ce jour obtenu les meilleurs résultats.*

Agréez, M...

G. COURT, Médecin-Vétérinaire.

Lannion (Côtes-du-Nord), 9 septembre 1875.

Monsieur GOMBAULT,

J'a bien reçu les 10 flacons que vous m'avez adressés, en août dernier, et je suis *en plein essai de votre préparation médicamenteuse ;* les *formes,* les *hydarthroses,* les *affections cutanées,* en un mot *toutes les affections graves* que j'ai occasion d'observer *sont combattues par* elle, et jusqu'à présent j'ai lieu d'être satisfait des effets curatifs de votre Baume. Veuillez m'en envoyer 10 autres flacons.

Votre très humble serviteur.

SAVIDAN, Médecin-Vétérinaire.

Paris, 4 novembre 1876.

Monsieur GOMBAULT,

Je ne saurais trop vous remercier de l'obligeance que vous avez eue de vouloir bien donner vos soins à mon cheval, que je considérais comme entièrement perdu, *depuis six jours qu'il était tombé en paralysie,* sans avoir pu se relever.

Je déclare que les *deux frictions* de Baume Caustique que vous lui avez faites vous-même l'ont remis sur pied trois jours après la dernière friction. Le huitième jour il reprenait son service.

Veuillez agréer, M...

ROBIN, 161, rue de Bercy.

Paris, 24 décembre 1876.

Mon cher Collègue,

Nous déclarons que votre Baume Caustique produit les meilleurs résultats locaux pour la guérison des *affections cutanées chroniques* de *nature eczémateuse,* et sur les *vieux catarrhes auriculaires.* Nous recommandons et simultanément avec l'application de votre excellent topique, la médication générale dépurative.

BOURREL, 7, rue Fontaine-au-Roi, à Paris, et BÉRAUD, Médecins-Vétérinaires.

Paris, 18 janvier 1877.

Monsieur et cher Collègue,

Je ne puis que dire beaucoup de bien de votre Baume. J'ai traité bon nombre de *boiteries* ayant plus ou moins de gravité, avec des résultats magnifiques. Je l'ai employé aussi avec grand succès dans des cas compliqués de *paralysie*, de *pleurésie*, d'*angine. Guérir vite me paraît être votre devise.* Selon moi, votre Baume, aussi *dérivatif* que *résolutif,* remplit le rôle des vésicatoires, des onguents fondants, et je dirai même du feu dans la majorité de cas. J'ai porté votre Baume jusqu'à quatre applications sur des *molettes* et sur les *périostoses sans que la peau ait subi le moindre dommage.*

Tout à vous.

     H. DELPÉRIER, Médecin-Vétérinaire.

Saint-Denis, 30 janvier 1877.

Monsieur,

J'ai déjà essayé plusieurs flacons de votre Baume Caustique, et *il m'a donné d'excellents résultats.* J'ai le désir de m'en servir exclusivement dans ma clientèle. Veuillez m'en envoyer 12 flacons.

Agréez...

     BARTHE, Médecin-Vétérinaire, 9, rue de Toul.

Paris, 2 juin 1877.

Monsieur GOMBAULT,

Veuillez, je vous prie, m'envoyer une douzaine de flacons de votre Baume.

Agréez...

     E. GAUTROT, Médecin-Vétérinaire, 213, faub. St-Martin, Paris.

Champigny, 2 mars 1877.

Mon cher Monsieur GOMBAULT,

Votre Baume Caustique est une excellente préparation *vésicante* et *résolutive,* d'un emploi facile, *ne laissant jamais de tares* et dont les propriétés curatives dépassent de beaucoup celles des spécialités analogues connues jusqu'à ce jour. Il se recommande comme vésicant énergique et rapide dans tous les cas d'inflammation aiguë des organes respiratoires et digestifs, pleurésie, pneumonie, entérite, congestion, paralysie, etc.

Comme résolutif, le Baume Caustique est remarquable par les résultats vraiment inespérés qu'il procure dans les nombreux cas de fatigue, effort ou commencement d'usure des membres. Tels sont les *engorgements articulaires et tendineux,* dont une ou deux frictions, à quatre jours d'intervalle, triomphent aisément ; les *éparvins,* généralement si réfractaires et dont l'intensité de la boiterie diminue d'une façon notoire après une large friction suivie en huit jours de deux applications.

Les *eaux aux jambes*, au début, sont arrêtées dans leur développement par une simple application.

Les *efforts de boulet*, *de paturon* (entorses), sont toujours combattus avec succès en cinq ou six jours, par une friction pénétrante de Baume Caustique que je déclare souverain dans toutes les *maladies de la peau* du cheval et du chien.

N'oublions pas de mentionner la guérison très fréquente de ces boiteries rebelles connues sous le nom ancien d'*écart, allonge*, qu'annihilent deux ou trois frictions faites à huit ou dix jours d'intervalle.

Je termine en affirmant ce que j'ai maintes fois constaté, que le Baume Caustique peut être employé sans danger par les mains les plus inexpérimentées, et qu'il est toujours facile de proportionner les résultats à la gravité des cas en multipliant impunément le nombre de frictions ou applications. Tout ce que j'avance n'est que le résultat de l'expérience que j'ai acquise de votre Baume en le maniant depuis bientôt quinze ans.

Veuillez agréer...

DESPLAS, Médecin-Vétérinaire.

Abbeville, 14 juin 1878.

Monsieur Gombault,

Veuillez me faire expédier le plus tôt possible 200 flacons Gombault.

Je remarque avec plaisir que depuis plusieurs années votre produit m'est bien demandé, et par conséquent est bien apprécié

Je vous salue bien cordialement.

A. LEULLIER.

Nimes, 24 octobre 1879.

Monsieur,

Depuis trois ans je n'ai cessé de me servir de votre Baume Caustique, et je dois vous avouer, en toute sincérité, que j'en ai obtenu les meilleurs résultats, particulièrement contre les *boiteries* à sièges divers, *récentes ou anciennes*, les *engorgements divers*, *tendineux*, etc., les *tumeurs synoviales*, *les vessigons*, etc. Si ce témoignage peut vous être de quelque utilité, vous êtes pleinement autorisé à le livrer à la publicité.

Veuillez agréer...

SAUVAGE, M.-Vétérinaire, 3, rue Neuve-des-Arènes.

Eircœungt (Nord), 2 novembre 1879.

Monsieur Gombault,

J'ai reçu votre opuscule ou Mémorial thérapeutique du Baume Caustique. Comme je l'ai essayé dans presque tous les cas indiqués,

32

je puis vous dire que *ce médicament est très précieux pour qui sait le manier ; de plus, je crois qu'il est appelé à jouer un grand rôle dans la médecine vétérinaire, où il n'a pas son semblable.*

Veuillez agréer...

CONTESSE-MAILLARD, Médecin-Vétérinaire.

Rodez (Aveyron), 29 mars 1880.

Monsieur,

Je viens vous accuser réception de vos 10 flacons de Baume Caustique.

Depuis dix ans environ que j'emploie ce liniment, je n'ai qu'à m'en louer. C'est un agent thérapeutique dont le mérite est incontestable dans une foule d'affections. C'est un *répulsif* par excellence, surtout pour les *boiteries* qui ont leur siège aux *épaules*, aux *hanches* et dans *toutes les articulations en général.* J'ai obtenu également de bons résultats de son emploi dans les affections des voies respiratoires, les *angines* et pour les diverses *maladies de la poitrine.* J'ose vous avouer que *jusqu'à ce jour, c'est le liniment qui m'a donné les meilleurs résultats.*

Agréez...

ALBERT, Médecin-Vétérinaire du dépôt d'Étalons de Rodez.

Paris, 31 mars 1880.

Monsieur GOMBAULT,

Je vous déclare que j'ai employé votre Baume Caustique dans bien des cas de maladies ; *j'en ai toujours obtenu les meilleurs résultats ;* aussi je n'ai cessé de le recommander à mes confrères.

Agréez, M...

DENISE, 13, rue de Laghouat.

Boulancourt, le 2 août 1880.

Je soussigné, Jules Persin, agriculteur éleveur, président du Comice agricole de Montiérender (Haute-Marne), conseiller d'arrondissement, maire de Longeville, certifie que *depuis plus de vingt ans, je me sers avec un succès constant du Baume Caustique Gombault* dans quantité de maladies ou accidents survenant à mon nombreux bétail. Le Baume a été le sauveur de nos chevaux et de notre bétail dans les cas de *tumeurs charbonneuses* si fréquentes dans nos pays.

Les *boiteries, efforts, écarts, coups de pied,* les *pleurésies, angines, paralysies, fièvres typhoïdes,* sont combattues avec succès par ce précieux médicament.

J. PERSIN.

Le Four-la Chaux (Landes), 26 septembre 1880.

Monsieur GOMBAULT,

Je dois vous remercier de votre Baume Caustique, car je l'ai trouvé souverain dans tous les cas où je l'ai employé, tels que : *molettes*, *vessigons*, etc. J'en ai usé avec succès dans des cas de *pleurésie* et de *paralysie*; et dernièrement dans un cas très sérieux d'*angine*; avec deux frictions, j'ai vu se résoudre cette terrible maladie.

Recevez M...

E. GONTHIER, Propriétaire-Agriculteur.

Droyes, le 31 mars 1881.

Monsieur GOMBAULT,

J'affirme que je n'ai vu aucune boiterie, quel qu'en soit le siège, résister à l'action du Baume. Contre la *gourme*, l'*angine*, la *pleurésie*, la *paralysie*, l'*anasarque* et le *charbon*, ces deux dernières maladies très fréquentes dans nos pays marécageux, on peut dire que c'est un *remède sans égal*. Chaque année nous avons aussi l'occasion de l'employer contre la *cocotte* avec un plein succès.

Je crois faire un acte de reconnaissance en vous exprimant toute ma satisfaction, et en même temps celle des nombreux cultivateurs de notre canton par qui je vois souvent employer votre Baume.

Agréez, M...

Gustave HUMBERT, Propriétaire-agriculteur.

Champigny, le 25 avril 1881.

Mon cher Monsieur GOMBAULT,

Je ne puis résister au désir de vous citer deux cas tout récents où votre Baume Caustique vient de me donner des résultats presque inespérés :

1° *Engorgement énorme et chronique des tendons et du ligament suspenseur du boulet*, au pied antérieur droit d'un cheval de trait.

2° *Rupture du tibio-prémétatarsien* chez une jument d'attelage appartenant à M. le comte Ginoux de Fermon, propriétaire à Sucy-en-Brie, cure qui m'a valu de sa part les louanges les plus flatteuses.

Agréez, M...

DESPLAS, Médecin-Vétérinaire.

Paris, le 26 avril 1881.

Monsieur GOMBAULT,

Veuillez livrer 25 flacons de votre Baume Caustique à M. Pointel, directeur des tramways de Marseille, et même quantité à M. Vernaux, directeur des tramways de Gênes (Italie).

Le Chef d'Exploitation de la Compagnie générale française des Tramways,
BOIVIN, rue Neuve-des-Mathurins.

Nogent-sur-Marne, 27 avril 1881.

Monsieur GOMBAULT,

Depuis six ans que je me sers de votre Baume Caustique, *j'en ai obtenu les meilleurs résultats* dans tous les cas où je l'ai employé, et notamment contre les *foulures de paturon, écarts d'épaules, éparvins, molettes, vessigons, efforts de tendons, usure des membres, paralysie,* etc., etc. Je crois pouvoir vous déclarer que, pour moi, votre Baume est sans égal dans la médecine vétérinaire.

Agréez, M ..

J. SCHOTT, Entrepreneur de Transports.

Blois, le 3 septembre 1882.

Monsieur GOMBAULT,

Veuillez m'expédier à nouveau 12 flacons de votre Baume Caustique.

J'obtiens toujours de votre excellente préparation des résultats merveilleux ; et, grâce à ma longue expérience, je puis déclarer que l'efficacité de votre produit, quand il est employé opportunément et rationnellement, est de beaucoup supérieure à celle de toutes les préparations similaires si abondamment spécialisées aujourd'hui dans la thérapeutique vétérinaire.

Recevez, M...

PETIEAU, Médecin-Vétérinaire.

Corbeil, 28 octobre 1882.

Monsieur GOMBAULT,

Depuis cinq à six ans, j'emploie votre Baume Caustique et dans la grande majorité des cas, j'ai été réellement satisfait de son emploi.

Depuis votre dernier envoi du 1er août 1882, j'en ai fait environ une quinzaine d'applications, et j'ai plaisir à vous citer pour mémoire les deux observations suivantes qui m'ont paru concluantes :

1o M. Féray, sénateur, propriétaire à Essonnes, possède une petite jument à deux fins ; cette bête fut atteinte de boiterie postérieure par suite de molettes très développées. J'ordonnai deux applications successives de votre Baume Caustique : l'effet immédiat fut un engorgement très prononcé de la région frictionnée, puis apparition au bout de quelques heures de sérosité abondante ; l'engorgement disparut peu à peu et, quinze jours après l'application du topique, la boiterie ayant disparu, la jument fut remise à son service qu'elle n'a pas interrompu depuis.

2o M. Pastré, propriétaire au château de Beauvois (commune d'Evry-sur-Seine), me présenta, au commencement de septembre, un cheval de trait léger dont la région tendineuse du membre antérieur gauche était le siège d'une tuméfaction dure au toucher, indiquant une induration d'ancienne date ; en résumé j'avais affaire à une affection chronique bien caractérisée. Deux applications de Baume Caustique furent faites l'une le soir, l'autre le lendemain matin. Le résultat fut complet. Aujourd'hui le tendon malade a récupéré sa souplesse et la boiterie a complètement disparu.

Ces différents essais sont bien concluants, et je suis persuadé que le Baume Caustique Gombault est appelé à rendre de grands services dans la pratique journalière.

Veuillez agréer, M...

RECORDON, Médecin-Vétérinaire,
de l'arrondissement de Corbeil, Officier d'Académie.

Paris, le 10 avril 1883.

Mon cher Monsieur GOMBAULT,

Je puis vous affirmer que je ne connais aucune préparation vésicante aussi parfaite et aussi efficace que votre Baume Caustique.

Il y a plus de dix ans que je l'expérimente avec un complet succès, et, pendant toute cette période, jamais il ne m'a été infidèle. Sa préparation m'a toujours paru bien identique, preuve incontestable des soins apportés à sa fabrication. J'ai essayé à peu près toutes les préparations similaires qui ont fait leur apparition depuis près de trente ans, mais jamais je n'ai rencontré dans leur nombre un seul topique ayant la valeur de votre Baume Caustique.

Recommander cette préparation vésicante et résolutive, c'est rendre un véritable service à ceux qui voudront l'employer et c'est aussi accomplir un devoir quand on connaît sa valeur.

Recevez, M...

A. LANDRIN, Médecin-Vétérinaire, 6, rue des Vinaigriers.

Paris, le 27 novembre 1883.

Monsieur GOMBAULT,

Depuis bientôt douze ans que je me sers de votre excellent Baume Caustique, j'en ai usé dans tous les cas où il était possible de l'employer.

Je dois vous déclarer que j'en ai toujours obtenu la plus grande satisfaction, tant dans les cas de *boiteries, écarts, efforts*, etc., que dans les *graves maladies des organes respiratoires et digestifs*, dans les *paralysies, paraplégies*, etc.

Je l'ai employé avec succès contre des *bleimes, clous de rue* ; il est un excellent modificateur des *sécrétions sanieuses*.

En un mot, il produit les meilleurs effets partout où vous le recommandez ; c'est mon médicament de prédilection.

Bien à vous.

JAY, Médecin-Vétérinaire, 6, rue des Guillemites.

Paris, le 11 janvier 1884.

Monsieur GOMBAULT,

J'ai essayé votre Topique Fondant sur plusieurs chevaux atteints d'*Exostoses* (*sur-os, éparvins*) et d'*efforts de tendons* à la suite d'entraînement forcé sur des chevaux de course.

Son effet immédiat a été très manifeste et le résultat qu'on attendait de son application des plus heureux, puisque j'ai obtenu des guérisons complètes de ces affections.

Je pense que le *Fondant Gombault*, qui jouit en même temps de propriétés vésicantes et résolutives très remarquables, est appelé à rendre d'immenses services dans les divers cas que vous avez l'intention de combattre.

Il est bien certainement supérieur à la plupart des préparations similaires employées actuellement. Je vais en continuer l'usage chaque fois que j'en aurai l'occasion, et je le ferai avec d'autant plus de confiance que je connais sa composition et que je suis certain de son efficacité.

Agréez l'assurance de la parfaite considération de votre tout dévoué.

     A. LANDRIN, Médecin-Vétérinaire, 6, rue des Vinaigriers.

The following from « *The Ohio Farmer* » a weekly Agricultural and Family Journal, of *Cleveland*, O. M. J. Lawrence, editor and President.

Caustic Balsam. — Having become convinced beyond the possibility of a doubt that *Caustic Balsam* is *a most excellent remedy* for many of the ills of horses, we have decided to furnish it to our readers ourselves, so that there will be no question about their orders being filled. We shall hereafter keep a supply at this office, and all orders can be directed here.

LAWRENCE, WILLIAMS and Cº.

—o—

Cleveland, O. Dec. 12, 1879,

Sirs,

Having given a fair and impartial trial to your Caustic Balsam.

L'article suivant est tiré de l'*Ohio Farmer*, journal hebdomadaire de l'Agriculture et de la Famille, imprimé à *Cleveland* (Ohio), M. *J. Lawrence*, éditeur et Président.

Baume Caustique. — Nous avons été indubitablement convaincus que le *Baume Caustique* était un *remède excellent* pour grand nombre de maladies de chevaux. Nous avons décidé de le procurer nous-mêmes à nos lecteurs, afin que leurs ordres soient exécutés à leur satisfaction. Nous tiendrons désormais un supplément à notre office, et toutes les demandes peuvent nous être adressées.

LAWRENCE, WILLIAMS et Cº.

—o—

Cleveland (Ohio, 12 Décembre 1879.

Messieurs,

Ayant fait un bon et impartial essai de votre Baume Caustique,

I deem it a duty I owe you and the public, to *acknowledge its surprising therapeutic properties.*

Its action as a *vesicant surpasses everything* I have hitherto seen employed in veterinary practice, and will in due time, I doubt not, completely supercede the actual cautery.

John CROTTY, M. R. C. V. S., Veterinary Surgeon, Cleveland (O.)

—o—

From the veterinary editor of « *Spirit of the Turf* », Chicago :

I take great pleasure in stating ot you that I have given your Caustic Balsam a thorough trial, *with very satisfactory results.* As a *vesicant it supercedes anything I have heretofore seen used.* I deem it also an excellent external application in all throat affections.

William SHEPPARD, M. R. C. V. S. L

—o—

Cleveland. O. 27 December 1879.

Messrs LAWRENCE and Co

In answer to numerous queries as to what I think of *J. E. Gombault's Caustic Balsam, I pronounce its action as a vesicant surpasses everythinh I have ever employed in my veterinary practice.* In the past year I have thoroughly investigated its use, *I must say I never saw a remedy the use of which could be manipulated with such a degree of satisfaction in following cases : Injury Foul hoff, Catarrh, Strain, Wounds, Tumor, Fungus, Chronic-Cough, Roarer, Paralysis, Oph-*

c'est pour moi un devoir envers vous et le public de *reconnaître ses surprenantes propriétés thérapeutiques.*

Comme *vésicant, il surpasse tout* ce que j'ai employé jusqu'à ce jour dans ma pratique vétérinaire.

Je ne doute pas que, d'ici peu, il remplace complètement le cautère actuel.

John CROTTY, Médecin-Vétérinaire à Cleveland (Ohio).

—o—

Lettre du rédacteur-vétérinaire du journal *Spirit of the Turf*, do Chicago :

J'ai plaisir à vous annoncer que j'ai fait un parfait essai de votre Baume Caustique, et que j'en ai *obtenu des résultats très satisfaisants.* Comme *vésicant, il surpasse tout ce dont je me suis servi jusqu'à ce jour.* Je le considère aussi comme d'un emploi excellent dans toutes les maladies de la gorge et de la poitrine.

William SHEPPARD, Médecin-Vétérinaire.

—o—

Cleveland (Ohio), 27 Décembre 1879.

Messieurs LAWRENCE et Co,

En réponse aux nombreuses questions qui me sont adressées au sujet du *Baume Caustique J.-E. Gombault, je déclare que son action vésicante surpasse celle de toutes les spécialités que j'ai pu employer jusqu'à ce jour.* Depuis plus d'un an je l'ai essayé dans une infinité de cas ; et *je dois déclarer que je n'ai jamais vu un remède qui puisse donner une aussi grande satisfaction dans les cas suivants : Fracture. Encastelure, Catarrhe, Efforts, Jarde, Abcès,*

thalmia, Scratches, Cracked-heell, Sprain, Itch-mange, Fistulous-Withers, Water in the legs, Wind-Galls, Splint, Poll-Evil and Fistula, Carbuncles, Spavin and generally all Lameness.

I guaranty that one tablespoonful of the Caustic Balsam will produce more actual result than a whole bottle of any liniment or spavin cure mixture ever offered in any market of this country.

Truly yours,
J.-W. JOHNSON, V. S.

—o—

Dr Fred. KIMBERLY, V. S., of Church-Hill (Ohio), says :

I have used the Caustic Balsam for Paralysis of the hip, Ken, Curbs, Knee sprung (recently sprung). Spavins, Ringbone, Periodical Inflammation of the eyelids, and found is the best remedy I ever used, and can be relied upon to do all claimed for it.

No horse owner should be without it.

—o—

For Thrush. — I have used the Caustic Balsam for thrush, according to the directions, and it cured in a very short time.

T.-J. TOWSON,
106, Champlain St., Cleveland (O).

Eponge, Toux chronique, Etranguillon, Paralysie, Ophthalmie, Crevasses, Seimes, Entorse, Forme, Gale, Mal de Garrot, Eaux aux Jambes, Molettes, Sur-Os, Mal de Taupe et Fistule, Charbon, Eparvin, et toutes les boiteries en général.

Je garantis qu'une cuillérée de Baume Caustique produira beaucoup plus d'effets et de résultat qu'une bouteille entière de n'importe quel liniment similaire qui ait jusqu'à ce jour été présenté au public dans notre pays.

Votre bien dévoué,
J.-W. JOHNSON,
Médecin-Vétérinaire.

—o—

Le Docteur Fréd. KIMBERLY, médecin-vétérinaire, de Church-Hill (Ohio), dit :

J'ai employé le Baume Caustique dans différents cas : Paralysie de la hanche, Goître, Courbe, Genoux couronnés (de date récente), Eparvins, Sur-Os, Ophthalmie périodique. Je trouve que c'est le meilleur remède que j'ai employé jusqu'à ce jour, et je puis assurer qu'il est souverain dans tous les cas où son usage est indiqué.

Il n'est pas une personne possédant des chevaux qui puisse se passer de cette préparation.

—o—

Crapaud. — J'ai employé le Baume Caustique contre un crapaud, selon vos instructions, et le cheval a guéri en très peu de temps.

T.-J. TOWSON,
106, Champlain Street, Cleveland (Ohio).

From « *Spirit of the Times* », Feb. 21, 1880.

Gombault's Caustic Balsam. — This great European remedy has been introduced in this country, and has already been recognized by horsemen as being of *the greatest efficacy. For lameness, water in the legs, farcy, thrush, sores on withers and neck, knee-sprung horses, mange, ringworm, moon b'indness, external carbuncles, etc., it is a specific.* It is the invention of Mons. J.-E. Gombault, late Veterinary surgeon to the French Government Stud. *In its use it supercedes cautery, leaves no scar, and as a blister has no equal.* Veterinary surgeon Hollingsworth, of Utica, styles it the *best remedy* he ever used, and it is recommended by many of the best horsemen in the country.

—o—

From « *The Turf* », Field and Farm. January 21, 1881. Veterinary Department.

In answer to numerous queries as to what we think of the Caustic Balsam ? we have no hesitation in saying we believe it has remarkable curative qualities. We have given it a fair trial, and trough more time is required to develop positive result, enough has been gained to warrant us in saying that *we do no believe there is any preparation now offered to the public that will give such general satisfaction.*

The Spirit of the Times *and the* Turf, *Field and Farm, are the two*

Extrait du Journal *Spirit of the Times*, 21 Février 1880.

Baume Caustique Gombault. — Ce grand remède européen a été introduit dans notre pays et a déjà été reconnu par les hommes s'occupant des chevaux comme étant de la *plus grande efficacité.* Pour les *boiteries, les eaux aux jambes, le farcin, le crapaud, le mal de garrot et d'encolure, les courbes, démangeaisons, dartres, ophthalmie, charbon externe, etc., c'est un spécifique.* Il a été inventé par feu M. J.-E. Gombault, ex-vétérinaire des Haras du Gouvernement français. *Il est supérieur au cautère, ne laisse pas de cicatrices et, comme vésicatoire, il n'a pas d'égal.* Le médecin-vétérinaire Hollingsworth, d'Utica, l'appelle le *meilleur remède* dont il ait jamais fait usage, et il est recommandé par beaucoup des meilleurs propriétaires du pays.

—o—

Extrait du journal *Le Turf*, du 21 janvier 1881. Rédaction vétérinaire.

En réponse aux nombreuses questions qui nous sont faites sur ce que nous pensons du Baume Caustique, nous n'hésitons pas à dire que nous croyons qu'il possède des propriétés curatives remarquables. Nous en avons fait consciencieusement l'essai et, bien qu'il faille du temps pour reconnaitre ses qualités multiples, nous en avons déjà obtenu de tels résultats que *nous pouvons affirmer qu'aucune préparation connue jusqu'à ce jour ait donné une satisfaction aussi complète*

largest and most important horse Papers of America. Both are published in New-York city.

—o—

DAN MACE, the well known trainer and driver says : *The Caustic Balsam is the best thing I ever used.*

—o—

New-York, Jully 13. 1880.

Messrs LAWRENCE, WILLIAMS and Cᵒ.

I commenced, as a trial the use of Gombault's Caustic Balsam in my practice over three years ago, and was so well pleased with ist use that I have never been without it since. *I cheerfully state that I have never tested a preparation that gives me such universal satisfaction.* It takes the place of all blistering or firing, or liniments in my practice, being far superior to either in beneficial effects, without any objectionable features.

The Caustic Balsam is all you claim for it, and no intelligent veterinarian or horseman will be without it after becoming acquainted with its value.

Truly yours.

Dʳ Th. SIMON, Veterinary Surgeon.
148, E. 54th. St.

In reference to the above, we wish to state that Dʳ Th. Simon is a graduate of one of the best veterinary colleges of Germany and also of New-York city, and has been for over nine years, one of the leading veterinary surgeons of New-York city, and probably none has a more important practice.

Le Spirit of the Times et le Turf sont, parmi ceux qui s'occupent des chevaux, les deux plus grands et les plus importants journaux de l'Amérique. Tous deux sont publiés à New-York.

—o—

DAN MACÉ, l'éleveur bien connu, nous dit : *Le Baume Caustique est la meilleure chose dont j'aie jamais fait usage.*

—o—

New-York, 13 Juillet 1880.

Messieurs LAWRENCE, WILLIAMS et Cᵉ.

Je commençai à essayer il y a trois ans le Baume Caustique Gombault, et je fus si satisfait de son emploi que j'en ai toujours eu depuis chez moi. *Je déclare que je n'ai jamais employé une préparation qui m'ait donné une aussi universelle satisfaction.* Il remplace les vésicatoires et le feu, ainsi que les liniments que j'employais dans ma clientèle, et il est de beaucoup supérieur à chacun d'eux dans ses effets bienfaisants.

Le Baume Caustique est bien tel que vous l'annoncez, et aucun vétérinaire, aucune personne s'occupant des chevaux ne voudra s'en passer après avoir reconnu son utilité.

Bien à vous.

Dʳ SIMON, Médecin-Vétérinaire.

Nous dirons que le docteur Th. Simon a été diplômé par l'un des meilleurs collèges vétérinaires d'Allemagne et de la ville de New-York. Depuis neuf ans, il est l'un des vétérinaires les plus distingués de cette ville et possède la plus importante clientèle.

Office EDWARDS, TOWSHEND
and C⁰.

Cleveland O., April 15, 1881.

I take great pleasure in recom-
mending Gombault's Caustic Balsam, *believing it to be the most
reliable and valuable veterinary
application that I have ever become
acquainted with.* I have used it
with much success and have
known it to perform many won-
derful cures in various ailments
for which it is recommended.

Very respectfully,

Wm. EDWARDS, Pres't
« Cleveland Club » (Trotting Association).

*Col. William Edwards has for
many years been President of the
Cleveland, O., Club Trotting association, and is one of the most
wealthy and influential business
men of that city, and has a national
reputation as the owner of many
very valuable horses.*

—o—

Major H. C. Mac Dowell, of
Woodlake, Ky., writing to Col.
Wm. Edwards, says :

« Let me thank you for the
Caustic Balsam. I have tried a
great many kinds, but this *cer-
tainly surpasses anything I have
before seen.* »

—o—

Office James BENNET's Boarding
and sale stable.

Cleveland, O., April 15 1881.

This is to certify that I have
been using Gombault's Caustic

Office de MM. EDWARDS,
TOWSHEND et C⁰

Cleveland (Ohio), 15 Avril 1881.

J'ai grand plaisir à recommander le Baume Caustique Gombault, *le croyant la préparation la
plus active et la plus efficace que
j'aie jamais connue.*

Je l'ai employé avec beaucoup
de succès et j'ai constaté qu'il
amène des cures remarquables
dans toutes les différentes maladies pour lesquelles il est recommandé.

Très respectueusement,

Wm. EDWARDS,
Président du « Cleveland Club »
(Société des Courses).

*Le Colonel William Edwards est,
depuis plusieurs années, Président
à Cleveland du « Club Trotting
a-sociation ». C'est un des plus
riches et des plus influents personnages de ce pays, et il a une réputation nationale comme propriétaire
de chevaux de grande valeur.*

—o—

Major H. C. Mac Dowell, de
Woodlake (Kentucky), écrivant
au colonel William Edwards, dit :

« Laissez-moi vous remercier
pour m'avoir fait connaitre le
Baume Caustique. J'ai essayé de
beaucoup de remèdes, mais celui-
ci *surpasse tout ce que j'ai vu
jusqu'alors.*

—o—

Office de James BENNETT,

Cleveland (Ohio), 15 Avril 1881.

Je certifie qu'ayant fait usage
depuis dix-huit mois du Baume

Balsam for past 18 months, and *that I never have found or known a remedy that was so reliable and valuable.*

I have used it for hip lameness, incipient spavin, wind-galls, splints, curbs, enlarged and weak tendons, ophthalmia or weak eyes, and all throat diseases, in every case deriving satisfactory benefits from it. *I would sooner be without all other veterinary remedies than Caustic Balsam in my stables.* I would also say that it can be diluted and used as a liniment for all kinds of simple lameness, strains, etc., with more satisfaction than any other preparation that I ever tried.

Truly yours,

James BENNET.

Mr. James Bennett is proprietor of one of the oldest Livery and Training stables of Cleveland, O., and is well known as a skillfull well informed horseman, and a gentleman of integrity and character.

—o—

Massillon, O May 4, 1881.

Messrs LAWRENCE, WILLIAMS and Cº

I think *Caustic Balsam is a God send to the horse :* and is a remedy the veterinary profession cannot afford to do without. All who use it sound its praise, and cry out against the cruel practice of firing, which should have been discarded from veterinary practice

Caustique Gombault, *je n'ai jamais trouvé ni connu un remède qui soit aussi actif et aussi efficace.*

Je m'en suis servi pour des boiteries de la hanche, des éparvins, molettes, seimes, courbes, ophthalmies, dans les cas d'enflure et faiblesse des tendons, dans toutes les affections de la gorge, et de la poitrine. Dans tous les cas j'en ai obtenu des résultats satisfaisants. *Je puis maintenant me passer de tous les autres remèdes vétérinaires, ayant le Baume Caustique sous la main.* Je dois dire aussi qu'il peut être étendu d'huile et dosé à volonté pour en faire un traitement contre les simples boiteries, entorses ; il donne ainsi plus de satisfaction que toute autre préparation que j'aie jamais essayée.

Véritablement tout à vous.

James BENNET.

M. James Bennett est propriétaire des plus anciennes écuries de louage de Cleveland (Ohio) et est bien connu comme un chef de cavalerie intelligent et habile, et comme un parfait gentleman pour son caractère et son honorabilité.

—o—

Massillon (Ohio), 4 Mai 1881.

MM. LAWRENCE, WILLIAM et Cº

Je pense que le *Baume Caustique est un présent du ciel pour les chevaux,* et il n'est pas possible que les vétérinaires ne l'emploient pas. Tous ceux qui s'en sont servi proclament son mérite et s'élèvent avec colère contre le procédé barbare du feu, qui depuis long-

years ago. The Caustic Balsam surpasses actual cautery, and will supersede it. I have been using it in my practice since its first importation to this country, and find it a very efficacious remedy, and would not like to be without it.

G.-H. GOVE, Veterinary Surgeon.

temps devrait être rejeté de la pratique vétérinaire. Le Baume Caustique produit des effets supérieurs à ceux du cautère actuel et il est appelé à le remplacer. J'en ai usé dans ma clientèle depuis les premiers temps qu'il a été importé dans ces contrées, et je trouve que c'est un remède véritablement efficace et dont on ne peut se passer.

G.-H. GOVE, Méd.-Vétérinaire.

—o—

Messrs LAWRENCE, WILLIAMS and C°

Dears Sirs,

I commenced the use of Gombault's Caustic Balsam about three years ago. I have not tried in every place recommended, but as far as I have applied it, have every reason to feel satisfied. In all incipient cases of Spavin, Ringbone, splints and osseous enlargements producing lameness, I have found the Caustic Balsam, judiciously applied, to be the most effective remedy I have ever used. So, in all diseases of the throat, glandular enlargements, and laryngitis producing chronic cough. As a blister, I find this advantage over other preparations — you can apply it without producing any of the pain and uneasiness that is most always the result in the use of other blisters, the animals do not care to bite the parts as in the application of cantharides or mercurial preparations. Another advantage, it is always ready in cold weather, does not require softening by heat

—o—

MM. LAWRENCE, WILLIAMS et C°

Chers Messieurs,

J'ai commencé à faire usage, depuis trois ans environ, du Baume Caustique Gombault. Je ne l'ai pas essayé dans tous les cas recommandés, mais chaque fois que je l'ai appliqué j'ai toujours eu lieu d'être satisfait. Dans les cas récents d'Exostoses, Eparvins, Sur-Os, produisant la boiterie, j'ai trouvé que le Baume Caustique, appliqué à propos, était le remède le plus efficace dont je me sois jamais servi. De même dans tous les maux de gorge, engorgement des glandes et les laryngites. Comme vésicatoire, je trouve cet avantage sur les autres préparations : c'est que vous pouvez l'appliquer sans produire de mal ni d'incommodité, ce qui résulte presque toujours de l'application des autres vésicatoires ; les animaux ne cherchent pas à mordre les parties frictionnées comme avec les préparations à base de cantharides ou de mercure. Un autre avantage, c'est que ce re-

to sprend it on. There is no danger of blemishes after using it.

J.-W. MULLEN, Méd.-Vét.

Strawn (Illinois), Jan. 9, 1884.

This voluntary testimonial from J.-W. Mullen a very successful and highly educated Veterinary Surgeon and member of the Illinois Veterinary Medical Association, simply adds another important professionnal admission to the merits of this very valuable remedy.

mède est toujours prêt ; dans les temps froids on n'a pas besoin de le mettre à la chaleur pour s'en servir. Il n'y a pas de danger de tares après son usage.

J.-W. MULLEN, Veterinary Surg.

Strawn (Illinois), 9 Janvier 1884.

Ce certificat volonta re de J.-W. Mullen, qui est un vétérinaire très instruit et ayant beaucoup de notoriété, membre de l'Association médicale vétérinaire de l'Illinois, ajouté une importante consécration professionnelle aux mérites de cette excellente préparation.

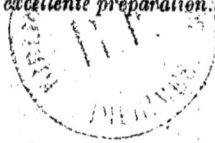

Tares principales des Chevaux et Maladies externes.

MALADIES PRINCIPALES

SUSCEPTIBLES D'ÊTRE GUÉRIES

par le BAUME CAUSTIQUE

et le FONDANT GOMBAULT

Abcès.	Fourbure.
Anasarque.	Gale.
Angine.	Gourme.
Aphthes.	Jarde.
Arthrite.	Javarts.
Atrophie musculaire.	Lymphangite.
Atteinte.	Mal d'Encolure.
Bleimes.	Mal de Garrot.
Bouleture.	Mal de Taupe.
Bronchite.	Maladies de la peau.
Capelet.	Molettes.
Charbon.	Naviculaire.
Clou de Rue.	Nerf-ferrure.
Coliques.	Paralysie.
Conlusions.	Paraplégie.
Coups de pied.	Parotidite.
Couronnes (genou)	Péritonite.
Courbe.	Phlébite.
Crapaud.	Piétin.
Crevasses.	Plaies.
Dartres.	Pleurésie.
Eaux aux jambes.	Pneumonie.
Ecart.	Rhumatismes.
Eczéma.	Seimes.
Efforts.	Sur-Os.
Encastelure.	Synovite.
Éparvin.	Tétanos.
Éponge.	Tranchées.
Fatigue.	Typhoïde.
Fluxion périodique.	Vertiges.
Formes.	Vessigons.

Baume Caustique Gombault
FONDANT GOMBAULT
VÉTÉRINAIRE POPULAIRE, PAR J.-E. GOMBAULT

[**RAPPORT** *présenté à la XIe Section*
DE LA
SOCIÉTÉ DES AGRICULTEURS DE FRANCE
Par M. GARNOT et M. le Comte de BONNEVAL

Séance du 8 Mars 1886. —o— *Présidence de M. Eug. GAYOT.*

MESSIEURS,

L'année dernière, un certain nombre de flacons d'une composition connue sous le nom de **Baume Caustique**, inventée par M. GOMBAULT, ex-Vétérinaire des Haras, a été mis gracieusement à la disposition des membres de la XIe Section, pour leur permettre de l'expérimenter.

Chargé avec M. le Comte de Bonneval de vous présenter un rapport succinct sur le mérite de ce produit, je m'abstiendrai d'entrer dans des détails qui m'entraineraient beaucoup trop loin. Mais, ce que je puis dire, sans crainte d'être démenti, c'est que le **Baume Caustique** a conquis brillamment sa place parmi les meilleures préparations employées jusqu'à ce jour, soit comme révulsif, soit comme substitutif, soit comme vésicant.

Je trouve dans le dossier qui m'a été remis par M. le Président de la XIe Section, les attestations les plus sérieuses émanant d'honorables collègues appartenant à la Société des Agriculteurs de France, qui sont venus déclarer les propriétés curatives et incontestables du **Baume Gombault**.

Moi-même, j'ai obtenu personnellement en plusieurs circonstances des résultats extraordinaires, entr'autres celui de la guérison radicale d'une jument de chasse atteinte du mal naviculaire, et cela après un traitement de soins réguliers, sans avoir entravé le travail exigé de cette jument.

Pour les Boiteries en général, les Efforts, les Écarts, le **Baume Caustique** est souverain; de même pour les Mollettes, Vessigons, etc. Appliqué sur de grandes surfaces, comme dans la Pleurésie, la Pneumonie, la Paralysie, etc., il agit comme dérivatif puissant.

Sous son influence, les Bleimes, Clou de Rue, etc., se guérissent rapidement, car il est un puissant modificateur de la sécrétion sanieuse.

Cette préparation, d'un emploi facile, ne laisse jamais de traces, même sur les chevaux à peau fine et délicate.

Sur les observations d'un de nos collègues, M. REGNOUF DE VAINS, M. GOMBAULT a complété son œuvre en inventant un **Fondant** qui est devenu le meilleur des résolutifs dans les cas de Tumeurs osseuses et de Tumeurs molles devenues indurées. Le **Fondant Gombault** est en même temps vésicant et fondant; c'est ce qui explique sa supériorité aujourd'hui incontestée sur tous les autres produits similaires.

Enfin, M. GOMBAULT a publié il y a quelques mois un volume intitulé : le *Vétérinaire Populaire*, écrit avec la plus grande clarté la plus grande simplicité, à l'aide duquel chacun peut, dans le plus grand nombre des cas, appliquer le remède à la maladie.

Ce livre, publié surtout dans le but de venir en aide aux éleveurs et de les délivrer des fallacieux conseils des empiriques, aurait déjà rendu un immense service, si ce n'était l que son seul mérite.

Que M. GOMBAULT reçoive ici, avec les remerciments des membres de la XIe Section, nos bien sincères félicitations.

Pour copie conforme :

Signé : E. GARNOT.
Rapporteur de la Section Hippique,
Président de la Société d'Agriculture d'Avranches (Manche).

Après la lecture de ce Rapport, les membres présents ont demandé, à l'unanimi é qu'il soit lu en séance publique et renvoyé au Comité des Récompenses, vu le mérite exceptionnel des produits de M. Gombault.

Août 1886. — La Société des Agriculteurs de France vient de décerner une **GRANDE MÉDAILLE D'ARGENT** à M. **GOMBAULT**, pour l'efficacité et la supériorité incontestable de ses Produits Vétérinaires.

La Société des Agriculteurs de France

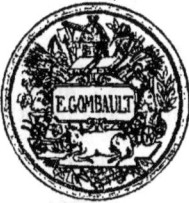

vient de nous décerner

UNE GRANDE

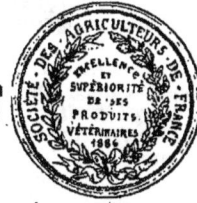

MÉDAILLE D'ARGENT

POUR

L'EXCELLENCE ET LA SUPÉRIORITÉ

DE NOS PRODUITS VÉTÉRINAIRES

Août 1886

Cette récompense exceptionnelle et insigne nous a été accordée après de nombreux essais faits par des Agriculteurs éminents et sur le Rapport élogieux présenté à la XIe Section de cette Société.

Nos Produits se recommandent encore par **vingt années de succès constants,** par des milliers de Certificats qui nous parviennent de France et de l'Etranger; par les Récompenses déjà obtenues de 1882 à ce jour :

MÉDAILLE D'OR, *Académie Nationale, 21 Octobre 1882.*

DIPLOME D'HONNEUR, *Académie Nationale, 2 Nov. 1884.*

MÉDAILLE D'OR, *Exposition de Beauvais, 1885.*

MÉDAILLE D'ARGENT, *Exposition Internationale du Hâvre, Août 1887.*

Exposition Internationale de Toulouse, Août 1887, **DIPLOME D'HONNEUR, Hors Concours, Membre du Jury.**

Ils ont aussi l'avantage immense d'avoir été inventés par un Vétérinaire qui les a mis en pratique dans sa longue carrière, et qui les présente en toute sincérité, sous le sceau de l'expérience.

Nous engageons nos Lecteurs à nous donner toute leur confiance et à toujours avoir nos Produits sous la main.

33

MODE D'EMPLOI
Du **BAUME CAUSTIQUE GOMBAULT**

Avant d'appliquer le **Baume Caustique,** *couper le poil s'il est épais; le conserver si la peau est fine.*

Prendre une cuillerée ou vingt grammes pour une friction sur une surface de six à dix centimètres carrés. Frotter partout également avec une brosse de crin ou une pièce de drap, environ cinq à huit minutes, selon la finesse ou l'épaisseur de la peau. La friction doit être plus vigoureusement faite et plus longtemps sur les animaux de l'espèce bovine, la peau étant plus serrée que chez le cheval.

Il se forme bientôt un gonflement avec exsudation de sérosité sans jamais altérer l'épiderme.

Après vingt-quatre heures, pour obtenir le **maximum du feu,** *absorber avec une éponge sèche la sérosité qui imprègne la peau et faire une seconde friction de* **Baume Caustique,** *en l'étendant avec une brosse légère ou avec la main. Il est d'une* **parfaite innocuité sur la peau de l'homme,** *qui peut y toucher et le manipuler sans la moindre crainte.*

On peut faire après chaque friction une ou deux imbibitions de **Baume Caustique** *pour exciter fortement la vésication, à trois ou quatre jours d'intervalle.*

On laisse l'engorgement se dissiper de lui-même; vers le quatrième jour, on fait une lotion d'eau tiède savonneuse pour activer la chute des croûtes. On peut faire alterner ces lotions avec chaque application.

La peau n'est jamais désagrégée par l'action du **Baume Caustique.** *La recommandation de tondre la partie qu'on veut frictionner n'a pour but que d'éviter la coagulation des poils et de rendre ainsi la chute des croûtes plus facile. Après la friction le poil repousse très rapidement et toujours de la même couleur.*

NOTA. — Le **Baume Caustique** peut se conserver indéfiniment, ne subit aucune altération et ne gèle jamais. Il n'entre aucune substance vénéneuse dans sa composition.

PRIX DU FLACON : 4 FRANCS ; 4 fr. 60 franco en colis postal, payable en mandat-poste contenu dans la lettre de demande.

Franco en Gare à partir de 5 Flacons.

AVIS IMPORTANT

Le **Baume Caustique** *ne peut s'expédier que par chemin de fer. L'expédition n'est faite* franco *en gare de destination, que pour une commande d'au moins cinq flacons. Pour toute commande inférieure à cinq flacons, ajouter 0,60 cent. (tarif du colis postal); qu'il s'agisse d'un, deux, trois ou quatre flacons, le port est le même.*

Indiquer la GARE à laquelle on désire recevoir.

ENVOI FRANCO DES PROSPECTUS AVEC CERTIFICATS
Sur demande affranchie

Consultations Vétérinaires gratuites

CONTROLE POUR ÉVITER LES CONTREFAÇONS

Tout flacon porte en relief :

Baume Caustique J.-E. Gombault

Flacons et étiquettes sont déposés

Le Bouchon est recouvert d'une capsule en métal
avec ce cachet

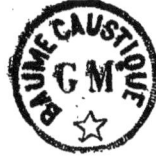

Exiger ma signature
au col du flacon.

Fac-simile de l'Étiquette, sur papier rouge-orange, seule adoptée et reconnue depuis le 14 août 1882 :

Plus de Feu !

BAUME CAUSTIQUE

NI MARQUES NI TARES

BALSAM IS A GOD SEND TO ME

Trade Mark — Marque de Fabrique

De **J. E. GOMBAULT**
Ex-Vétérinaire des Haras de France
NÉGOCIANT A NOGENT-SUR-MARNE (SEINE)

GUÉRISON PROMPTE ET SURE DES BOITERIES
Et des plus fréquentes Maladies des *Chevaux* et du *Bétail*

Écarts, Foulures, Entorses, Efforts, Molettes, Sur-os, Éparvins,
Vessigons, Capelets, Fatigue et Usure des membres, Maux de Garrot
et d'Encolure, Maladies de la Peau, Eaux aux Jambes, Gourme,
Anasarque, Bronchite, Angine, Paralysie, Pneumonie, Typhoïde,
Fluxion Périodique, Tumeurs charbonneuses, Aphtes, etc.

PRIX du Flacon accompagné du Prospectus
4 FRANCS

Déposé

Pour toutes les Demandes et Expéditions, s'adresser à

M. Eug. GOMBAULT

Négociant à NOGENT-SUR-MARNE (Seine)

Le **BAUME CAUSTIQUE** se trouve dans **toutes les principales Maisons de Droguerie et Pharmacie**, en France et à
l'Etranger.

LE MODE D'EMPLOI

DU

FONDANT GOMBAULT

a été détaillé dans le corps de cet ouvrage, à l'article Exostoses.

(Voir cet article, page 184.)

CONTROLE POUR ÉVITER LES CONTREFAÇONS

Le **Fondant Gombault** est contenu dans des pots en verre bleu-foncé, portant en relief : **Fondant Gombault**, et fermé par une capsule en fer-blanc garnie de liège intérieurement.

L'Étiquette qui recouvre le pot et la capsule est sur papier gris-perle.

Elle est divisée en trois parties : à gauche elle indique les maladies à traiter ; au milieu, elle porte la marque de fabrique ci-contre, qui n'est qu'une variante de celle du **Baume Caustique** ; et enfin à droite, le mode d'emploi.

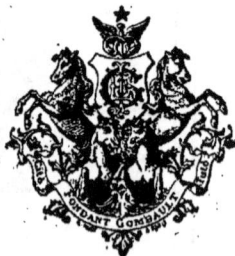

PRIX du Pot de 100 grammes, accompagné du prospectus : 5 FRANCS

Le **Fondant Gombault** peut s'expédier par la poste. Pour le recevoir *franco*, ajouter **0,50** cent. Le prix est payable en un mandat-poste contenu dans la lettre de demande.

CONSULTATIONS VÉTÉRINAIRES GRATUITES. — Timbre pour la réponse.

S'adresser, comme pour le **BAUME CAUSTIQUE GOMBAULT**, à M. **Eug. GOMBAULT**, Négociant, à *Nogent-sur-Marne* (Seine).

Et dans toutes les principales Maisons de Droguerie et de Pharmacie de France et de l'Étranger.

NOTA. — *Bien spécifier le titre du produit :* **FONDANT GOMBAULT,** *pour éviter toute confusion avec le* **BAUME CAUSTIQUE GOMBAULT.**

TABLE DES MATIÈRES

394-9-87. — Vincennes. Imp. A. Lévy et Frère, 2, rue Lejempel.

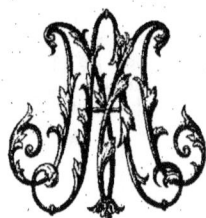

Monsieur & Madame
Laurenty-Rensonnet ont l'honneur de vous faire part du mariage
de Monsieur Antoine Laurenty,
leur fils, avec Mademoiselle Ma-
thilde Rogissart.

Et vous prient d'assister à la Bénédiction
qui leur sera donnée en l'Église Paroissiale de Bouillon, le 16 C

Francheval, le 16 Avril 1895.